천연물화학

서영완
이범종
이봉호
지음

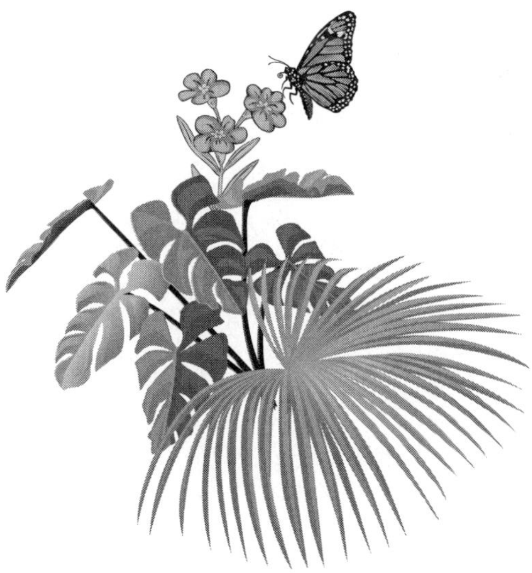

자유아카데미

머리말

자연에서 분리된 유기화합물, 즉 천연물은 인간이 만든 어떤 화합물보다 더 큰 생물학적 특성과 약학적 잠재력을 지닌 것으로 오래전부터 알려져 왔다. 1994년 이후에 개발된 모든 약물의 절반 이상이 천연물이거나 이것으로부터 유래된 유도체들로 구성된다. 이와 같이 천연물은 생물제약 산업에서 계속해서 중요한 역할을 하고 있으며, 항생제 페니실린이나 항암제 탁솔이 천연물에서 유래한 의약품이라는 것은 이미 잘 알려진 사실이다. 최근에는 유전체학, 조합화학, 그리고 고속활성검색시스템(HTS) 등이 이용됨에 따라 천연물을 이용한 신약개발에 대한 매력이 떨어지는 측면은 있으나, 천연지향, 자연지향이 각광받으면서 천연자원으로부터 유래된 물질에 대한 관심은 꾸준히 높아지고 있다. 특히 천연물 의약품으로서 말라리아 환자의 사망률을 현저하게 줄인 아르테미시닌(artemisinin)과 기생충 감염 질환 치료제인 아버멕틴(avermectin)을 개발한 공로로 투유유, 윌리엄 캠벨, 오무라 사토시 박사가 2015년 노벨생리의학상을 수상한 것은 여전히 천연 생물자원이 강력한 의약품 개발의 원천임을 보여 준다.

이 책은 이범종 교수가 오래전에 출간한 「천연물화학」 책을 그 뿌리에 두고 있으며, 그 후 2002년에는 서영완 교수의 도움으로 한 학기용 단행본으로도 출간되었다. 하지만 천연물화학의 방대한 분야를 한 학기용 교재로 집필하다 보니 그 내용에 대한 충분한 설명이 부족함을 느껴왔고, 그동안 개정판을 내지 못한 채 오늘에 이르게 되었다. 이번에 서영완 교수가 주도하고 공동 집필진으로 이봉호 교수가 새롭게 참여함으로써 새로운 내용의 저서를 내놓을 수 있게 되었다. 책의 구성에서도 1장에서는 의약품 개발의 역사를 새롭게 추가하였다. 그리고 2장은 천연물의 생합성 과정, 3장은 생리활성 천연물, 4장은 천연물화학 연구법, 그리고 5장은 생리활성의 작용 메커니즘에 관한 동적 천연물화학을 기술하였다.

이 책은 학부생들을 위해 천연물화학의 광대한 세계에 대한 입문서로 의도되었으나 일부는 대학원생들을 위한 전문적인 내용도 포함하고 있다. 또한 약물 발견에 대한 천연물화학의 실용성을 강조하였기 때문에 대학 수업에서 실제 적용을 배우기를 열망하는 학생들에게 특히 매력적인 내용이 될 것이라고 확신한다.

추후 나올 수 있는 수정사항 등은 자유아카데미 홈페이지(www.freeaca.com) 자료실을 통해 제공할 것이니 참고하기를 바라며 출판 업계의 어려운 여건에서도 기꺼이 이 책을 출판해준 자유아카데미에 감사의 말씀을 드린다.

2022년 1월

저자 일동

차례

3장 생리활성 천연물

5장 동적 천연물화학

1장

서론

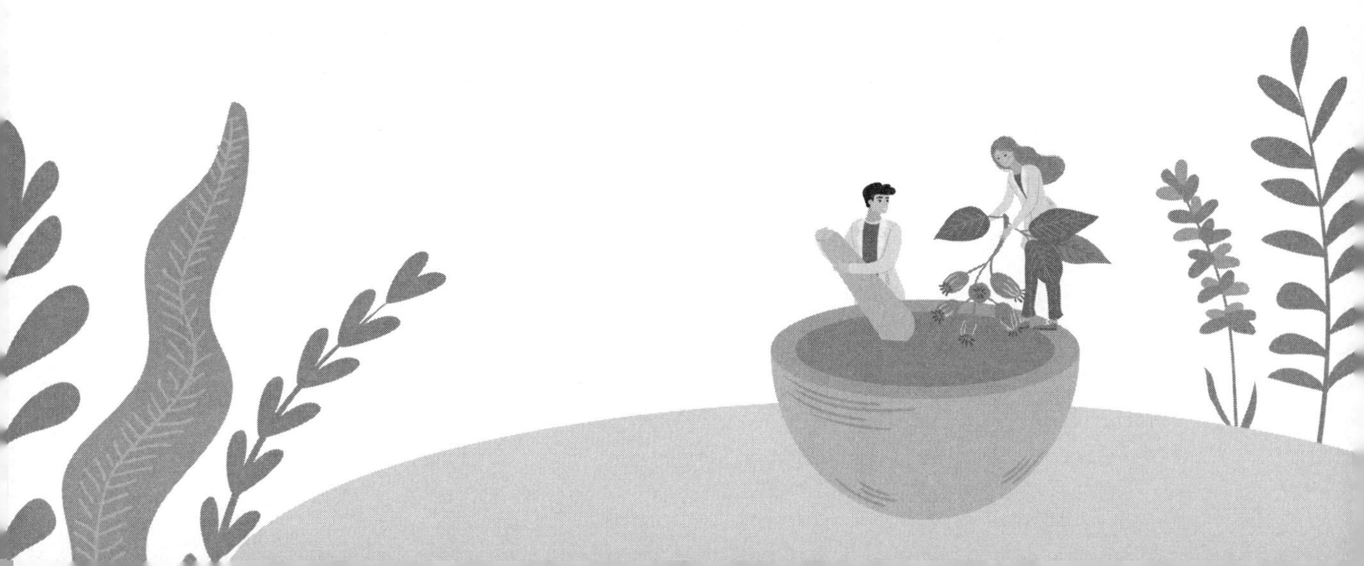

01 천연물화학이란?

천연물화학을 무엇이라고 정의할 수 있을까? 천연물은 광의적으로 생명체에 의해 만들어지는 모든 물질(나무, 실크, 바이오플라스틱, 녹말, 우유, 식물즙 등)을 일컫는다. 좀 더 제한된 의미로는 생명체에 의해서 만들어진 '유기화합물'이다. 유기화합물이 생명력에 의해서만 합성되는 것으로 믿었던 과거에는, 유기화학은 천연물화학 그 자체였다. 당시 유기화학은 식물과 동물로부터 유래된 물질들의 화학으로 여겨졌다. 무기화학이 간단한 형태의 화합물을 다룬 반면에 유기화학은 비교적 복잡한 형태의 화합물을 다루었다.

1816년경에 미셸 세브르를(Michel E. Chevreul)은 여러 종류의 지방과 알칼리로부터 만들어진 비누를 연구하기 시작했다. 지방은 트라이아실글리세라이드(triacylglyceride) 혹은 트라이글리세라이드(triglyceride)인데 이를 알칼리로 가수분해하는 과정을 비누화 과정이라고 부른다. 이미 잘 알려져 있듯이 트라이아실글리세라이드의 에스터 결합은 비누화 과정에서 지방산의 염과 글리세롤로 가수분해된다. 이들 각각이 모두 화합물이었기 때문에 그는 여러 종류의 지방(전통적인 의미에서의 유기물질)에서 화학적 변화를 일으켜 새로운 물질을 생성하는 것이 가능하다는 것을 증명하였는데 이것은 매우 중요한 발견이었다. 그때까지 화학자들은 유기물질을 변화시키거나 합성하는 것이 불가능하다고 생각했기 때문이다.

1828년에는 독일의 화학자인 프리드릭 뵐러(Friedrich Wöhler)가 무기화합물들인 사이안산 포타슘(KOCN)과 황산 암모늄[$(NH_4)_2SO_4$)]을 반응시켜 생성된 사이안산 암모늄[$(NH_4)_2OCN$)]을 가열하여 오줌의 구성성분인 요소(유기물질)를 얻어내었다. 이는 생명체가 아닌 것으로부터도 유기화합물을 얻을 수 있음을 보여 준 최초의 사례이며, 합성 유기화학의 시발점이 되었다. 지금의 유기화학은 탄소 원자가 주 구성성분인 화합물의 성질을 다루는 화학으로 그 정의가 넓어졌다.

이와 같이 화학이 발전되어 감에 따라서 학문이 분화되었으며 천연물화학이 차지하는 범위도 점점 좁아지고 깊어졌다. 식물의 광합성으로 탄수화물이 만들어지면, 이것으로부터 지방질과 단백질이 합성되어 생체의 주요한 구성요소가 되었다가 마침내는 대사과정을 거치게 된다. 이와 같은 일차 대사산물의 연구도 넓은 의미로는 천연물화학의 범주에 들어 가겠지만, 현재는 다당류, 단백질, 핵산 등 생체 고분자 중합체의 연구는 생화학으로 분류되고 있다. 따라서 좁은 의미의 천연물화학에서 다루는 연구대상은 주로 이차 대사산물이다. 그러므로 천연물화학에 대한 정의는 생물로부터 이차 대사산물을 분리하여 그 구조를 결정한 뒤 이를 토대로 하여 생체내의 생화학적 제 현상에 대한 이해를 증진하며 또한 분리된 이차 대사산물의 응용을 연구하는 분야라고 할 수 있다.

천연물은 수십만 년에 걸쳐서 자연에 적응하여 진화해 왔기 때문에 다양한 구조와 독특한 생리활성을 보인다. 천연물의 구조는 실험실 내에서 합성되는 유기화합물들보다 훨씬 다양하며, 이런 다양성으로 인해 질병을 치료하는 전통적, 현대적 의약품에 널리 이용되어 왔다. 현재에는 천연물에서 약리 활성을 발견한 후에 합성으로 변형하여 부작용은 줄이고 약효는 증가시키는, 의약품 개발을 위한 출발점으로 사용된다. 실제로 미국 FDA에서 승인된 약물의 약 50% 정도가 천연물로부터 영감을 얻어서 개발되었다. 의약품뿐만 아니라 천연물과 그 유도체는 종종 식품첨가제, 항생제, 산화방지를 위한 항산화제 등으로도 흔하게 사용된다. 사실 천연유기물질은 의복, 플라스틱, 건강과 미용상품, 심지어 에너지까지, 거의 우리 삶의 모든 영역에 이용되고 있다.

02 의약품 개발의 역사

의약품의 발견과 개발은 오랜 역사를 가지고 있으며 인류의 역사와 함께 시작되었다고도 할 수 있다. 우리 주변을 돌아 보면 광물과 합성물질을 제외하고 대부분 동식물 그리고 미생물 등에서 유래된 탄수화물, 테르페노이드, 아미노산, 단백질, 지질 등과 같은 유기 천연물로 구성된 세상 속에 살고 있음을 느낄 수 있다. 따라서 천연물화학의 발전은 우리 주변에서 생명체들이 만드는 냄새, 맛, 색깔, 그리고 질병치료 등과 같은 인류의 호기심으로부터 유래되었다고 할 수 있다.

고대에는 약물이 육체의 치료를 위하여서도 사용되었지만, 종교적, 정신적 치유와도 밀접한 관련이 있었으며 당시의 현자나 종교 지도자들은 종종 약물 관리자를 겸하기도 했다. 초기 민간전통의약은 주로 식물성 제품에서 파생되었으며 동물성 재료와 미네랄에 의해서 보완되었다. 그 당시에 약으로 사용된 물질들은 어떤 질병의 성질에 대한 이해에서 비롯된 것은 전혀 아니었으며, 오로지 우연히 관찰된 자연현상과 시행착오에 의한 실험, 그리고 그 약물을 섭취한 인간과 동물의 반응을 관찰하여 발견되었을 것이다.

이 민간요법들은 서로 다른 문명에서 독립적으로 유래되었지만 유사한 질병에 동일한 약초를 사용하는 등 여러모로 비슷한 점이 있었다. 아마도 고대 상인들이 여행하면서 이러한 의학 지식의 확산을 도왔을 것으로 보인다. 민간요법들은 인간의 역사에 비하면 비교적 최근까지도 유일한 치료법으로 이용되었지만, 1800년대 후반부터 마침내 합성 등의 새로운 과학기술을 따라 의약품이 개발되기 시작하였다. 그 이후로, 상대적으로 양이 적은 천연 원료에서 의약품을 추출하는 것과는 대조적으로 유기합성에 의한 의약품이 개발되어 합성제조 공장에서 대규모로 공급되었다.

제1차 세계대전 이후 현대 제약산업이 생겨났고 과학적 원리에 따른 신약 발견 체계가 확고하게 정립되었다. 현대 의약품이 전 세계적으로 널리 사용되고 있지만 많은 나라가 자체 민간 의약품 역시 유지하고 있으며 어떤 경우에는 이러한 민간 의약품을 보완약제로 사용하기도 한다. 이처럼 인류는 질병치료에 유용한 수많은 의약품을 자연으로부터 분리하여 왔으며, 의약품 개발의 역사는 천연물 개발의 역사와 맥을 같이 한다고 볼 수 있다.

1. 고대시대

고대문명 시대에 질병을 완화시키고 치료하기 위해 약초나 그 혼합물을 사용했다는 기록들이 여럿 남아 있다. 그중 하나가 에버스 파피루스(Ebers Papyrus)이다. 이 기록에 의하면 고대 이집트에서는 B.C. 3,000년경에 이미 다양한 허브를 사용했다. 이 파피루스는 1872년 테베에서 이집트를 연구하는 학자인 독일인 조지 에버스(George Ebers) 박사가 발견하여 그 내용과 놀라운 가치를 확인하였다. 여기에는 700개 이상의 치료법에 대한 약 800개의 처방전이 상형문자로 작성되어 있다. 게다가 이집트어로 기록된 약과

성분 중에 적어도 1/3은 현재 처방전에 사용되는 성분과 동일한 것으로 확인되었다. 또 B.C. 1,800년경에 기록된 콘(Kahun) 파피루스는 부인과 문제에 대한 자세한 치료법을 보여 준다. 처방된 약물은 주로 몰약, 유향, 피마자유, 회향, 시에나, 백리향, 아마씨, 알로에, 마늘과 같은 허브 제품이었다.

다른 문헌으로는 B.C. 900년경에 기록된 인도의 아유르베다(Ayurveda)가 있다. 여기에는 수천 년 동안 인도에서 사용되어 온 처방들이 기록되어 있으며 그 구성요소 중에는 환각성 식물, 대마초, 흰 독말풀, 그리고 고혈압 치료제로 수천 년 동안 사용되어 온 인도의 사목(뱀나무, *Rauvolfia serpentina*)에 대한 내용 등이 포함되어 있다. 1950년대에 시바 사이언티픽(CIBA scientific) 연구팀은 사목의 뿌리에서 알칼로이드인 레서핀(reserpine)을 분리하여 항고혈압 및 진정제로써의 효능을 입증했다. 북미 인디언들을 통해 전해지는 민간 의학은 대부분 아유르베다 의학 시스템으로 거슬러 올라갈 수 있다고 보고되기도 하였다. 아유르베다 의약품에 대한 지식을 가진 아시아계 인디언들이 러시아와 베링 해협을 거쳐 알래스카로 이주한 후 남쪽으로 퍼져 나가면서 전파된 것으로 추정하고 있다.

수 세기 동안 중국은 천연물을 이용한 치료의 선도국가였다. 중국의 신화에 등장하는 제왕인 황제 헌원씨(軒轅氏)가 지었다는 내경, 즉 황제내경(黃帝內經)이 천연물에 대한 최초의 기록으로 알려졌으나 일반적으로 받아들여지는 최초의 약물서적은 신농씨가 전한대(B.C. 1세기경)에 저술한 것으로 알려진 신농본초경(神農本草經)이다. 여기에서는 약 250개의 식물 유래 약물, 60개의 동물 유래 약물, 50개의 미네랄 관련 약물들의 특성, 가공과정 및 처방을 설명하고 있다. 이 책은 가장 초기의 중국 약전이며 왕조가 바뀌면서 많은 다른 사람들에 의해 수정되고 보완되었다.

중국 전설 중에는 부상 치료용 허브 발견에 관한 내용을 담고 있는 것도 있다. 염제 신농씨는 언젠가 뱀을 때려죽이려고 하였지만, 뱀은 도망갔다. 도망갔던 뱀이 며칠 후 돌아왔는데, 때렸던 것에 비하면 뱀의 기식이 나빠진 것이 없었다. 그는 또다시 뱀을 때려 치명상을 입은 뱀은 다시 도망갔다. 그런데 며칠 후에 되돌아온 뱀의 상태는 여전히 멀쩡하였다. 이 과정에서 신농씨는 구타당한 뱀이 덤불 속으로 기어가 식물 재료를 먹는 것을 관찰하게 되었다고 한다. 이 식물은 현재 삼칠(*Panax notoginseng*)이라고 부르는 인삼과에 속하는 식물로서 운남백약로 잘 알려진 중국 전통의약품의 주요한 구성

소재로 사용되고 있다.

한의학은 명나라 시대 이시진(1518~1593)이 11,000개의 처방전을 묘사한 520권의 본초강목을 썼을 때 가장 번성하였다. 전통적으로 중국에서 가장 인기 있는 민간 약초는 주로 강장제로 사용된 인삼 뿌리였으며 과거부터 그 주성분은 진세노사이드(ginsenoside)라는 사포닌으로 인식되었다. 지금에 와서는 사포닌, 플라보노이드 등에 의한 시너지 효과에 기인한 것으로 여겨진다. 또 다른 유명한 민간 의약품은 기억력 개선에 효과가 좋은 은행나무 추출물이다. 이 추출물의 주성분은 깅콜라이드(ginkolide)와 플라보노이드(flavonoid)로 보고되었으나 해당 성분의 작용이나 기작 등 여전히 많은 것이 알려지지는 않고 있다.

2. 그리스 시대

그리스의 의학 중 일부는 이집트인, 바빌로니아인, 심지어 중국인과 인도인으로부터 파생되었는데 피마자유는 배변완화제(변비약)로 처방되었고 아마씨는 진정제, 배변완화제 및 진해제로 사용되었다. 고대 그리스의 피타고라스, 아리스토텔레스 등도 자신들의 의학적 사고에 이러한 민간 의약품을 사용해 온 이집트, 인도, 중국 등으로부터 크게 영향을 받았다.

그리스 신화에서 의학의 신인 아스클리피어스(Asclepius)는 카이론(Chiron) 아래에서 의학을 공부했다. 카이론은 그리스 신화에 나오는 반인반마의 종족인 켄타우로스 중의 하나로 매우 현명하고 뛰어난 학자이자 박학다식한 현자였다. 아스클리피어스는 카이론보다 뛰어났고 그의 의료 기술은 죽은 자도 되살릴 수 있는 것으로 유명했다. 이것은 지하 세계의 신인 플루토(Pluto)의 분노와 다른 신들의 부러움을 불러일으켰다. 그들은 제우스에게 불평했고, 제우스도 자신만이 삶과 죽음의 힘을 가져야 한다고 생각했다. 제우스는 벼락으로 아스클리피어스를 죽였으나 아스클리피어스의 딸들인 하이지아(Hygeia, 위생의 여신)와 패너시아(Panacea, 완벽한 치료법의 창시자)는 살아남아 병자를 돌보았다.

의학의 신인 아스클리피어스를 기리는 사원들이 건축되었는데 이 사원들은 후에 의사 훈련을 위한 학교가 되었으며 코스(Kos)섬에 있었던 학교도 그중 하나이다. 이 학교는 의학의 아버지인 히포크라테스의 지도하에 있었으며 고대 그리스에서 가장 오래되고 유명한 의과대학으로 그 후에 설립된 여러 의과대학에 큰 영향을 미쳤다. 이 학교에서는 모든 질병에 대한 검사가 진행되었고, 이를 극복하기 위한 연구가 이루어졌으며, B.C. 400년경 의학의 아버지 히포크라테스가 주창한 히포크라테스 선서는 의료 및 제약 윤리의 기초가 되었다.

B.C. 387년, 플라톤은 아테네 아카데미라는 학교를 설립하였으며 아리스토텔레스(B.C. 384~322)를 거쳐 아리스토텔레스의 친구이자 제자였던 식물학자 티오프래스트러스(Theophrastrus, B.C. 370~287)까지 계승되었다. 그는 히스토리아 플랜터럼(Historia Plantarum)이라는 책을 저술하였는데 이 책에서 500개가 넘는 식물을 나무, 관목, 아목, 허브로 분류하였다. 이것은 매우 간단한 분류이었지만 린네(Linnaeus)의 분류가 나타나기까지 가장 합리적인 분류였다.

호머(Homer, B.C. 9세기 또는 8세기)는 오디세이(Odyssey)에서 파머컨(pharmakon)이라는 단어를 사용하였는데 이 말은 약물을 나타내며 오늘날 약물 또는 의약품의 과학을 의미하는 약제학(pharmacy) 및 약리학(pharmacology)의 어원이 되었다.

의료 분야에 대한 그리스의 가장 큰 공헌은 질병이 초자연적인 원인이나 주문에 기인하는 것이 아니라 자연적 원인에서 비롯된다는 사실을 확인한 것이다.

3. 로마 시대

로마인들은 주로 군대의 요구를 충족시키기 위해 병원을 설립하였으며 이를 통하여 체계적인 의료 서비스가 가능해졌다. 로마에서 약용 식물에 대한 지식은 디오스커라이드스(A.D. 1세기, Pedanio Dioscorides, 시칠리아 출생)와 게일런(A.D. 2세기, Galen 또는 Galenus)이 활동할 때가 절정이었다. 디오스커라이드스는 네로 황제 군단에서 군의관으로 활동하면서 식물과 미네랄을 약용 속성에 따라 분류하여 수집하였다. 그는 자기 이름을 딴 '디오스커라이드스'라는 약제학의 개요서를 편집하였는데, 데 마테리아 메디카(De Materia Medica)는 A.D. 60~78년 사이에 그리스어로 작성되었으며 그가 약제학에 대해 쓴 디오스커라이드스 중 첫 번째로 출판한 5권의 책이다. 디오스커라이드스는 19세기까지 약물에 대한 확실한 참고서였으며 이 책에서 식물, 동물 및 미네랄로부터 유래된 900개 이상의 약물에 대해 자세히 설명하고 있다. 디오스커라이드스는 세 가지 영역(동물, 식물 및 미네랄)에서 파생된 약물과 그것으로부터 만들어진 제제, 특수 질병에 대한 권장사항 등 포괄적인 세부정보뿐 아니라, 증류, 승화, 진사(안료용으로도 쓰이는 적색 황화 수은)에서의 수은 추출 등과 같은 몇 가지 기본적인 화학공정에 대한 정보도 제공하고 있다.

클라디우스 게일런(A.D. 135~201, Claudius Galen 또는 Galenus)은 소아시아(터키)의 페르가몬에서 태어나 스미르나와 알렉산드리아에서 공부한 뒤, 의사로서 로마에서 많은 일을 했으며 의학의 모든 측면을 다루는 약 400개의 저서를 썼다. 그의 저서 오페라 옴니아(Opera Omnia)는 수많은 약물과 그 사용 방법을 언급하는 가장 뛰어난 저서 중 하나이다. 게일런의 약은 질병의 원인과 치료법을 찾는 대신에 가상의 질병인 체액 불균형을 치료하는 데 사용되었다. 게일런에게 몸은 영혼의 도구였다. 게일런은 질병의 기원이 고대 그리스의 네 가지 체액(열, 추위, 습기 및 건조) 사이의 불균형이라고 생각했다. 이러한 불균형은 유사한 성질의 허브 추출물뿐만 아니라 반대 성질을 가진 다른 추출물을 섭취함으로써 교정될 수 있다고 믿었다. 따라서 게일런은 각 질병에 대해 신체가 적절한 성분을 선택할 수 있다고 주장했다.

아리스토텔레스의 철학적 배경에 바탕을 둔 이러한 그의 교리적 사고는 교회에 의해 받아들여지고 육성되었기 때문에, 중세를 거쳐 르네상스에 이르기까지 의학의 발전에 상당한 장애가 되었다. A.D. 4세기에 로마 제국의 쇠퇴와 멸망 이후 문화 중심지는 동쪽, 비잔틴 제국, 그리고 아랍 세계로 이전되었다. 이때 서구의 유럽은 식물과 치료제의 사용이 요술과 마법의 지배를 받는 모호한 시기에 접어들었다. 유럽에서 고대 과학은 완전히 무시되었으나 부분적으로는 옛 로마 제국의 소외된 지역의 학자들에 의해서 잘 보존되어 이후에 그레코-라틴 문화의 회복에 이바지하였다.

4. 중세 시대

로마의 영향력이 미치지 못했던 약 400년과 1500년 사이의 중세 시대에는 페스트, 나병, 천연두, 결핵 및 옴과 같은 전염병이 유럽의 많은 지역에 창궐하던 때였으며 수백만 명의 사람들이 이러한 질병으로 사망하였다. 중세 시대에 교회의 의약품에 대한 주요 공헌은 단지 그리스 의학에 대한 기록을 보존함으로써 고대에 개발된 의학지식이 나중에 르네상스 시대에 사용할 수 있게 했다는 것뿐이다.

유럽의 중세와 겹치는 7세기와 13세기 사이의 아랍 세계는 큰 영광을 누렸으며 아랍인들은 710~720년에 이베리아반도를 정복했다. 이슬람에 의한 지중해 국가로의 침공은 동양(중국, 인도, 페르시아)과 서양 사이의 지식 교환을 일으켜 모든 과학, 특히 의학 및 약리학의 번영을 가능하게 했다. 아라비아/스페인 문화는 9~12세기에 꽃을 피웠으며 스페인의 코르도바는 그들의 수도였다. 그 당시에 그리스-라틴 서적(히브리어 성경 포함)은 아랍어로 번역되었다. 아라비아 약리학은 근본적으로 그리스와 관련되어 있으며 디오스커라이드스가 모델로 사용되었다.

아라비아 시대에 의약학적으로 위대한 인물로는 라제스(Razés), 아비세나(Avicena), 아불카시스(Abulcasis), 이븐알 바이타(Inb-al Baytar) 등이 있다. 페르시아에서 태어난 의사 라제스(Razés)는 약 200권의 책을 썼으며 그중 50권은 힌두어, 시리아어, 페르시아어, 그리스어, 라틴어로 기록된 문헌에서 의학 지식을 수집하여 기록하였다. 그의 작품의 일부는 톨레도(Toledo) 번역학교(12세기 후반)에서 근무하였던 크레모나 출신의 제라드(Gerardo de Cremona)에 의해 라틴어로 번역되었다. 라제스는 수두와 홍역을 구별하였으며 수은 연고를 도입한 것으로 알려졌다.

900~1000년경에 활동하였던 아비세나(Avicenna, 980~1037)는 또 다른 유명한 아랍 의학자였으며 게일런의 아이디어를 발전시킨 게일런의 추종자였다. 그는 그리스와 아랍 의약품에 대한 의약품 정경(Canon Medicinae)이라는 개요서를 작성하여 약 750가지 약물의 사용과 효능을 알파벳순으로 설명했다. 역사상 가장 위대한 의학 백과사전 중 하나인 이 책 역시 톨레도 번역학교에서 근무하였던 크레모나 출신의 제라드에 의해 라틴어로 번역되었다. 아비세나의 사고방식은 게일런의 관점을 그대로 유지하였기 때문에 의학의 발전에 많은 장애가 되었다. 결론적으로 이베리아반도는 두 개의 위대한 문화, 즉 기독교 세계와 아랍 문명 사이의 교류가 일어났던 곳이며 아라비아 문명의 중요한 기여는 의학적 처방을 집대성하고 연금술사로부터 유래된 증류법을 발전시켰다는 것이다.

5. 르네상스 시대

르네상스 시대에는 종전까지 유지해 온 절대적인 믿음들에 코페르니쿠스(Nicholaus Copernicus, 지동설)와 베살리우스(Andreas Vesalius, 인체를 처음으로 해부함) 등과 같은 인물이 의문을 제시하였다. 스위스의 의사인 호헨하임(1493~1541, Philippus Teophastrus Bombastus von Hohenheim)은 의사의 아들로, 어린 시절을 스위스의 아인지델른에서 보냈으며 후에 자신을 패러셀서스(Aureolus Philippus Paracelsus)라고 불렀다. 패러셀서스는 의학에서 금속염, 특히 매독 치료를 위한 수은염을 사용하였고 안티몬을 만병통치약으로 도입했으며 증류유를 치료제로 사용하였다. 그에 의해 아편이 유럽 전역으로 널리 알려졌다. 패러셀서스는 아편을 그의 약물 제형에 포함시켰으며, 치료학적인 근거가 빈약함에도 적용 범위를 증가시켰다. 아이러니한 점은 패러셀서스가 약물 작용과 독성에 대한 용량 의존성 개념을 도입하였다는 것이다. 패러셀서스는 그 시대에 매우 진보된 관점을 가진 논란의 여지가 있는 인물이었지만 그의 원소를 이용한 치료제는 현재 화학 치료법의 전신이 되었다.

6. 19세기

1800년 이전에 사용된 약물은 대부분 물 혹은 물과 알코올의 혼합 용액으로 추출된 팅크(tincture), 탕약, 우려낸 차 등의 형태로 사용되었는데 어떤 경우에는 아주 효과가 좋았으나 어떤 경우에는 독성이 있기도 하였다. 불행하게도 이 중에 어떤 것도 현대과학적 의미에서 약물로 적합한 것은 아니었다. 하지만 자연에서 발견된 미지 물질들의 생리활성에 대한 단서를 제공하여 현대 의약품의 개발에 크게 도움을 주었다. 오늘날 약물의 개념에 필요한 식물 추출물의 활성 성분 분석, 화학적 특성화, 활성 성분의 투여량 등을 결정하기 위해서는 화학 및 생물학의 획기적인 발전이 있어야만 했다. 1800년대 이전의 기간은 약리학적인 면에서 식물의약의 시대(*age of botanicals*)라고 부른다.

약용 식물과 한의학 의술의 활성 성분에 대한 분석 연구가 시작된 것은 18세기 말과 19세기 초였으며 의약품이 발견되는 빈도는 유기화학과 분석화학 분야의 발전과 함께 점차 증가하였다. 생리활성 물질은 비교적 순수하게 분리되기 시작하였고 의약품 개발을 위한 화학적 변형도 시도되었다.

1세대 약물의 등장을 알리는 위대한 발견은 1806년 독일 파더보른의 약국에서 시작되었다. 실습 중인 학생 제르튀르너(Friedrich Sertürner)가 양귀비(*Papaver somniferum*)에서 얻어진 아편으로부터 모르핀을 처음으로 순수하게 분리한 것이다. 이것은 현대적 의미에서 최초의 약리 성분을 분리한 것이라고 할 수 있다. 아편은 이라크 지역에 살았던 바빌로니아와 아시리아의 수메르인들이 4,000여 년 전 기록한 점토판에서 그 사용이 확인되었으며, B.C. 1550년경에 이집트의 파피루스, B.C. 200년경 중국의 신농본초경에도 언급되어 있다. 중국은 한때 국민의 1/4이 아편을 사용하여 영국과 1839년에 아편전쟁을 치르기도 하였다. 20세의 제르튀르너는 화학적 방법을 사용하여 아편의 활성 성분인 모르핀을 분리하고 동물(이 경우 개)에서 약리학 연구를 수행한 최초의 연구자였다.

견습 과정에서 아편을 조사한 그는 유기화합물인 메콘산(meconic acid)(그리스어 mekon=양귀비)을 분리할 수 있었지만 개 실험에서는 활성을 나타내지 않았다. 하지만 암모니아를 이용하여 용액을 알칼리성으로 바꾸자 약한 염기성인 물질이 침전되었고, 이를 알코올 용매에서 결정화하였다(이 결정화된 화합물은 아마도 모르핀과 다른 성분들의 혼합물이었을 것이다). 제르튀르너는 이 물질이 개에게 수면을 유도했기 때문에 아편의 특정한 마약 성분이라고 가정했다. 그는 그리스의 꿈의 신인 모르페우스의 이름을 따서 모르핀이라고 이름을 붙였다. 이때쯤에 제르튀르너의 실험법은 다른 약물에도 성공적으로 적용되어 1820~1850년 사이에 수많은 화합물과 활성 성분이 분리되었고 의약품으로서의 활용 가능성에 대한 탐색이 이루어졌다.

제르튀르너는 학자가 아니었기 때문에 그의 연구를 1806년에 「의사와 약사를 위한 약물학(Pharmazie für Aerzte und Apotheker)」이라는 저널에 게재했다. 이 저널은 독일에서 주로 약품상들만 읽는 저널이였고, 그 내용의 중요성은 10년이 지나서야 발굴되었다. 이 내용은 프랑스의 화학자인 게이뤼삭(Gay-Lussac)에 의해 재조명되었으며, 즉시 프랑스어로 번역되여 라부아지에(Lavoisier)가 창간한 유명 저널인 「화학 연대기(Annales de Chimie)」에 다시 출판되었다. 게이뤼삭은 일반적인 유기산과 반응하여 염을 형성하는 알칼로이드 발견의 중요성을 언급하는 제르튀르너의 논문 번역과 함께 이에 대한 사설을 썼고, 프랑스 교수와 연구자들이 식물의 이러한 활성 성분들에 대한 분리 작업을 하도록 권장하였다.

1817년 파리에서는 피에르 펠러티어(Pierre Joseph Pelletier) 교수와 프랑수와 마겐디(Francois Magendie, 1783~1855) 교수가 이페카쿠아나[토근, ipecacuanha(포르투갈어)] 뿌리에서 에머틴(emetine)을 분리하였는데 이 약물은 주로 브라질과 페루 원주민들이 사용하였으며 아메바성 이질 치료에 사용되었다. 다른 식물유래 염기성 화합물(알칼로이드)을 찾기 위해 펠러티어 박사와 그의 동료 카벤투(Joseph Bienaimé Caventou)는 인도의 작은 나무인 마전자 나무(*Strychnos nux-vomica*)의 씨앗에서 경련성 독인 스트리크닌(strychnine)을 분리하였으며 마겐디는 이 물질을 척수반사 연구의 도구로 활용하였다. 1820년에 펠러티어와 카벤투는 남미산 열대 나무인 신코나 나무(*Cinchona succirubra*) 껍질에서 퀴닌을 황산염으로 분리한 후, 1826년에 파리에서 운영하는 약국에서 수입산 신코나 껍질 150톤으로부터 말라리아 치료제인 퀴닌 설페이트(키니네) 1,800 kg을 순수한 결정으로 생산했다. 이는 상업적인 목적으로 최초로 생산된 천연물이었으며 그리 머지않은 미래에 시작될 제약산업의 출발점이라고 할 수 있다. 이 퀴닌이 모체가 되어 후에 말라리아 치료제인 클로로퀸(chloroquine)과 메플로퀸(mefloquine)이 개발되었다.

곧 다른 유럽 국가들에도 공장이 설립되기 시작하였으며 그 첫 번째는 독일 다름슈타트의 에마누엘 머크(Emmanuelle Merck, 1794~1855)에 의해 이루어졌다. 머크는 가족이 운영하던 소규모의 17세기형 제약소를, 물질을 대량생산하는 제약사 이머크(E. Merck)로 탈바꿈시켰다. 이 회사는 알칼로이드 및 기타 의약 화학 제품을 대량으로 생산할 뿐만 아니라 알약, 분말, 시럽 등의 의약품도 생산했다. 1848년에 머크의 아들은 모르핀을 결정화한 후 분리된 모액에서 파파베린(papaverine)을 얻었으며 1917년에 이 물질의 경련 억제 효과가 확인되었다.

버드나무의 잎과 나무껍질(*Salix* sp.)은 옛날부터 진통제로 널리 사용되었다. 1828년 독일 과학자 요한 버크너(Johann A. Buchner)는 버드나무 껍질에서 알칼로이드는 아니지만 살리신(salicin = salicyl alcohol glucoside)을 분리했다. 10년 후, 파리에서 일하는 이탈리아의 화학자 라파앨레 피리아(Raffaele Piria)는 살리신을 산성 방향족 화합물로 바꾸어 살리실산이라고 명명했다. 1897년 독일 제약회사 바이엘(Bayer)에서 일하는 펠릭스 호프만(Felix Hoffmann)은 살리실산으로부터 아스피린(아세틸 살리실산)을 합성하였다. 바이엘 사는 1899년 해열 진통제로 아스피린의 특허를 취득하였으며 1914년, 초기의 가루약을 알약 형태로 바꾸어 복용량을 표준화함으로써 더욱 대중화되었다. 이제 아스피린은 통증, 발열, 염증, 심장 마비, 뇌졸중 및 혈전 형성을 치료하는 데 널리 사용된다.

알칼로이드를 포함해서 순수한 식물 성분을 분리하고 유기화합물을 순수하게 합성할 수 있게 됨에 따라 정확하게 측정된 양을 사용하여 그 효과를 체계적으로 연구하고 조사할 수 있게 되었다. 이러한 정량적 실험과정의 확립은 약리학이 독립적인 과학분야로 정립되는 계기가 되었다. 과학으로서의 약리학은 19세기 초 프랑수아 마겐디와 그의 제자 클로드 베르나르(Claude Bernard, 1813~1878)에 의해 프랑스에서 시작되었다. 둘 다 실험 방법의 중요성을 인식하고 유기화학의 발전에 영향을 받아 특정 알칼로이드의 생리학적 효과를 연구하는 작업을 진행하였으며 이들의 가르침은 젊은 사람들에게 강한 영향을 미쳤다. 1831년부터 프랑스 대학의 의대 교수이며 파리 병원의 의사로 활동한 마겐디는 질병 치료에 알칼로이드를 사용한 최초의 생리학자였다. 그는 당시 의사들이 광범위하게 사용했던 처방법에 대한 글을 썼다.

이러한 새로운 과학의 조류는 루돌프 부흐하임(Rudolph Buchheim)과 오스왈드 슈미데베르그(Oswald Schmiedeberg)에 의해서 본격적으로 추진되기 시작하였는데, 이는 그 당시 낭만주의의 사변적 의학을 대체한 과학적 사고와 실험적 방법론의 결과라고 할 수 있다. 1826년 생리학자 루돌프 부흐하임이 에스토니아의 도파트(Dorpat) 대학에 설립된 약리학 부문의 초대 학장으로 제안받았을 때 겨우 27세였다. 도파트(현재 Tartu)는 러시아 제국에 속해있었지만, 대학교수들은 독일인이었으며 언어도 독일어를 사용하였다. 도파트 대학에서 부흐하임은 실험 약리학 분야를 개설하고 이 분야의 첫 번째 실험실을 조직하는 등 큰 활동을 나타내었다. 슈미데베르그는 도파트 대학에서 부흐하임의 후계자가 되었고 1872년에 스트라스부르그로 이사하여 웅장한 약리학 연구소를 설립할 때까지 그곳에 머물렀다. 그는 그 당시 가장 저명한 약리학자였으며 약리학의 아버지로 여겨지기도 한다. 약 20개국에서 온 수많은 제자가 그의 연구소에서 훈련을 받았고 그들 중 많은 사람이 자국에 돌아가 약리학 교수가 되었다.

19세기 중반에는 젤라틴 캡슐 또는 정제와 같은 새로운 제약 형태의 도입으로 약국이 수많은 변화를 겪기 시작했다. 1853년 찰스 프라바즈(Charles Pravaz)는 수많은 수정

표 1.1 19세기 약용 알칼로이드의 분리

No	알칼로이드	식물 소재	연 대	인 명
1	모르핀(Morphine)	아편(Opium)	1806	제르튀르너(Sertürner)
2	에머틴(Emetine)	토근(Ipecacuanha)	1817	펠러티어와 마겐디 (Pelletier & Magendie)
3	칼처신(Colchicine)	칼치컴(Autumn crocus = Colchicum, 백합과의 다년생 식물)	1819	펠러티어와 카벤투 (Pelletier & Caventou)
4	퀴닌(Quinine)	기나나무 건조 속껍질 (Cinchona bark)	1820	펠러티어와 카벤투 (Pelletier & Caventou)
5	카페인(Caffeine)	커피 열매 (Coffee beans)	1821	런쥐(Runge)
6	애트로핀(Atropine)	벨라도나 (Belladonna, 가짓과의 유독식물)	1833	가이거와 헤스 (Geiger & Hess)
7	파파베린 (Papaverine)	아편(Opium)	1850	머크(E. Merck)
8	코카인(Cocaine)	코카잎(Coca leaves)	1860	니만(Niemann)
9	파이소스티그민 (Physostigmine)	캘러바콩(Calabar beans)	1864	잡스트와 헤스 (Jobst & Hess)
10	파이로카핀 (Pilocarpine)	필로카푸스 관목 (Pilocarpus shrub)	1875	저라드와 아디 (Gerrard & Ardy)
11	에페드린 (Ephedrine)	마황(Ephedra)	1887	나가이(Nagai)
12	아레콜린 (Arecoline)	빈랑나무 열매(Areca nut)	1888~ 1891	잔스(Jahns)

을 거쳐 피하 주사기를 발명했다. 그후 19세기 후반이 되어서야 주사제의 용량이 적절하게 확립되었고, 주사가 새로운 약제 형태로 도입되었다. 널리 알려진 약용 알칼로이드의 분리에 대한 연대기는 표 1.1과 같다.

7. 위대한 약물발견의 시대와 그 이후

약물 발견의 황금시대는 일반적으로 크게 두 시기로 나눌 수 있다. 1차 시기는 19세

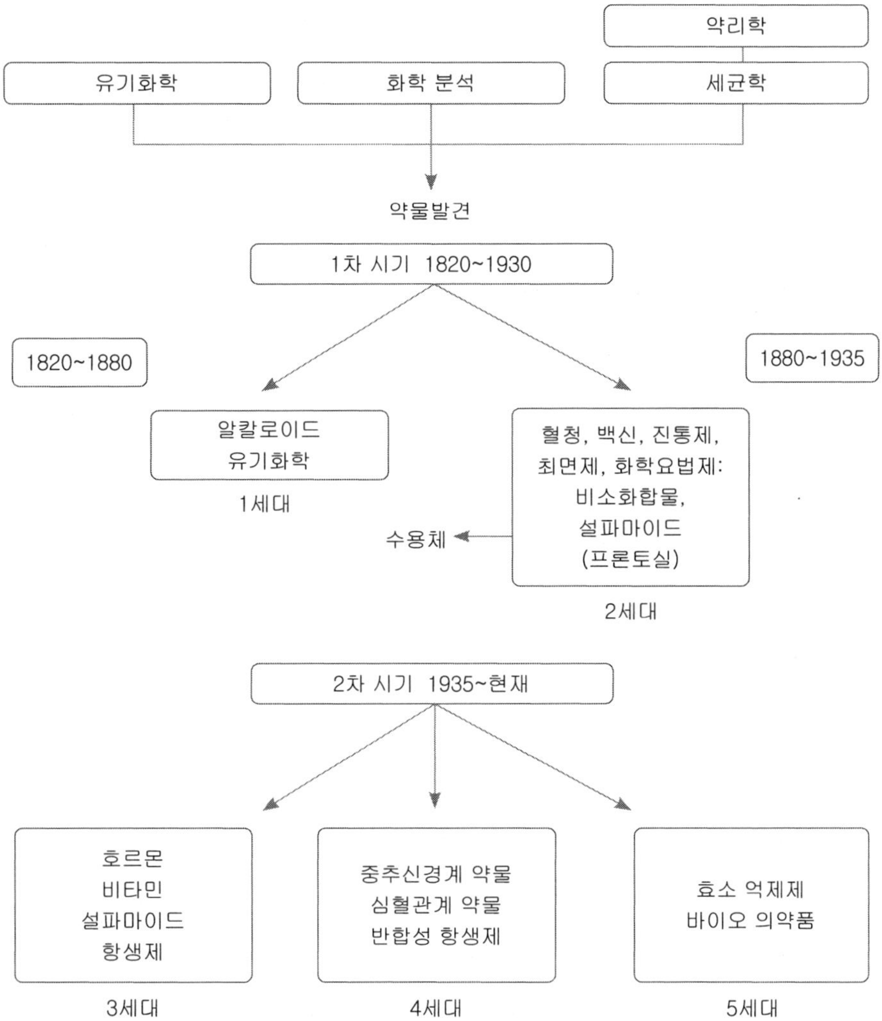

그림 1.1 약물발견의 황금시대

기 초부터 1930년까지로, 이때 시도된 과학적 방법은 천연물을 분리 정제하거나 화학적 합성을 통해 새로운 화합물을 얻은 후에 그 물질들의 생리적 특성을 연구하는 데 목적이 있었다.

이 기간에 2가지 형태의 약물이 순차적으로 도입되었는데 1820~1880년에는 1세대 약물인 알칼로이드와 일부 무기 및 유기제품이 약물로 도입되었다. 그다음으로는 2세대 약물인 백신, 혈청, 진통제, 해열제, 최면제 또는 원생동물과 같은 미생물에도 적용되는 약물이 포함되었다. 제약(의약)화학의 탄생을 정의할 수 있는 시기가 바로 이 시기이다. 이 시기인 1907년에 폴 에를리히(Paul Ehrlich) 박사는 비소 화합물인 아스페너민(arsphenamine = salvarsan)을 합성하여 매독을 치료하는 데 사용하였으며 전염병을 약물로 치료할 수 있음을 입증하였다. 이후에 언급할 1930년대 설파 약물의 발견은 이 개념에 큰 동력을 더해 주었다.

20세기 초에 랭리(J. N. Langley)와 에를리히는 과학적 사고의 걸작 중에 하나로서 약물 개발의 또 다른 이정표가 된 수용체 개념을 제안하였다. 약은 별개의 막결합 인식 부위 혹은 수용체와 상호작용을 통하여 약리작용을 발휘한다는 이 수용체 개념은 수용체가 특정한 신호를 받거나 발생시키는 스위치 역할을 하고 길항제(antagonist)에 의해서 꺼지거나 작용제(agonist)에 의해서 켜질 수 있다는 것이 골자였다. 1970년대 중반까지 수용체에 대해 작동하는 약물은 거의 연구되지 않았으나 그 이후 많은 연구가 이루어졌다. 뇌를 포함한 거의 모든 기관에서 수행된 수용체의 약리학적 특징 연구는 다양한 약물의 개발에 대한 단서를 제공했다.

1932~1935년, 설파 약물(sulfa drug)인 프론토실(prontosil)의 발견은 다음 세대의 약물로 전환하는 전이기간으로 간주될 수 있다. 거하드 도마크(Gerhard Domagk)는 1932년 붉은색 염료인 프론토실이 포도상구균에 효과가 있다는 것을 확인하였다. 1935년에 프랑스 과학자들은 프론토실이 실제로 약효를 발휘하는 것은 몸속에서 대사되어 생성된 설파닐아마이드(sulfanilamide)이며 실제로 프론토실은 전구약물(prodrug)이라는 것을 확인하였다.

약물발견의 황금시대의 2차 시기는 2차 세계대전이 발발할 무렵인 1935~1940년에 시작된다. 1930년경 비타민, 호르몬, 설폰아마이드 및 항생제들이 도입되었으며 이 시기의 약물은 제약산업의 구조와 관행에 혁명을 일으켰다. 1928년 알렉산더 플레밍(Alexander Fleming)은 푸른곰팡이 페니실리움 노나툼(*Penicillium nonatum*)이 포도상구균 억제 활성을 가지는 사실을 발견했다. 1930년대에 영국 옥스포드 대학에서 함께 일하던 체인(Ernst Chain)과 플로리(Howard Walter Florey)는 페니실린의 항균 특성에 대한 플레밍의 초기 논문이 발표된 지 약 10년 후에 플레밍의 실험을 재현하였으며 페니실린이 박테리아 세포벽의 성장을 방해하여 세포벽이 파괴되는 것을 확인하였다. 1938년에 치명적인 분량의 감염성 박테리아를 투여한 8마리의 쥐에 대한 동물실험에서 놀라운 결과가 나타났다. 페니실린을 투여한 쥐 4마리는 살아남았지만, 약물을 투여하지 않은 대조군 4마리는 모두 죽었다. 박테리아에 감염된 인간 환자에 대한 첫 임상에서는 페니실린이 조기에 증상을 호전시켰지만, 그 후 페니실린의 충분한 양이 공급되지 못하며 사망하였다.

플로리 연구팀은 1944년까지 끊임없는 연구를 통해 마침내 페니실린을 대규모 생산할 수 있었으며, 제2차 세계대전이 끝나기 전에 페니실린이 상품화되어 수백만 명의 부상당한 군인의 생명을 구할 수 있었다. 이 페니실린의 발견은 새로운 의약품의 시대, 즉 항생제의 황금시대를 열고 미생물이 의약품에 사용될 수 있다는, 미생물 생명공학의 본격적인 시작을 알리는 계기가 되었다.

1960~1980년대는 중추신경계 약물, 자율신경계 약물(β-차단제), 심혈관계 약물(이뇨제, 항고혈압제 등) 및 반합성 항생제 같은 4세대 약물인 나타난 시기이며 인체에 대한 생물학과 화학에 대한 방대한 지식이 축적되었다. 실험기기와 기술의 발전은 실험실의 자동화를 촉진했고 새로운 의약품의 발견을 가능하게 했다. 제약회사는 의약품 발견과정을 용이하게 하는 많은 유용한 수단을 개발하였다. 우연한 발견에 의존하던 지난날에서 벗어났으며, 합리적인 의약품 설계에 의한 개발이 가능해졌다. 동물조직을 이용한 시험관 내 분석(in vitro assay)의 발전은 구조-활성 상관관계(structure-activity relationship, SAR)를 추적하는 필수적인 수단이 되었으며 화학자가 동물실험을 하기 전에 화학 구조를 최적화할 수 있도록 하였다. 많은 화합물에 대한 스크리닝과 활성-구조 최적화가 시도되었다.

생물학의 지식에 근거한 합리적인 의약품 설계는 높은 특이성을 가진 길항제(antagonist)와 작용제(agonist)의 개발도 가능하게 했다. 합리적인 의약품 설계와 수용체 작용 경로의 약리학적인 규명은 1960년대와 1970년대의 뛰어난 방법론이었다. 이 방법론은 의약품 개발의 황금시대를 열었고 반합성 항생제, 중추신경계 약제(정신 약리학적 약제), 자율신경계 약제(β-차단제) 및 심혈관 약제(이뇨제, 항고혈압제), 히스타민 H_2 수용체 길항제, 인슐린 베타 수용체 길항제 그리고 부분 효능제 등이 개발되었다.

마지막으로 현재 우리가 살고있는 5세대에는 효소 억제제(안지오텐신 전환 효소 억제제, 사이클로옥시저네이스 억제제, 바이러스 및 암에 대한 효소 억제제 등), 생명공학적으로 파생된 약물 등이 개발되고 있다. 비교적 최근에 발견되어 유명해진 천연물 유래 의약품으로는 상표명 탁솔(taxol)로 알려진 파클리탁셀(paclitaxel)이 있다. 이 물질은 1971년에는 미국 Research Triangle Institute(RTI)의 와니 박사팀이 미 국립암연구소(NCI)와 공동으로 주목(朱木) 껍질로부터 분리하였으며 1993년 미국의 브리스톨 마이어스 스퀴브(BMS)에 의해서 미식품의약국(FDA)로부터 난소암을 치료하는 항암제로 승인을 받았다. 그 이후 현재까지 동물, 식물, 미생물 등의 천연 생물자원에서 의약품이 무수히 개발되었으며, 특히 최근에는 육상자원의 고갈에 따라 해양미생물이나 해양생물에까지 그 범위가 확대되고 있다. 천연물의 용도도 의약품, 기능성 식품, 천연색소, 천연향료, 천연살충제, 기능성 화장품 등 다양하게 이용되고 있다.

의약품 발견 과정에서 의미 있는 진보는 분자생물학 및 세포생물학의 진보와 함께 이루어졌다. 이 기술의 발전은 인체 수용체나 효소에 작용하는 선도화합물을 최적화 시켰고 이 화합물들의 생리학적인 성질을 좀 더 깊이 분석하게 해 주었다. 또한 분석 기술이 진보하면서 이전에는 검출할 수 없었던 물질도 차츰 스크리닝하고 있다. 이렇게 발전된 필수적인 기술과 함께 1990년대 초에 고속 대량 스크리닝(high throughput screening, HTS)이 처음으로 시도되었다. HTS는 어떤 잠재적인 타겟에 대해 미량의 많은 종류의 화합물을 이용하여 생리활성을 검색하는 고도로 자동화된 생리활성 검색시스템이다. 2000년대 초에 어떤 회사들은 검색능력을 획기적으로 향상시켰다는 초고속 대량 스크리닝(ultra-high throughput screening, UHTS) 방법을 개발하기도 하였다. 조합 화학(combinatorial chemistry)은 HTS를 통하여 생리활성 검색을 할 수 있는 많은 화합물을 제공하였다. 이것은 모든 가능한 조합으로 화학적 구성요소(chemical building block)를 연결함으로써 많은 유기화합물을 합성하는 뛰어난 접근방법이다. 즉, 조합 화학은 단일 공정에서 다양하고 매우 많은 수(수백 ~ 수백 만 개)의 화합물을 만들 수 있는 화학 합성법 중 하나로, 보통 저분자 및 펩타이드 합성에 사용되며, 이를 통해 만든 화합물들을 화합물 라이브러리(library)라고 부른다. 이 두 가지 접근법의 목적은 시험관 내에서 생리활성 검색을 위한 많은 화합물을 제공하는 것이다. 조합 화학과 HTS의 결합은 미래 의약품 개발을 위한 만용(brute force) 혹은 매우 황당한 과학(big, dumb science)으로 묘사될 수 있다.

생화학, 약물동력학, 그리고 구조 및 물리화학의 진보는 새로운 의약품 디자인에 기초가 되는 지식을 제공하였다. HTS 기술을 이용함으로써 많은 화합물에 대한 생리활성 검색 기술이 개선되었음에도 수백만 화합물들의 생리활성을 일일이 검색하기에는 너무 큰 비용이 소모된다. 이러한 문제점을 보완하기 위하여 가상 스크리닝(virtual screening) 방법이 개발되었다. 가상 스크리닝이란 전형적인 약물 표적인 단백질 수용체나 효소에 결합할 가능성이 가장 높은 화합물을 작은 분자 화합물들의 라이브러리로부터 컴퓨터 계산을 이용하여 찾아내는 방법이다. 이것은 NMR과 X선 결정구조학이 진보하면서 큰 단백질의 3차원적인 구조를 결정할 수 있게 됨에 따라 컴퓨터를 이용한 분자 모델링도 가능해졌기에 도입할 수 있었다.

03 신약개발 과정

신약개발 과정은 크게 실험실 차원에서 약효 물질을 탐색하고 합성하는 연구 단계와 임상시험을 거쳐 승인을 받는 개발 단계로 구분된다. 첫 번째 연구 단계는 의약학적 개발 목표를 설정하고, 후보물질을 찾는 기초 탐색 과정이라고 할 수 있다. 먼저 질환을 일으키는 원인을 분석하고 약의 작용점인 타겟을 정한 후에 그 타겟에 대한 생리활성을 보이는 물질을 집중적으로 검색한다. 생리활성 물질을 찾았다면 그 화합물의 구조변경을 통해 효능을 최적화하여 개발 대상 물질을 선정한다. 두 번째 개발 단계는 대상 물질에 대한 대량생산 공정개발, 제제화 연구, 안전성 평가, 생체 내 동태 규명 및 임상시험을 거쳐 신약을 개발해 가는 과정을 포함한다.

신약개발은 신화와도 같다고 하는데 이는 만 개의 후보물질 가운데 단 하나만 신약으로 성공할 수 있기 때문이다. 특히 하나의 신약이 만들어지는 데 20년 정도의 기간이 걸리고 2조 이상의 비용이 드는 것도 중요한 이유가 된다. 미국바이오협회가 2006년부터 2015년까지 미국 FDA(식품의약국)에 제출된 9985개 임상시험 자료를 분석한 결과에 따르면 1상 임상시험을 성공리에 마치고 2상 임상시험으로 진행될 확률은

기초 탐색 단계 (활성 스크리닝) > 후보물질 발굴 단계 (유효물질, 선도물질, 후보물질) > 전임상 단계 (동물실험) > 임상 단계 (1상, 2상, 3상) > 상용화 단계 (신약 허가 및 시판)

그림 1.2 신약의 개발 단계

63.2%, 2상 임상시험을 마치고 마지막 단계인 3상으로 진행될 확률은 30.7%, 3상 임상시험을 마치고 임상시험 결과에 근거해 미국 FDA가 신약으로 승인할 확률은 49.6%이었다. 이 세 확률을 모두 곱하면 9.6%(0.632×0.307×.0496=0.096)이다. 즉 임상시험이 시작된 10개 신약 후보물질 가운데 하나만 신약으로 승인된다는 의미이다.

또한 신약개발의 임상 단계에서도 천문학적인 비용이 소요되는데 2010년 저널 「Nature Reviews Drug Discovery」에 발표된 내용에 의하면 임상 단계의 전체 비용 중에 전임상 단계 2%, 제1상 단계 7%, 제2상 단계 19%, 제3상 단계 72%로 후반으로 갈수록 비용은 급격하게 증가한다. 하지만 1개의 신약을 개발하여 시판할 때 연간 5~40억 달러의 세계시장을 점유할 정도로 부가가치가 높으며, 연간 1개 신약 시판에 따르는 순이익은 자동차 300만 대 이상 매출 시 기대되는 순이익과 동일할 정도로 높다.

임상시험은 총 4단계로 나누어지지만 4상은 시판 후 임상이기 때문에 실제 시판하기 전 임상시험은 3단계까지라고 할 수 있다. 1상은 약물의 안전성을 확인하는 데 중점을 둔다. 2상은 후보물질이 체내에서 어떤 효과를 나타내는지, 적절한 용량은 얼마인지 등에 대한 유효성 확인에 중점을 둔다. 3상은 다수의 환자를 대상으로 약물의 효과를 최종적으로 평가한다.

전임상시험(pre-clinical)은 새로 개발한 신약 후보물질을 사람에게 사용하기 전에 동물에게 사용하여 부작용이나 독성, 효과 등을 알아보는 시험이다. 약물이 체내에 어떻게 흡수되어 분포되고 배설되는가를 연구하는 체내 동태 연구와 약효 약리 연구가 수행된다. 그 후 동물실험을 통해 시험약이 지니는 부작용 및 독성을 검색하는 안전성 평가를 실시한다.

임상 1상 시험(clinical test - phase I)은 임상 약리상(clinical pharmacology)이라고 할 수 있으며 독성 시험 등의 전임상시험 결과가 유효한 경우에 진행한다. 시험약을 최초로 사람에 적용하는 단계로서 후보물질의 비임상 시험에서 얻은 독성, 약물동력학 및 약리작용 결과를 토대로 비교적 한정된(20~80명) 인원의 건강한 지원자를 대상으로 진행한다. 약물의 흡수, 분포, 대사, 배설에 대한 체내 동태(pharmacokinetics, PK), 체내 약리작용, 부작용 및 안전하게 투여할 수 있는 투여량 범위(내약용량: 투여 상한선 결정, 투여 용량은 2상에서 결정) 등을 결정하는 등 후보물질의 안전성 확인에 중점을 두고 실시한다.

임상 2상 시험(clinical test - phase II)은 임상 연구상(clinical investigation)이라고 할 수 있으며 후보물질의 유효성과 최적 용량을 결정하기 위한 단계이다. 용법을 결정하기 위한 초기 예비 연구(pilot study)와 후기의 중추 연구(pivotal study)로 흔히 나누어져 2a와 2b라고 부르기도 한다. 2a는 효과의 증거를 찾는 것이 목적이며 2b는 약효 입증과 최적의 용량 및 용법 결정을 위한 것이다. 100~200명의 소규모 환자들을 대상으로 **약물의 약효와 부작용을 평가**하고, 유효성을 검증한다. 단기투약에 따른 흔한 부작용, 연구 약물 동태 및 예상 적응증에 대한 효능 효과에 대한 탐색을 위해 실시하는 것으로 대상 질환 중 조건에 부합되는 환자를 대상으로 한다. 임상 3상 시험에 돌입하기 위한 최적용량 및 용법을 결정하는 단계이다.

임상 3상 시험(clinical test - phase III)은 임상 시험상(clinical trials)이라고 할 수 있으며 대규모 환자를 대상으로 시험약의 안전성과 유효성을 검증하는 단계이다. 신약의 유효성이 어느 정도 확립된 후에 대규모(최소 수백 명에서 수천 명) 환자들을 대상으로 장기투여 시의 안정성 등을 검토하고 확고한 증거를 수집하기 위해 실시한다. 신약의 유효성이 어느 정도까지 확립된 후에 행해지며, 시판허가를 얻기 위한 마지막 단계의 임상시험으로서 비교대조군과 시험처치군을 동시에 설정하여 효능, 효과, 용법, 용량, 사용상의 주의사항 등을 결정한다. 3상이 성공적으로 끝나면 판매할 수 있게 된다.

임상 4상 시험(clinical test - phase IV)은 시판 후 안전성 조사 및 임상시험(postmarketing Surveillance & clinical trials)이라고 할 수 있으며 크게 두 종류로 나눌 수 있다. 하나는 부작용 빈도에 대한 확실한 추가 정보를 얻기 위한 시판 후 안정성 조사(postmarketing surveillance)이며, 나머지는 ① 특수 약리작용 검색(약리기전 연구), ② 시판 전 임상시험에서 검토되지 못한 특수환자군에 대한 임상시험, ③ 새로운 적응증 탐색 등의 시판 후 임상연구로 구분할 수 있다. 전자는 시판 전 제한적인 임상시험에서 파악할 수 없었던 부작용을 신약이 시판된 후 장기간의 효능과 안전성에 관한 사항을 파악하기 위한 시험이며, 후자는 3상에서 실시하지 못했던 것들에 대한 임상시험이다.

탈모방지제로 알려진 미녹시딜(minoxidil)은 처음에 고혈압 치료제로 개발되었으나 새로운 적응증을 탐색한 4상 임상시험의 결과로서 탈모방지제로 개발되었다. 4상 임상의 결과로 시판 후 회수된 약물의 예로는 나탈리저맙(natalizumab), 발데콕시브(valdecoxib), 덱센플루라민(dexfenfluramine) 등이 있다. 나탈리저맙은 2004년 다중 경화증 치료제로 판매되었으나 부작용으로 진행성 백색질뇌증이 발견되어 3개월만에 회수되었다. 발데콕시브는 관절염 치료제로 2001년 시판되었으나 41개월만에 심근경색증이 발견되어 회수되었다. 덱센플루라민은 1996년 비만 치료제로 시판되어 16개월 동안 유통되었으나 심장판막질환이 발견되어 회수되었다.

04 일차 대사산물과 이차 대사산물

대사산물이란 생명체 내에서 대사작용의 결과로 생성된 생체유기물질을 말한다. 이러한 대사산물은 크게 2종류, 즉 일차 대사산물(primary metabolites)과 일반적인 의미에서의 천연물인 이차 대사산물(secondary metabolites)로 분류된다. 하지만 일차와 이차 대사산물의 경계는 명확하지 않다. 오랫동안 통용되는 견해로는 생명체 내의 에너지 대사에 관여하며 생존에 필수불가결하고 또한 그 작용이 명확히 규명된 물질들은 일차 대사산물로, 생물의 생명 유지나 발육 및 번식에 필수적이지는 않은 물질들은 이차 대사산물로 분류한다.

일차 대사산물은 모든 생물에 걸쳐 공통적으로 존재하며 구조가 간단하고, 예외가 없는 것은 아니지만 거의 대부분 그 농도가 매우 낮다. 이에 비해 이차 대사산물은 특정한 생물에만 편중되어 존재하고 구조가 매우 복잡·다양하며 생물의 특정 조직과 기관에 고농도로 존재한다. 생명체가 다양하고 복잡한 이차 대사산물을 만드는 데는 많은 에너지가 필요함에도 이 물질들이 만들어지는 것이 우리가 알지 못하는 조물주의 섭리인지 아니면 쓸데없는 낭비에 불과한지는 명확하지 않다. 하지만 화학생태학의 관점에서 보면 복잡하고 다양한 구조를 가지며 생체 내에서 합성하기에 많은 에너지가 필요한 이차 대사산물을 단순히 일차 대사의 부산물, 또는 제독화 산물이나 회피물질 등의 개념으로 치부할 수만은 없다. 여기에 관한 한 가지 재미있는 관점은 이러한 일련의 과정이 분자 단계에서 정보를 전달하는 화학물질과 관련된 진화의 단계 중에 하나라는 것이다.

보너(J. Borner)와 갤스톤(W. A. Galston)은 최종 대사산물보다는 대사과정에 초점을 맞추어 일차 대사와 이차 대사를 각각 대사의 간선(highway)과 지선(byway)으로 총체적으로 표현하였다. 탄수화물, 단백질, 지방 등의 합성이나 분해와 같이 모든 생물에 공통적인 과정을 대사의 간선으로, 에너지의 경제적인 측면에서 생물체의 필수적이지는 않은 화학물질이 생산되는 과정을 대사의 지선으로 정의하였다.

그런데도 일차 대사와 이차 대사의 경계는 명확하지 않다. 시킴산(shikimic acid), 시트르산(citric acid), 글루탐산(glutamic acid) 등은 일차 대사산물임에도 불구하고 특정 생물 종에서 상식을 뛰어넘는 농도로 발견되기도 하여 단순히 해당 생물의 일차 대사가 불완전한 결과로 보기에는 상당한 어려움이 있다. 시킴산은 육상식물 대회향(*Illicium verum*)의 열매에서, 시트르산과 글루탐산은 각각 검은곰팡이(*Aspergillus niger*)와 박테리아 코리네박테륨(*Corynebacterium*) 속에서 고농도로 발견되었다.

이뿐만 아니라 푸트레신(putrescine), 스퍼미딘(spermidine), 스퍼민(spermine)과 같은 폴리아민류(polymines)는 자연계에 두루 편재하는데도 세포 내에서 작용하는 기능에 대해서는 전혀 알려지지 않았다. 이와 반대로 세스퀴테르펜 다이올(diol)인 시레닌(sirenin)과 황화 갈릭산 글루코사이드인 K-PLMF 1(sulfated gallic acid glucoside)은 특정한 생물에만 존재하는데도 분명한 생체 내의 기능이 있다. 알로마이세스속(*allomyces*)에 속하는 진균류는 번식을 위하여 암수의 융합이 필요한데 시레닌은 바로 이 과정을 도와주는 역할을 한다. 아카시아(*Acacia*)나 미모사속(*Mimosa*)에 속하는 식물들은 해 질 무렵에 잎을 접게 되는데 이것은 액포(vacuole)의 팽압에 변화가 생기기 때문이다. 이와 같이 잎의 운동과 관련하여 작용하는 화학물질들을 투르고린(turgorin)이라 부르며 K-PLMF 1이 여기에 속한다.

유사하게 생명에 필수적인 것이 일차 대사라는 개념도 시간이 흐르면서 바뀌는 경우도 발생하였다. 그 대표적인 것이 라노스테롤(lanosterol)과 시킴산(shikimic acid)이다. 이들은 처음에는 생존에 필요하지 않은 물질로 분류되었다가 차후에 그 기능이 규명되었으며 계속해서 페로몬(pheromone)이나 파이토알렉신(phytoalexin)과 같이 뚜렷한 기능을 가진 대사산물들이 분리되었다.

05 이차 대사와 효소 체계

이미 기술한 바와 같이 이러한 많은 논란에도 지금까지 이차 대사과정의 개념은 상당히 진보하였으며, 완전하지는 않지만 이차 대사과정에 대한 이론들은 다음과 같은 6개의 범주로 정리되었다.

① 생명체가 만든 이차 대사산물은 그 생명체가 사는 어떤 순간에 작용하는 고유의 기능이 있다.
② 이차 대사산물은 대사과정에서 발생되는 부산물이거나 생체 내에 발생된 독성물질을 제독하는 과정에서 형성된 산물에 불과하다.
③ 수 세대에 걸쳐서 일어난 변이는 당장 해롭거나 이롭게 보이지 않는 어떤 생성물들을 만들 것이다. 크렙스(Krebs)는 이 생성물을 밸러스트(ballast)라고 불렀고 알칼로이드를 예로 들었다.
④ 이차 대사산물은 생명체가 생태계에 존재할 수 있는 적합성의 척도이다. 다른 생명체를 유혹하거나 격퇴할 수 있는 이차 대사산물을 합성할 수 있는 능력은 생물의 생존전략의 하나로 진화해 왔다.
⑤ 이차 대사산물은 진행 중인 진화의 예라고 할 수 있다. 이차 대사과정은 자연환경에 계속 적응함으로써 미래의 어떤 순간에 새로운 기능적 과정을 나타낼 수 있는 다양성의 보고이다.
⑥ 이차 대사산물은 생명체에게 변화하는 환경에 대한 적응의 수단을 제공한다. 새로운 이차 대사과정의 효소체계는 변화된 환경에서 일차 대사과정의 효소 체계가 잘 작동되도록 돕는다. 여기서 중요한 것은 이차 대사과정이지 이차 대사산물이 아니며 단지 이러한 과정에서 이차 대사산물이 특정한 기능을 얻었을 뿐이다.

위에서 언급한 4번째 개념은 식물과 초식동물 간의 상호작용이 공동진화라는 관점에서 널리 인정을 받았다. 예를 들면 잔센은 초식동물의 수가 늘어나면 식물은 자기들의 생존을 위하여 초식동물에게 독성을 가지는 물질들을 생성시키는 데 필요한 새로운 생합성적 경로로 진화하게 된다고 언급하였다(Janzen, 1969).

이 이론을 지지하거나 반대하는 실험적 데이터들을 여러 문헌에서 발견할 수 있다. 윌리암스 등은 어떤 생명체가 자신에게 영향을 미치는 다른 생명체에게 화학물질을 생산하여 생리학적인 대응을 함으로써 주변 환경을 생존에 적합한 조건으로 개선하는 것이라고 주장하였다(Williams et al, 1989). 항생제 밴코마이신(vancomycin)이 항생작용을 하는 것은 성장하는 병원성 박테리아의 세포벽을 구성하는 단백질의 특정한 영역인 C 말단 D-ala-D-ala 서열에 결합하여 성장을 저지하기 때문인데 이러한 특정 영역에 결합하기 위해서는 복잡한 화학 구조가 필요하다. 따라서 이러한 구조를 가지는 물질을 생성하도록 생명체가 진화하였다는 것이다.

하지만 반대 의견도 존재한다. 생화학적 공동진화의 이론에서 식용 가능한 탄닌(식물 폴리페놀)의 역할에 대해서 집중적으로 연구되었다. 베이트-스미스는 식물의 화학적 방어에서 이차 대사산물의 역할을 적절하게 묘사하였다(Bate-Smith, 1973). 생물학적 관점에서 식물 탄닌 성분의 중요성은 이차 대사산물들이 포식자(포식자가 동물이든 미생물이든 상관없이)를 격퇴하는 역할을 하는 데 기여한다는 것이다. 이것은 단백질을 침전시키거나 효소를 비유동적으로 되게 하여 떫은맛이 나게 함으로써 조직을 먹지 못하게 만들고 결과적으로 기생충이 숙주를 침범하는 것을 막는다.

베이트-스미스를 비롯한 많은 학자가 제안한 것처럼 식물 폴리페놀의 역할이 생물 상호 간에 작용하는 화학적 방어라고 한다면 단백질과 콤플렉스를 형성하는 능력을 극대화하는 쪽으로 진화하는 것이 중요하지 않은가 하는 의문이 뒤따른다. 참나무(*Quercus* sp.)와 밤나무(*Castanea* sp.)는 갈산(gallic acid)을 기본 단위로 하는 탄닌(polyphenol)을 많이 함유하고 있는데 이들의 주 구성성분은 베스컬리건(vescalagin)과 카스터라긴(castalagin)의 유도체들이다. 이미 제안된 것처럼 화합물의 복잡한 구조가 단백질과 결합하는 능력을 증가시키는 것과 밀접한 관련이 있다면 단백질과 콤플렉스를 잘 형성해야 한다. 하지만 어떤 생명체가 복잡한 화합물을 생성하는 데 소모되는 에너지와 단백질과 결합하는 능력 사이에 밀접한 관계가 있는 것 같지는 않다. 오히려 베스컬리건과 카스터라긴이 단백질과 결합하는 능력은 같은 수의 페놀기와 방향족 핵을 가진 생합성적 전구물질인 β-1,2,3,4,6-펜타-O-갈로일-D-글루코스(β-1,2,3,4,6-penta-O-galloyl-D-glucose)의 20분의 1에 불과하다. 이와 같이 탄닌들의 생합성적 전구체가 탄닌들보다 단백질 결합능력이 더 뛰어난 경우도 아주 빈번하게 발견된다(Beart et al., 1985).

화학생태학의 관점에서 어떤 생명체가 에너지를 소모하여 이차 대사산물을 생성하는 것은 그것이 그 생명체에 이득이 되기 때문이라고 할 수 있다. 하지만 지금까지의 연구 결과에 의하면 식물에서 풍부하게 발견되는 폴리페놀이 화학 구조가 다양하고 풍부하게 존재하는데도 생명체에 큰 이점이나 약점이 되는 것은 아닌 것 같다. 더 합리적인 설명은 이 이차 대사산물들의 존재가 식물의 장기적인 생존 가능성을 증가시키는 것으로 보인다는 것이지만, 이것만이 이차 대사산물들을 생성하는 이유라고 이야기할 수는 없을 것이다. 하지만 이차 대사산물들이 계속 존재함으로써 생명체들이 이들을 생성하는 데 소모된 에너지를 보상받을 만큼 이들은 충분한 이점을 어떻게든 제공할 것이다.

여섯 번째 이론 또한 상당한 주목을 받았다. 우드러프는 초기 개념에서 한 단계 나아가 이차 대사과정은 비정상적인 성장으로 야기되는 결과를 회피하는 과정이며 이 과정에서 다량으로 발생하는 일차 대사산물의 농도를 낮추기 위한 회피물질이 이차 대사물질이라고 묘사하였다(Woodruff, 1966). 뷰록과 파우얼은 이러한 일련의 과정을 다음과 같이 표현하였다. 생물의 정상적인 성장이 중단되면 대사 중간산물이 갑작스럽게 축적되고, 이것을 해소하는 과정에서 다양한 이차 대사산물이 생성된다는 것이었다(Bu'Lock & Powell, 1964). 정상적인 대사과정에서 생성되는 중간체들의 농도가 필요 이상으로 높으면 생명체 자체가 독성을 띠게 되고 따라서 이러한 중간체들을 제독하는 과정에서 이차 대사산물이 생성된다는 것이다. 또 다른 한편으로는 분류학적으로 하등생물인 경우에 일반 대사과정의 부산물로 이차 대사산물이 형성된다는 것이다.

이러한 이차 대사체계를 이해하기 위해서는 이차 대사효소를 필수적으로 연구해야 한다. 이차 대사체계를 연구하기 위한 생화학적 지식의 부족과 기술상의 어려움으로 그간의 연구결과가 미미하였으나 발표된 몇 가지 연구결과에 의하여 이차 대사과정에 관여하는 이차 대사효소의 특성이 알려지게 되었다

첫째, 이차 대사체계에 관여하는 효소는 일차 대사와 달리 기질 특이성을 가지지 않기 때문에 기질의 구조적 변화에 덜 민감하다는 것이다. 따라서 유사한 물질에 대해서도 효능은 낮으나 동일한 반응을 촉매한다. 더메인(Demain, 1971)은 이것은 이차 대사

산물이 그것을 만드는 세포에 별로 중요하지 않기 때문일 것이라고 추측하였다.

둘째, 이차 대사효소들(terpenoid cyclase, isopenicillin N synthase 등)은 전이 상태를 안정화하여 활성화 에너지를 낮춤으로써 반응이 빨라지게 하는 일반적인 효소는 아니다. 이와 같은 경우에 효소 단백질은 주형으로 작용하여 대단히 높은 에너지를 가진 중간체를 특별한 반응 경로를 따라 진행하도록 해 주고 많은 부반응을 피하게 해 준다. 즉, 이 효소들은 촉매한다기보다는 어떤 반응이 한 방향으로 진행되도록 한다.

셋째, 이차 대사효소는 생체 내에 존재하는 농도가 매우 낮으며 그것이 촉매하는 반응의 속도도 별로 빠르지 않다는 것이다. 따라서 일차 대사의 반응 속도가 대상 물질의 농도에 의하여 결정되는 반면에 이차 대사의 반응 속도는 많은 경우 효소의 농도에 의하여 결정된다. 예를 들면 페니실린을 만드는 푸른곰팡이 배양액 1 L 속에 존재하는 효소 페닐실린 신테이스가 1초에 만드는 생성물은 1 μmol에 불과하다.

넷째, 일차 대사체계가 출발물질부터 최종 대사산물에 이르기까지 일직선으로 진행하는 데 비하여 이차 대사체계는 많은 경우 여러 통로가 가능한 지선(byways)들이 존재한다.

다섯째, 많은 이차 대사체계는 그에 대응하는 일차 대사의 효소 체계와 유사한 방식으로 진행되나 몇 가지의 중요한 단계에서 차이가 존재한다. 예를 들어, 일차 대사산물인 지방산과 이차 대사산물인 폴리케타이드(polyketide)를 만드는 과정은 지방산과 동일한 아세틸 CoA(acetyl CoA)와 말로닐 CoA(malonyl CoA)의 연쇄 축합 반응이지만, 지방산 생성의 주요 단위 반응인 환원, 탈수 및 수소 첨가 반응이 빠져 있다.

마지막으로 일차 대사가 환경의 영향을 거의 받지 않는 데 비하여 이차 대사체계는 특정한 성장 단계, 기질 및 영양분의 농도, 외부적인 스트레스 등 많은 경우에 환경의 변화에 의해 조절된다. 예를 들면 미생물의 경우 지수함수적으로 증식하는 성장 단계(tropophase)에서는 이차 대사산물이 생산되지 않고 영양성장이 정지되는 때(idiophase)에 이차 대사산물의 생산이 최대가 된다. 또 영양성분이 부족한, 즉 빈영양 상태에서도 이차 대사산물의 생산이 증가된다. 이뿐만 아니라 식물의 화학적 방어에 매우 중요한 파이토알렉신(phytoalexin) 등은 온도, 자외선, 미생물의 감염 등 외부적인 자극이 있는 경우에만 생산된다는 사실이 보고되고 있다. 이 특징은 위에서 언급한 이차 대사과정의 여섯 번째 이론에 의해서 설명될 수 있다.

2장

천연물의 생합성 과정

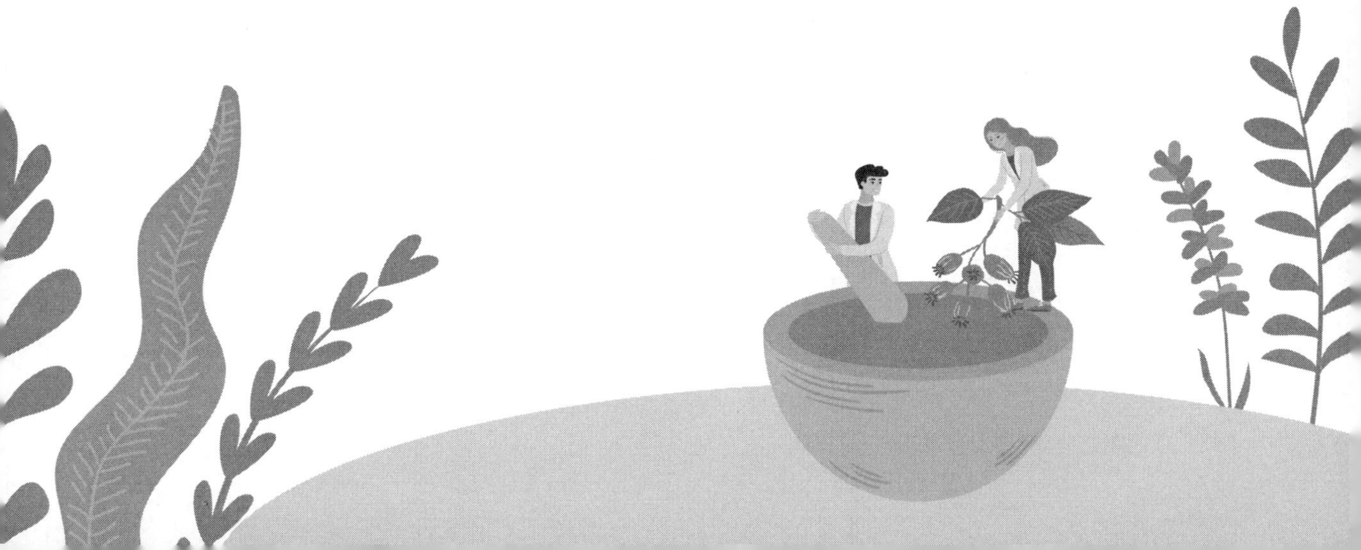

01 천연물의 분류

이차 대사산물(천연물)은 생합성적 기원에 따라 크게 4개의 부류로 나눌 수 있다: 알칼로이드(alkaloid), 페닐프로파노이드(phenylpropanoid), 폴리케타이드(polyketide) 및 테르페노이드(terpenoid).

1. 알칼로이드

알칼로이드라는 용어는 식물재료의 탄산 포타슘 함유재를 가리키는 아랍어 단어 '알카리(al-qali)'에서 파생되었다. 전통적으로 알칼로이드는 아미노산에서 생합성된 질소화합물로 정의된다. 알칼로이드의 주체를 이루는 참알칼로이드(true alkaloid)는 이종 고리(heterocyclic ring)에 질소를 포함하며 아미노산으로부터 생합성된다. 페닐알라닌(또는 타이로신)과 트립토판으로부터 합성된 것이 압도적으로 많다. 그 외에 사용되는 아미노산으로서는 오르니틴과 라이신이 알려져 있다. 인돌 알칼로이드는 모두가 트립토판으로부터 생성되는데, 퀴닌과 같은 퀴놀린 알칼로이드도 여기에 속한다.

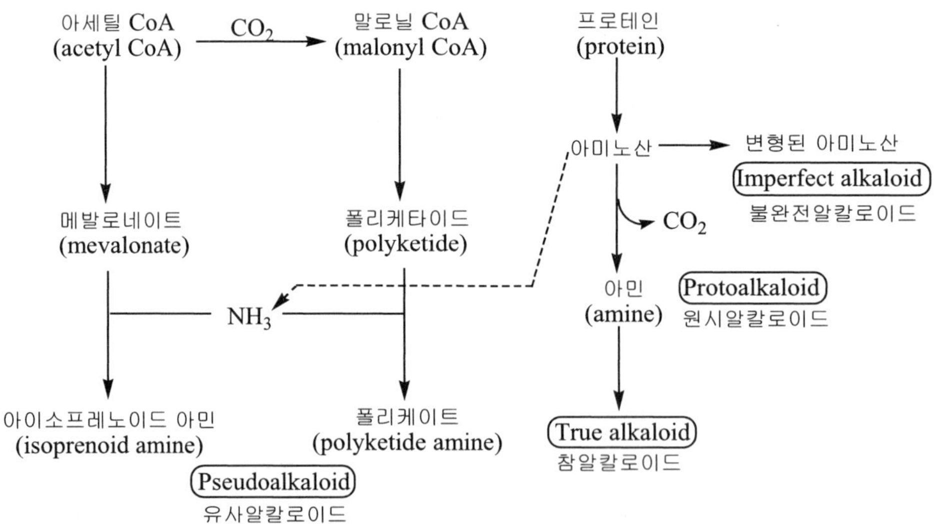

그림 2.1 생합성적 기원에 의한 알칼로이드의 분류

유사알칼로이드(pseudoalkaloids)는 테르펜류, 스테로이드, 폴리케이트 등의 탄소 골격에 암모니아 형태의 질소가 도입된 알칼로이드를 가리킨다. 덴드로빈(dendrobine)은 세스퀴테르펜 알칼로이드, 아코니틴(aconitine)은 다이테르펜 알칼로이드의 예이며, 솔라닌(solanine)은 스테로이드 알칼로이드이다.

원시알칼로이드(protoalkaloid)는 아미노산에서 유래된, 즉 아미노산의 탈카복실화로 생긴 아민의 간단한 유도체로서 콜치신(colchicine)이나 에페드린(ephedrine) 같이 고리 질소를 포함하지 않는 것이다. 또 리세르그산(lysergic acid)과의 생합성 과정에서 전구물질인 아미노산이 탈카복실화되지 않은 채로 관여하는 것이 많은데 이렇게 탈카복실화가 일어나지 않고 남아 있는 것은 불완전알칼로이드(imperfact alkaloids)라고 부른다.

2. 페닐프로파노이드

페닐프로파노이드(phenylpropanoid)는 벤젠의 핵에 3탄소 사슬 구조가 붙은 페닐프로페인 골격(C_6-C_3)의 천연 유기화합물을 총칭한다. 대부분은 식물의 대사산물이지만 박테리아, 진균류와 같은 미생물에서도 발견된다. 페닐프로파노이드의 이름은 생합성의 핵심 중간체인 쿠마르산(coumaric acid)의 방향족 페닐기의 탄소 6개 및 거기에 붙어 있는 프로펜 사슬 탄소 3개에서 유래되었다.

시킴산(shikimate) 경로는 식물에서 벤조산(benzoic acid) 유도체 및 페닐프로파노이드 화합물의 전구물질을 제공한다. 시킴산은 D-에리트로스-4-포스페이트(D-erythrose-4-phosphate)와 포스포엔올피루베이트(phosphoenolpyruvate)에서 생합성되며, 각각 5탄당 포스페이트 회로와 해당 과정에서 파생된 두 가지 대사산물이다. 시킴산은 포스포엔올피루베이트와 반응하여 코리슴산(chorismic acid)을 생성한다. 이 코리슴산은 방향족 아미노산인 L-페닐알라닌, L-타이로신 및 L-트립토판의 전구물질이 된다. 시킴산 경로는 식물과 미생물에서만 발생하기 때문에 L-페닐알라닌, L-타이로신 및 L-트립토판은 필수 아미노산이 되어 동물이 이들을 얻기 위해서는 반드시 음식을 섭취하여야 한다.

L-페닐알라닌과 L-타이로신은 페닐프로파노이드의 전구물질이다. 페닐프로파노이드는 방향족 화합물로, 종종 파라 위치에 하이드록시기가 있다. 방향족 고리에 하나 이상의 하이드록시가 존재하는 경우, 새로운 하이드록시기는 일반적으로 첫 번째 하

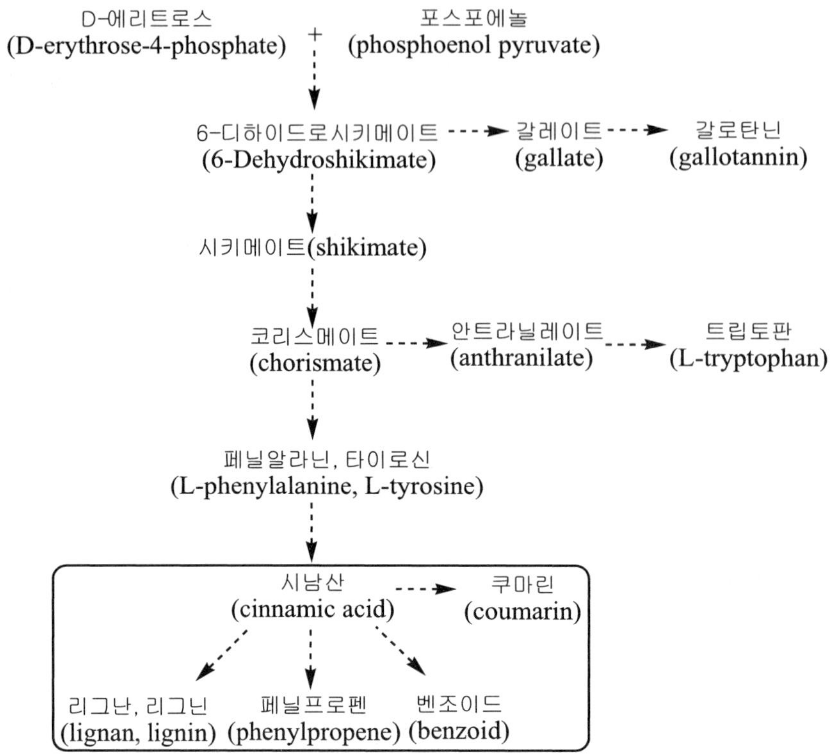

그림 2.2 시킴산과 페닐프로파노이드 생합성의 체계적인 흐름도

이드록시기 옆(ortho-)에 위치한다. 페닐프로파노이드에는 다양한 기능의 페놀류 화합물, 기본 C_6-C_3 골격을 공유하는 시남산 유도체, 리그닌, 리그난, 페닐프로펜 및 쿠마린 등이 있다. 또 아세테이트가 추가적으로 첨가되어 생성되는 시킴산-폴리케타이드 혼합 생합적 경로에 의해서 생성된 플라보노이드(flavonoid) 및 아이소플라보노이드(isoflavonoid)도 넓은 의미의 페닐프로파노이드에 해당한다고 할 수 있다.

3. 폴리케타이드

폴리케타이드(polyketide)는 교대로 나타나는 카보닐기(-CO-)와 메틸렌기(-CH_2-)를 포함하거나 이들의 교대기(-CO-CH_2-)를 포함하는 전구물질로부터 유래된 이차 대사산물을 말한다. 폴리케타이드는 아세틸 CoA와 말로닐 CoA의 형태로 활성화된 아세테이트에서 파생된 2개의 탄소 단위로부터 합성된다. 동일한 전구물질들(아세틸 CoA

와 말로닐 CoA)에서 유래된 지방산과 달리 폴리케타이드는 산소를 가진 작용기의 전부 또는 대부분을 가지고 있다. 폴리케타이드 생합성 과정에서 반응성이 높은 폴리-β-케토(poly-β-keto) 중간체가 형성되며, 이는 종종 6원자 방향족 고리 또는 2-피론(2-pyrone) 고리로 전환된다.

많은 폴리케타이드가 페닐프로파노이드와 같은 페놀 유도체이지만 이 두 부류는 방향족 고리의 치환 패턴으로 구분할 수 있다. 폴리케타이드 경로에서 유래된 페놀 화합물은 일반적으로 탄소 하나 건너 메타(meta-) 위치에 하이드록시기를 포함하지만 페닐프로파노이드 경로에서 파생된 페놀 화합물은 오소(ortho-) 위치에 하이드록시기가 존재한다. 많은 폴리케타이드는 글리코실화되고 당 부분 구조에 아실기가 부착될 수 있다. 식물에서 발견되는 폴리케타이드는 항상 아세테이트 단위로만 합성되지는 않으며 혼합 생합성적 기원을 가지고 있기도 하다. 아세테이트에서 유래된 기본 골격을 가지는 폴리케타이드는 페닐프로파노이드 또는 테르페노이드 빌딩 블록 또는 때로는 이 둘다와 연결될 수 있다. 또한 탄소 골격의 일부는 지방산이나 아미노산에서 파생될 수 있다. 이 혼합 조립 원리는 구조적으로 다양한 화합물을 생성한다. 질소 또는 질소-함유 전구체가 폴리케타이드 골격에 삽입될 때 폴리케타이드 알칼로이드가 형성된다.

4. 테르페노이드

테르펜(terpene)은 생명체로부터 분리된 유기화합물 가운데 아이소프렌(C_5H_8)이 연결되어 생성된 구조의 탄소 화합물이며 일반식은 $(C_5H_8)_n$($n \geq 2$)이다. 탄소가 5개인 아이소프렌 단위가 연결되어 생성되었다고 해서 아이소프레노이드(isoprenoid)라고도 한다. 어떤 작용기(대부분 산소를 포함하는 작용기)에 의해서 구조가 변형된 테르펜을 테르페노이드(terpenoid)라고 부른다. 테르페노이드는 식물에서 가장 큰 종류의 천연물이며 40,000개 이상의 화합물들이 알려져 있다. 일반적으로 테르펜과 테르페노이드는 같은 의미로 서로 호환해서 부르기도 한다. 테르펜은 포함된 아이소프렌 분자의 수에 따라 표 2.1과 같이 헤미테르펜, 모노테르펜, 세스퀴테르펜, 다이테르펜, 트라이테르펜, 테트라테르펜 및 고무와 같은 폴리테르펜으로 분류할 수 있다. 테르페노이드는 머리-꼬리(head to tail)로 결합되어 있으나 트라이테르페노이드는 세스퀴테르페노이드가,

표 2.1 포함된 이소프렌 분자의 수에 따른 테르펜의 분류

C_5	헤미테르펜(hemiterpene)	C_{25}	세스터테르펜(sesterpene)
C_{10}	모노테르펜(monoterpene)	C_{30}	트라이테르펜(triterpene)
C_{15}	세스퀴테르펜(sesquiterpene)	C_{40}	카로테노이드(cartenoid)
C_{20}	다이테르펜(diterpene)	$C_n(n>40)$	폴리테르펜 혹은 폴리아이소프레노이드

카로테노이드는 다이테로페노이드가 꼬리-꼬리(tail to tail) 결합을 하고 있다.

스테로이드(steroid)와 같은 어떤 테르펜은 전체 탄소수가 5의 배수가 아닌 경우도 존재하는데 이는 트라이테르펜인 라노스테롤에서 3개의 메틸기가 떨어져 나가면서 생성되었기 때문이다. 이처럼 트라이테르펜에서 탄소를 몇 개 잃은 화합물도 트라이테르페노이드로 분류한다.

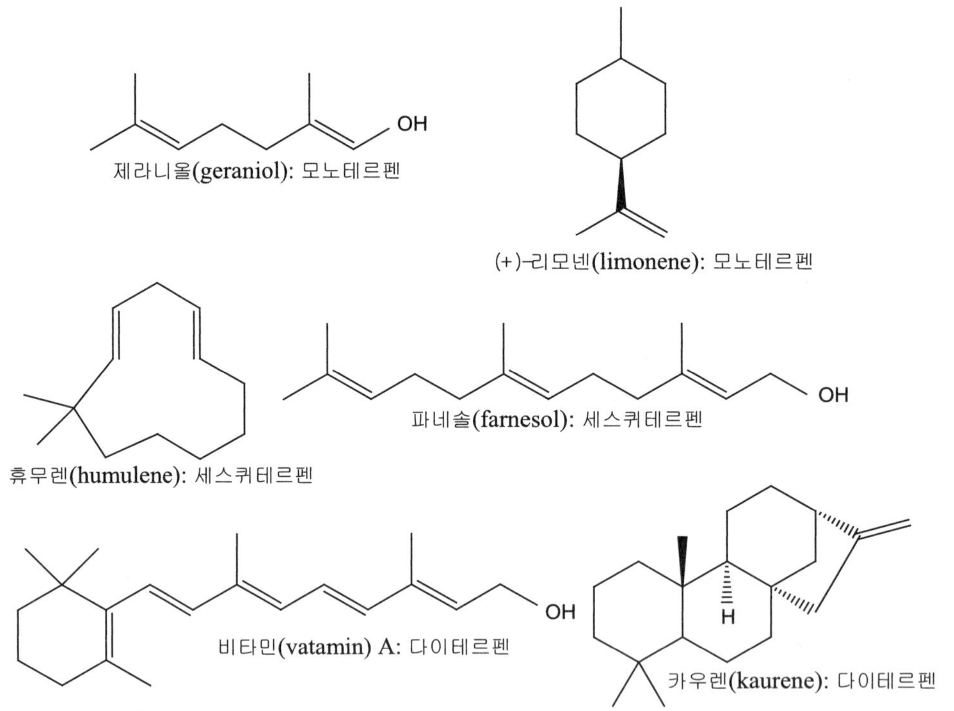

그림 2.3 모노테르펜, 세스퀴테르펜, 다이테르펜의 예

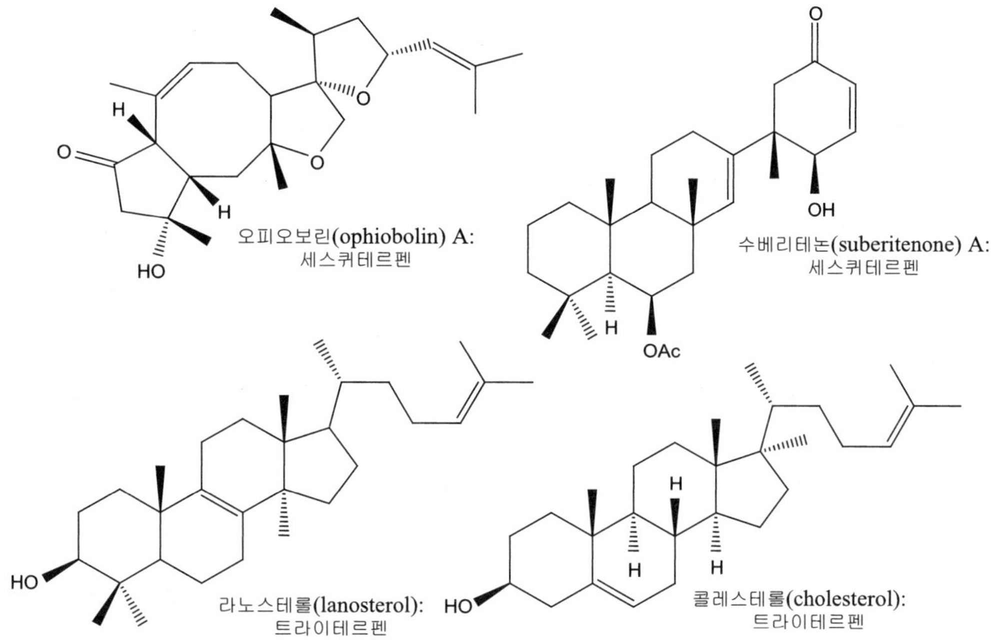

그림 2.4 세스퀴테르펜과 트라이테르펜의 예

02 이차 대사에 참여하는 핵심 중간체

1장에서 언급한 것처럼 생체 내 유기물질은 일차 대사산물과 이차 대사산물의 두 가지 부류로 나누어지며 일차 대사산물은 주로 단백질, 탄수화물, 지방, 핵산 등 생명 유지에 필수적인 분자들을 포함하고 대부분 생명체들의 공통적인 대사과정에 의하여 생성된다. 이차 대사산물은 일반적으로 생명체들의 장기적인 생존에 필요한 물질들로 여겨지며 일차 대사과정에서 생합성되는 몇 개의 핵심 중간체로부터 유래된다. 이차 대사산물 생합성의 출발점이 되는 핵심적인 중간체는 다음과 같다.

아세틸 코엔자임 A(acetyl coenzyme A=acetyl CoA)

아세틸 CoA는 일차 대사과정의 중요한 중간체이며 많은 이차 대사산물의 형성과정에서도 핵심적인 중간체로 이용된다. 이 물질은 아세테이트(acetate)의 생물학적인 동등체이며 포도당으로부터 여러 단계를 거쳐서 생성되어 진다. 지방산과 지방산에서 유래된 프로스타글란딘(prostaglandin)과 같은 화합물 그리고 많은 페놀 화합물들(orsellinic acid와 griseofulvin)은 모두 아세틸 CoA로부터 유래되었다. 흔하게 발견되는 폴리케타이드들도 아세틸 CoA로부터 유래된 물질이며 카보닐(carbonyl)기와 메틸렌(methylene)기가 서로 교대로 나타나는 형태의 화합물들이다. 아세틸 CoA 대신에 다른 coenzyme A로부터 생합성되는 이차 대사산물들도 발견되었다. 대표적인 보기로는 여러 종류의 거대고리 항생체들(macrocyclic antibiotics)의 전구물질인 6-데옥시에리스로놀라이드(6-deoxyerythronolide) B를 들 수 있는데 이 물질은 프로피오닐 CoA(propionyl coenzyme A)로부터 만들어 진다. 여기서 기초가 된 화학적 원리는 탄소 음이온(carbanion)이 관여한다는 점에서 전통적인 유기반응과 생물학적인 반응 과정이 서로 유사하다는 것을 보여준다.

시킴산(shikimic acid)

시킴산(shikimic acid)은 포도당으로부터 여러 단계를 거쳐 생성되며 수많은 방향족 화합물(예. 페룰산이나 필란틴)의 전구물질이다. 시킴산은 또한 방향족 아미노산(예. 타이로신)도 생성하는데, 이 방향족 아미노산들로부터 모르핀(morphine)과 같은 많은 알칼로이드가 생합성된다. 시킴산으로부터 유래된 많은 화합물 중에 리그난(lignan)들은 페녹시 라디칼(phenoxy radical)들의 이합체 중합 반응을 통하여 생성된다.

메발론산(mevalonic acid)과 데옥시자일루로스-5-포스페이트(deoxyxylulose-5-phosphate)

또 다른 핵심 중간체인 메발론산(mevalonic acid)은 아세틸 CoA 두 분자로부터 생합성되며 테르페노이드류(terpenoids)를 생성하는 두 가지 중요한 전구물질 중 하나이다. 나머지 하나는 포도당으로부터 여러 단계를 거쳐 만들어지는 데옥시자일루로스-5-포스페이트이다. 테르펜 계열의 화합물들은 간단한 모노테르페노이드로부터 복잡한 테트라테르페노이드까지를 포함하며 유방암 치료제로 잘 알려진 탁솔(taxol)은 다이테르펜에 속하는 화합물이다. 또한 콜레스테롤과 같은 스테로이드들과 비타민 A와 같은 카로테노이드들도 각각 트라이테르페노이드와 테트라테르페노이드에 포함된다. 테르페노이드의 생합성에 기초가 되는 화학적 특성은 탄소 양이온(carbocation)의 형성과 양이온 자리옮김 반응이라고 할 수 있다.

아미노산

아미노산 또한 많은 천연물의 생합성 과정에서 출발 물질로 이용되는데, 알칼로이드들인 래버나인(laburnine), 스파틴(sparteine)과 페니실린 유도체들의 전구물질, 고리형 펩타이드인 사이클로마린(cyclomarin) A가 여기에 속한다. 이미 앞에서 언급한 바와 같이 방향족 아미노산은 시킴산으로부터 생합성된다.

혼성 생합성적 기원

단 하나의 핵심 중간체에 의해서만 천연물이 생합성되는 것이 아니며, 많은 천연물이 두 개 이상의 핵심 중간체들로부터 유래되기도 한다. 이들 화합물은 혼성 생합성적 기원을 가졌다고 하며 그 예로는 리세르그산(lysergic acid)(시킴산과 테르페노이드 기원)과 카케인(cacaine)(아미노산, 아세틸 CoA, 시킴산 기원), 그리고 살충제 로터논(rotenone)(아세틸 CoA, 시킴산, 테르페노이드 기원)을 들 수 있다. 혼성 생합성적 기원 물질은 흔히 또 하나의 새로운 범주로 분류된다.

천연물의 생합성적 기원이 되는 핵심 중간체에 대한 요약

① 아세틸 CoA(지방산과 폴리케타이드의 전구물질)

② 시킴산(방향족 화합물의 전구물질)

③ 메발론산과 데옥시자일루로스-5-포스페이트(테르페노이드 전구물질)

④ 아미노산(알칼로이드의 전구물질)

1. 생합성의 핵심적인 중간체인 아세틸 CoA

아세틸 CoA는 아세트산의 싸이오에스터(thioester) 유도체로서 아래의 그림과 같이 아세틸 에스터의 산소가 코엔자임 A(coenzyme A)의 황으로 치환된 것이며 생합성 과정에서 2개의 탄소를 제공한다.

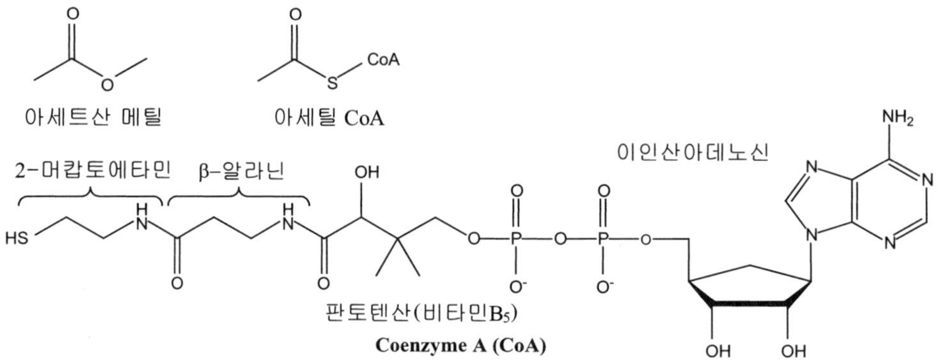

아세틸 CoA가 생합성 과정에서 어떻게 사용되는지를 이해하기 위해 우선 관련된 유기반응을 살펴보는 것이 유용하다. 원리적으로 아세트산(acetic acid)과 같은 카복실산은 친핵성 아실(acyl) 치환 반응을 겪을 수 있다. 그러나 하이드록사이드(hydroxide)가 좋은 이탈기는 아니기 때문에 이 반응은 잘 일어나지 않는다. 만약 카복실산(carboxylic acid)이 더 반응성이 강한 형태로 먼저 변환된다면 이러한 치환 반응이 잘 일어날 수 있다. 예를 들면 카복실산이 산 염화물(acid chloride)로 변환되면 염소 이온은 좋은 이탈기가 되기 때문에 친핵체에 대해서 더 반응성이 증가한다. 생체 내에서도 이와 유사한 방법으로 아세트산은 그 유도체인 아세틸 CoA로 변환된다. 여기에서 coenzyme A는 좋

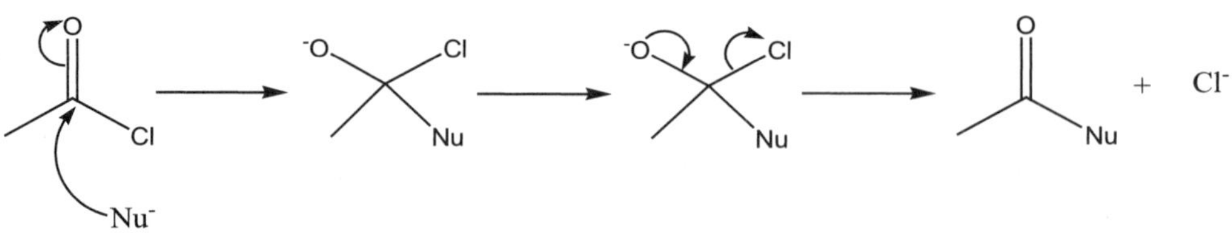

그림 2.5 아세트산 염화물(acetyl chloride)의 친핵성 치환 반응

은 이탈기로 작용한다.

두 번째로 고려해 볼 반응은 탈양성자화(deprotonation) 반응이다. 아세트산 메틸(methyl acetate)과 같은 에스터의 α-탄소에 존재하는 수소는 다른 유기화합물에 비해서 비교적 산성을 나타내기 때문에 적합한 염기에 의해서 제거될 수 있다. 이것은 탈양성자화에 의해 형성되는 탄소 음이온이 공명 효과에 의해서 안정화되기 때문이다(그림 2.6). 이와 유사하게 아세틸 CoA도 효소에 존재하는 적당한 염기 그룹에 의하여 생체에서 탈양성자화 되어 엔올 음이온(enolate)이 생성된다.

아세틸 CoA는 생합성 과정에서 말론산(malonic acid)의 싸이오에스터 유도체인 말로닐 CoA(malonyl coenzyme A)와 파트너가 되어 함께 작용하는 경우가 많다. 말로닐 CoA는 카복실화(carboxylation) 반응에 의하여 아세틸 CoA로부터 만들어지는데, 이 과정에 바이오틴(biotin, 비타민 B_7)이 보조 인자(cofactor)로 작용한다. 말로닐 CoA를 생성하기 위하여 바이오틴의 카복실기가 먼저 바이오틴 카복실기 운반 단백질(biotin carboxyl carrier protein, BCCP)에 결합된다. 그다음 아세틸 CoA의 카복실화는 그림 2.9에서 보듯이 아세틸 CoA에서 유래된 탄소 음이온이 BCCP에 결합된 카보닐기에 친핵

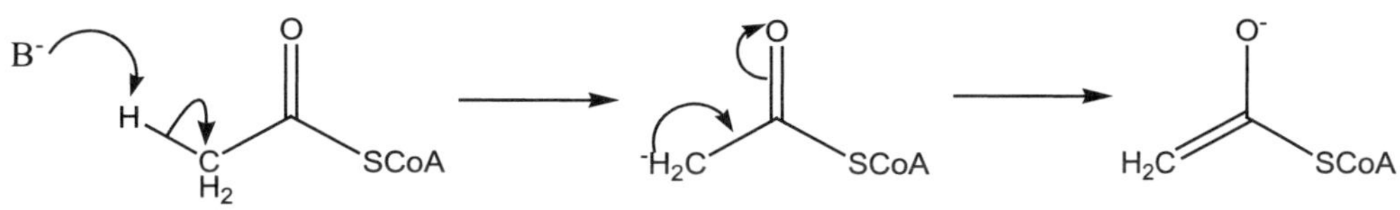

그림 2.6 싸이오에스터(thioester)의 탈양성자화

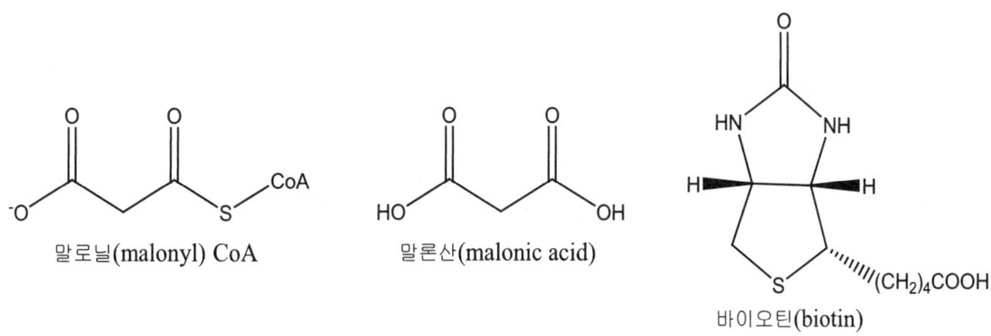

그림 2.7 말로닐 CoA, 말론산, 바이오틴의 화학 구조

성 공격을 함으로써 시작된다. 최초의 단계는 그림 2.8에서 보인 것처럼 탄산수소 이온(bicarbonate)과 바이오틴-BCCP 복합체의 카복실화가 일어난다.

아세틸 CoA의 탄소 음이온은 친핵체로 행동하여 바이오틴-BCCP 복합체의 카보닐기를 공격하고 결과적으로 바이오틴-BCCP 복합체의 음이온이 이탈기로 방출된다. 그림 2.9에서 보듯이 아세틸 CoA의 탄소 음이온은 분리된 중간체로 존재하지 않고, 탈양성자화가 시작함과 동시에 전자이동이 일어나는데 이러한 일련의 반응들은 효소에 의해 통제되어 진행된다.

아세틸 CoA와 말로닐 CoA가 생합성 반응에 사용되기 전에 이들이 가지고 있는 -SCoA기가 다기능 효소 복합체인 지방산 합성 효소(fatty acid synthetase)의 싸이올기(-SH)에 의해 치환되어 새로운 지방산 합성 효소 복합체(fatty acid synthetase complex)가 생성된다(그림 2.10).

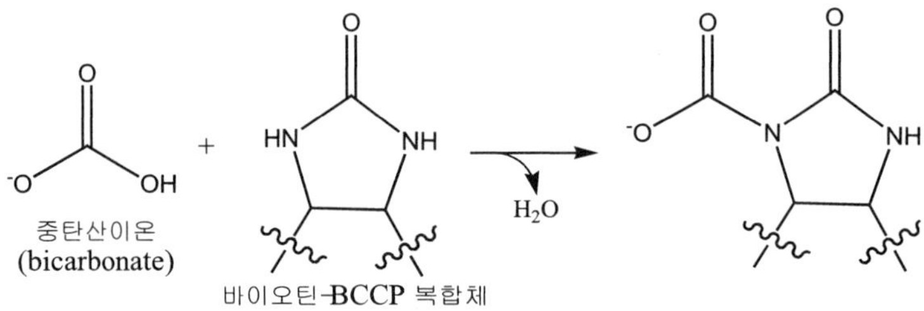

그림 2.8 바이오틴(biotin)-BCCP 복합체의 카복실화

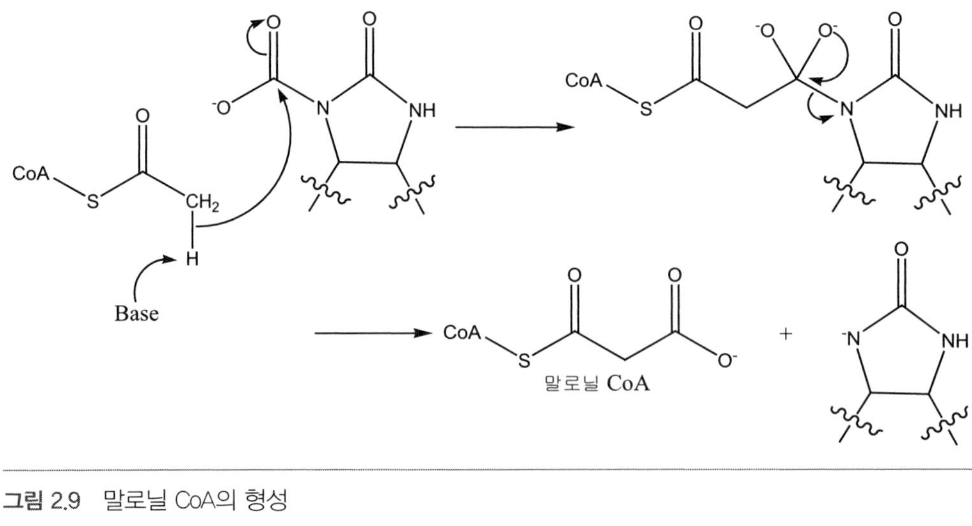

그림 2.9 말로닐 CoA의 형성

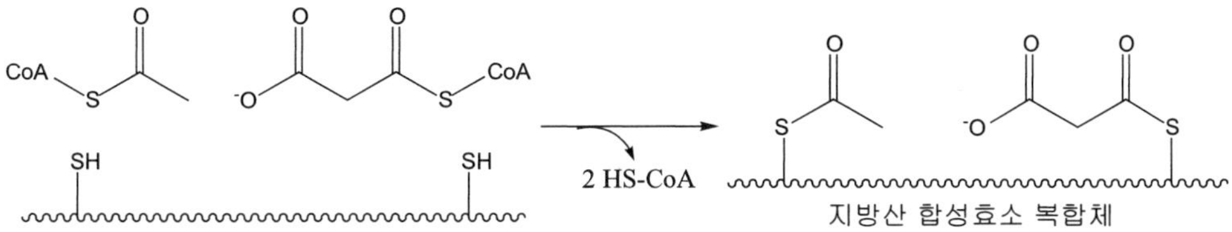

그림 2.10 지방산 합성 효소 복합체(fatty acid synthetase complex)의 형성

그림 2.11에서 보듯이 아세틸 CoA와 말로닐 CoA가 지방산 합성효소에 부착되어 복합체를 형성한 후, C-C 결합이 형성되는 반응이 진행된다. 이 반응은 탄소 음이온(음전하는 공명 구조에 의해 안정화됨)을 생성하는 카복실기 이탈 반응으로 볼 수 있고, 뒤이어 이 탄소 음이온에 의해 친핵성 치환 반응이 일어난다. 이렇게 형성된 4개의 탄소 원자 사슬은 아세틸 CoA로부터 온 탄소와 말로닐 CoA로부터 온 탄소로 구성된다. 실제로는 말로닐 CoA도 아세틸 CoA로부터 오기 때문에, 이 4개의 탄소 단위는 아세틸 CoA의 2분자들이 축합하여 만들어졌다고 할 수 있다. 그림 2.11에서는 반응 메커니즘을 탄소 음이온 중간체의 형성을 포함하는 단계적 반응으로 보여주지만 실제로는 이산화 탄소를 잃음과 동시에 탄소-탄소 결합이 형성되는 동시 반응이다.

아세틸 CoA나 말로닐 CoA의 유사체들도 아세틸 CoA와 말로닐 CoA의 축합 반응과 유사하게 반응이 일어날 수 있다. 그림 2.12은 중간체인 3-옥소펜테인싸이오에스터(oxopentanethioester)를 형성하는 프로피오닐(propionyl) CoA와 말로닐 CoA의 반응을 설명한다. 중간체와 관련된 구조를 가진 화합물들은 폴리케타이드 등 다양한 천연물의

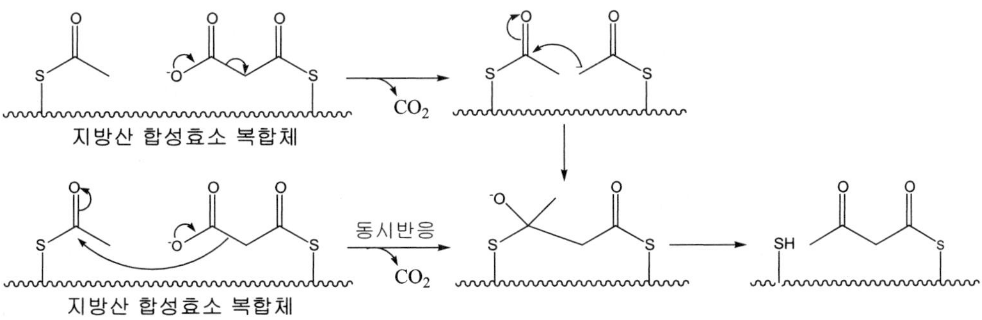

그림 2.11 탄소-탄소(C-C) 결합의 형성

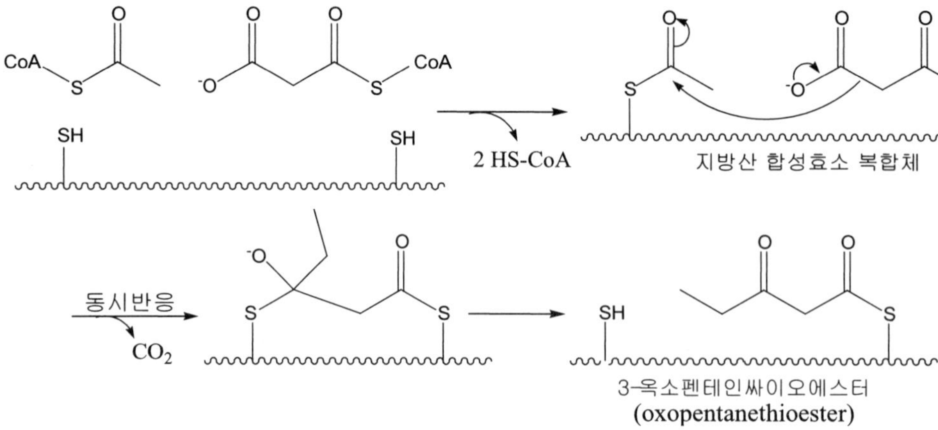

그림 2.12 프로피오닐 CoA와 말로닐 CoA의 축합에 의한 C-C 결합 형성

전구물질로 널리 이용된다.

03 지방산의 생합성 과정

1. 지방산이란?

지방산은 알칸산(alkanoic acids)이며, 자연적으로 발생하는 지방산은 대부분 짝수의 탄소 원자가 선형의 사슬(직쇄 사슬)을 이룬다. 흔하게 발견되는 지방산은 10에서 20개의 탄소 원자로 구성되어 있으며, 그중 관용명으로 팔미트산(palmitic acid)이라 불리는 헥사데칸산(hexadecanoic acid, 탄소 16개)과 스테아르산이라 불리는 옥타데칸산(octadecanoic acid, 탄소 18개)이 가장 빈번하게 발견된다. 이런 포화 지방산뿐만 아니라 짝수의 탄소 원자를 가지는 불포화 지방산 또한 흔하게 발견된다. 전형적인 불포화 지방산의 예는 9-옥타데센산(9-octadecenoic acid)이고, 이것의 관용명은 올레산(oleic acid)이다. 주목할 만한 점은 단일 불포화 지방산은 일반적으로 이중 결합에 대해 *cis* 기하구조를 가진다는 것이다.

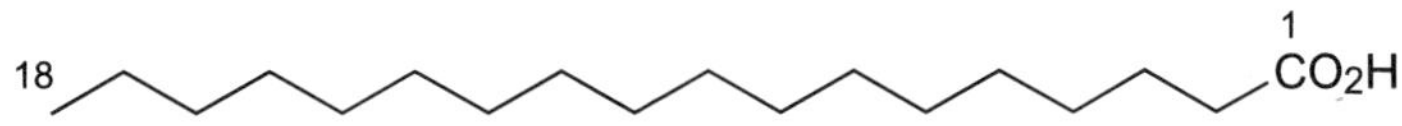

스테아르산(stearic acid)

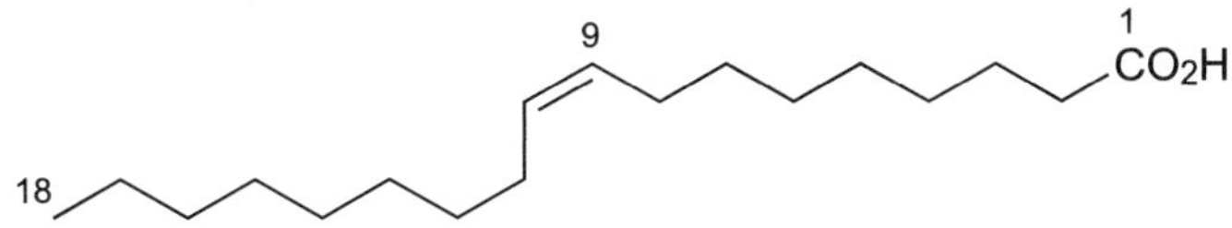

올레산(oleic acid)

홀수개의 탄소 원자를 포함하는 포화 지방산 또한 자연에서 발견되지만, 짝수개의 탄소 원자를 포함하는 포화 지방산만큼 흔하지는 않다. 지방산의 또 다른 특이한 형태들로 크리페닌산(crepenynic acid)과 같은 아세틸렌산(acetylenic acid), 투버쿨로스테아르산(tuberculostearic acid)과 같은 가지 달린 포화 지방산, 스터쿨산(sterculic acid)과 같이 사이클로프로펜(cyclopropene) 고리를 포함하는 가지 달린 불포화 지방산이 발견된다.

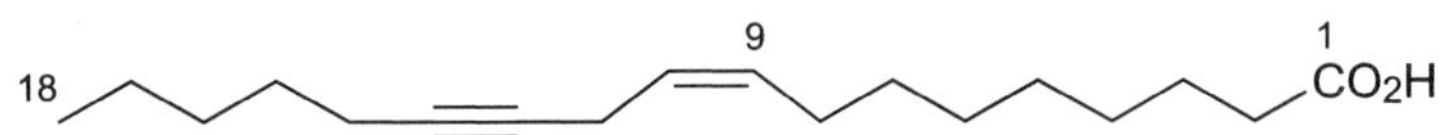

크레페닌산(crepenynic acid)

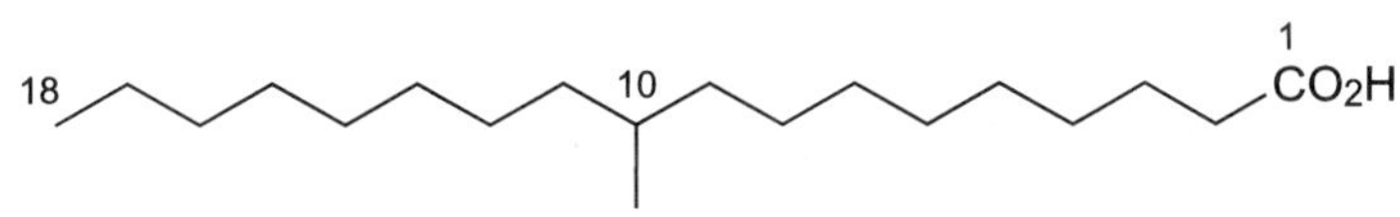

투버쿨로스테아르산(tuberculostearic acid)

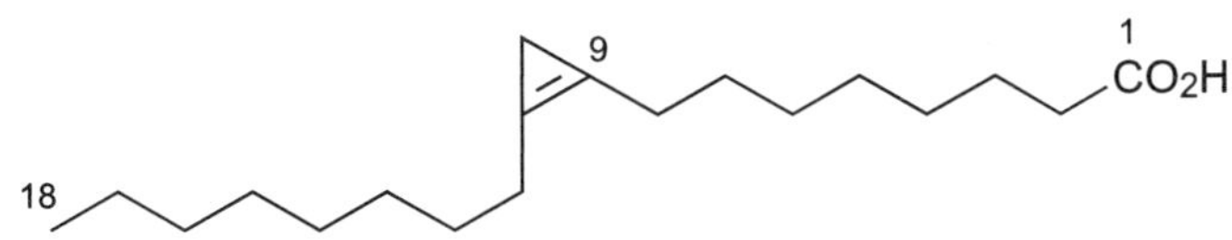

스터쿨산(sterculic acid)

지방산 구조를 간단히 표현하는 방법이 개발되었는데, 사슬 길이와 이중 결합의 위치 및 입체화학(*cis* 또는 *trans*), 그리고 아세틸렌 결합의 위치를 고려하여 표기한다. 이 방법을 이용하여 스테아르산, 올레산, 크레페닌산은 다음과 같이 간편하게 표기될 수 있다.

- 스테아르산-18:0 (18-carbons: 이중 결합 없음)
- 올레산-18:1 (9c) [18-carbons: 불포화 결합 1개(9번 위치에 *cis* 이중 결합)]
- 크레페닌산-18:2 (9c, 12a) [18-carbons: 이중 결합 1개(9번 위치에 *cis* 이중 결합), 12번 위치에 아세틸렌 결합(삼중 결합)]

생체에서 분리된 물질 중에 물에 녹지 않는 물질을 지질이라 부르며, 그중 트라이아실글리세라이드(triacylglyceride, triglyceride, triacylglycerol, triglycerol)를 지방(fat)이라고 한다. 이 화합물은 3개의 하이드록시기(hydroxyl group, -OH)를 가진 알코올인 글리세롤(glycerol)과 세 개의 카복실산이 삼중 에스터(tri-ester)로 결합된 형태이다. 이 트라이아실글리세라이드를 알칼리로 가수분해하고 산으로 중화시키면 1분자의 글리세롤과 3분자의 카복실산이 얻어진다. 이처럼 지방(fat)에서 얻어지는 유기 카복실산을 지방산이라고 한다. 트라이아실글리세라이드는 생물학적 체계에서 에너지 저장고의 역할을 하며 생체 내에서 그 구성성분인 지방산으로 분해되어 β-산화로 칭해지는 산화 과정을 겪는다. β-산화에서는 지방산이 한 번에 2개의 탄소 원자들이 분해되어 에너지를 제공하는 아세틸 CoA로 바뀐다. 이와 같이 스테아르산이 완전히 산화되면 탄소 원자 2개가 9번씩 β-산화를 계속하여 9개의 아세틸 CoA를 생성할 수 있다.

트라이아실글리세라이드와 밀접하게 관련된 포스포글리세라이드(phosphoglyceride)는 세포막의 중요한 구성성분이다. 또한 지질은 긴 사슬 지방산과 긴 사슬 알코올로부터 형성된 단일 에스터 형태로도 발견되는데 이를 왁스(wax)라고 하며 이것의 생물학적 기능은 피부, 털, 잎 등에서 보호 피막을 제공하는 것이다. 몇몇 식물이나 동물은 왁스를 저장물질로도 이용한다.

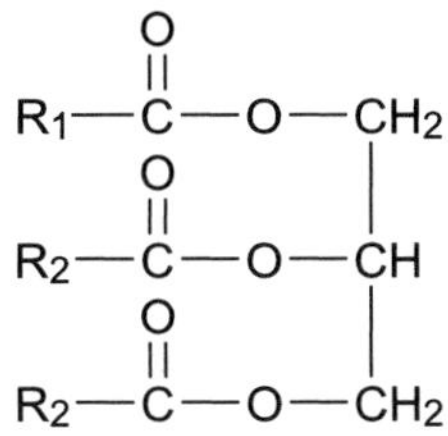

R_1, R_2, R_3 = 긴 알킬사슬
트라이아실글리세라이드(triacylglyceride)

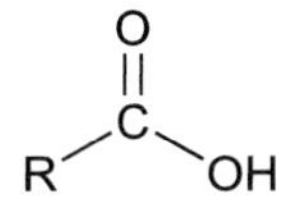

R = 긴 알킬사슬
Fatty acid

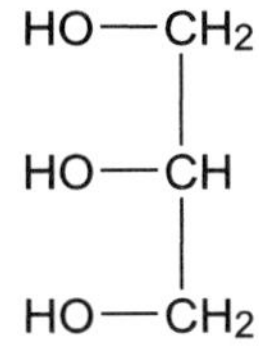

글리세롤(glycerol)

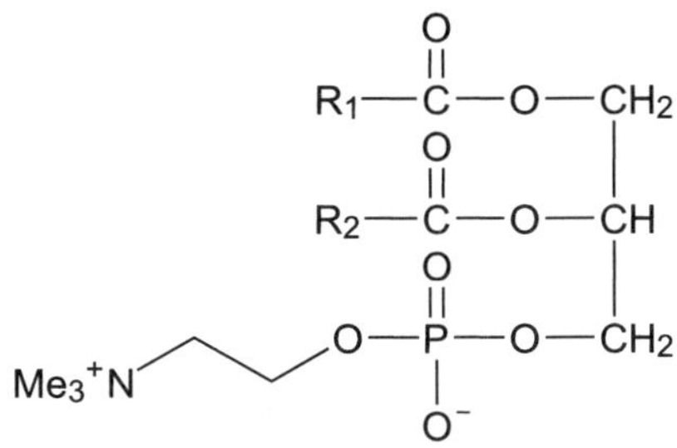

R_1, R_2 = 긴 알킬사슬
포스포글리세라이드(phosphoglyceride)

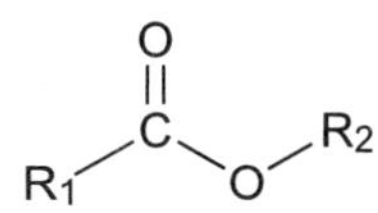

R_1, R_2 = 긴 알킬사슬
왁스(wax)

2. 지방산의 생합성

지방산 합성은 이미 그림 2.10에서 보였던 지방산 합성 효소 복합체에서 시작한다. 이 복합체는 다음과 같이 축약된 형태로 나타낼 수 있고, 축약된 형태에서 Enz라고 표현된 곳은 복합체의 효소 구성성분을 표시한다.

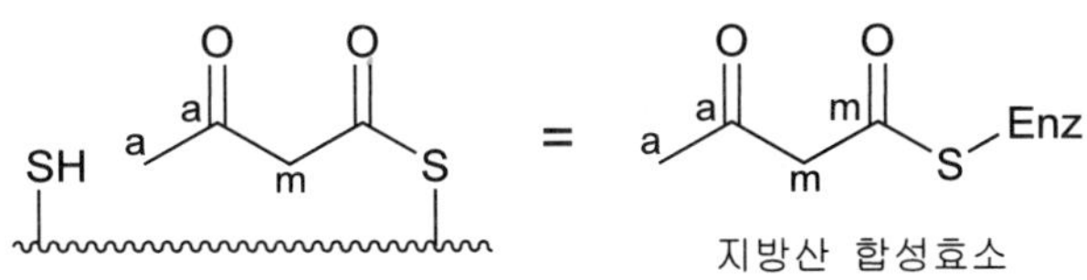

지방산 합성효소 복합체

지방산 합성효소 복합체 축약형
2.1

지방산 합성 효소 복합체 축약형의 화학 구조(2.1)에서, a라고 표시된 탄소 원자는 아세틸 CoA에서 유래된 것이고, m이라고 표시된 탄소 원자는 말로닐 CoA에서 유래된 것임을 기억하라. 이와 같이 아세틸 CoA는 시작 부분이 된다. 화학 구조 2.1에서 케톤의 카보닐기는 보조인자 NADPH(nicotinamide adenine dinucleotide phosphate)와 함께 작용하는 탈수소효소(dehydrogenases)에 의해 알코올로 환원된다(그림 2.14의 화학 구조 2.2). NADPH는 친핵체인 수소 음이온(hydride, H^-)의 원천이 되는데, NADPH의 H가 수소 음이온을 의미한다.

NADPH는 1,4-dihydropyridine 유도체이고 이 NADPH가 수소 음이온을 제공하는 메커니즘을 그림 2.13에 나타내었다. 그러므로 화합물 NADPH는 유기화학에서 다루는 수소화 붕소 소듐(sodium borohydride, $NaBH_4$)과 같은 환원제와 유사하다. NADPH와 수소화 붕소 소듐은 모두 친핵체인 수소 음이온의 원천으로 사용된다. 주의해야 할 점은 NADPH에서 피리딘(pyridine) 고리의 4번 위치의 두 수소 원자가 동등하지 않다는 것이다. 이 수소 원자는 H_R과 H_L로 표시되어 있다. 지방산의 생합성 과정에서 NADPH의 H_L이 케톤의 카보닐기에 입체특이적인 친핵성 공격을 하여 R 배열을 가진 알코올(2.2)을 생성한다. 계속해서 생성된 알코올이 탈수 반응을 겪고 만들어진 알켄은 NADPH의 H_R에 의해서 환원되어 전체 반응의 결과는 케톤의 카보닐기가 메틸렌으로 환원되는 것이다. 여기서 주목할만한 점은 α,β-불포화 싸이오에스터(unsaturated thioester)인 화학 구조 2.3(그림 2.14)의 환원은 수소 음이온이 카보닐기보다는 이중 결합에 첨가된다는 것이다. 이런 형태의 친핵성 첨가 반응은 마이클(Michael) 첨가 반응

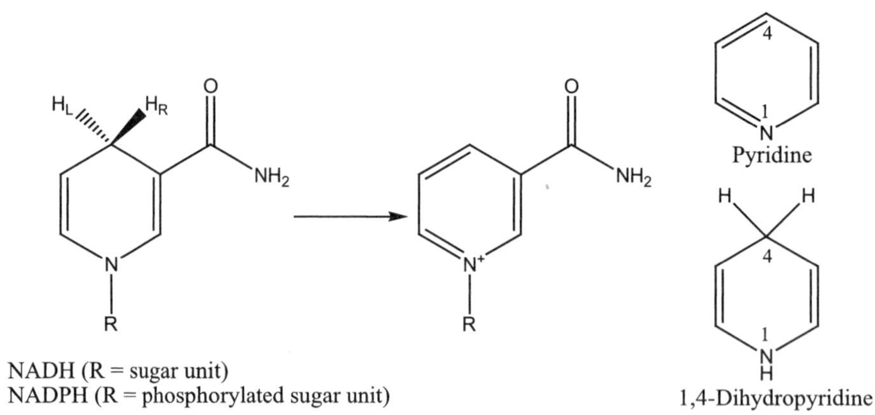

그림 2.13 1,4-Dihydropyridine과 NADPH

과 유사하며 이렇게 일어나는 이유는 중간체 탄소 음이온의 음전하가 카보닐기의 비편재화에 의해 안정화될 수 있기 때문이다.

그림 2.14에서 보듯이 구조 2.4가 형성되면, 결합된 말로닐 단위와 효소가 반응하여 케톤(2.5)을 거쳐 중간체(2.6)가 생성된다. 이 일련의 반응은 계속 진행되어 말로닐 CoA로부터 유래된 두 개의 탄소 원자가 적절한 길이의 지방산이 합성될 때까지 반복해서 더해진다. 예를 들면, 18개의 탄소를 가지는 스테아르산은 하나의 아세틸기(C 원자 17과 18)와 8개의 말로닐기(C 원자 1~16)로부터 형성된다. 이는 대부분의 일반적인 지방산이 짝수의 탄소 원소를 가지는 이유가 된다. 원하는 길이까지 탄소 사슬이

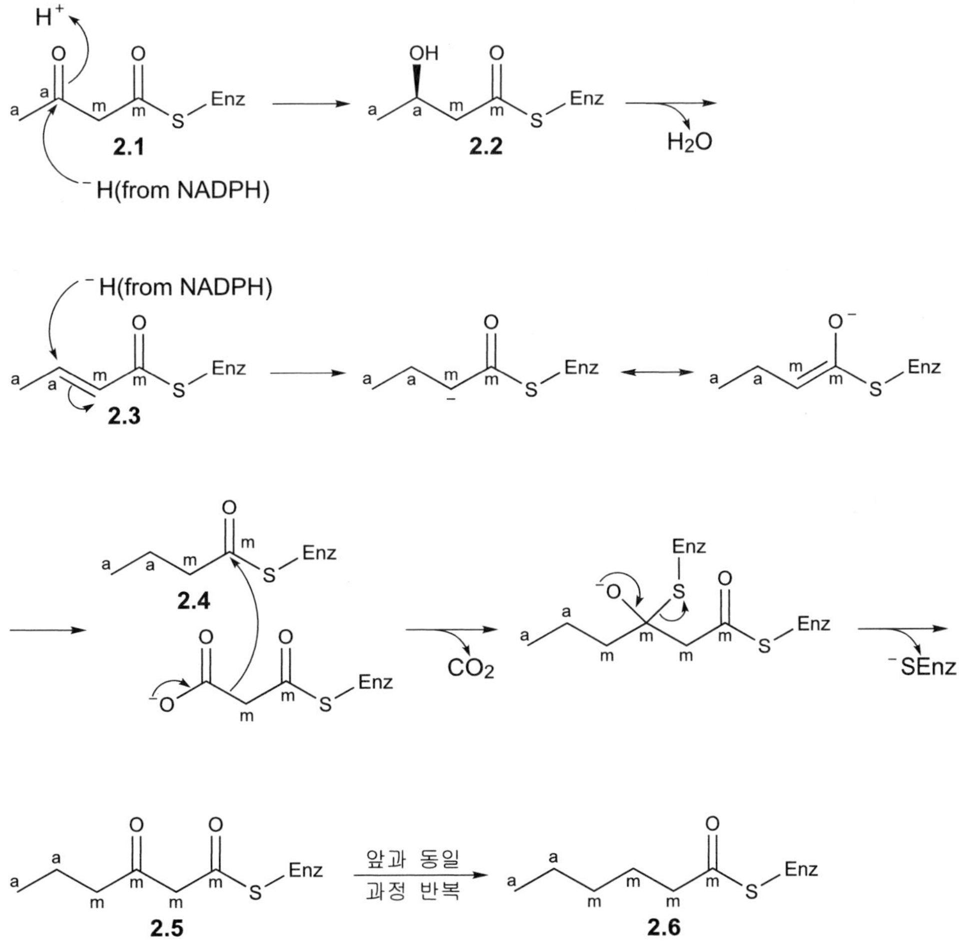

그림 2.14 지방산의 생합성 과정

형성되면 싸이오에스터는 가수분해되어 지방산과 HS−Enz를 생성한다. 홀수의 탄소 원자를 가지는 지방산의 생합성도 짝수의 수를 가진 것들과 근본적으로 유사하며 차이점은 단지 출발 물질이 아세틸 CoA가 아니라 프로피오닐 CoA라는 것이다.

1) 곁사슬(측쇄) 포화 지방산의 생합성

곁사슬 포화 지방산이 생합성되는 방법은 일반적으로 3가지가 알려져 있다. 첫 번째와 두 번째 방법은 선형 사슬 지방산의 합성과 매우 유사하며, 세 번째 방법은 불포화 화합물의 메틸화(methylation)에 의한 곁사슬 포화 지방산의 합성이다.

첫 번째 방법은 출발 물질로 아세틸 CoA 대신 짧은 곁사슬 지방산의 coenzyme A 유도체[예, isobutyryl(아이소뷰티릴) CoA]가 사용되는 것이고 두 번째 방법은 곁사슬을 가진 말로닐 CoA 유사체가 말로닐 CoA 대신 사용되는 것이다. 그 외에 진행되는 나머지 생합성 과정은 일반적인 포화 지방산과 동일하다. 곁사슬 포화 지방산이 형성될 수 있는 세 번째 방법은 불포화 지방산의 메틸화에 의한 방법이다. 이 과정은 그림 2.17에서 보듯이 메틸화된 지방산과 사이클로프로페인(cyclopropane) 고리가 도입된 지방산 유도체를 모두 생성할 수 있다. 생체 내에서 작용하는 메틸화 시약은 S−아데노실 메싸이오닌(S−adenosyl methionine)이라는 물질이다. S−아데노실 메싸이오닌은 설포늄(sulfonium, R_3S^+—) 부분을 가지고 있어 설파이드기(sulfide group, R−S−R)가 좋은 이탈

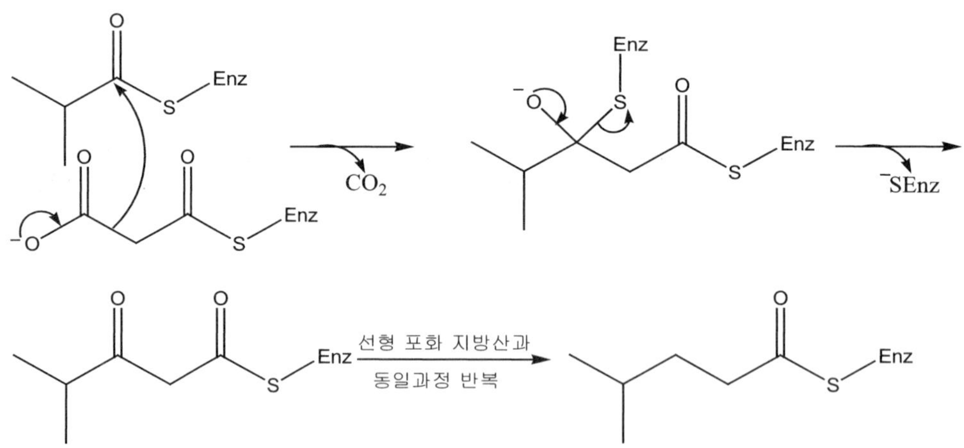

그림 2.15 아이소뷰티릴 CoA를 출발 물질로 하는 곁사슬 지방산의 생합성 과정

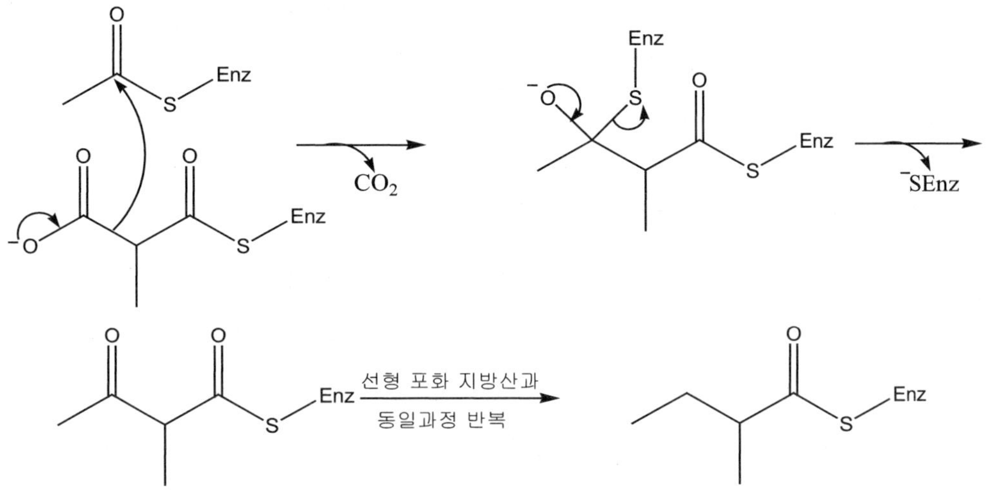

그림 2.16 메틸말로닐 CoA를 이용한 곁사슬 지방산의 생합성 과정

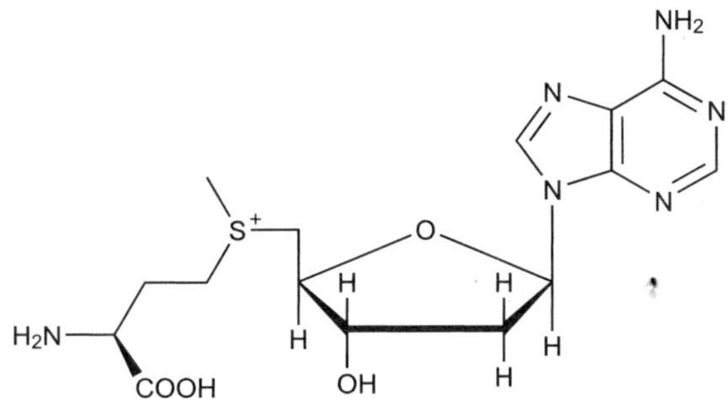

S-아데노실 메싸이오닌
(adenosyl methionine)

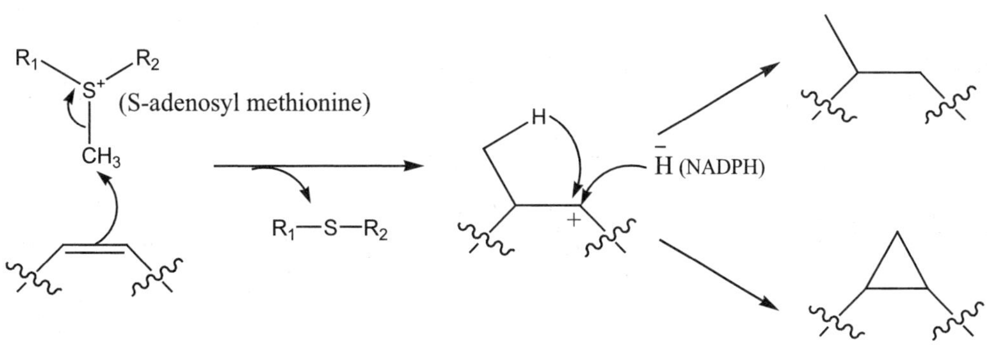

그림 2.17 S-아데노실 메싸이오닌과 불포화 지방산의 메틸화

기로 떨어져 나갈 수 있기 때문에 다른 물질을 메틸화시킬 수 있는 성질을 가진다. 그러므로 불포화 지방산의 메틸화는 탄소 양이온 중간체를 생성하고 이것이 NADPH와 반응하여 메틸화가 되거나 사이클로프로페인 고리를 가진 지방산이 형성된다.

2) 단일 불포화 지방산의 생합성

불포화 지방산은 일반적으로 두 가지 과정을 통해 생성될 수 있다. 동물과 식물에서 흔하게 일어나는 호기성 과정과 몇몇의 박테리아에서 일어나는 혐기성 과정이다. 호기성 방법에서는 포화 지방산 전구체에 산화적 불포화(oxidative desaturation)라고 알려진 과정에 의해서 이중 결합이 직접 삽입된다. 이 과정은 불포화 효소(desaturase)에 의해 조절된다. 이중 결합은 일반적으로 9번과 10번 탄소 원자 사이에 끼워 넣어지고, *cis* 이중 결합 구조를 가진다. 불포화 효소의 이름 앞에는 이중 결합을 나타내는 전치사 Δx가 주어지는데 여기서 x는 이중 결합의 위치를 나타낸다. 따라서 앞에서 언급한 9번과 10번 탄소 원자 사이에 이중 결합을 도입하게 하는 불포화 효소는 $\Delta 9$ 불포화 효소가 된다. 산화적 불포화는 지방산의 산화와 긴밀하게 연계되어 있는 것처럼 보인다. 작용 메커니즘으로는 산화제로 철 이온이 사용되고 라디칼 중간체가 생성되는 것으로 제

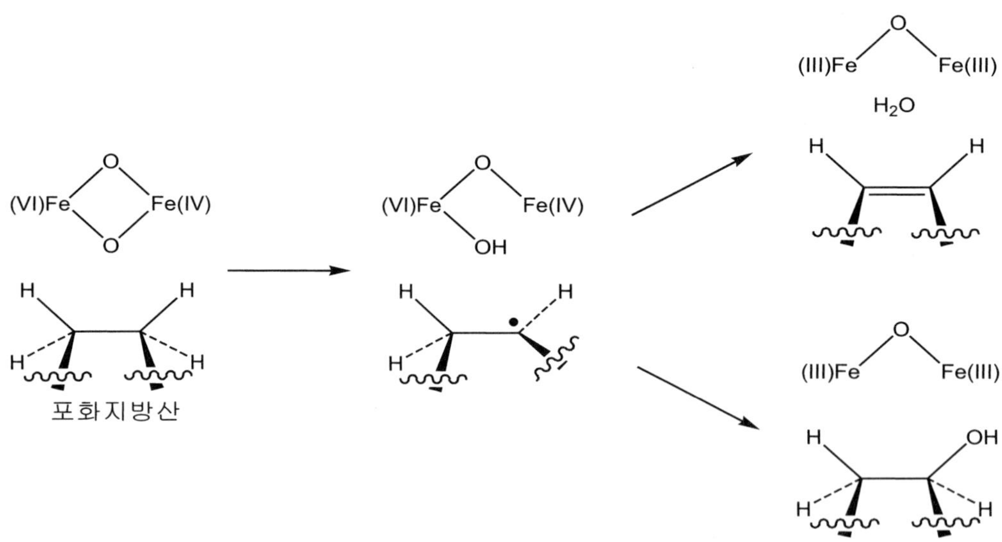

그림 2.18 제안된 산화적 불포화의 메커니즘

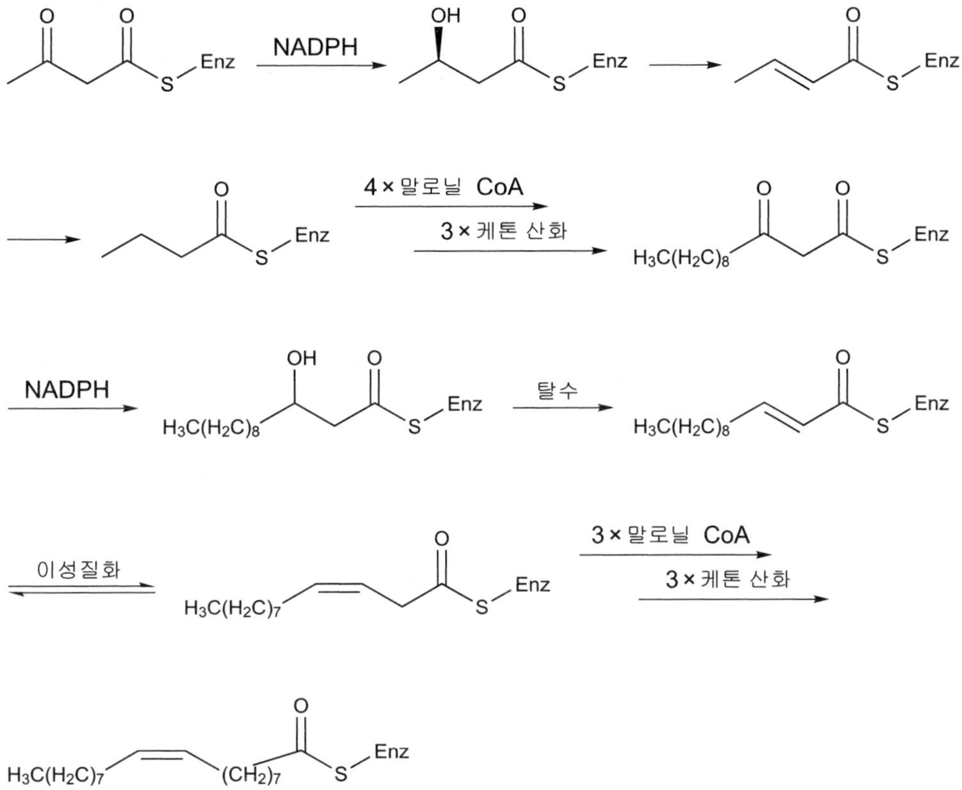

그림 2.19 혐기성 과정에 의한 올레산의 생성

안되었다. 주목할 점은 불포화 반응에서 수소 원자는 syn 제거 반응을 겪는다는 것이다 (그림 2.18).

다음으로 혐기성 과정에 의해서 단일 불포화 지방산이 형성되는 경우를 살펴 보도록 하자. 올레산(oleic aicd)을 예로 들어 보면 아세틸 CoA와 말로닐 CoA로부터 케톤과 알코올을 거쳐서 α,β-불포화 싸이오에스터(α,β-unsaturated thioester), 즉 콘쥬게이션된 싸이오에스터(conjugated thioester)를 생성하는 것까지는 긴 사슬 포화 지방산의 생합성 과정과 차이가 없다. 이렇게 생성된 싸이오에스터의 이중 결합에서 이성질화가 일어나면 cis 기하구조를 가지게 되고 계속해서 사슬 연장 반응이 일어나면 결국 올레산(oleic acid)이 생성된다(그림 2.19). 이렇게 이성질화가 일어나면 마이클 반응과 같은 1,4-첨가 반응은 일어나지 않는다. 산화적 불포화에 의해 추가적인 이중 결합이 첨가되기도 하며, 그 결과 고도 불포화 지방산(polyunsaturated fatty acid)이 만들어진다.

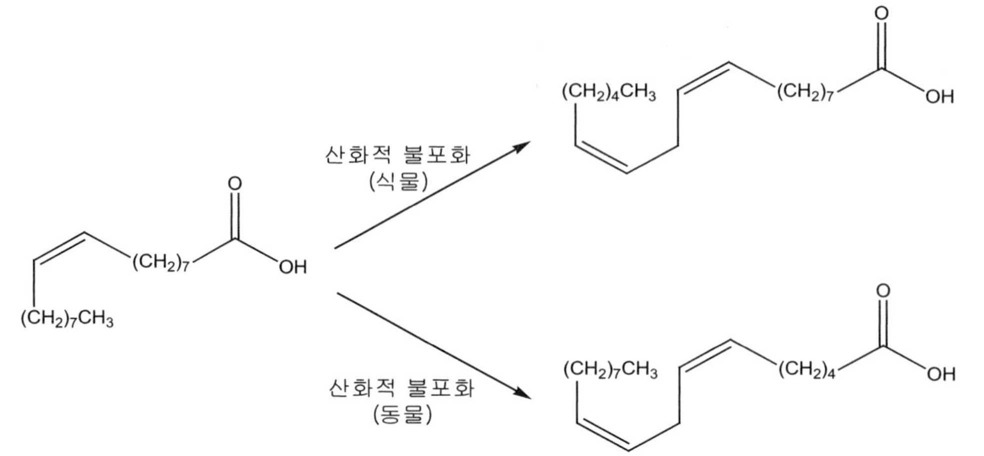

그림 2.20 아라키돈산의 생합성 과정

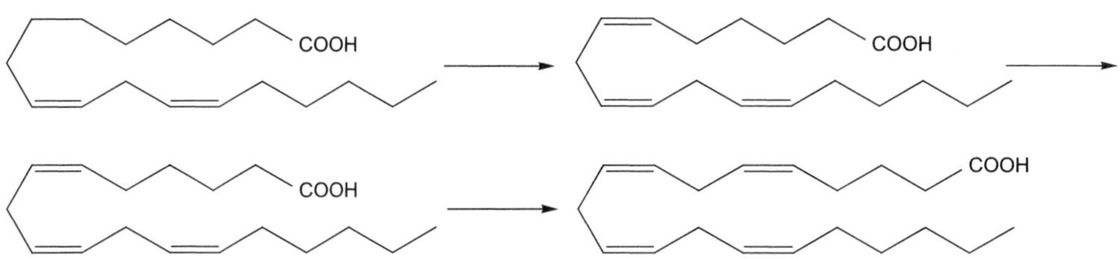

그림 2.21 고도 불포화 지방산의 생합성 과정

3) 고도 불포화 지방산의 생합성

지방산에서 새로운 이중 결합이 도입되는 위치는 동물과 식물에 따라 다르다. 동물은 보통 새로운 이중 결합을 기존의 이중 결합과 카복실기 사이에 끼워 넣는다. 반면에 식물에서는 올레산의 지방산 생합성에서 보듯이 보통 지방산에 이미 존재했던 이중 결합과 말단의 메틸기 사이에 새로운 이중 결합을 끼워 넣는다(그림 2.20). 4개의 탄소 원자 하나 건너 뛴 cis 이중 결합(skipped double bond)을 가지는 아라키돈산(arachidonic acid)은 그림 2.21에서 보는 것처럼 리놀레산(linoleic acid)으로부터 생합성된다.

4) 산화된 지방산의 생합성

옥시리핀(oxylipin)이라고도 불리는 산화된 지방산(oxygenated fatty acid)은 많은 식물과 동물에서 두루 발견된다. 포유동물의 옥시리핀은 주로 아라키돈산에서 유래되는

데, 예로는 루코트리엔(leukotriene) A_4, 프로스타글란딘(prostaglandin) $PGF_{2\alpha}$, 그리고 트롬복세인(thromboxane) A_2 등을 들 수 있다. 이런 계열의 화합물들은 포유동물에서 혈압과 혈소판 응집을 조절하고, 알레르기성 반응과 염증 과정 등에 다양한 약리활성을 보인다. 리놀렌산(linolenic acid)은 식물에서 흔하게 발견되는 옥시리핀의 원천으로, 12-옥소파이토다이엔산(12-oxophytodienoic acid)의 전구물질이며 12-옥소파이토다이엔산은 식물성 호르몬 자스몬산(jasmonic acid)의 전구물질이다. 식물에서 옥시리핀은 상처 치료, 병원균에 대한 방어, 표피의 구성성분 등 아주 많은 기능을 한다.

옥시리핀이 생합성되는 경로에는 종종 불포화 지방산에 산소가 첨가되어 R-OOH와 같은 과산화물(hydroperoxide)이 생성되는 과정이 포함되는데 이 과정은 지질 산화 효소(lipoxygenase)에 의해 촉매된다. 이 효소들은 생성물에 산소의 산소 원자 두 개 모두를 첨가하는 이산소화 효소(dioxygenase) 타입인데 이때 산소 분자는 전자의 바닥 상태에서 두 개의 홑전자를 가지는 다이라디칼(diradical)이다. 이 효소에 의해 생성되는 수소과산화물(hydroperoxide)은 옥시리핀이 되기 위해 일련의 반응을 겪는다. 옥시리핀의 생합성 과정에는 지질 산화 효소(lipoxygenase, 리폭시저네이스)와 고리형 산소화 효소(cyclooxygenase, 사이클로옥시저네이스)라는 효소가 관여한다.

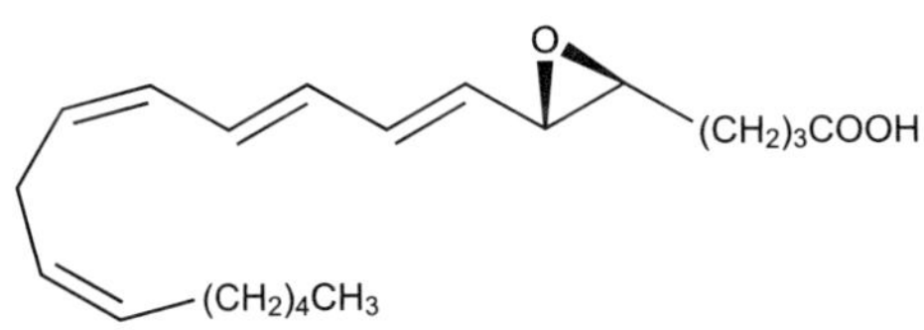

루코트리엔 A_4

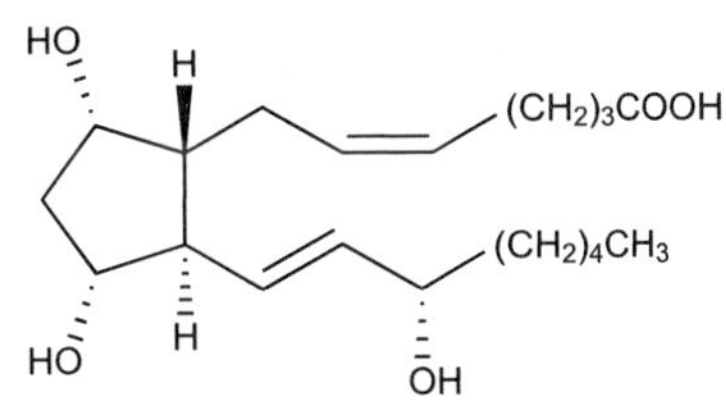

프로스타글란딘 $PGF_{2\alpha}$

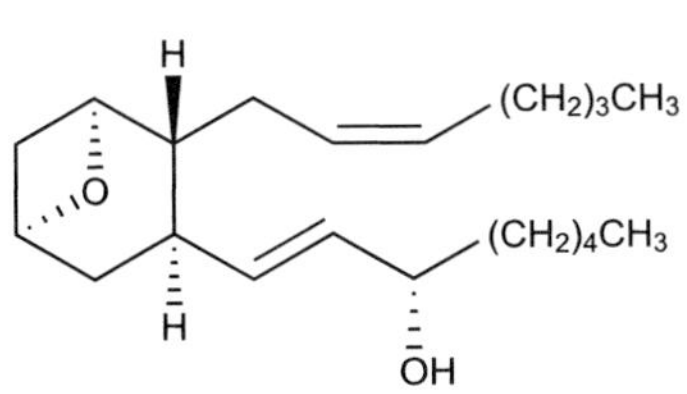

트롬복세인 A_2

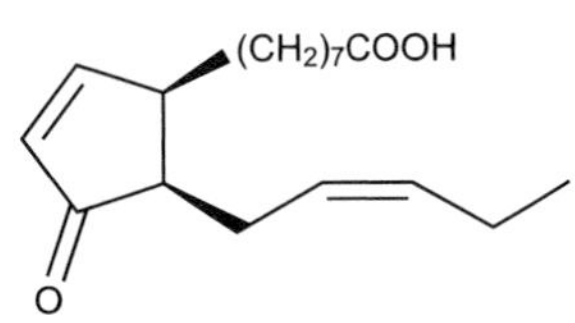

12-옥소파이토다이엔산

그림 2.22 산화된 지방산 유도체들

루코트리엔 A₄와 12-옥소피토다이엔산의 생합성 과정은 각각 5-지질 산화 효소와 13-지질 산화 효소에 의해 수소과산화물을 거쳐 반응이 진행된다. 2-옥소피토다이엔산에서 두 번의 탄소 양이온이 중간체로 생성되는데 이들은 모두 알릴 탄소 양이온(allylic carbocation)으로, 공명 구조에 의해 양전하가 비편재화된다(그림 2.23과 그림 2.24).

수소과산화물은 여러 다른 천연물의 전구체로 작용한다. 예를 들면, 그림 2.25와 같이 탄소에서 산소로 이동하는 경로를 통해 식물에서 많은 C_6 알데하이드와 알코올이 생성된다. 이 짧은 사슬 화합물은 많은 녹색 식물들이 공통으로 가지는 냄새의 원인이 된다.

옥시리핀이 생합성되는 또 다른 경로는 고리형 산소화 효소가 촉매하는 경우이다. 아라키돈산은 11번 탄소 위치에서 산소와 반응하여 과산화 라디칼(peroxy radical)을 생성하고 다시 산소 고리화 효소 촉매하에 산소 분자와 반응하여 고리형 이중 과산화

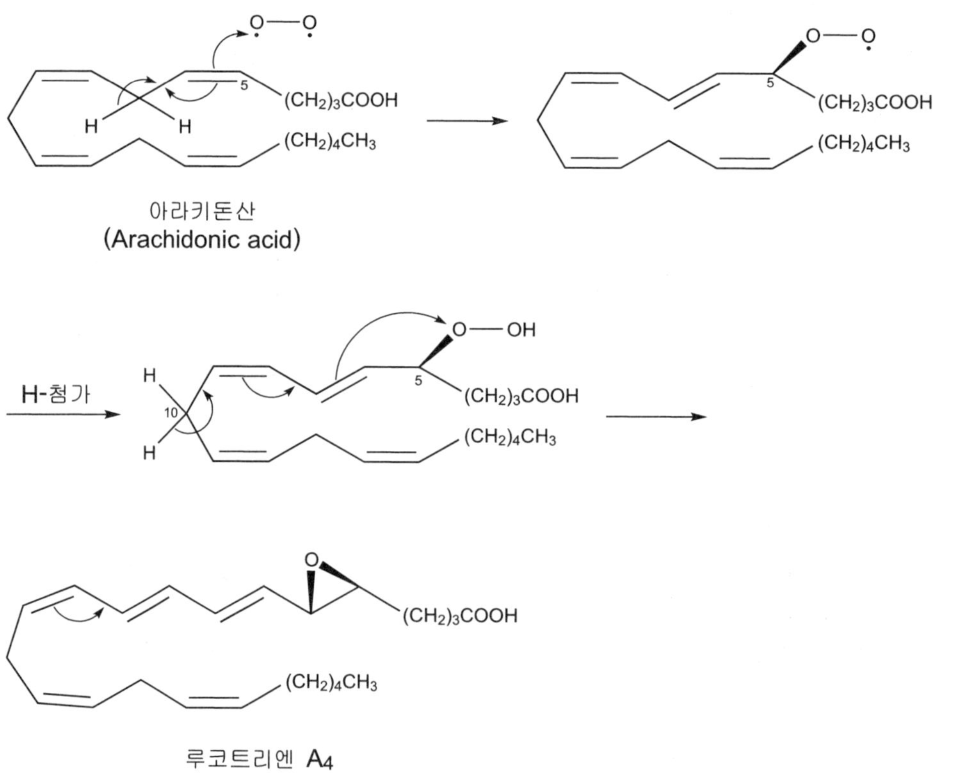

그림 2.23 루코트리엔 A_4의 생합성 과정

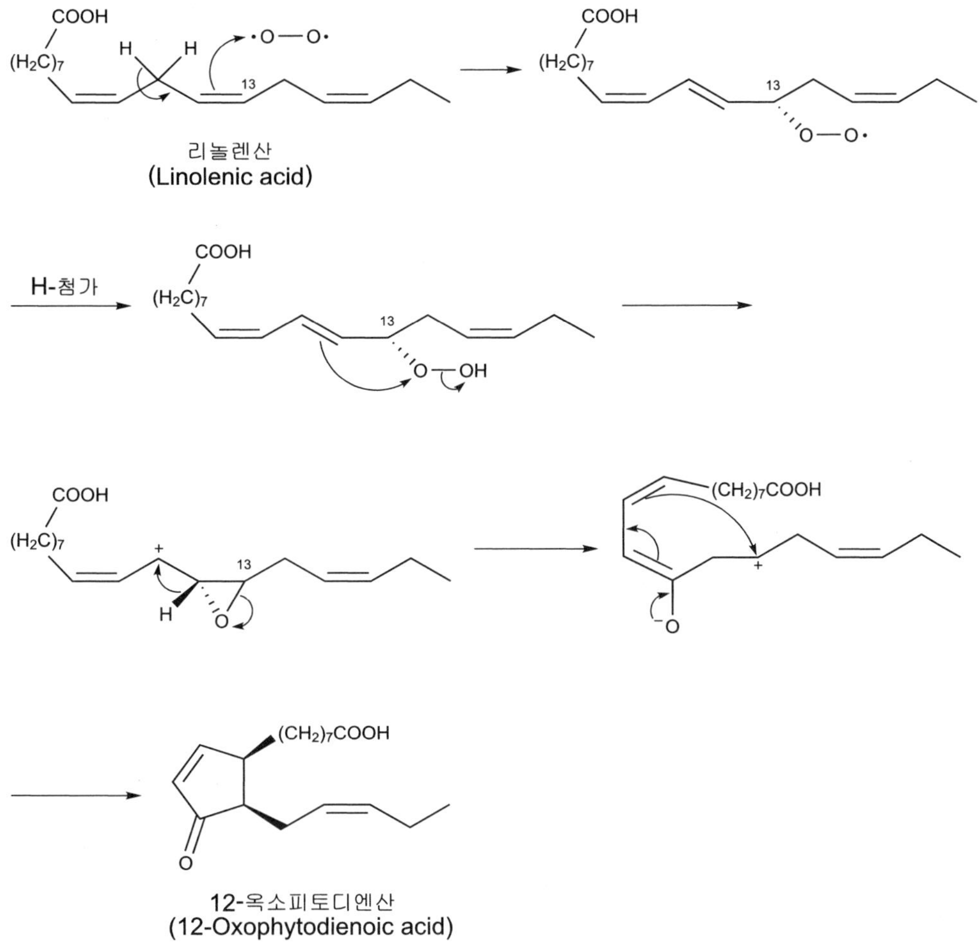

그림 2.24 12-옥소피토다이엔산의 생합성

(cyclic diperoxy) 중간체를 형성한다. 이 중간체의 과산화기(peroxy group)들이 환원되면 $PGF_{2\alpha}$를 생성하는 반면에 수소과산화기는 환원되고 고리형 과산화기의 재배열이 일어나면 트롬복세인 A_2가 생성된다(그림 2.26).

많은 산화된 지방산 유도체들이 수소과산화물 중간체를 통해 형성된다. 수소과산화물은 그림 2.26과 같이 스스로 산화제로서 역할을 할 수도 있고, 불포화 지방산으로부터 에폭사이드(epoxide)를 생성할 수도 있다. 이 반응은 과산화 효소(peroxygenases)라 불리는 효소에 의해 촉매되며 에폭사이드는 종종 에폭사이드 가수분해 효소(epoxide hydrolase) 촉매하에서 물의 친핵성 반응에 의해 1,2-다이올이 된다(그림 2.27).

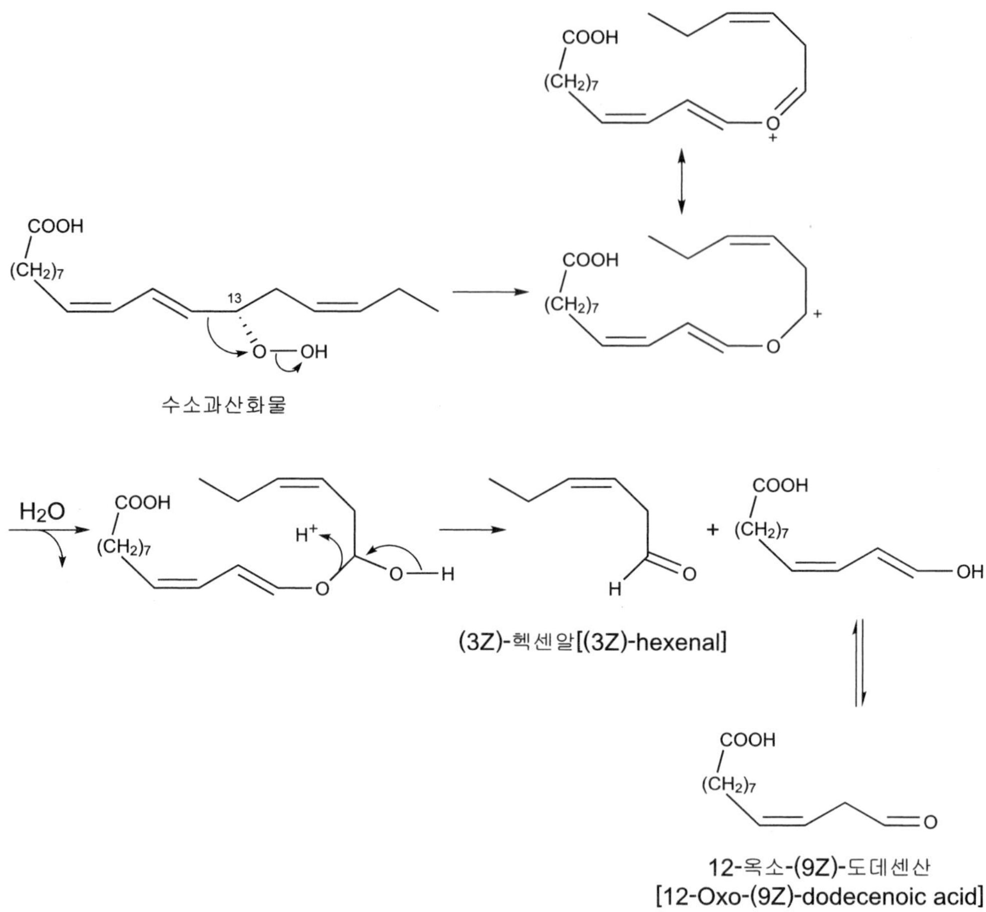

그림 2.25 불포화 지방산이 수소과산화물 중간체를 통해 짧은 지방산과 알데하이드로 변환되는 메커니즘

하이드록시기가 지방산 사슬에 위치할 때 지방산의 싸이오에스터기와 분자 내 고리화 반응을 하여 락톤(lactone)을 생성할 수 있다. 지금까지 콜레토다이올(colletodiol)과 매크로스필라이드(macrosphelide) A와 같은 많은 거대고리 락톤(macrocyclic lactone)들이 알려져 있다(그림 2.28).

락톤 유도체들을 생성하는 분자 내 고리화 반응뿐만 아니라, 지방산의 하이드록실 유도체는 분자 간의 축합 반응에도 참여하여 고분자인 PHA(폴리하이드록시알카노에이트, polyhydroxyalkanoate)를 생성한다. 이 화합물은 폴리에스터(polyester)이고, 이런 계열의 고분자들은 여러 종류의 박테리아에서 에너지 저장물질로 생성된다. 이것은 생분해성 고분자의 원천 물질로 상당한 관심을 끌었는데 많은 박테리아가 PHA

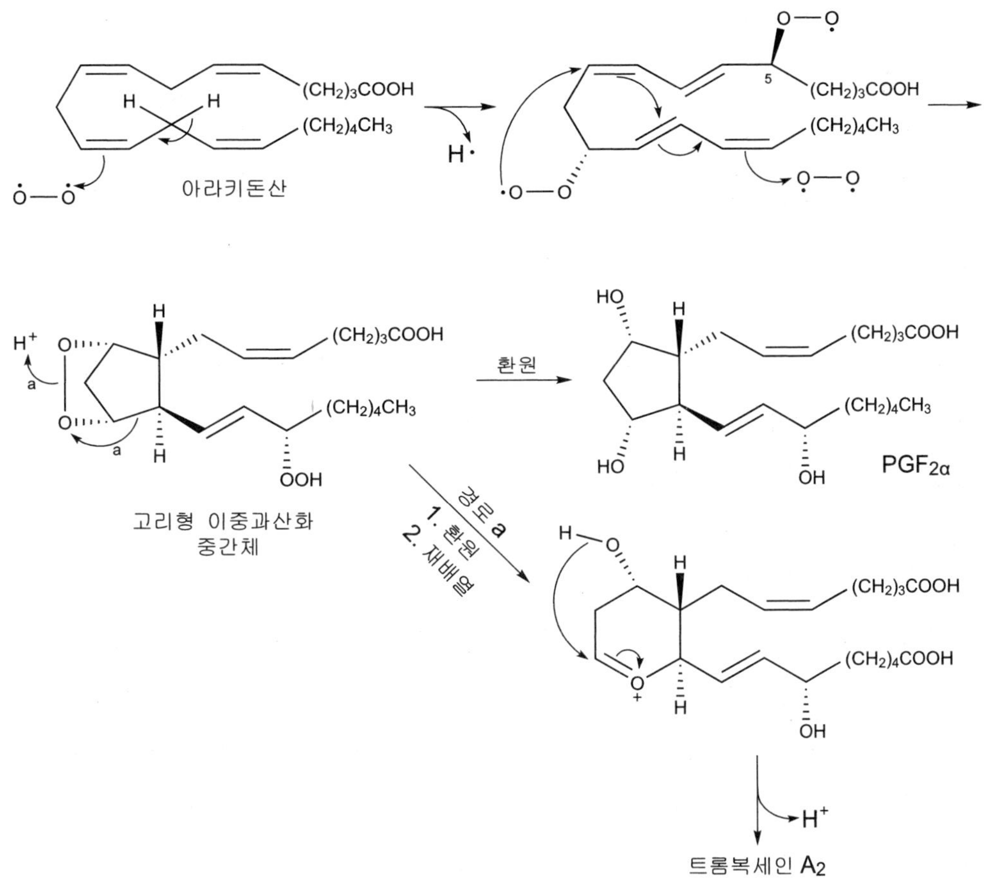

그림 2.26 $PGF_{2\alpha}$와 트롬복세인 A_2의 형성

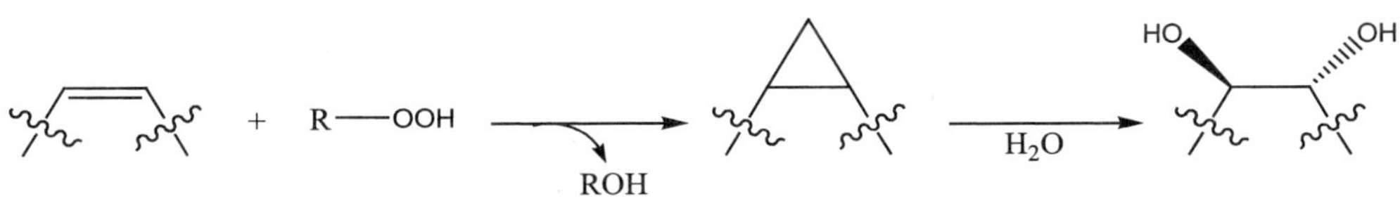

그림 2.27 에폭사이드와 1,2-다이올의 생성

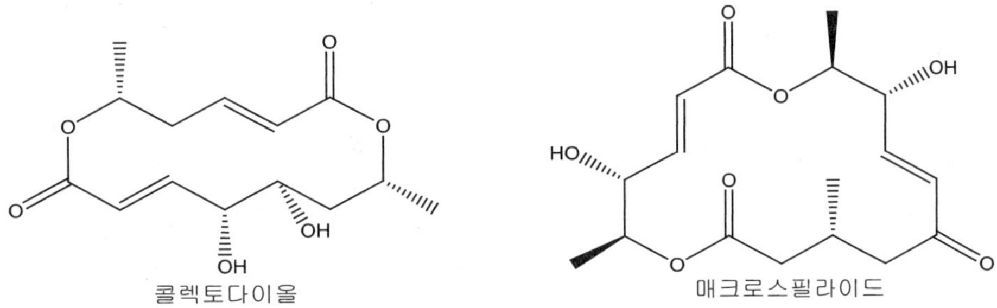

그림 2.28 거대고리 락톤들

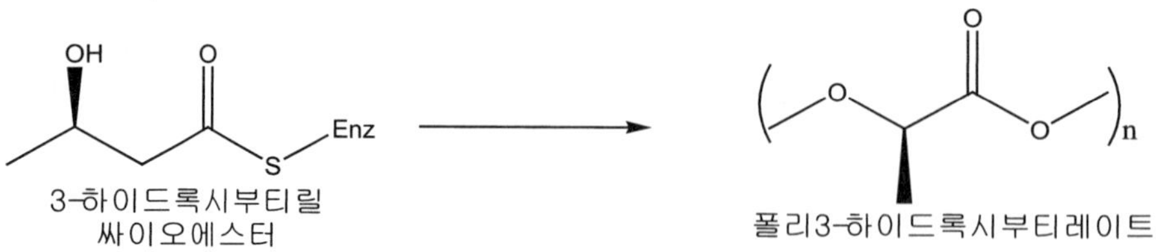

그림 2.29 폴리(3-하이드록시뷰티레이트)의 생합성

를 분해할 수 있기 때문이다. PHA의 예로는 폴리(3-하이드록시뷰티레이트)[Poly(3-hydroxybutyrate)]가 있으며, 3-하이드록시뷰티릴 싸이오에스터(3-hydroxybutyryl thioester)의 중합 반응으로 생합성된다(그림 2.29).

5) 지방산의 β-산화

β-산화(β-oxidation)는 지방산으로부터 한 번에 두 개의 탄소 원자를 제거하는 과정을 의미한다. 두 개의 탄소 원자 성분은 아세틸 CoA로 제거되고, 이것은 결국 이산화탄소로 산화된다. β-산화의 메커니즘은 그림 2.30에 나타내었다. 먼저 지방산이 코엔자임 A의 싸이오에스터 유도체로 변한다. 그런 뒤 탈수소화가 진행되고 α,β-불포화 *trans*-알케노일 CoA(α,β-unsaturated *trans*-alkenoyl CoA)를 생성한다. 이 탈수소화 반응에서 보조 인자 FAD(flavin adenine dinucleotide)가 수소 수용체로 작용한다. α,β-불포화 *trans*-알케노일 CoA는 입체 특이적인 수화 반응을 거쳐 (3*S*)-하이드록시알카노일

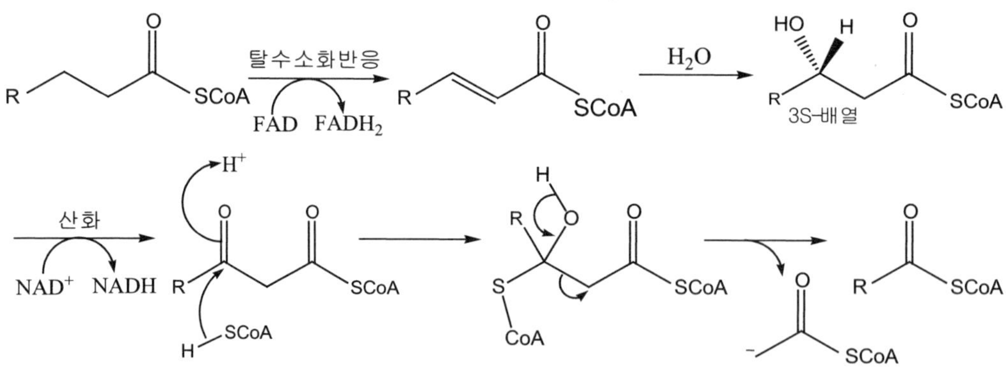

그림 2.30 지방산의 β-산화 과정

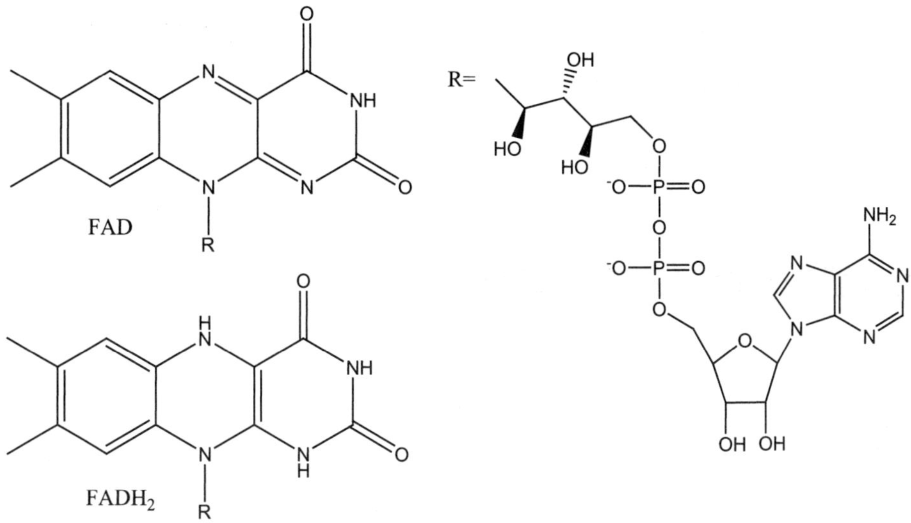

그림 2.31 FAD와 그것의 환원된 유도체인 $FADH_2$의 구조

(hydroxyalkanoyl) CoA가 된다. 이 하이드록시기는 NAD^+에 의해 산화되고, β-케토 싸이오에스터 유도체를 생성하며, 또 이 산화에서 수소 음이온(hydride)은 하이드록시기에서 NAD^+로 이동되어 NADH를 생성한다. 이는 NADPH가 수소 음이온 공여자로서 작용하는 반응과 반대이다. 유의할 점은 β-산화에서 $NADP^+$/NADPH보다는 NAD^+/NADH가 사용된다는 것이다.

많은 천연물에서 지방산은 β-산화를 포함하는 생합성적 경로로 생성된다. β-산화의

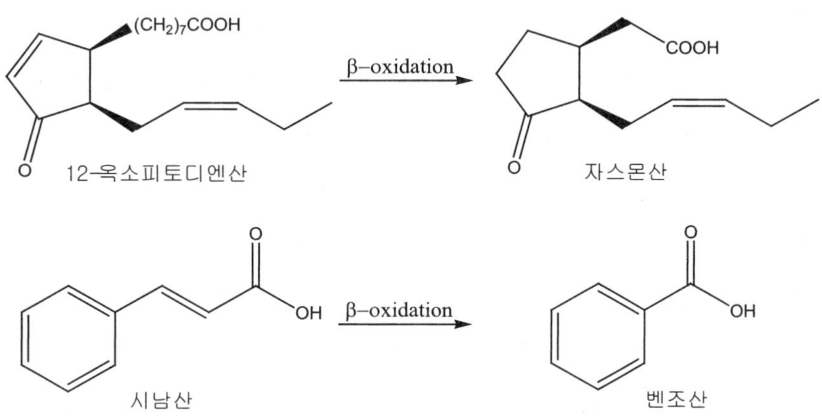

그림 2.32 β-산화에 의해 생합성된 대표적인 화합물들

대표적인 예로는 12-옥소피토다이엔산에서 자스몬산, 그리고 시남산에서 벤조산을 생성하는 것을 들 수 있다(그림 2.32).

04 폴리케타이드의 생합성

1. 서론

이미 앞에서 언급한 것처럼 아세틸 CoA와 말로닐 CoA는 결합하여 아세토아세틸 싸이오에스터 효소 복합체(acetoacetyl thioester enzyme complex)를 형성한다. 이 복합체($CH_3COCH_2COSEnz$, Enz는 아실기 수송 단백질)는 지방산 생합성에서 싸이오에스터의 케톤기가 환원되어 수많은 지방산 생합성의 전구체가 되는 뷰티릴 싸이오에스터 효소 복합체가 된다.

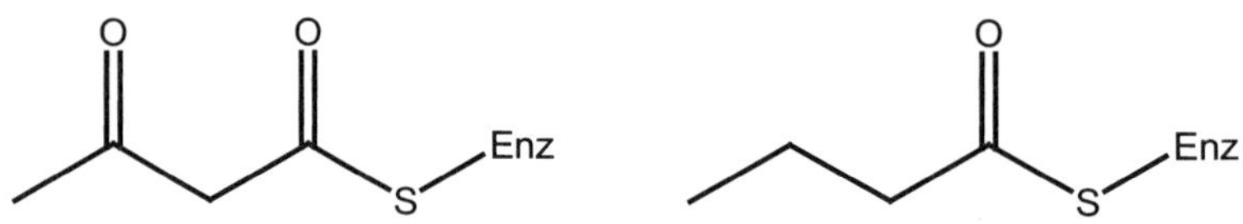

Acetoacetyl thioester enzyme complex (2.1)

Butyryl thioester enzyme complex

아세토아세틸 싸이오에스터 효소 복합체가 뷰티릴 싸이오에스터 효소 복합체로 환원되는 대신, 싸이오에스터의 케톤기가 그대로 유지되기도 하며, 이때 이 싸이오에스터 2.1이 말로닐 코엔자임 A와 반응하면 싸이오에스터 2.2가 생성된다(그림 2.33). 말로닐 CoA가 다시 싸이오에스터(2.2)에 첨가되면 2.3이 생성물로 얻어지는데 2.2와 2.3과 같이 케톤기와 메틸렌기가 교차로 나타나는 사슬로 이루어진 구조를 폴리케타이드라고 부른다. 폴리케타이드의 부분 구조인 $-CO-CH_2-CO-$는 1,3-다이카보닐이나 β-다이카보닐이라고 불리며 폴리케타이드의 특징적인 화학적 성질을 갖는다.

에틸 아세토아세테이트(ethyl acetoacetate)는 전형적인 1,3-다이카보닐 화합물이고 싸이오에스터(2.1)의 에스터 유사체이다. 비록 화합물의 구조가 1,3-다이카보닐 화합물

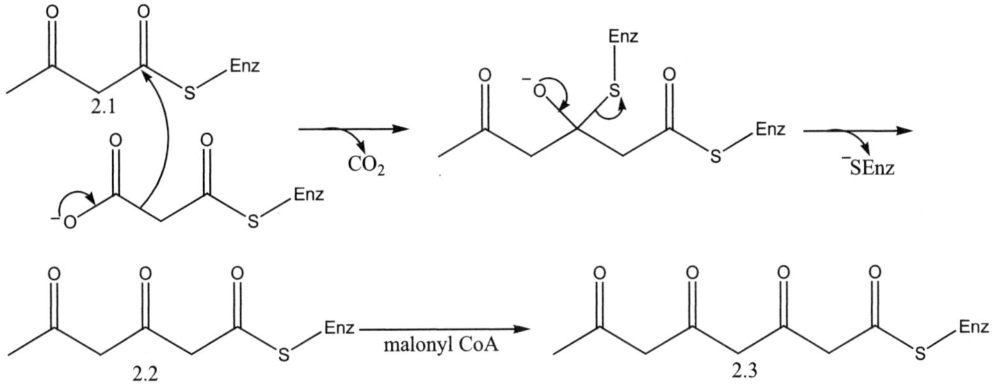

그림 2.33 폴리케타이드의 생합성 과정

로 그려지지만, 실제로는 엔올(enol) 형태와 토토머로 존재한다. 아세톤과 같은 일반적인 케톤은 엔올 토토머 보다는 케토(keto) 토토머가 압도적으로 높은 비율로 존재한다. 하지만 1,3-다이카보닐 화합물에서는 엔올 형태의 토토머 농도가 훨씬 더 높아진다. 그 이유는 하이드록시기에 존재하는 산소의 비공유 전자쌍이 에스터 카보닐 그룹을 통해 비편재화되기 때문이다(그림 2.34).

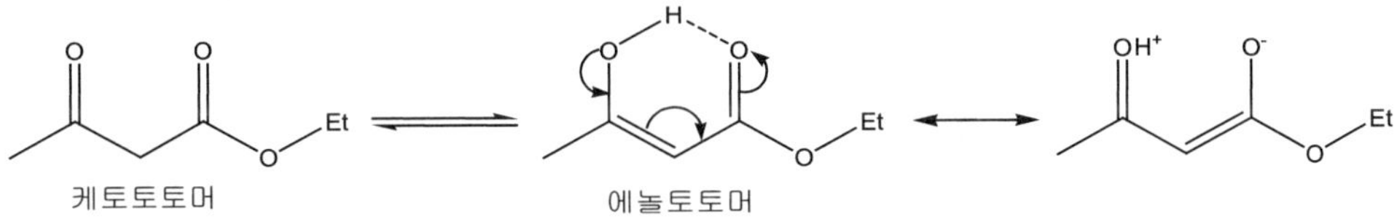

그림 2.34 케토와 엔올 토토머화 현상

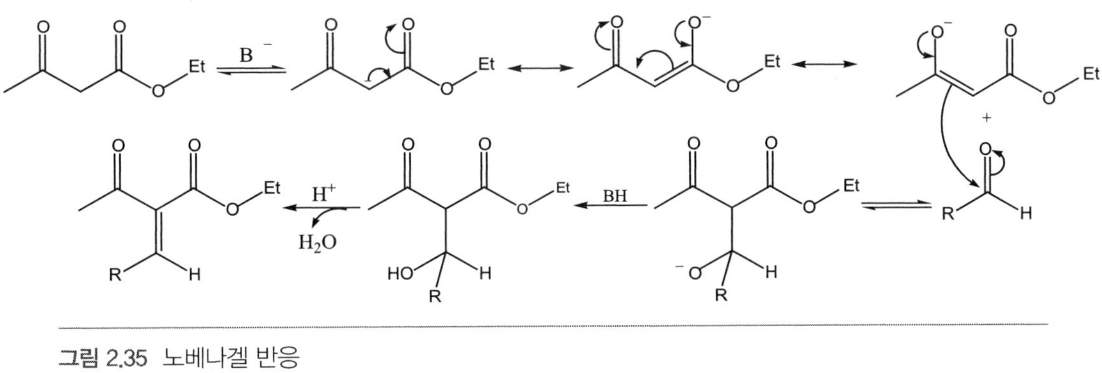

그림 2.35 노베나겔 반응

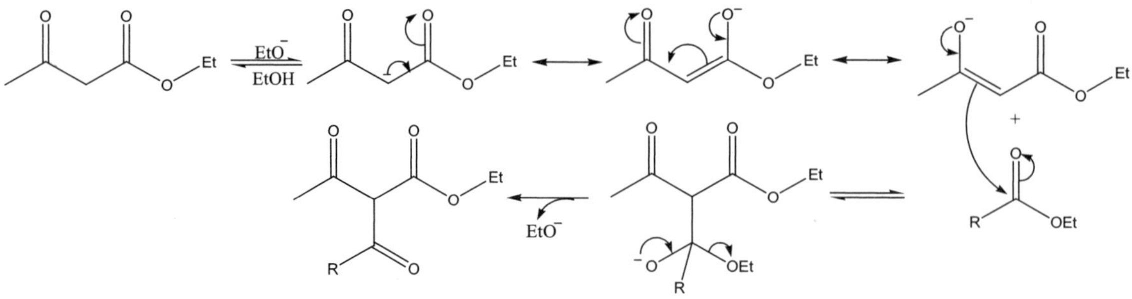

그림 2.36 1,3-다이카보닐 에스터의 클라이젠 축합 반응

1,3-다이카보닐기를 가진 화합물들 사이의 잘 알려진 유기반응에는 노베나겔(Knoevenagel) 반응이 있다(그림 2.35). 이 반응에서는 1,3-다이카보닐 에스터가 1,3-다이카보닐 알데하이드나 케톤과 축합 반응을 하여 α,β-불포화 케톤을 형성한다. 이 반응에서는 새로운 탄소-탄소 이중 결합과 더불어 물이 생성된다.

1,3-다이카보닐 알데하이드끼리의 반응, 1,3-다이카보닐 알데하이드와 1,3-다이카보닐 케톤 사이의 반응, 그리고 1,3-다이카보닐 케톤끼리의 반응도 잘 알려져 있다. 특별히 1,3-다이카보닐 알데하이드끼리의 축합 반응은 알돌(aldol) 반응이라고 하여 잘 알려져 있다. 이 반응들에서는 염기나 산 모두가 촉매로 작용할 수 있으며, 결과적으로는 카보닐기 사이에 있는 메틸렌의 두 수소가 결국 물이 되어 제거되고, 콘쥬게이션된 1,3-다이카보닐 화합물이 생성된다.

1,3-다이카보닐 화합물의 또 다른 축합 반응은 에스터와의 반응인데 이 반응은 잘 알려진 유기반응인 클라이젠(Claisen) 축합 반응의 일종이다(그림 2.36). 앞에서 언급한 노베나겔 반응과의 차이점은 노베나겔 반응에서는 물이 제거되지만 클라이젠 반응에서는 알콜이 제거된다는 점이다. 생체 내 폴리케타이드의 생합성 과정에서 노베나겔 반응과 클라이젠 반응과 유사한 반응이 진행되며 에스터 대신에 싸이오에스터가 반응물로 사용된다.

2. 폴리케타이드 고리화 반응

간단한 폴리케타이드들은 노베나겔과 클라이젠 형태의 축합 반응을 통해 다양한 종

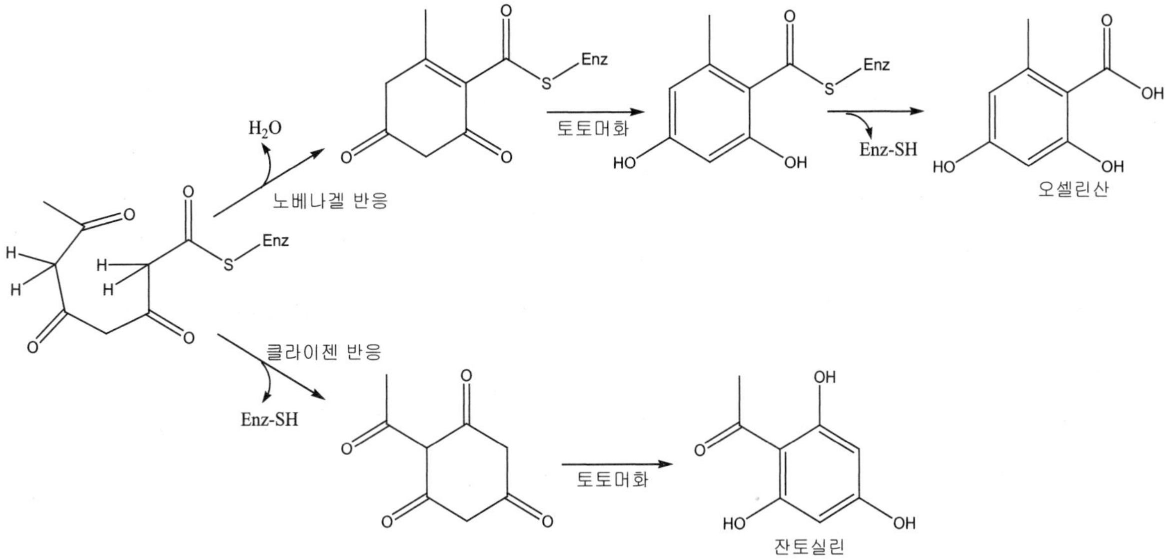

그림 2.37 오셀린산과 잔토실린의 생합성 과정

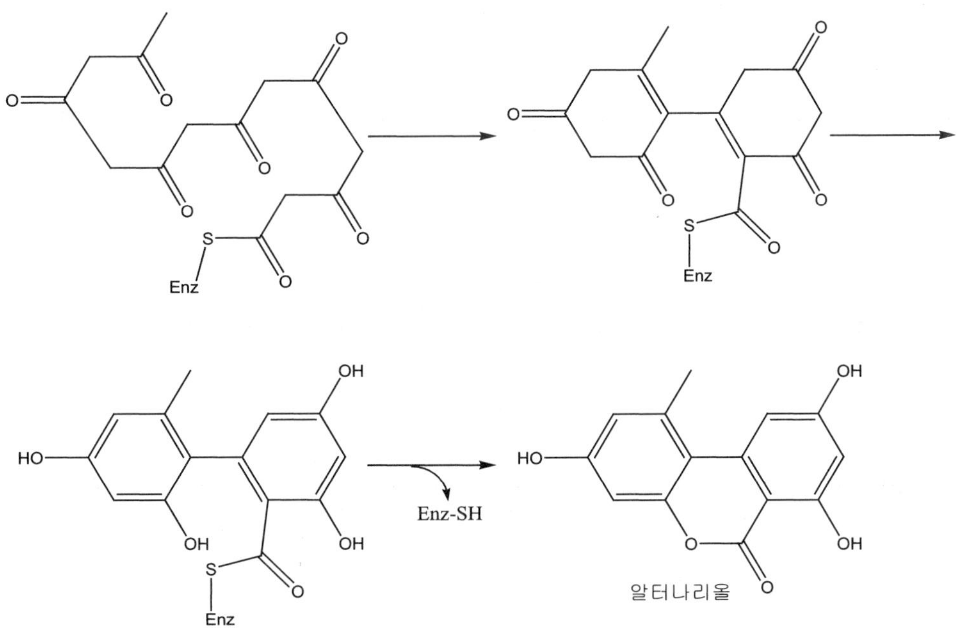

그림 2.38 알터나리올의 생합성 과정

류의 천연물들을 생성한다. 그림 2.37은 간단한 폴리케타이드가 분자 내 노베나겔/클라이젠 반응을 한 후, 남아 있는 다른 카보닐기의 엔올화(enolization)에 의해 방향족 고리를 가지는 화합물들인 오셀린산(orsellinic acid)과 잔토실린(xanthoxylin)이 만들어지는 생합성 경로를 보여 준다. 방향족 고리의 열역학적 안정성은 엔올화 과정을 위한 강력한 열역학적 추진력이 된다. 모든 방향족 화합물들이 폴리케타이드에서 유래된 것은 아니고, 몇몇 방향족 화합물은 시킴산으로부터 생합성되기도 한다.

더 긴 폴리케타이드로부터 생합성이 시작되는 경우에는 알터나리올(alternariol)의 생합성 경로(그림 2.38)처럼 좀 더 많은 고리화 반응이 이루어진다. 이 생합성 경로에서는 노베나겔 형태의 축합이 두 번 일어나고 마지막 단계는 페놀의 하이드록시기와 싸이오에스터기 사이에 고리형 에스터 결합, 즉 락톤(lactone)이 생성된다.

3. 폴리케타이드의 고리화 과정 중 2차 구조변형

폴리케타이드 유래 천연물은 2차 구조변형에 의해 다양한 변형 구조를 가지게 된다. 폴리케타이드 계열의 천연물에 영향을 줄 수 있는 여러 종류의 2차 변형이 존재하지만 대표적으로는 알킬화, 환원, 산화, 탈탄화, 탄소 골격의 변형 등을 들 수 있다.

알킬화의 대표적인 경우는 메틸화와 다이메틸알릴화를 들 수 있다. 생물학적 시스템에서 일어나는 메틸화는 1) 탄소-산소 결합을 만드는 방향성 하이드록시기의 메틸화이고, 2) 탄소-탄소 결합을 만드는 탄소 원자의 메틸화이다. 이 두 반응에 관여하는 생

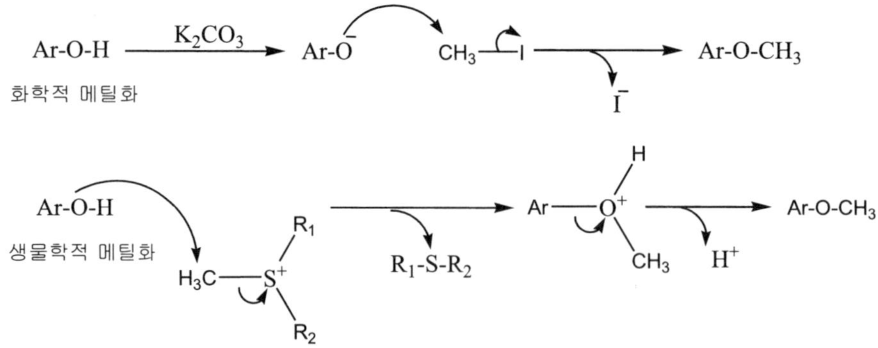

그림 2.39 산소에서의 메틸화 반응

물학적 메틸화 시약은 S-아데노실 메싸이오닌이다. 그림 2.39는 산소 원자에서 일어나는 메틸화 메커니즘을 보여 준다.

다이메틸알릴파이로인산염(dimethylallylpyrophosphate, DMAPP)은 테르펜 생합성에서 중간체로 생성된다. 파이로인산염기(OPP)는 생명체 내에서 이탈기로 사용되어 많은 방향족 폴리케타이드-유도체 화합물들이 DMAPP와 C-알킬화를 겪는다. 이는 그

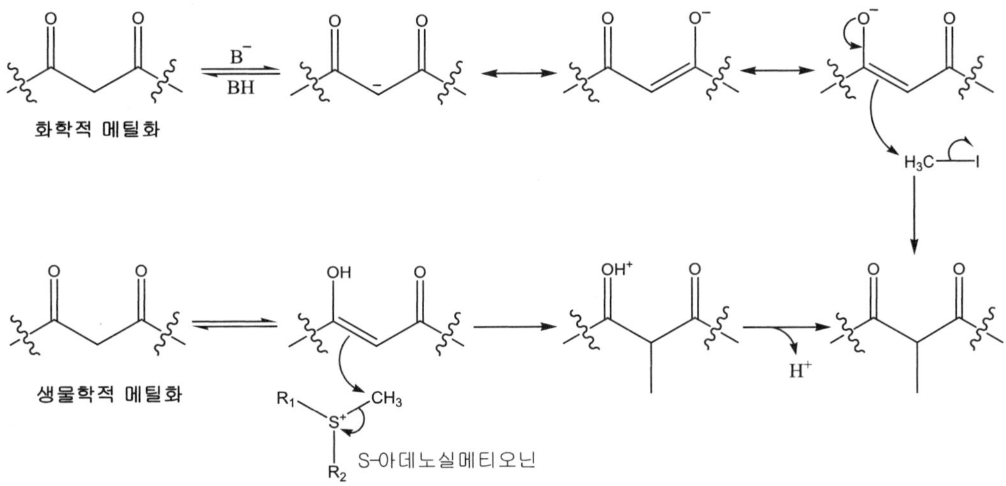

그림 2.40 탄소에서의 메틸화 반응

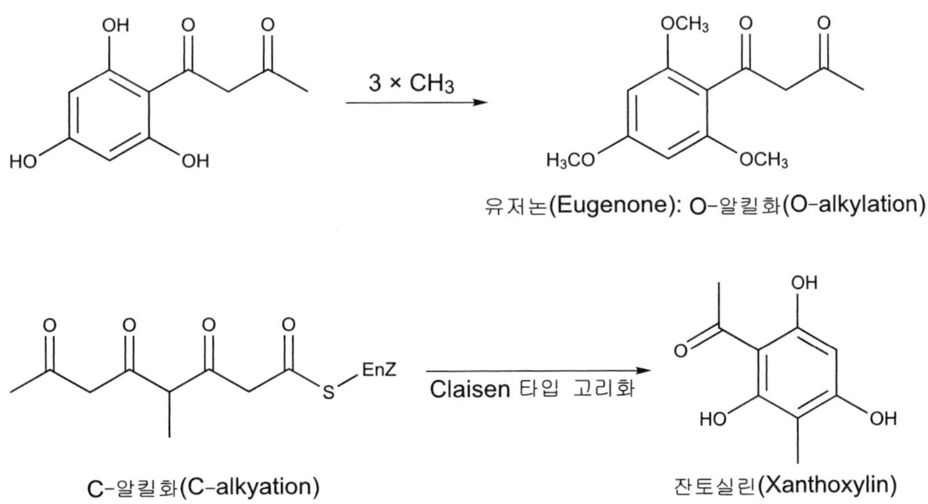

그림 2.41 메틸화된 화합물

림 2.42에 보여진 푸세닌(peucenin)의 생합성 과정에서 잘 나타난다. 푸세닌은 혼합 생합성 기원의 물질로서 분자의 한 부분은 폴리케타이드 경로에서, 나머지 부분은 테르펜 경로에서 유도된 것이다.

DMAPP뿐만 아니라, 테르펜 생합성에서 중간체로 생성되는 제라닐파이로인산염(geranylpyrophosphate)도 알킬화 요소로서도 작용할 수 있다. 올리베톨산(olivetolic acid)이 제라닐파이로인산염에 의해 알킬화되면 카나비거롤산(cannabigerolic acid)이 생성된다(그림 2.43).

케톤의 환원에 이은 탈수 반응은 종종 이중 결합을 도입하는 방법으로 사용된다. 6-메틸살리실산(6-methylsalicylic acid)의 생합성 과정은 이러한 환원-탈수 과정을 포함

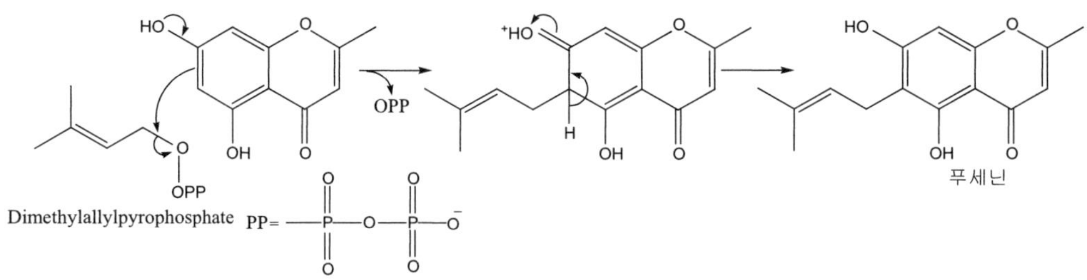

그림 2.42 DMAPP에 의한 푸세닌의 알킬화

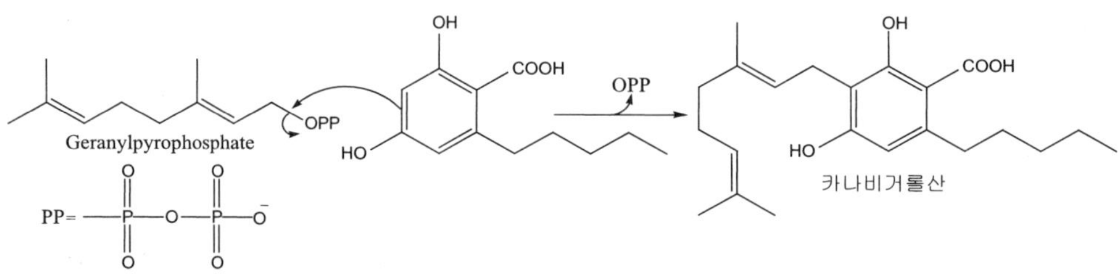

그림 2.43 제라닐파이로인산염에 의한 올리베톨산의 알킬화

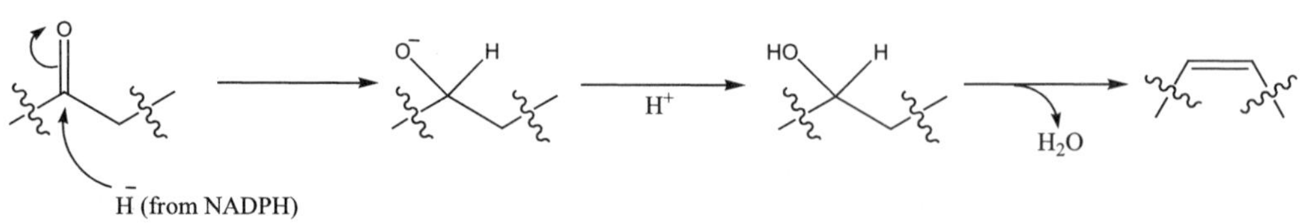

그림 2.44 환원 반응과 탈수 반응

한다(그림 2.45).

또한 자연계에서는 다양한 종류의 거대고리 락톤을 가진 화합물들이 발견되는데 그 중에 하나가 6-데옥시에리스로놀라이드 B(6-deoxyerythronolide B)이다. 이는 항생제 에리스로마이신(erythromycin) 계열의 전구물질이다. 이 화합물은 프로피오닐 CoA와 메틸말로닐 CoA 6분자로부터 생성된다. 이 폴리케타이스 사슬의 형성을 조절하는 폴리케타이드 합성효소 복합체(polyketide synthase complex)는 다수의 모듈(module)을 가진다. 6-데옥시에리스로놀라이드 B의 생합성에서 각각의 모듈은 각각의 사슬 연장에 책임을 가지므로 6개의 사슬 연장 반응과 이에 관련된 6개의 PKS(polyketide synthase) 복

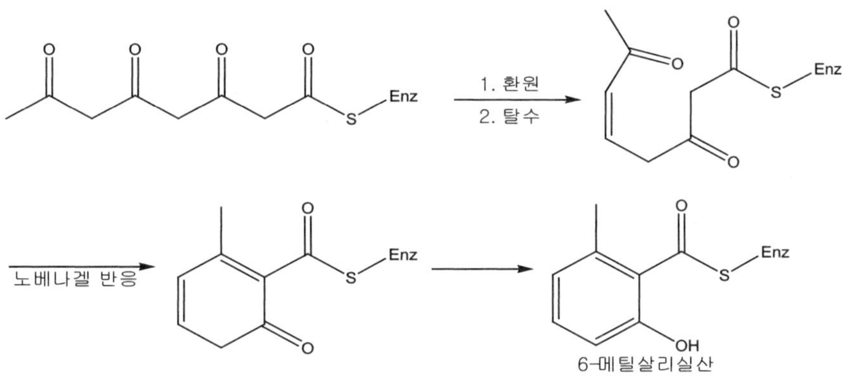

그림 2.45 6-메틸살리실산의 생합성 과정

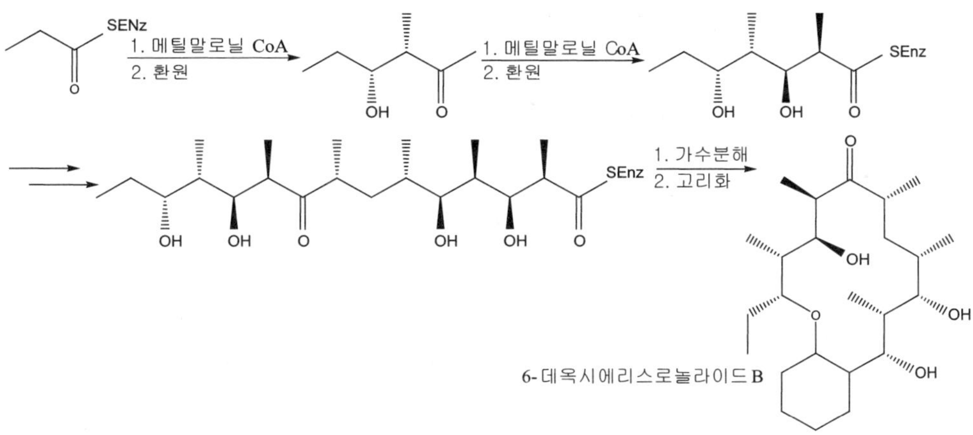

그림 2.46 6-데옥시에리스로놀라이드 B의 생합성 과정

합체가 존재한다. 각 모듈내에 카보닐기를 메틸렌이나 알코올로 환원하기 위한 효소가 존재한다(그림 2.46).

생합성 과정에서 흔하게 발견되는 산화 반응은 벤젠 고리에 직접 붙어 있는 메틸기, 즉 벤질기가 카복실산으로 변하는 것이다. 이런 종류의 산화는 유기화학 반응에서 흔하게 일어나는데, 예를 들어 톨루엔은 포타슘 과망가니즈산(potassium permangate)에 의해 벤조산(benzoic acid)으로 산화된다. 방향족에 붙은 메틸기가 반드시 카복실산으로 산화되는 것은 아니며 알코올이나 알데하이드로 산화되기도 한다. 벤질기(벤젠 고리에 붙은 메틸렌기)와 유사하게 알릴(allylic) 위치의 산화도 쉽게 일어난다.

생합성에서 흔히 접하는 두 번째 형태의 산화는 벤젠 고리에 하이드록시기가 도입되어 페놀 유도체를 생성하는 것이다. 이런 반응을 촉매하는 효소는 산소 분자로부터 하나의 산소 원자만 도입하기 때문에 단일 산화 효소(monooxygenase)라고 부른다. 1,4-다이하이드록시벤젠(1,4-dihydroxybenzene) 유도체는 탈수소 효소(dehydrogenase)에 의해 퀴논(quinone)으로 산화될 수 있다. 퀴논은 고리형 다이카보닐 화합물이고 카보닐 그룹은 탄소-탄소 이중 결합으로 연결되어 있다. 퀴논은 종종 유기 화학에서 산화제로

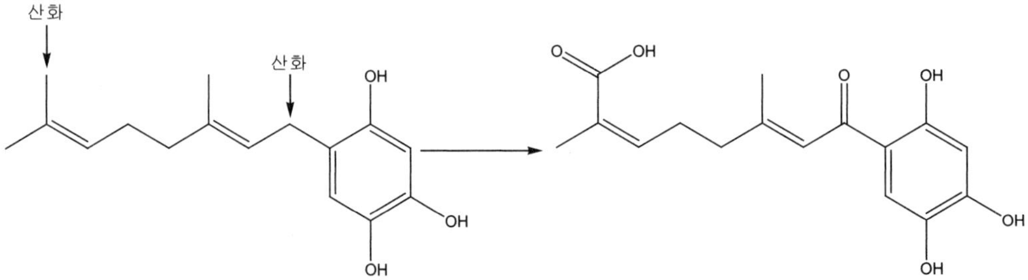

그림 2.47 벤질 위치와 알릴 위치의 산화

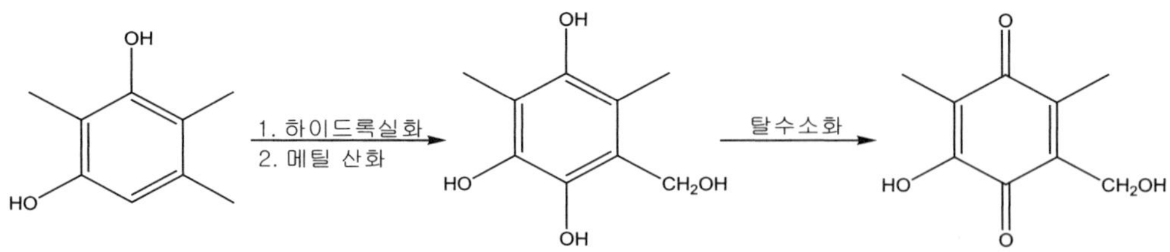

그림 2.48 사노렐린의 생합성 과정

작용하고 반대로 다이하이드록시 퀴논 형태의 화합물은 환원제로 사용될 수 있다. 사노렐린(shanorellin)의 생합성 과정은 이러한 형태의 산화 과정을 보여 준다(그림 2.48).

마지막 세 번째 형태의 산화는 페놀성 짝지음이다. 이 산화 반응에서 페놀은 페녹시 라디칼로 산화된다. 페녹시 라디칼의 홀전자는 그림 2.49에서 보듯이 공명 효과에 의해서 산소 및 벤젠 고리의 2번과 4번 탄소로 비편재화된다. 페녹시 라디칼이 발생되면, 또 다른 페녹시 라디칼의 홀전자와 짝지어 이합체가 된다. 그림 2.49에서 페녹시 라디칼의 2번 위치의 탄소 원자가 두 번째 페녹시 라디칼의 4번 위치의 탄소 원자와 짝지음을 하는 것을 볼 수 있다.

곰팡이 페니실리움 그리시오풀범(*Penicillium griseofulvum*)에서 분리한 그리지오풀빈(griseofulvin)은 항진균 활성을 가진 천연물로서 그림 2.50에서 보는 것처럼 페녹시 라디칼 중간체를 거쳐 생합성된다. 벤젠 고리의 염소 원자는 염소 이온(Cl^-)이 산화되어 생성된 Cl^+이 친전자성 방향족 치환 반응을 통해 도입된 것이라고 간주한다.

탈카복실화 반응은 생합성과 유기 반응에서 쉽게 일어나고 특히 2-하이드록시벤조산(2-hydroxybenzoic acid) 유도체에서 잘 일어난다. 생합성 과정에서 중간체로 β-케톤산(β-keto acid) 부분 구조가 존재할 때 탈카복실화가 잘 일어난다(그림 2.51).

폴리케타이드 고리화 반응의 생성물은 종종 탄소 골격의 변형을 겪는다. 스티피타

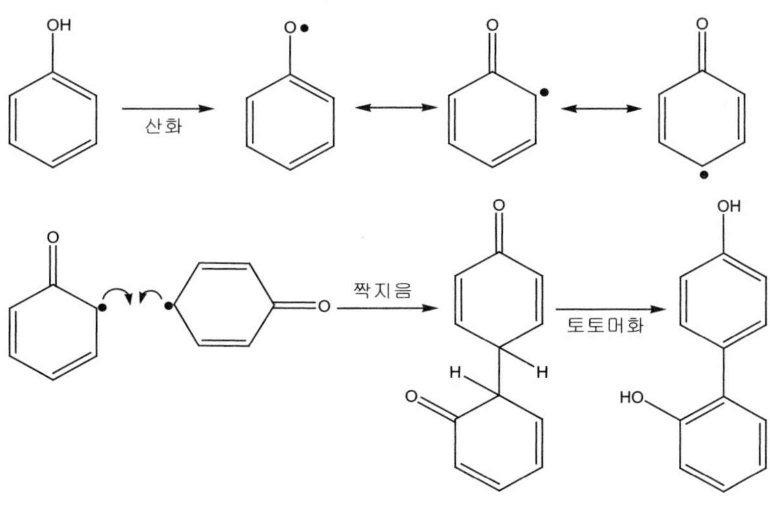

그림 2.49 페녹시 라디칼의 생성과 짝지음

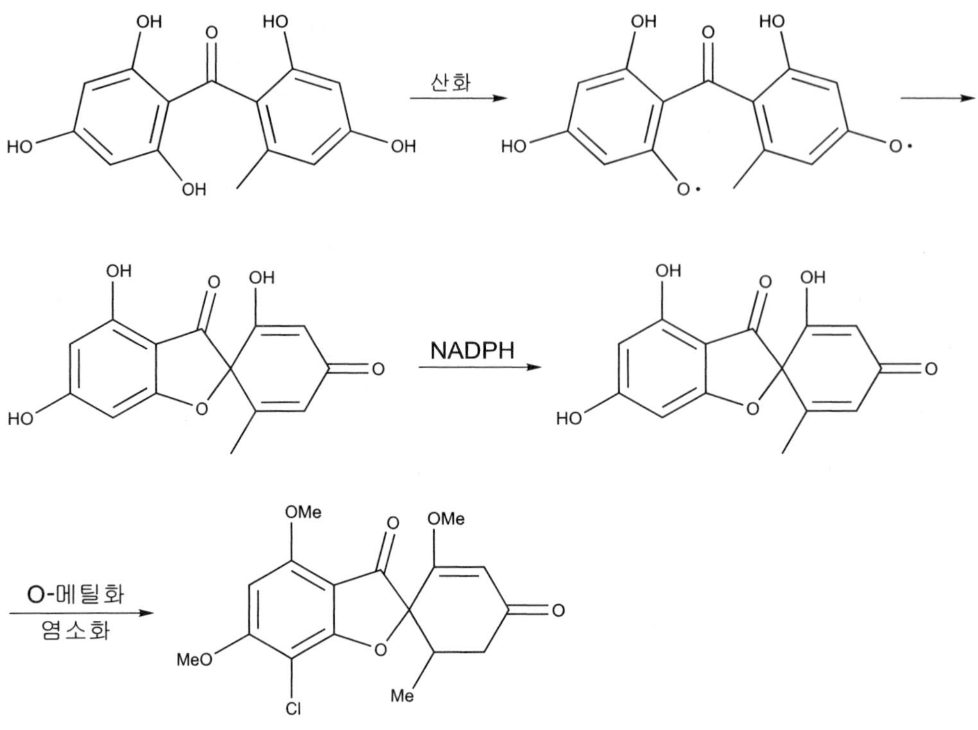

그리지오풀빈

그림 2.50 그리지오풀빈의 생합성 과정

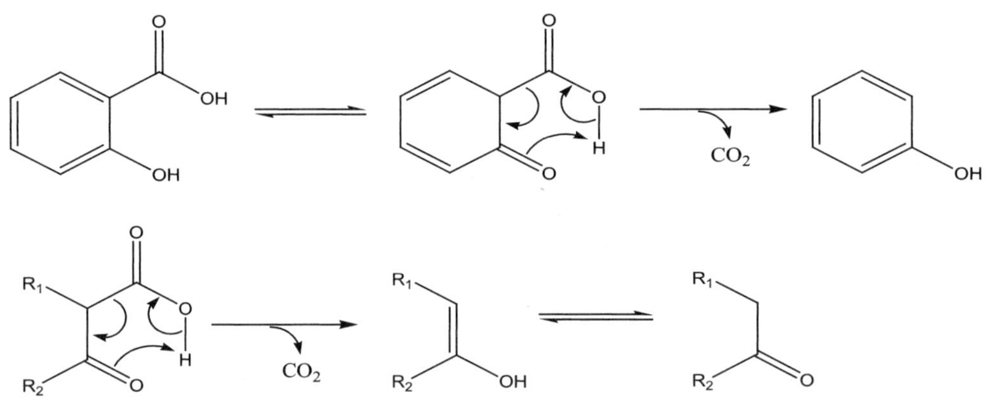

그림 2.51 탈카복실화 과정

트산(stipitatic acid)과 페니실린산(penicillinic acid)이 탄소 골격의 변형을 겪은 대표적인 예이다. 이런 천연물의 생합성 과정에서 탄소 골격이 변형되는 과정은 유기화학 반

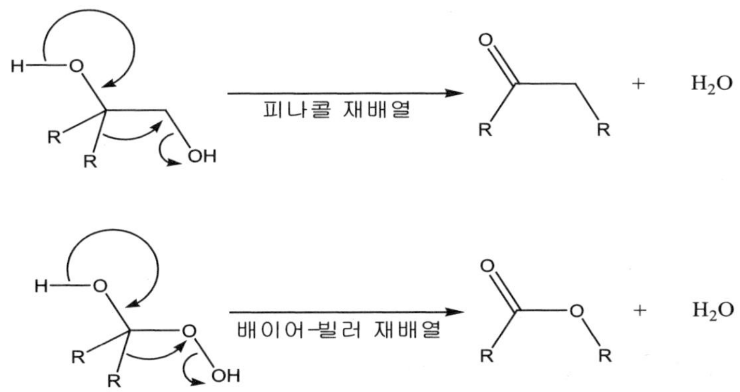

그림 2.52 피나콜과 배이어-빌리거 재배열 반응

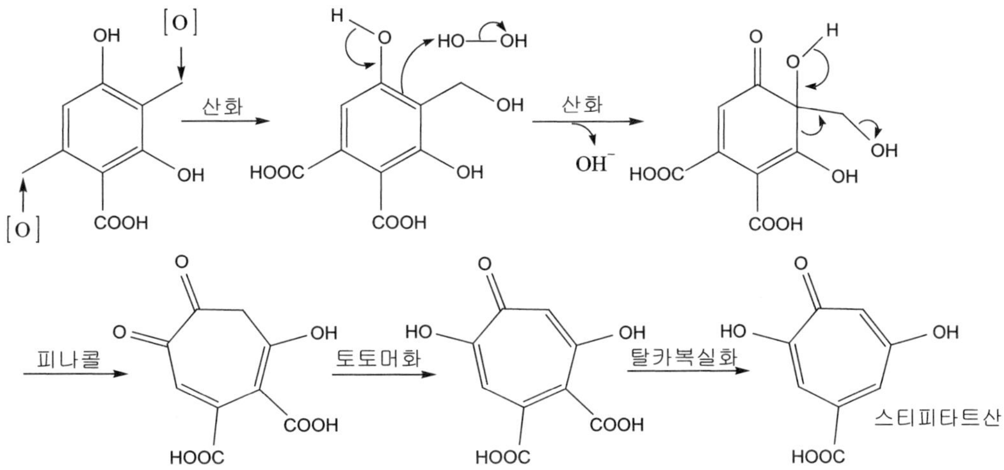

그림 2.53 스티피타트산의 생합성 과정

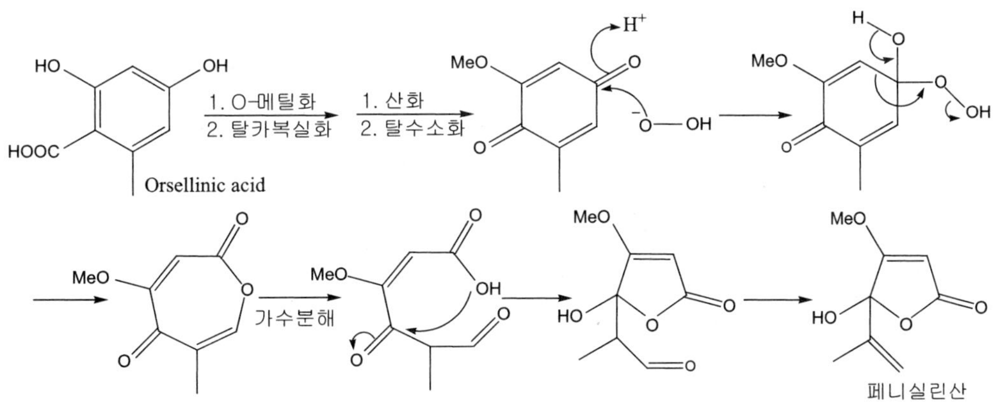

그림 2.54 페니실린산의 생합성 과정

응 중에 피나콜 재배열(Pinacol rearrangement) 반응(그림 2.53)과 배이어-빌리거(Baeyer-Villiger) 산화 반응(그림 2.54)의 메커니즘을 고려하면 유용하게 이해할 수 있다. 피나콜 재배열 반응에서, 다이올은 2개의 R기 중 하나가 이동하면서 케톤으로 바뀐다. 배이어-빌리거 반응에서, 과산화 화합물은 피나콜 재배열과 유사한 메커니즘으로 에스터로 변환된다(그림 2.52).

4. 폴리케타이드에서 유래된 알칼로이드

수많은 알칼로이드가 폴리케타이드에서 유래되었다. 아미노산인 오르니틴(ornithine)은

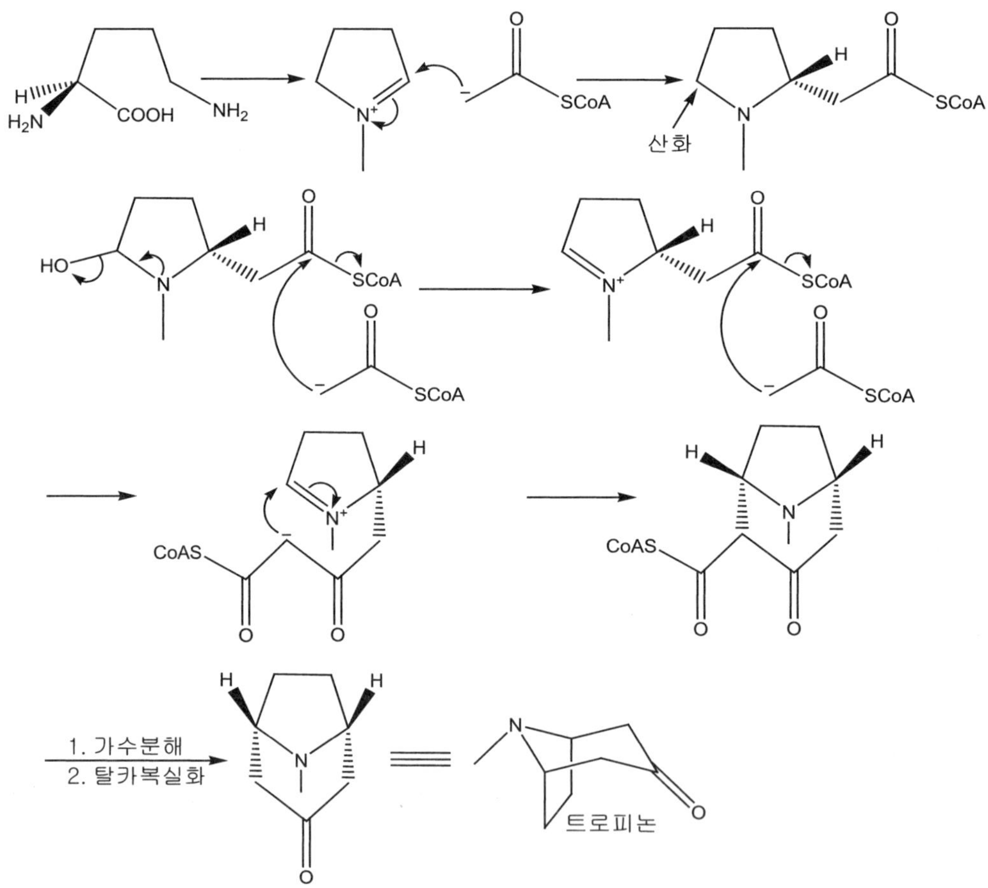

그림 2.55 트로피논의 생합성 과정

N-메틸피롤리딘(N-methylpyrrolidine)의 고리형 이미늄염(iminium salt)의 전구물질이고, 두 분자의 아세틸 CoA 음이온이 첨가되는 생합성 과정을 통하여 알칼로이드 트로피논(tropinone, 그림 2.55)과 코카인(cocaine, 그림 2.56)이 생성된다. 아세틸 CoA의 음이온이 처음 이미늄염에 첨가될 때 트로피논의 경우에는 (R)-거울상 이성질, 코카인의 경

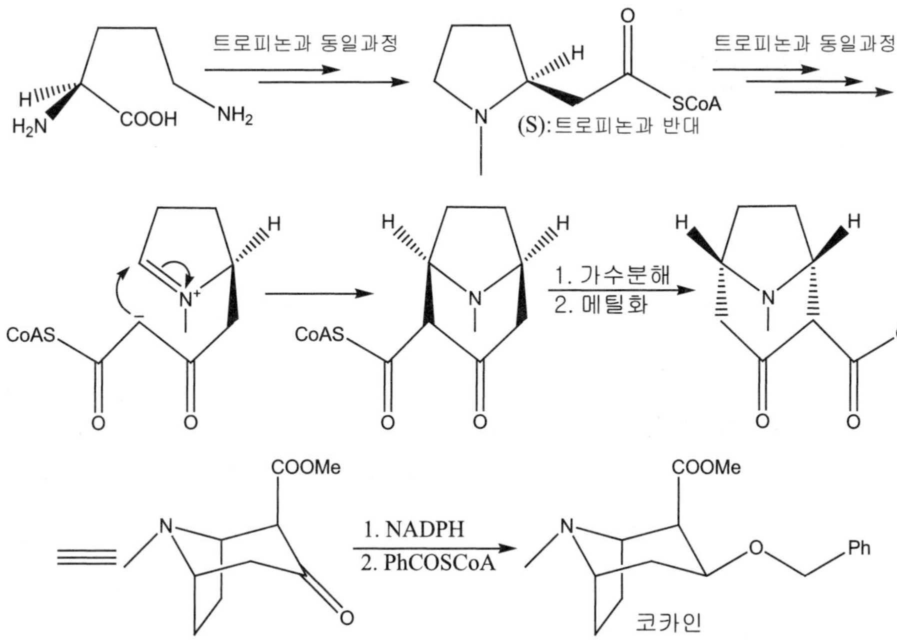

그림 2.56 코카인의 생합성 과정

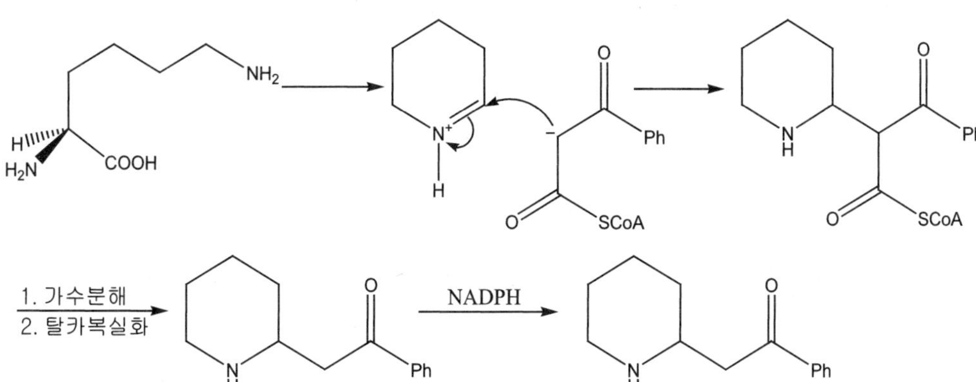

그림 2.57 펠레티에린과 세다민의 생합성 과정

우에는 (S)-입체이성질체를 형성한다.

아미노산 라이신에서 유래된 피페리디늄(piperidinium) 이온으로부터 많은 알칼로이드가 생성되는데 대표적인 예로 펠레티에린(pelletierine)과 세다민(sedamine)을 들 수 있다(그림 2.57).

05 시킴산 경로

1. 서론

시킴산(shikimic acid)은 방향족 벤젠 고리를 가진 많은 천연물의 전구물질이다. 이런 계열의 천연물들이 합성되는 과정에는 두 개의 중요한 다른 중간체들이 존재하는데 코리슴산(chorismic acid)와 프레펜산(prephenic acid)이다. 코리슴산은 시킴산으로부터 생합성되고 프레펜산은 코림슴산의 재배열 반응에 의해서 생성된다. 하이드록시벤젠(hydroxybenzene) 유도체들과 같은 많은 페놀성 천연물들이 폴리케타이드 경로를 통해 생합성되지만 어떤 페놀성 화합물들은 시킴산으로부터 생합성된다. 이런 페놀성 화합물들은 당이 부착된 배당체로서 흔하게 발견된다.

코리슴산은 안트라닐산(anthranilic acid) 및 아미노산인 트립토판의 전구물질이 되고, 프레펜산은 아미노산인 페닐알라닌과 타이로신의 전구물질이 된다. 이 모든 화합물이

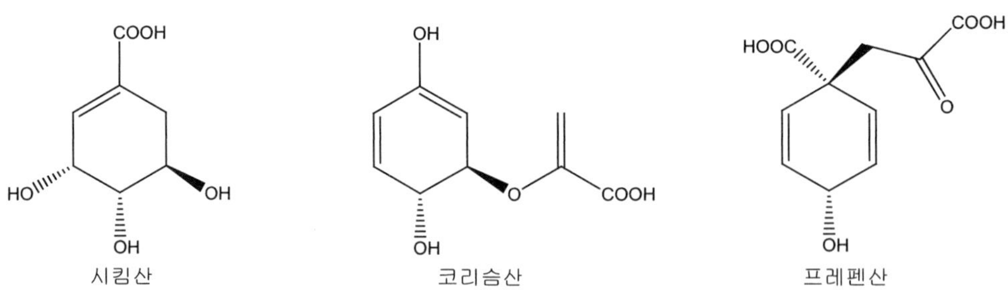

그림 2.58 시킴산, 코리슴산, 프레펜산의 화학 구조

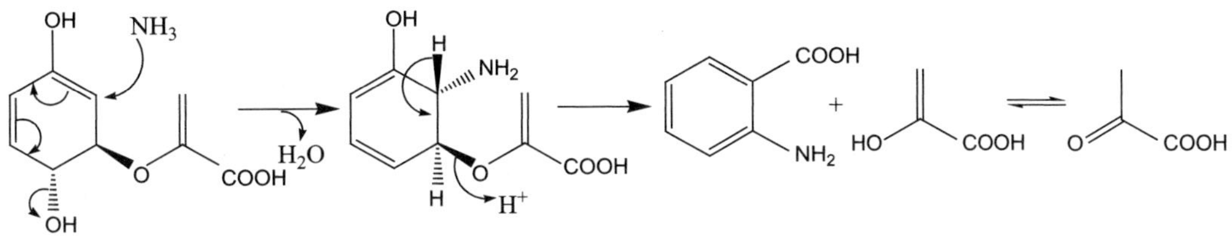

그림 2.59 안트라닐산의 생합성 과정

벤젠 고리를 포함하는데 이 벤젠 고리는 시킴산의 육원자 고리이다. 안트라닐산, 트립토판, 페닐알라닌 및 타이로신은 시킴산 경로에서 주요한 생합성의 중간체이다.

안트라닐산은 그림 2.59에서 보듯이 코리슴산과 아미노산인 글루탐산에서 유래된 암모니아와의 반응으로부터 생합성된다. 코리슴산은 중간체를 거쳐서 피루브산(pyruvic acid)의 엔올 토토머로 제거되면서 안트라닐산을 생성한다. 안트라닐산은 여러 단계를 거쳐 트립토판으로 전환된다.

2. 아민 전달 반응

아민 전달 반응(transamination)은 아미노기 전이 효소(transaminase)라고 하는 효소에 의해 조절되며, 전체의 과정은 그림 2.60에서 볼 수 있다. 아민 전달 반응의 기질은 아미노산(amino acid)과 α-케토산(α-keto acid)이다. 아미노산 기질은 α-케토산으로 변하고 동시에 α-케토산은 아미노산으로 변한다. 그러므로, 아민 전달 반응은 아미노기와

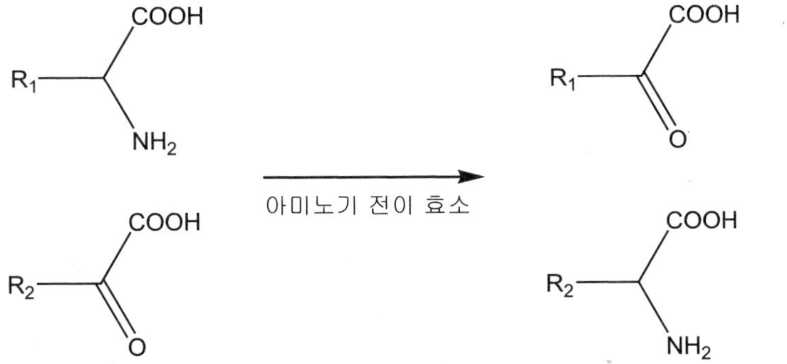

그림 2.60 아민 전달 반응

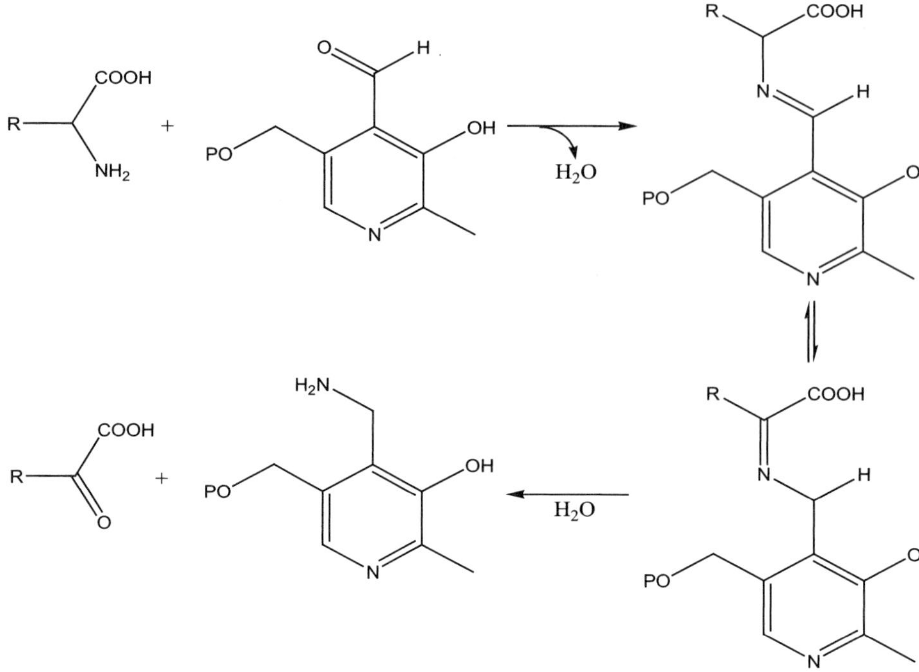

그림 2.61 아민 전달 반응의 메커니즘

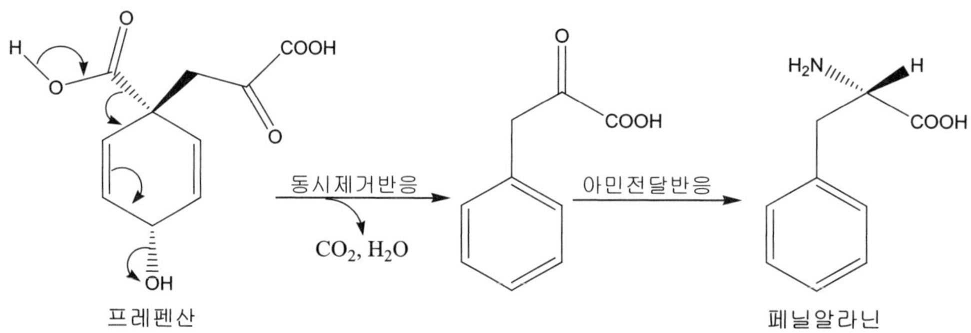

그림 2.62 페닐알라닌의 생합성 과정

케토기의 교환 반응으로 생각할 수 있다.

아민 전달 반응의 메커니즘에서 아미노산의 아미노기는 이민(imine)을 생성하기 위해 아미노기 전이 효소의 공통 인자인 인산 피리독살(pyridoxal phosphate)의 알데하이드기와 반응한다(그림 2.61). 이 이민은 토토머화에 의해 새로운 이민을 생성하고 이것이 가수분해되어 α-케토산과 인산 피리독사민(pyridoxamine phosphate)이 된다. 아민

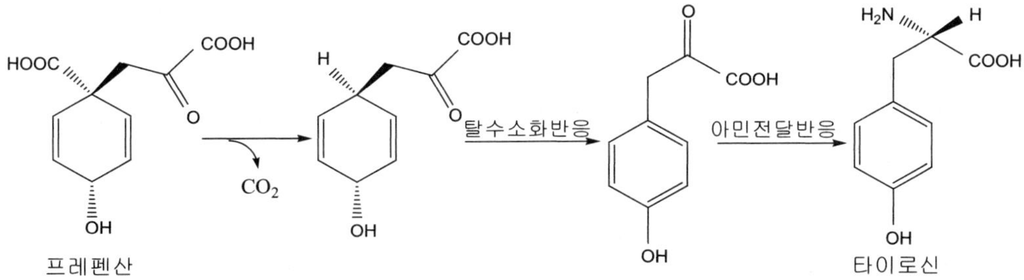

그림 2.63 타이로신의 생합성 과정

전달 반응은 어느 방향으로든지 진행될 수 있기 때문에 인산 피리독사민과 α-케토산은 아미노산을 생성할 수 있고, 이렇게 함으로써 인산 피리독살이 재생성된다.

프레펜산으로부터 페닐알라닌의 생합성은 그림 2.62에 나타냈다. 프레펜산에서 탈카복실화된 중간체가 생성되고 나서, 물이 제거되어 페닐피루브산(phenylpyruvic acid)이 만들어진다. 계속해서 아민 전달 반응이 진행되어 페닐알라닌이 생성된다. 프레펜산으로부터 페닐피루브산이 생성되는 반응은 이산화 탄소와 물이 단계적으로 제거되는 것이 아닌, 동시에 제거되는 동시 제거반응이다.

프레펜산으로부터 타이로신이 생합성되는 과정은 그림 2.63과 같다. 프레펜산에서 이산화 탄소가 제거된 중간체가 만들어지고 계속해서 이 중간체의 탈수소화 반응이 일어나 하이드록시페닐피루브산이 생성된다. 이 탈수소화 반응은 흔한 형태의 유기 반응이고, 이 반응을 일으키는 추진력은 안정한 방향족 벤젠 고리가 형성된다는 것이다. 최종적으로 이 화합물에 아민 전달 반응이 일어나 타이로신이 얻어진다.

3. 시남산으로부터 생합성된 천연물

시킴산 생합성 경로 중 다른 두 개의 중요한 중간체는 시남산(cinnamic acid)과 벤조산(benzoic acid)의 유도체들이다. 그림 2.64에서 보듯이 페닐알라닌에서 암모니아가 제거되면 시남산이 생성되며 이 반응은 페닐알라닌 암모니아 분해 효소(phenylalanine ammonia lyase)에 의해 조절된다(lyase는 이중 결합의 형성과 함께 제거 반응을 촉매하는 효소이다). 벤조산은 지방산에서처럼 시남산의 β-산화에 의해 생성된다.

시킴산 경로에 의해 생성되는 많은 천연물이 시남산과 벤조산의 이차적인 구조적

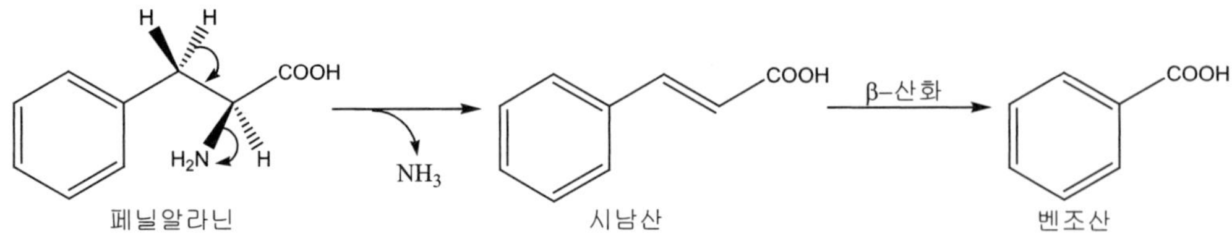

그림 2.64 시남산과 벤조산의 형성

변형에 의해 형성된다(그림 2.65). 예를 들면 카페산(caffeic acid)과 페룰산(ferulic acid)은 시남산의 방향족 고리가 산화되어 형성되고, 페룰산의 경우에는 추가적으로 하나의 하이드록시기에 메틸화(methylation)가 일어난 것이다. 귀리 잎의 파이토알렉신(phytoalexin)인 아베난트라마이드(avenanthramide)는 시남산과 안트라닐산의 반응에 의해 형성된 아마이드 유도체이다. 이 아마이드의 방향족 고리에 존재하는 2개의 하이드록시기는 생합성 과정의 어떤 단계에서 산화가 일어나 도입된 것이다. 시남산의 하이드록시기가 오소(ortho) 위치에서 도입될 때, 시남산의 트랜스 기하구조가 시스로 변환되면 고리화 반응이 일어나 쿠마린(coumarin)이 생성된다. 이 쿠마린 계열의 화합물로는 엄벨리페론(umbelliferone)과 아스클레틴(ascletin)을 들 수 있다.

많은 형태의 천연물들이 혼합된 생합성 기원을 갖는다. 따라서 어떤 화합물 구조의 일부는 시킴산 경로로부터 유도되고, 나머지는 폴리케타이드 경로에서 유래될 수 있다. 그림 2.66의 레버라트롤(reveratrol)을 포함해서 많은 관련 유도체들이 시남산의 CoA 유도체와 말로닐 CoA의 혼합된 생합성 과정에 의해서 생성되었다.

플라본(flavone)이나 아이소플라본(isoflavone) 같은 플라보노이드(flavonoid)는 자연계

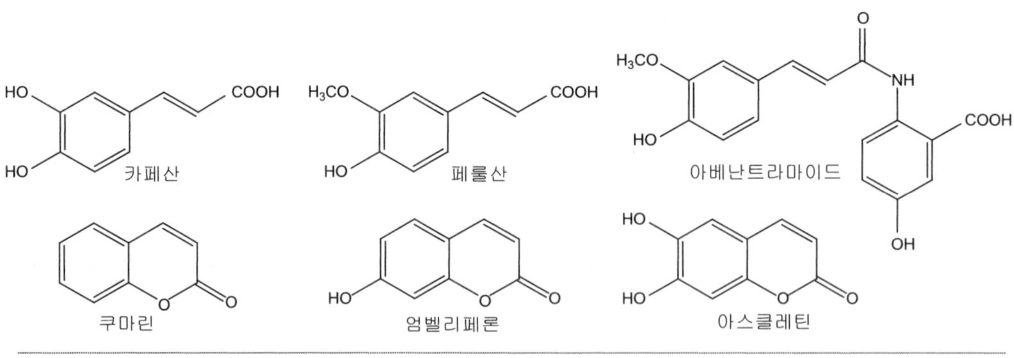

그림 2.65 생합성 과정에서 변형된 시남산의 유도체들

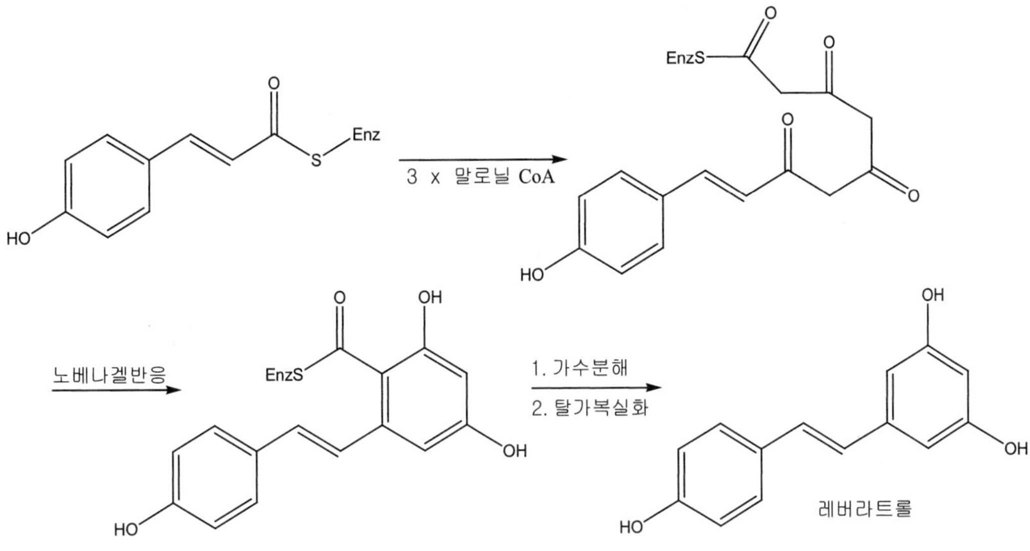

그림 2.66 레베라트롤의 생합성 과정

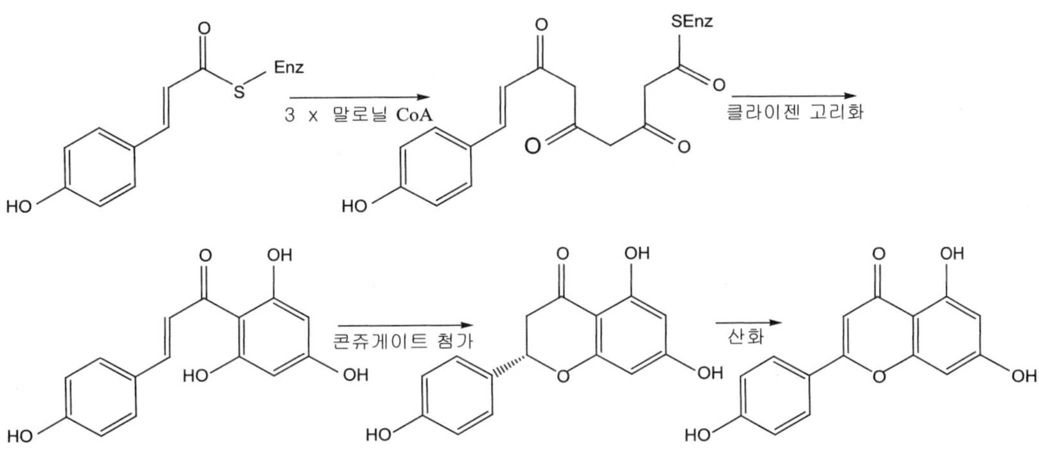

그림 2.67 플라본의 생합성

에 널리 분포하고 있는 천연물이다. 플라본에 속하는 아피제닌(apigenin)은 시남산과 말로닐 CoA의 반응에 의해 형성된 플라바논(flavanone은 dihydroflavone이다) 중간체인 나린제닌(naringenin)을 거쳐 만들어진다. 아이소플라본(isoflavone)은 그림 2.67에서 보듯이 나린제닌(플라바논)의 방향족 고리가 재배열함으로써 생성된다. 방향족 고리의 이동은 먼저 방향족 고리에 하이드록시기가 도입됨으로써 시작된다.

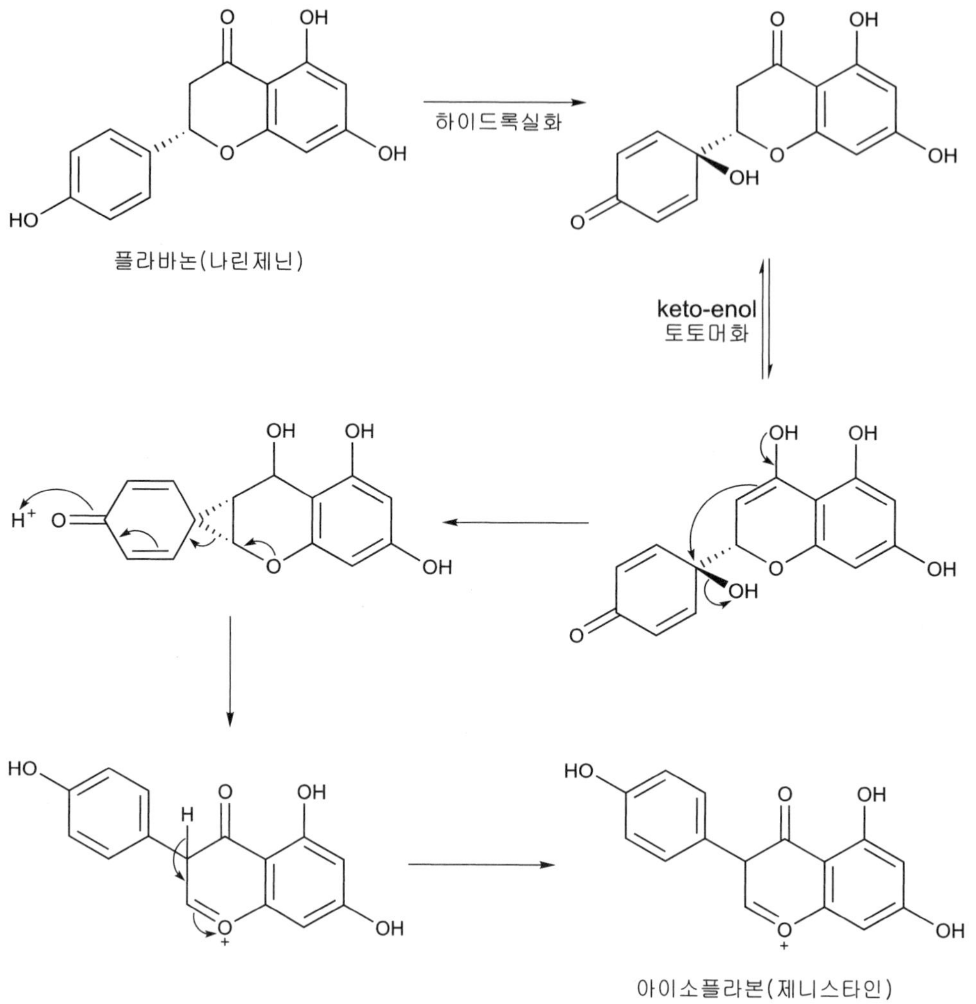

그림 2.68 플라본(나린제닌)으로부터 아이소플라본(제니스테인)의 형성

4. 리그난

식물에서 흔하게 발견되는 리그난(lignan)은 아릴프로펜올(arylpropenol)의 이합체화(dimerization)로부터 유도된 천연물을 말하며 다양한 구조가 알려져 있다. 두 개의 대표적인 예로는 아릴프로펜올인 코니페릴(conniferyl) 알코올의 산화에 의해 형성된 피노레시놀(pinoresinol)과 아이소라리시레시놀(isolariciresinol)을 들 수 있다. 리그난은 아릴프로펜올이 산화되어 생성된 페녹시 라디칼이 이중합체를 형성하면서 만들어진다. 코니페릴 알코올에서 유래된 페녹시 라디칼에서 보듯이 라디칼의 홀전자는 분자의 알릴

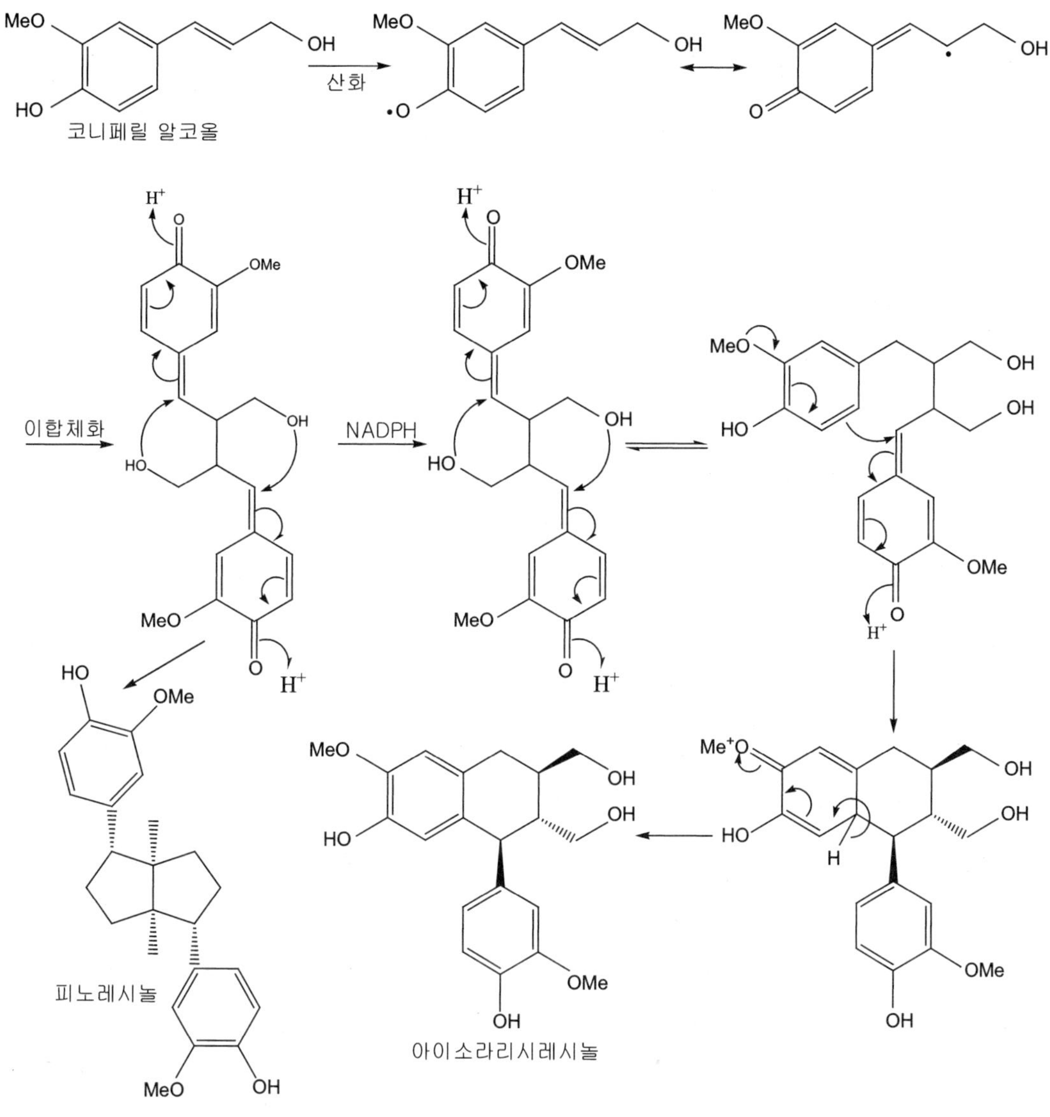

그림 2.69 리그난의 생합성 과정

부분에 비편재화된다. 이 라디칼의 이합체화가 일어나고, 연속되는 2개의 콘쥬게이트 첨가 반응(conjugate addition)에 의해서 피노레시놀이 생성된다. 이런 생합성 경로 대신에 코니페릴 알코올의 페녹시 라디칼이 NADPH에 의해 환원되고 계속해서 고리화 반응이 일어나면 아이소라리시레시놀이 형성된다. 시킴산에서 유래된 천연물은 메틸렌다이옥시(methylenedioxy) 부분 구조를 포함한다. 이 부분 구조는 그림 2.70에서처럼 아

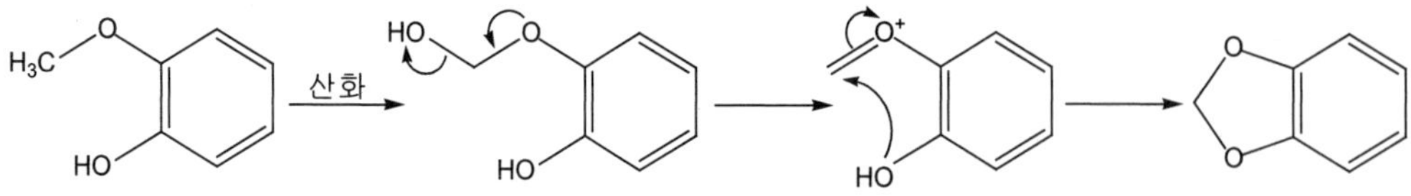

그림 2.70 메틸렌다이옥시기의 형성

마도 오소-메톡시페놀(ortho-methoxyphenol) 부분 구조가 산화에 의해서 메틸렌다이옥시기로 전환될 수 있기 때문이다.

5. 알칼로이드의 생합성

1) 아미노산과 알파 케토산의 탈카복실화

구조적으로 다양한 많은 알칼로이드가 시킴산 경로로부터 생성된다고 할 수 있다. 또한, 알칼로이드들의 생성은 혼합적 생합성 경로를 가지기도 한다. 예를 들면 시킴산 경로로부터 생성되는 안트라닐산(anthranilic acid)은 폴리케타이드 생합성 경로의 구성요소인 말로닐 CoA와 아세틸 CoA를 이용하여 알칼로이드를 생성한다. 여기서 생합성 전구물질로 다루는 타이로신, 페닐알라닌, 트립토판도 시킴산 경로로부터 유래되었기 때문에 궁극적으로는 시킴산 경로에 해당된다고 할 수 있다. 먼저 알칼로이드가 생성하는 생합성 과정에서 중요한 역할을 하는 α-아미노산과 α-케토산의 탈카복실화 과정의 메커니즘을 살펴볼 필요가 있다. α-아미노산과 α-케토산의 탈카복실화는 각각 일차 아민과 알데하이드를 생성하는데 이런 탈카복실화된 산물인 아민과 알데하이드는 알칼로이드 생합성에서 중요한 구성요소이다. 아미노산의 탈카복실화는 아미노산과 반응하여 중간체를 생성하는 보조인자인 인산 피리독살(pyidoxal phosphate, 비타민 B_6)을 필요로 한다. 이 중간체는 그림 2.71에 묘사된 것처럼 탈카복실화를 겪고 탄소 음이온을 생성하는데 이때 존재하는 피리독살기는 이 탄소 음이온의 전하를 비편재화시킬 수 있어 반응이 진행되는 추진력을 제공할 수 있다. 이렇게 형성된 탄소 음이온에 양성자가 첨가되고 이민의 가수분해가 일어나면 아민과 인산 피리독살이 생성된다.

알파 케토산의 탈카복실화에 대한 메커니즘은 그림 2.72에서 보듯이 싸이아졸

(thiazole) 고리를 포함하고 있는 공통 인자인 이인산 싸이아민(thiamine diphosphate, 비타민 B_1)을 필요로 한다. 이 이인산 싸이아민에서 싸이아졸 고리의 질소 원자는 알킬화되어 양전하를 나타낸다. 이때 싸이아졸 고리의 2번 위치의 수소는 상대적으로 산성을 띠게 되는데 이는 쯔비터 이온(zwitter ion) 형태로 생성되는 음전하가 인접한 양전하에

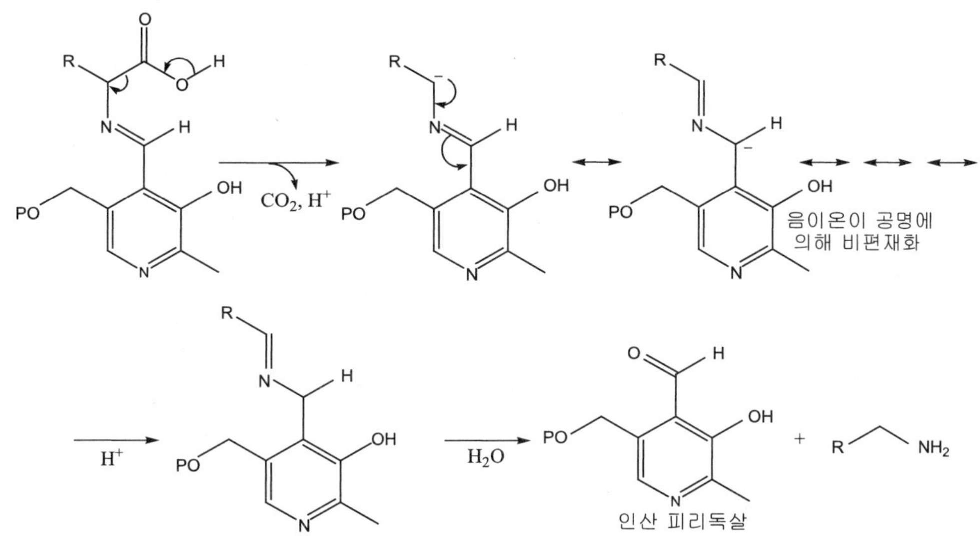

그림 2.71 α-아미노산의 탈카복실화

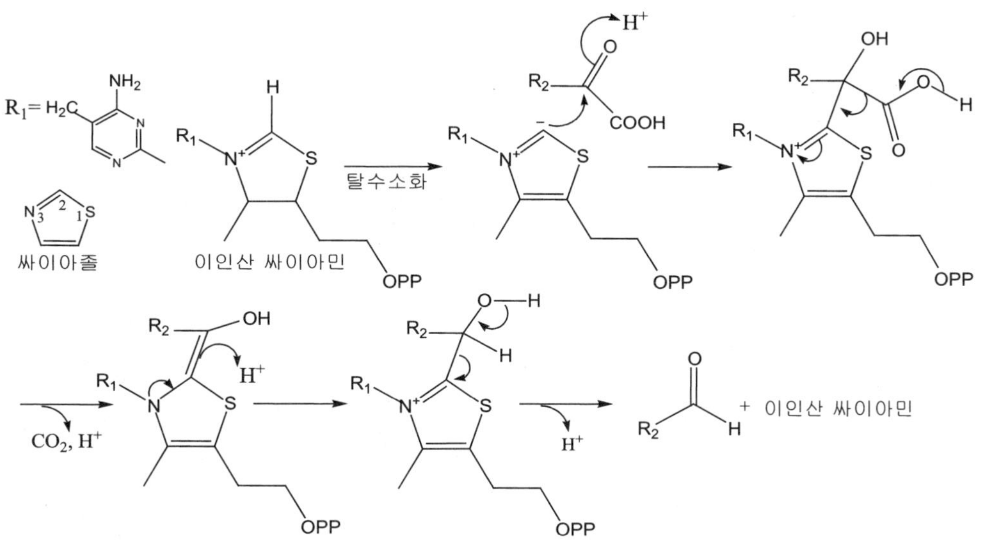

그림 2.72 α-케토산의 탈카복실화

의해 어느 정도 안정화되기 때문이다. 이 탄소 음이온이 α-케토산을 공격하여 형성된 중간체는 탈카복실화를 겪고 계속해서 가수분해가 일어나면 알데하이드와 이인산 싸이아민이 생성된다.

2) 픽테트-스펜글러 반응

트립토판, 페닐알라닌 그리고 타이로신의 탈카복실화는 2-아릴페닐에틸아민(2-arylphenylethylamine)을 생성한다. 픽테트-스펜글러(Pictet-Spengler) 반응이라는 유기반응은 산의 존재하에서 2-아릴페닐에틸아민이 알데하이드와 축합 반응을 일으켜 새로운 고리를 형성하는 것이다. 이것은 그림 2.73에서 보듯이 헤테로고리인 1,2,3,4-테트라하이드로아이소퀴놀린(1,2,3,4-tetrahydroisoquinoline) 고리 체계를 형성하는 것인데 이 화합물은 알칼로이드 천연물에서 광범위하게 발견된다. 반응의 첫 단계는 이민을 형성하기 위한 알데하이드와 아민의 축합이다. 이 이민에 양성자가 첨가되면 전자 결핍 상태가 되고 연속적으로 분자 내 친전자성 치환 반응의 친전자체 역할을 하게 되어 1,2,3,4-테트라하이드로퀴놀린이 생성된다. 이 반응의 메커니즘은 전형적인 벤젠의 친전자성 치환 반응과 유사하다.

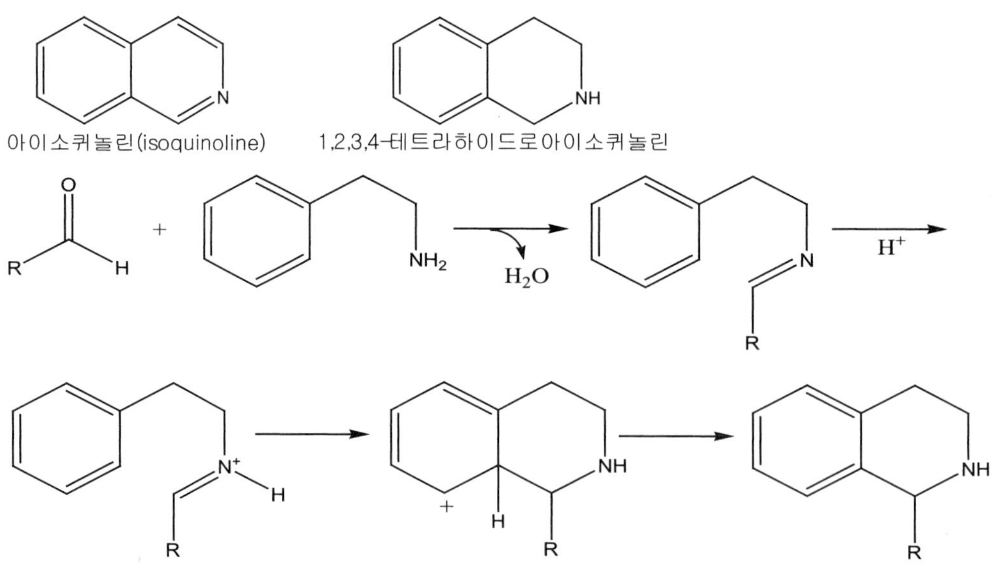

그림 2.73 픽테트-스펜글러 반응

3) 트립토판과 타이로신으로부터 유래된 알칼로이드

방향족 고리를 가진 트립토판과 타이로신에서 유래된 대표적인 알칼로이드는 픽테트-스펜글러 반응에 의한 1,2,3,4-테트라하이드로아이소퀴놀린 유도체들의 생성이다. 하메인(harmane)은 트리토판의 탈카복실화가 일어난 후에 아세트알데하이드와 픽테트-스펜글러 반응을 통하여 형성된 1,2,3,4-테트라하이드로아이소퀴놀린 유도체이다(그림 2.74). 타이로신은 여러 알칼로이드에 대한 전구물질이며, 그림 2.75에 나타난

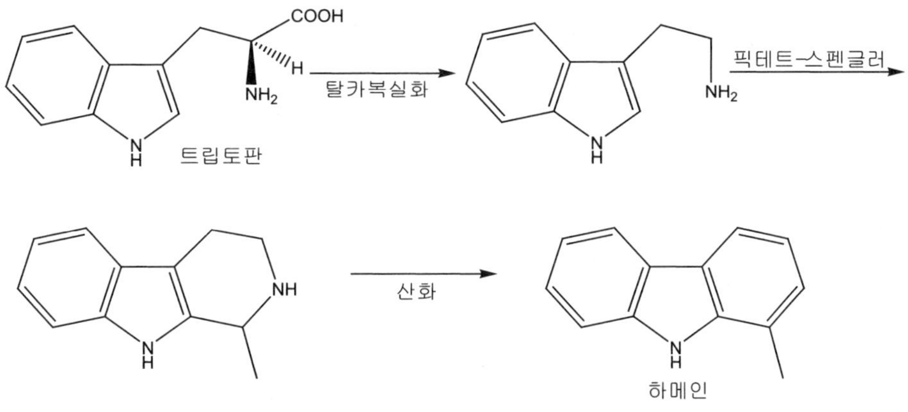

그림 2.74 하메인(harmane)의 생합성 과정

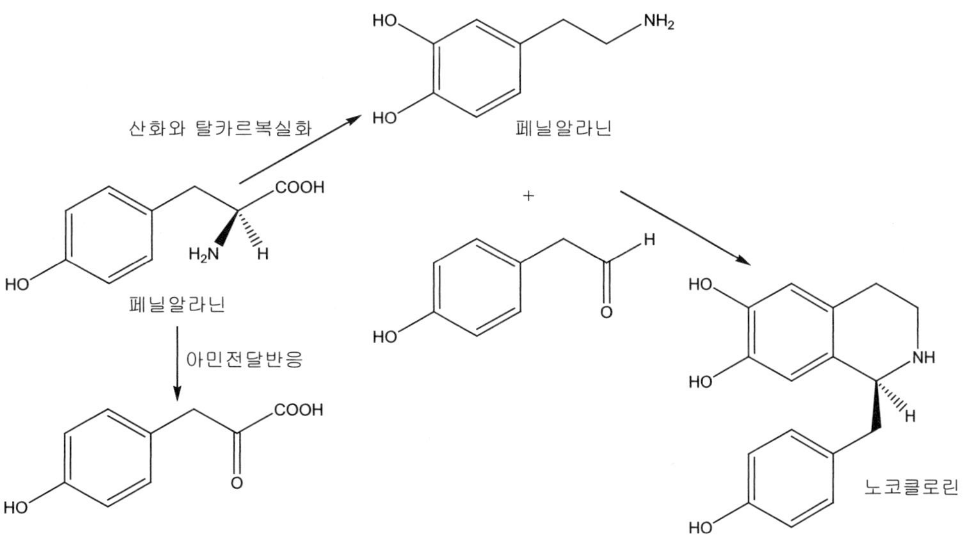

그림 2.75 노코클로린의 생합성 과정

노코클로린(norcoclaurine) 생성 과정은 어떻게 1,2,3,4-테트라하이드로아이소퀴놀린 고리가 픽테트-스펜글러 반응을 통해 생합성되는지를 보여주는 전형적인 예시이다.

06 테르펜의 생합성

1. 테르펜 생합성의 중간체로 작용하는 탄소 양이온

테르펜 생합성에서 중간체로 작용하는 많은 탄소 양이온은 흔히 파이로포스페이트(pyrophosphate)라고 하는 물질의 불균일 분해(heterolysis)로 형성된다. 유기화학에서, 알코올은 탄소 양이온이 되기 어려운데 그것은 하이드록시기가 좋은 이탈기가 아니기 때문이다. 이때 사용하는 방법은 하이드록시기를 설포네이트(sulfonate)로 바꾸는 것이다. 그렇게 되면 이탈기가 하이드록시기에서 강산의 짝염기인 설포네이트기가 되기 때문에 잘 떨어져 나가게 된다. 테르펜 생합성에서도 하이드록시기를 강산의 짝염기 파이로포스페이트기로 전환시키면 좋은 이탈기로 만들 수 있다(그림 2.76).

일단 탄소 양이온이 형성되고 나면 더 안정한 탄소 양이온으로 전이가 일어나기 때문에 구조적으로 다양한 테르펜들이 생성된다. 더 안정한 탄소 양이온을 형성하기 위

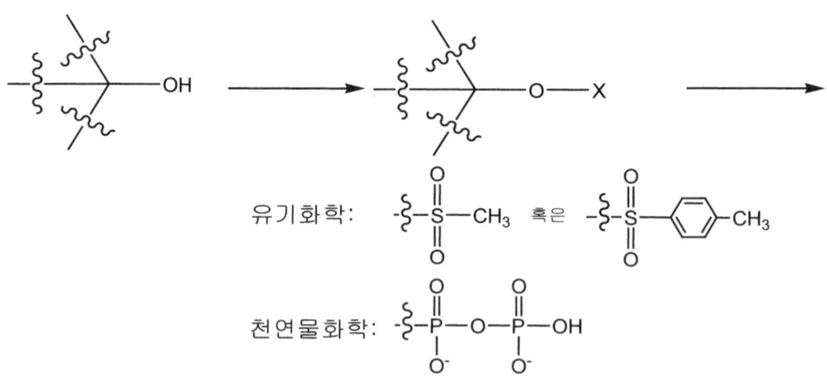

그림 2.76 하이드록시기를 다른 기로 바꾸어 주면 좋은 이탈기가 될 수 있다. 유기화학에서는 설포네이트기로, 천연물화학에서는 파이로포스페이트기로 전환시켜 좋은 이탈기로 만든다.

하여 수소 또는 알킬기가 이동하게 되거나 분자 내 고리화 반응이 일어나게 된다. 이와 같이 하이드라이드(hydride), 알킬(alkyl), 아릴(aryl)기들의 1,2-이동에 의한 탄소 양이온의 재배열을 통하여 탄소 골격에 변화가 생기는 반응을 와그너-메르바인(Wagner-Meerwein) 재배열이라고 한다(그림 2.77). 와그너-메르바인 재배열은 원래 이중 고리 화합물(bicyclic system)에서 탄소 양이온이 생성된 후 인접한 C-C 결합의 변형이 일어나는 반응이다. 엄밀하게 말하자면 와그너-메르바인 재배열은 골격 결합의 이동을 의미하지만, 이 의미가 확대되어 메틸기와 같은 치환기의 이동도 포함되었다.

생합성 과정에서 파이로포스페이트기와 같은 좋은 이탈기가 존재하면 먼저 탄소 양이온이 생성되고 난 후 알킬기가 이동하는 것이 아니라 이탈기의 제거와 동시에 알킬기의 이동이 일어난다. 또한 탄소 양이온이 형성되고 그 분자 내 이중 결합이 존재하

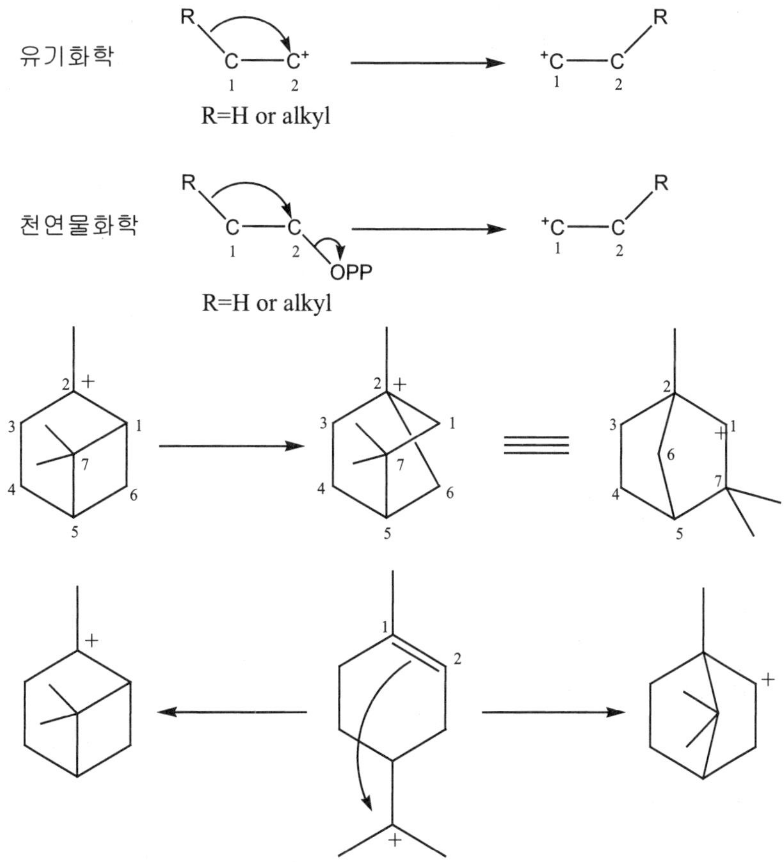

그림 2.77 와그너-메르바인 재배열과 분자 내 고리화 반응

면 분자 내 고리화 반응이 일어난다.

생합성 과정에서 생성되는 탄소 양이온은 수소를 잃게 되거나 또는 물과 반응한 후 수소를 잃게 되는 과정을 통하여 테르펜이 생성된다. 그림 2.78에서 보듯이 동일한 탄소 양이온에서 수소가 제거되거나 물이 첨가됨으로써 α-피넨(α-pinene)이나 α-터핀올(α-terpineol)이 생성된다. 또 탄소 양이온에 물이 첨가되어 일차나 이차 알코올이 형성되면 산화 반응이 더 진행되는 경우가 많은데 그림 2.79의 펜콘(fenchone)의 생성은 이러한 예의 하나이다.

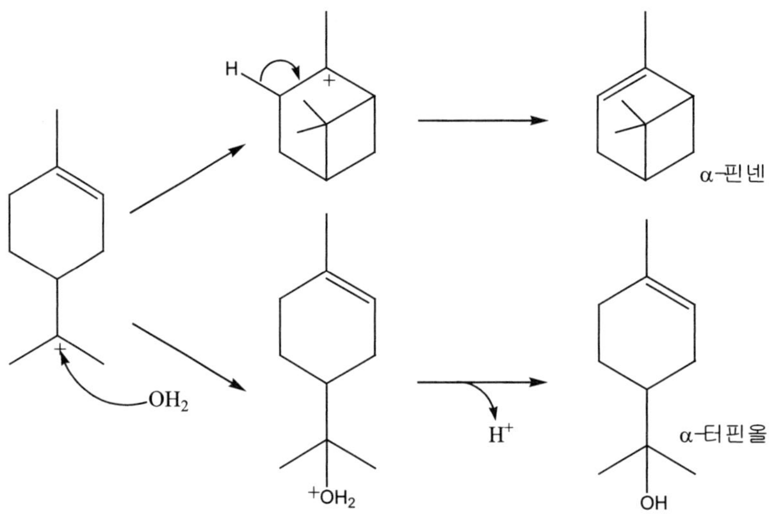

그림 2.78 탄소 양이온에서 수소 제거 반응과 물의 첨가 반응

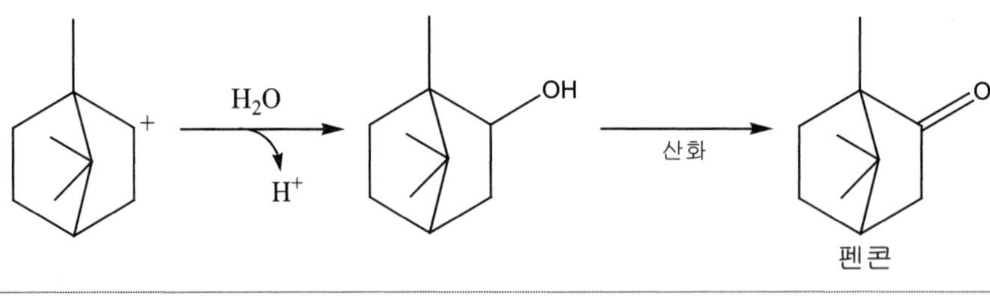

그림 2.79 펜콘의 생합성 과정

2. 테르펜의 생합성 과정

식물에서 테르페노이드는 그림 2.80의 두 가지 다른 생합성 경로, 즉 세포질(cytosol)의 메발론산(MVA, mevalonic acid) 경로와 색소체(plastid)에 위치한 데옥시자일루로스 포스페이트(deoxyxylulose phosphate, DXP) 경로에서 유래한다. 헤미테르펜, 모노테르펜, 다이테르펜 및 테트라테르펜은 DXP 경로에서 파생되지만 트라이테르펜, 스테로이드 및 특정한 세스퀴테르펜은 메발론산에서 유래한다. MVA와 DXP 경로는 서로 다른 구획에 위치하지만 두 생합성 경로, 특히 색소체에서 세포질 경로로의 교환이 있다(Laule et al., 2003; Schuhr et al., 2003). 이것은 MVA가 아닌 DXP 경로에 의해 제공되는 다이메틸알릴 다이포스페이트(dimethylallyl diphosphate, DMAPP) 및 아이소펜테닐

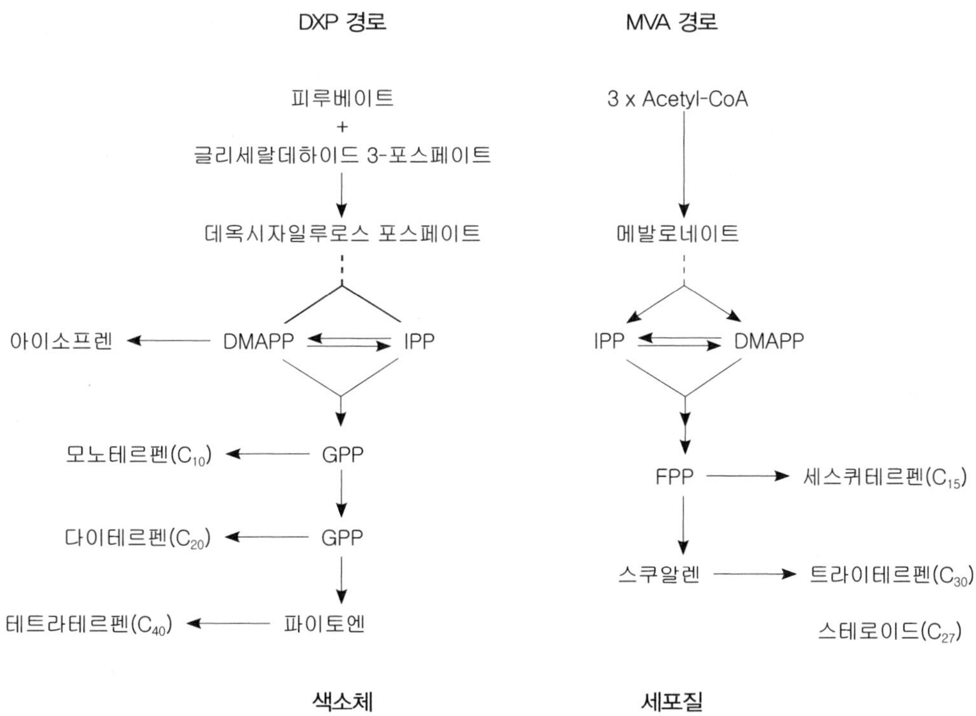

그림 2.80 식물에서 테르펜 생합성의 개관(DMAPP: dimethylallyl diphosphate, 다이메틸알릴 다이포스페이트, DXP: deoxyxylulose phosphate, 데옥시자일루로스 포스페이트, FPP: farnesyl diphosphate, 파네실 다이포스페이트, GGPP: geranylgeranyl diphosphate, 제라닐제라닐 다이포스페이트, GPP: geranyl diphosphate, 제라닐 포스페이트, IPP: isopentenyl diphosphate, 아이소펜테닐 다이포스페이트, MVA: mevalonate, 메발로네이트)

다이포스페이트(isopentenyl diphosphate, IPP) 단위에서 합성되는 여러 세스퀴테르펜의 경우에서 특히 분명하다(Dudareva et al., 2005; Piel et al., 1998).

1) 파이로포스페이트의 불균일 분해

메발론산 경로에서 파이로포스페이트의 불균일 분해가 일어나면 탄소 양이온이 형성되며 이 탄소 양이온을 경유하여 테르펜이 생성된다. 테르페노이드의 기본 구성요소는 두 개의 C_5 단위인 IPP와 이성질체인 DMAPP이다. 이 두 개의 파이로포스페이트로 가는 생합성 경로가 확인되었는데 첫 번째 경로(그림 2.81)는 메발론산 경로라 불리며 아세틸 CoA로부터 여러 단계를 거쳐 메발론산이 생성되고 이를 중간체로 사용하여 파이로포스페이트가 생합성되는 것이다.

두 번째 경로는 메틸에리쓰리톨 포스페이트(methylerythritol phosphate, MEP)/데옥시자일루로스 포스페이트(deoxyxylulose, DXP) 경로인데 이는 메발론산 대신에 MEP와 DXP를 중간체로 하여 IPP와 DMAPP를 생합성하는 것이다(그림 2.82). MEP/DXP 경로는 많은 박테리아와 광합성 생물의 엽록체에 존재하는 반면, MVA 경로는 동물, 진균류, 식물의 세포질 및 일부 박테리아에 존재한다. MEP/DXP 경로의 특징은 DXP가

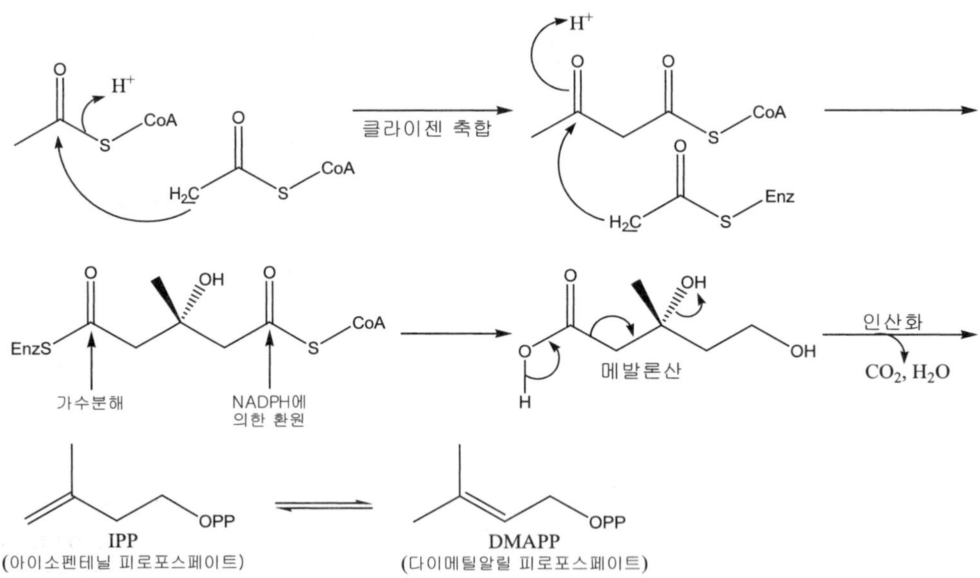

그림 2.81 메발론산의 형성

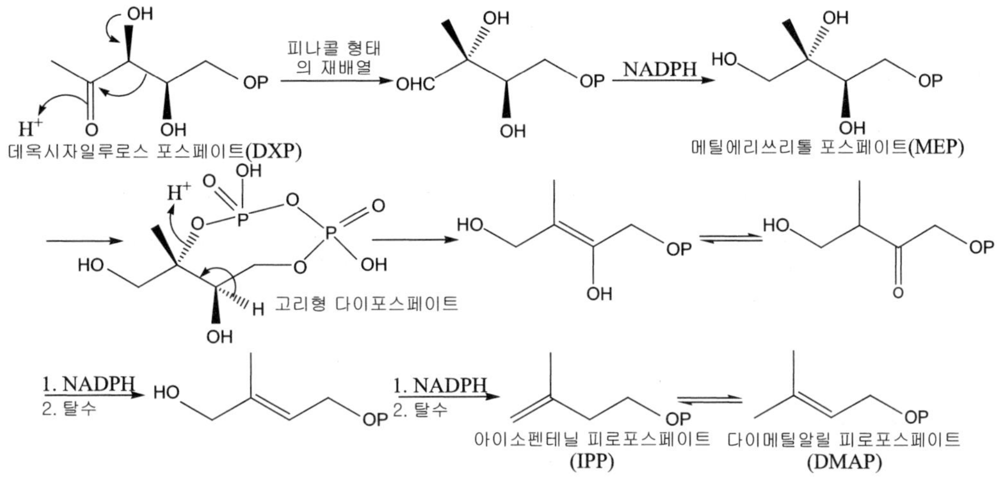

그림 2.82 메틸에리트리톨 포스페이트(MEP)/데옥시자일루로스 포스페이트(DXP) 경로

피나콜(pinacol) 형태의 재배열을 통하여 생성된 MEP가 고리형 다이포스페이트(cyclic diphosphate)를 형성한다는 것이다. 계속해서 고리형 다이포스페이트에서 제거 반응이 일어나 케톤이 생성되며 이 케톤으로 시작해서 두 번의 환원/탈수 반응이 일어나 IPP가 생성된다.

제라닐 파이로포스페이트(geranyl pyrophosphate)는 모노테르펜 대부분의 전구물질이다. 이 C_{10} 화합물은 두 개의 C_5 단위체(IPP와 DMAPP)의 결합으로 형성되는데 이 과정에서 먼저 DMAPP의 불균일 분해가 일어나 탄소 양이온 중간체가 생성된다. 이 탄소 양이온은 알릴기이고 양전하는 비편재화에 의해 안정화될 수 있다. 탄소 양이온과

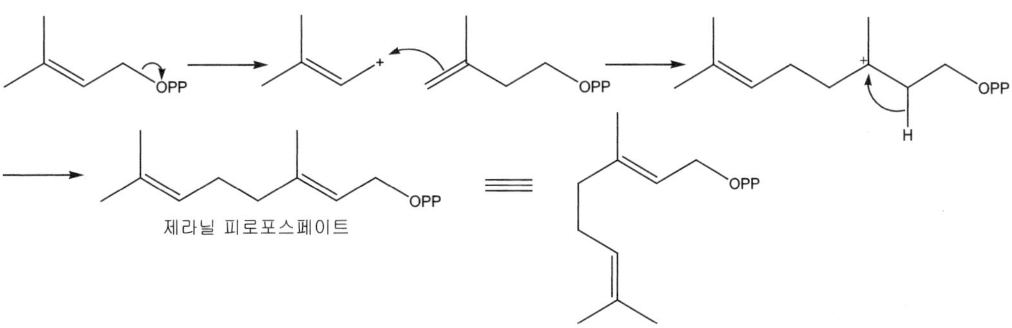

그림 2.83 제라닐 파이로포스페이트의 생합성

IPP의 반응은 3차 탄소 양이온을 생성하고 이로부터 양성자가 손실되어 제라닐 파이로포스페이트가 얻어진다.

제라닐 파이로포스페이트가 이성질체인 리나릴 파이로포스페이트(linalyl pyrophosphate)가 된 후에 불균일 분해가 일어나면 탄소 양이온이 생성된다. 계속해서 고리화 반응이 일어나 그림 2.84에서와 같은 탄소 양이온이 형성되며 이 탄소 양이온으로부터 다양한 모노테르펜이 생성된다.

제라닐 파이로포스페이트는 C_{10} 단위이며, 이를 C_5 단위인 IPP와 반응시킴으로써 C_{15} 화합물인 파네실 파이로포스페이트(farnesyl pyrophosphate)가 생성된다. 이 반응은 DMAPP가 IPP와 반응하여 제라닐 파이로포스페이트를 생성하는 반응과 유사하다. 파네실 파이로포스페이트의 이성질화는 네롤리딜 파이로포스페이트(nerolidyl pyrophosphate)를 형성하고 여기에서 생성된 탄소 양이온은 많은 세스퀴테르펜(sesqui-terpene)의 전구체가 된다.

제라닐 파이로포스페이트에 IPP를 첨가하면 파네실 파이로포스페이트가 생성되는 메커니즘과 유사하게 파네실 파이로포스페이트에 IPP를 첨가하면 C_{20}인 제라닐제라닐 파이로포스페이트(geranylgeranyl pyrophosphate)가 생성되며 이 화합물은 다양한 다이테르펜의 전구물질로 작용한다. 한 예로 제라닐제라닐 파이로포스페이트의 고리화 반응을 통해 생성되는 포막타트리엔(phomactatriene)을 들 수 있다. 포막타트리엔 고리의 형성에는 일련의 1,2-수소 음이온 이동 및 1,2-메틸 이동이 포함된다. 포막틴(phomactin) B는 포막타트리엔 골격을 갖는 천연물의 예이며, 이 화합물은 강력한 혈소판 활성화 인자이다.

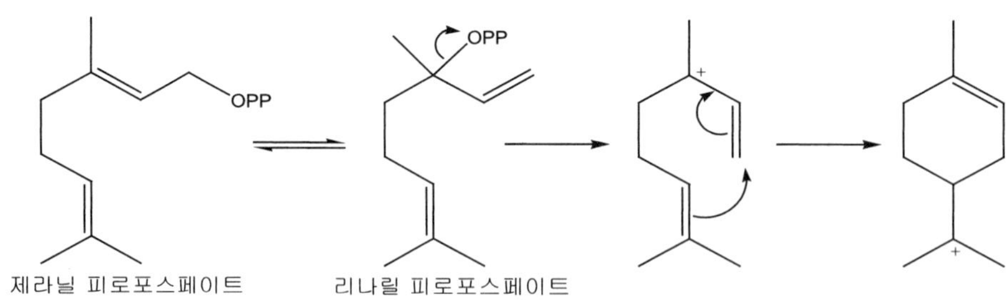

그림 2.84 탄소 양이온의 형성

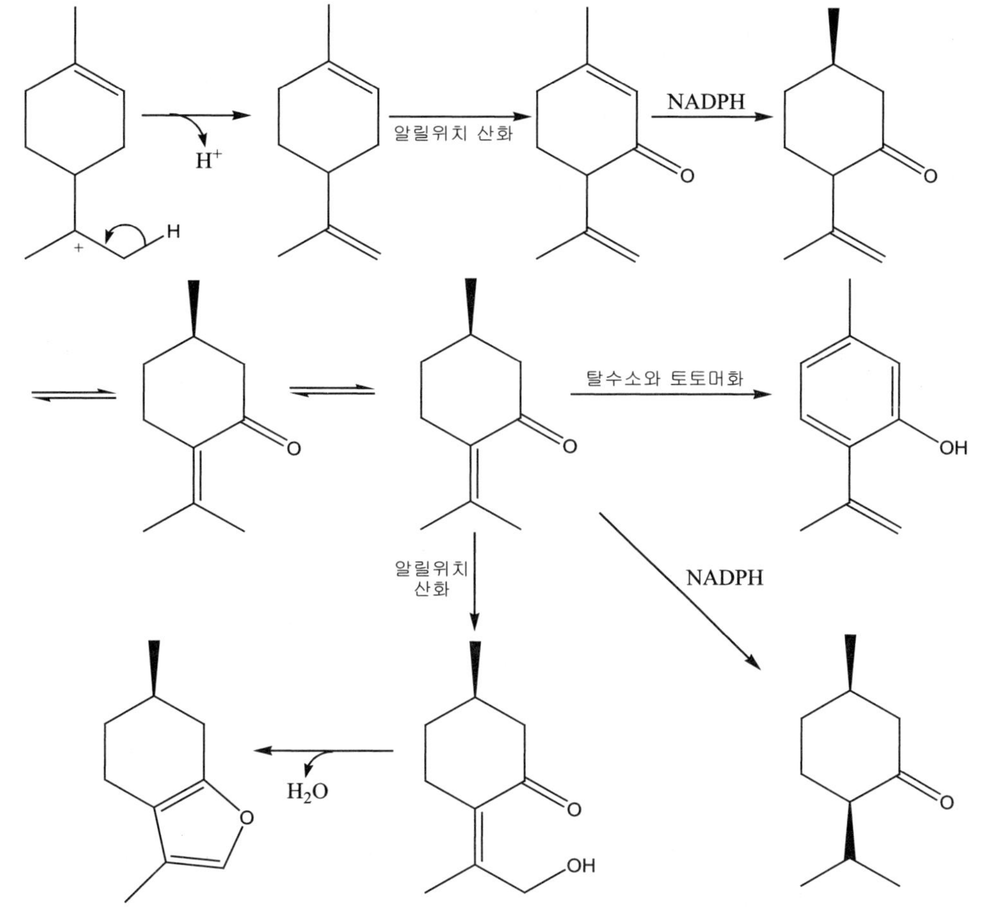

그림 2.85 제라닐 포스페이트로 생성된 탄소 양이온으로부터 유래된 모노테르펜 유도체들

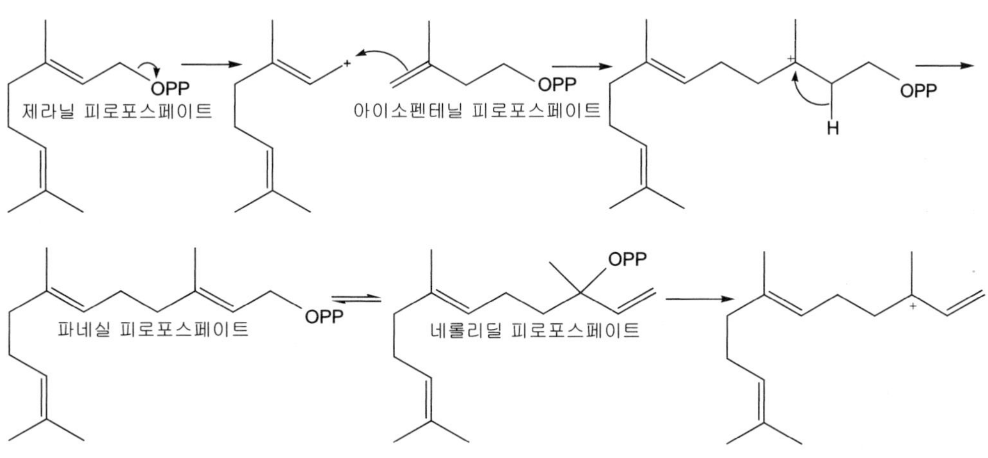

그림 2.86 파네실 파이로포스페이트로부터 양이온의 생성

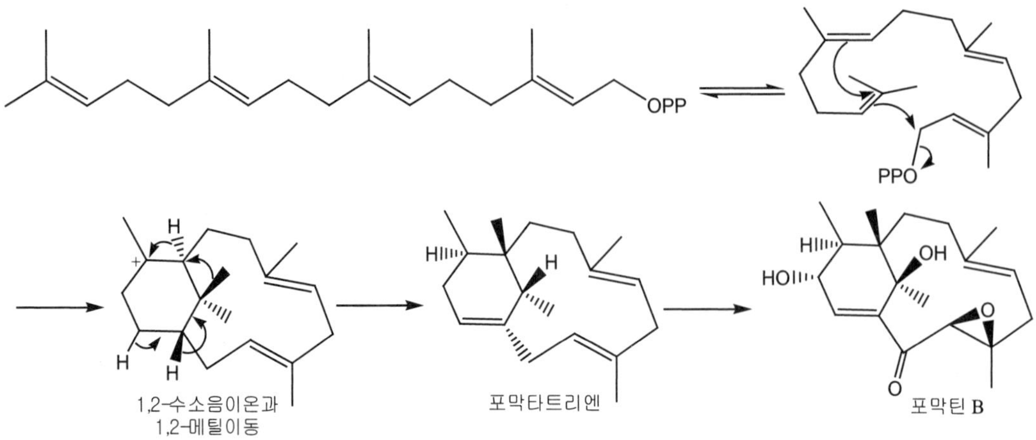

그림 2.87 포막틴 B의 생합성 과정

2) 파이로포스페이트의 이합체로부터 유래된 생합성 과정

파네실 파이로포스페이트는 두 개의 분자가 서로 머리와 머리 부분으로 반응하여 이합체인 스쿠알렌(squalene)을 생성한다(그림 2.88). 스쿠알렌의 생합성에서 탄소 양이온을 거쳐 사이클로프로페인 유도체가 생성되고, 이 사이클로프로페인 유도체에서 1,2-알킬기 이동(1,2-alkyl shift)이 일어나면 사이클로뷰틸(cyclobutyl) 탄소 양이온이 형성된다. 이 사이클로뷰틸 탄소 양이온 고리가 열린 후 생성되는 선형 탄소 양이온이 NADPH와 반응하면 스쿠알렌이 얻어진다.

유사하게, 제라닐제라닐 파이로포스페이트도 두 개의 분자가 서로 머리와 머리 부분으로 반응하여 이합체인 라이코퍼슨(lycopersene)을 생성할 수 있다(그림 2.89). 라이코퍼슨은 β-카로텐(β-carotene)의 전구물질이다.

테르펜 생합성 과정에서 탄소 양이온 중간체를 통하여 수많은 고리화 반응이 일어난다. 이러한 고리화 반응의 일반적인 개시 단계는, 파이로포스페이트(pyrophosphate)가 불균일 분해되어 선형 탄소 양이온이 먼저 생성되고 계속해서 고리화가 진행되어 새로운 탄소 양이온이 형성되는 것이다.

테르펜 화학에서는 개시 단계로 파이로포스페이트의 불균일 분해를 겪지 않는 탄소 양이온의 고리화 반응도 일어날 수 있다. 이런 종류의 고리화 반응은 알켄 결합 탄소 중 하나에 친전자체가 첨가되어 고리 형성 반응을 겪을 수 있는 탄소 양이온을 생성시

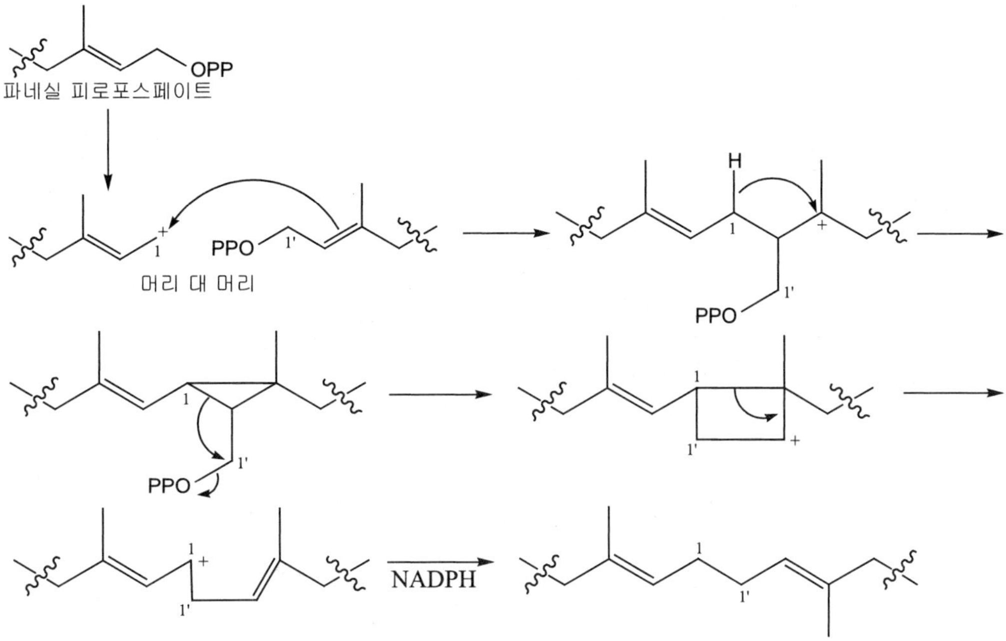

그림 2.88 스쿠알렌의 생합성 과정

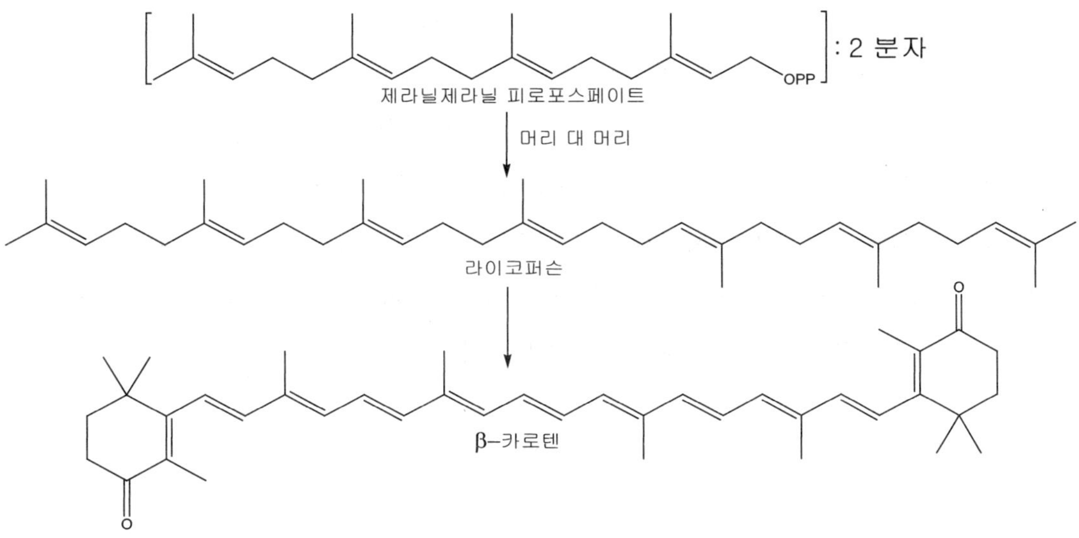

그림 2.89 라이코퍼슨과 β-카로텐의 생합성

킴으로써 개시된다. 이러한 고리화 반응의 대표적인 예는 제라닐제라닐 파이로포스페이트로부터 스클라레올(sclareol)의 생성이다(그림 2.90).

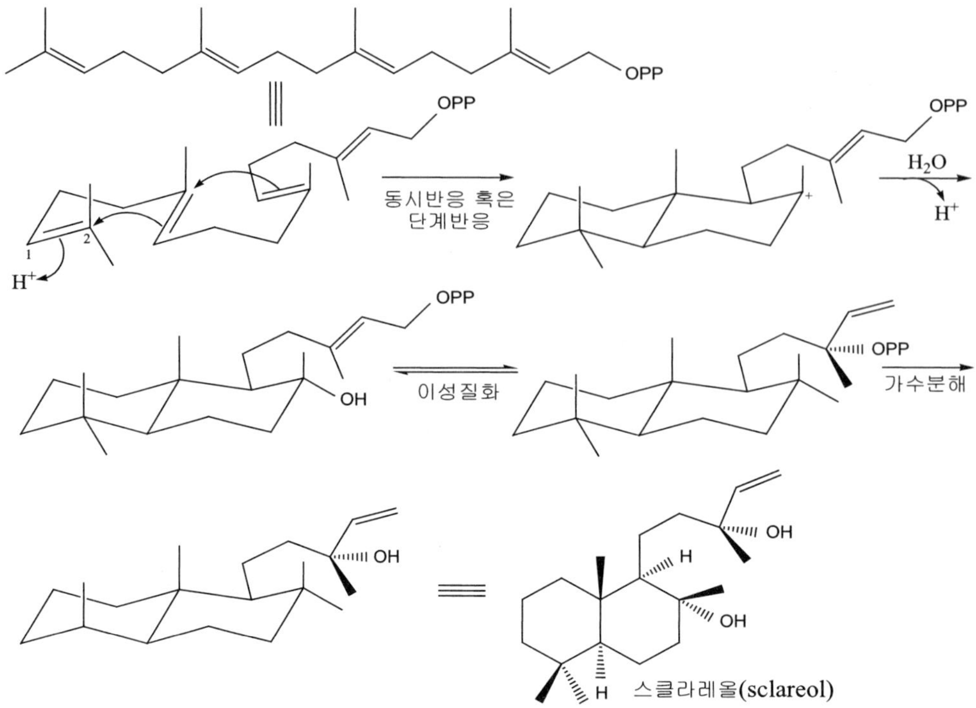

그림 2.90 스클라레올(sclareol)의 생합성 과정

테르펜 생합성에서 또 다른 매우 중요한 유형의 고리화 반응은 스쿠알렌 옥사이드(squalene oxide)로부터 시작하는 반응이다. 스쿠알렌 옥사이드는 스쿠알렌의 말단 이중결합의 에폭시화(epoxidation)에 의해 형성된다. 에폭시화는 잘 알려진 유기반응으로 알켄은 과산화 카복실산(RCO_3H)과 같은 산화제에 의해서 에폭사이드로 전환될 수 있다. 스테로이드(steroid)와 트라이테르페노이드를 생성하는 스쿠알렌의 고리화는 에폭시화 또는 말단 알켄 부분의 양성자화에 의해 개시된다.

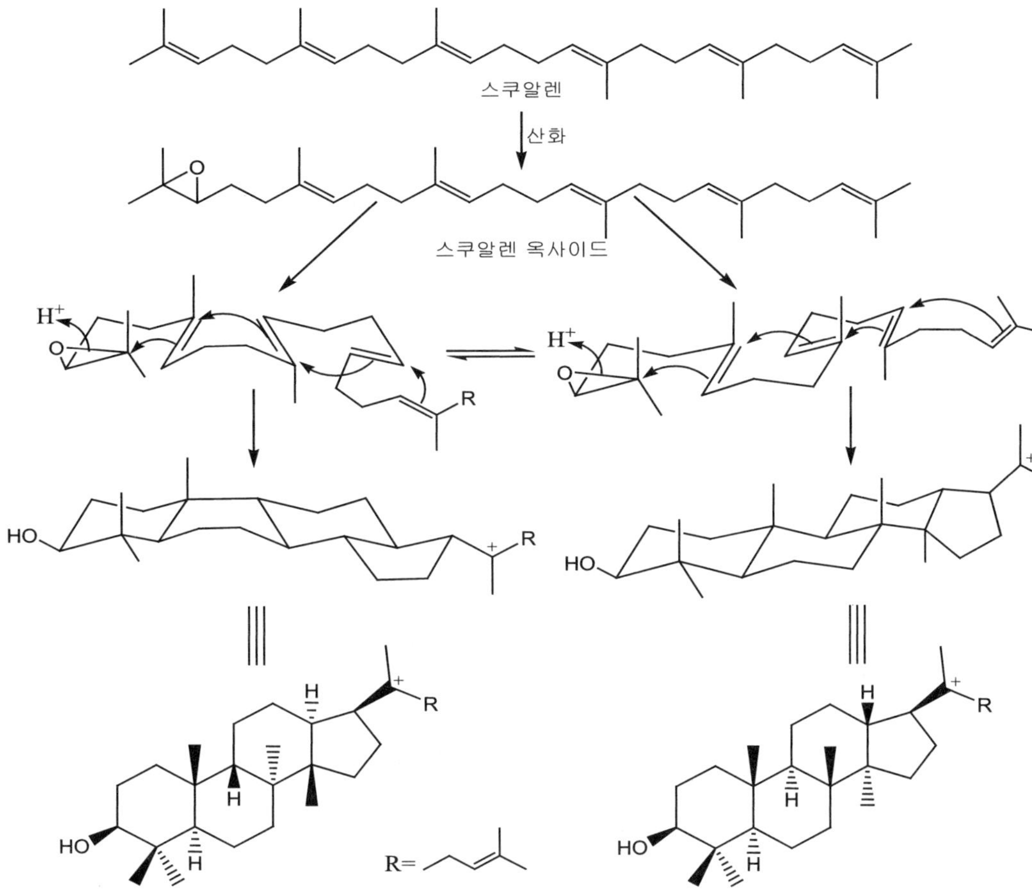

그림 2.91 스쿠알렌 옥사이드의 반응

07 아미노산에서 유래된 천연물(알칼로이드)

많은 지방족 알칼로이드들은 아미노산인 오르니틴과 라이신의 변형으로 형성된다. 아민을 생성하는 아미노산의 탈카복실화와 아민 전달 반응은 이미 시킴산 경로에서 다루었다. 그림 2.92는 오르니틴이 중간체들인 푸트레신(putrescine)과 아미노알데하이드를 경유하여 고리형 이미늄 이온(iminium ion)으로 변환되는 과정을 설명한다. 여기에서 아민이 아미노알데하이드로 변환되는 반응은 아민 전달 반응인데 시킴산 경로에서

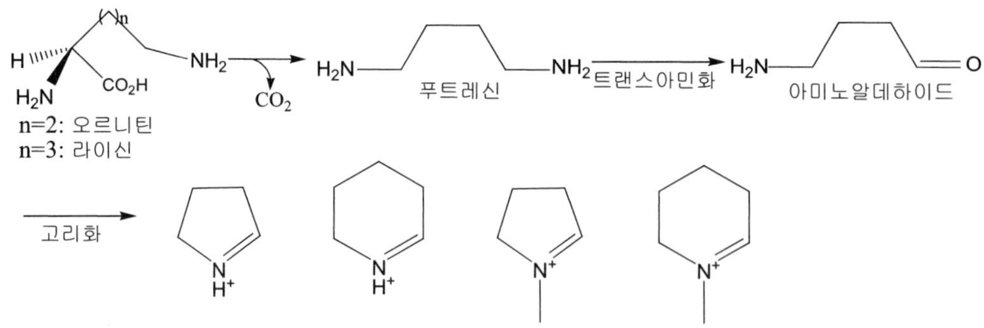

그림 2.92 이미늄 이온의 형성

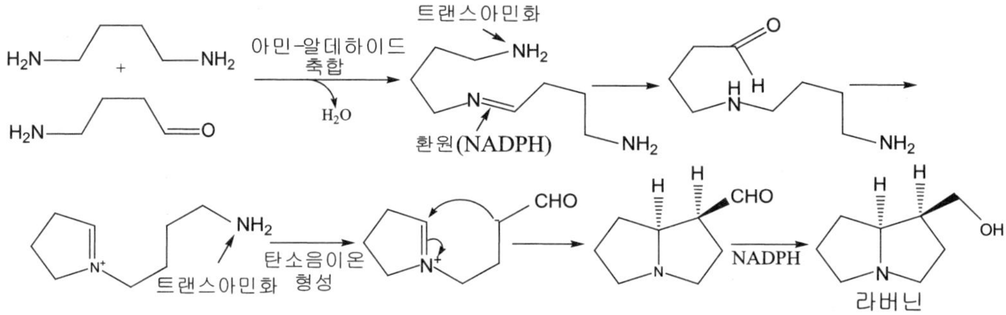

그림 2.93 라버닌의 생합성

일어나는 아민 전달 반응과의 차이점은 반응 기질이 아미노산이 아닌 아민이며, 생성물이 α-케토산이 아닌 알데하이드라는 것이다. 여기서 생성된 이미늄 이온들과 이들의 대응하는 N-메틸 이미늄(N-methylated iminium) 이온들은 다양한 지방산 알칼로이드들의 전구물질들로 작용한다. 푸트레신과 같은 다이아민(diamine)은 S-아데노실 메싸이오닌과 반응하여 N-메틸화된 생성물이 형성되고 이것은 N-메틸화된 이미늄 이온의 전구물질이 된다. 이미 앞에서 다루어진 폴리케타이드 경로에서 N-메틸화된 이미늄 이온이 어떻게 알칼로이드 생성 경로에 참여하는지를 살펴보았다.

피롤리지딘(pyrrolizidine) 계열의 알칼로이드인 라버닌(laburnine)은 다리목 질소(bridgehead nitrogen) 원자를 가진 두 개의 접합된 5각형 고리를 가진 구조이다. 이 알칼로이드의 생합성 과정은 오르니틴 두 분자가 참여하는데 그림 2.93에서 보는 것처럼 아민에서 알데하이드로의 전환이 일어난다.

퀴놀리지딘(quinolizidine) 계열의 알칼로이드는 한 개의 다리목 질소를 가진 2개의 접합된 6각형 고리를 소유하고 있으며 라이신(lysine) 2분자로부터 형성된다. 대표적인 퀴놀리지딘 알칼로이드인 루피닌(lupinine)의 생합성 과정을 그림 2.94에 나타내었다. 이 생합성 과정에서 이미늄 이온은 수소를 잃고 엔아민(enamine)이 되며 전자가 풍부한 엔아민은 이미늄 이온과 반응할 수 있다. 중간체인 알데하이드 유도체의 이미늄 이온은 여러 가지 다중 고리 알칼로이드들의 전구물질이며 스파테인(sparteine)은 이러한 다중 고리 알칼로이드의 예가 된다. 스파테인의 생합성 과정은 엔아민과 이미늄 이온 사이의 상호작용에 대해서 잘 설명해 준다.

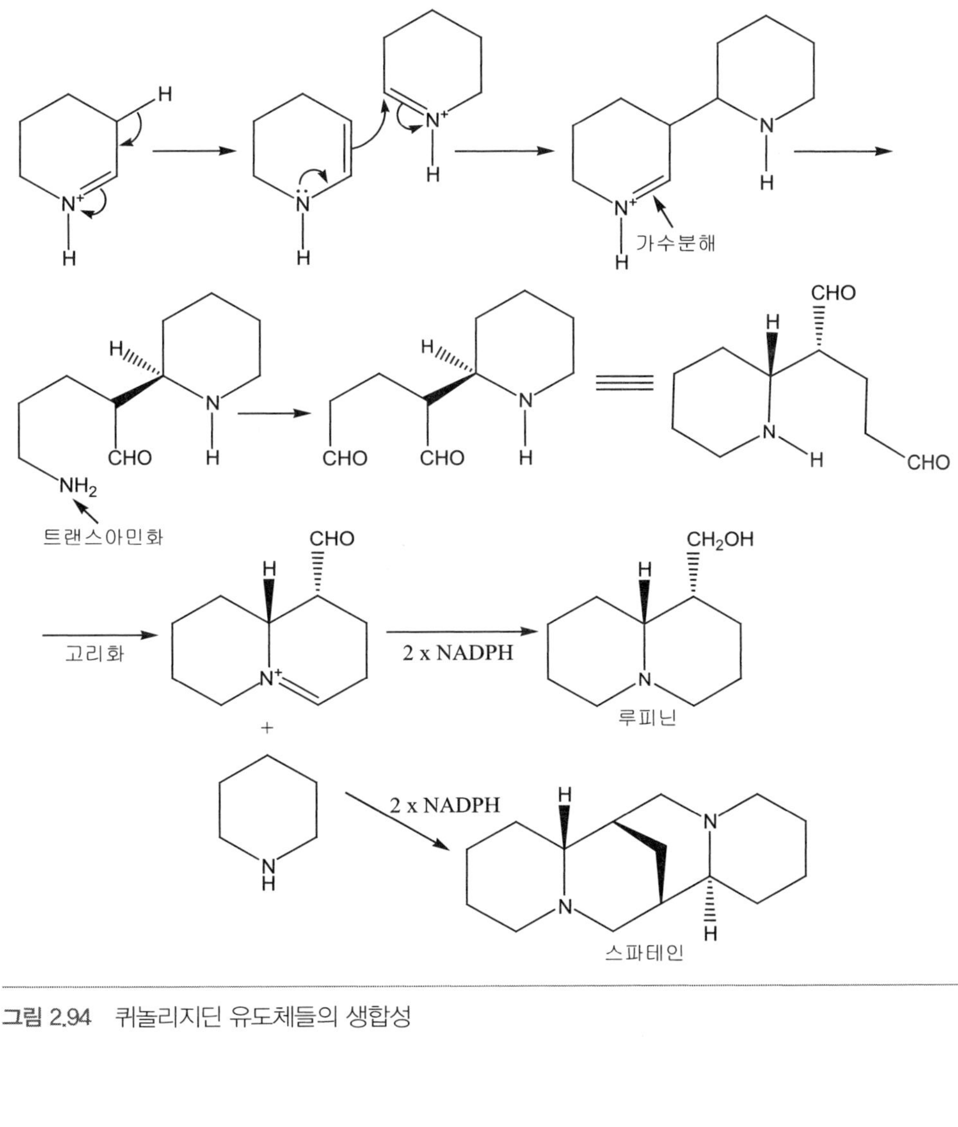

그림 2.94 퀴놀리지딘 유도체들의 생합성

3장

생리활성 천연물

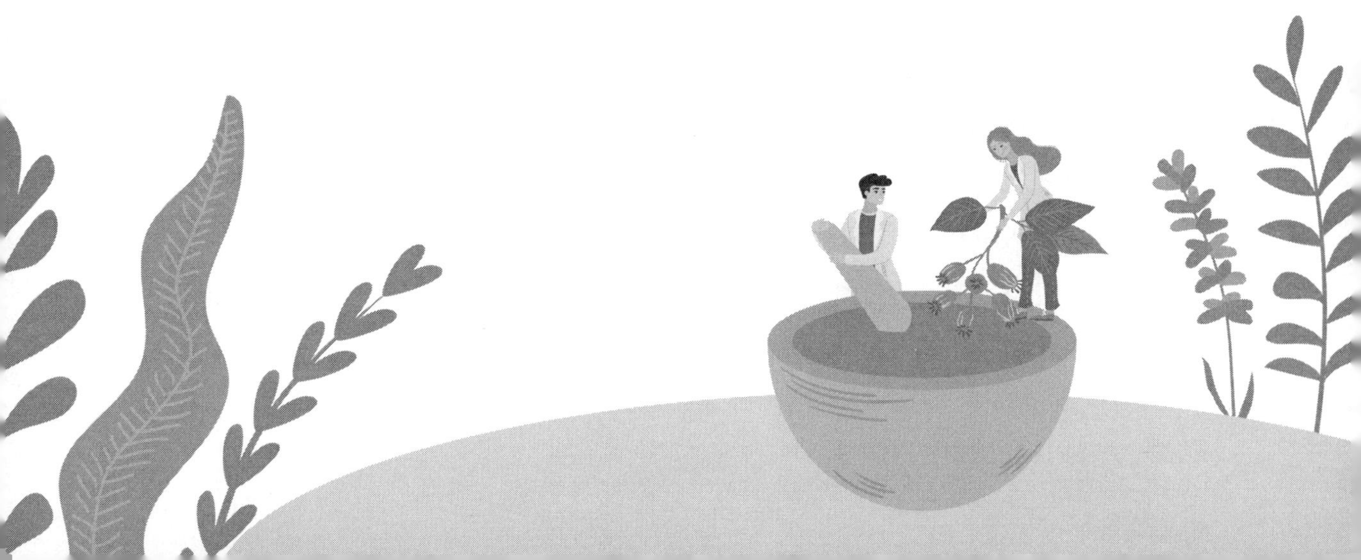

01 개요

생물은 효소 단백질을 통해 물질대사를 제어하며, 이것이 바로 생명을 유지할 수 있는 원동력이다. 이 효소 단백질의 합성에 관한 유전정보를 핵산이 담당하고 있다는 사실은 잘 알려져 있다. 한편으로 다세포 생물이 생체의 항상성(homeostasis)을 유지하기 위해서는 세포 간의 미묘한 정보전달이 또한 필요하다. 이를 위해서는 단백질이나 핵산과 같은 고분자 물질이 아니라, 이동이 용이한 저분자 화합물이 유용하다. 예를 들면, 호르몬은 특정한 세포(분비세포)로부터 분비되어 멀리 떨어져 있는 다른 세포에 정보를 전달한다. 특히, 최근에 주목을 받고 있는 오타코이드(autacoid)는 특정 분비선으로부터 나오는 것이 아니고, 국소에서 생산·분비되어 그 주변에 호르몬과 같은 작용을 나타내는 물질이다. 개체 간의 정보전달, 예를 들면 이성의 인식 등에는 곤충에서 볼 수 있는 페로몬 같은 저분자 물질이 관여하는 경우가 많다. 또한, 비타민과 같이 외부로부터 섭취하지 않으면 생명을 유지할 수 없는 미량물질 역시 존재한다. 이처럼 생명 유지에 필수적인 생리활성 물질은 미량밖에 존재하지 않기 때문에 연구가 매우 어렵다. 이런 까닭에 초기의 천연물화학 연구는 주로 대량으로 순수하게 얻어지는 식물의 이른바 이차 대사산물인 테르펜류나 알칼로이드에 집중되었다.

사람의 생명유지에 필수적인 활성 물질로서는 에이블(J. J. Abel, 1899)과 타카미네(S. Takamine, 1901)에 의해 부신수질로부터 분리된 아드레날린이 최초이다. 이것은 혈압을 상승시키는 호르몬인데, 호르몬이라는 이름은 후에 스테일링(E. Stailing)에 의해 붙여진 것이다. 아드레날린에 이어 갑상선 호르몬인 티록신이 켄덜에 의해 갑상선으로부터 분리되었고(E. C. Kendall, 1915), 해링턴이 이 물질의 구조를 결정하고 합성을 진행하였다(C. R. Harington, 1926). 또한 펩타이드 호르몬인 인슐린이 밴팅과 베스트에 의해 췌장에서 발견되었고(F. G. Banting & C. H. Best, 1921), 에이블에 의해 결정 상태로 분리되었다(J. J. Abel, 1926). 한편, 도이지와 부테난트가 각각 독립적으로 발정 호르몬 에스트론을 분리한 것은 1930년대 스테로이드 호르몬 연구의 폭발적인 발전의 계기가 되었다(E. A. Doisy & A. Butenandt, 1929).

식물 호르몬의 분리는 상당히 늦어서 쾨글이 식물 성장 호르몬인 인돌아세트산을 분리한 것이 최초이다(F. Kögl, 1934). 시키다와 수미키가 벼의 어린 모에 나타나는 병의 연구로부터 벼를 웃자라게 하는 병원독소 지베렐린(gibberellin)을 분리하였는데(T. Sikida & R. Sumiki, 1938), 이것이 후에 식물 호르몬으로 밝혀져 활발하게 연구되었다. 곤충에 있어서는 탈피 호르몬(엑디손)이 전흉선으로부터 분비된다는 것을 후쿠다가 발견하였고(M. Fukuda, 1940) 부테난트와 칼슨이 이것을 최초로 분리하였다(A. Butenandt & P. Kailson, 1953). 이들은 또한 누에의 암컷이 수컷을 유인할 때 분비하는 물질인 봄비콜(bombykol)도 분리하였으며, 이와 같이 동종의 개체간에 작용하는 물질을 총칭해 페로몬이라는 이름으로 호칭하였다.

스즈키가 쌀겨로부터 각기병의 치료에 유효한 성분인 오리자닌(oryzanin)을 분리했는데(B. Suzuki, 1910) 이것이 최초로 분리에 성공한 비타민이다. 펑크도 동일한 물질을 뽑아내었고 비타민이라고 명명했는데(C. Funk, 1911) 이것이 비타민 B_1이다. 1930년대에는 카러(P. Karrer), 쿤(R. Kuhn), 윈다우스(A. Windaus)에 의해 비타민 A, B_1, B_2, C, D, E 등의 구조 결정과 합성이 경쟁적으로 행해져 비타민 화학의 전성시대가 시작되었다.

항생물질은 미생물 상호 간의 제어물질로 여겨진다. 플레밍이 푸른곰팡이로부터 페니실린을 발견한 것은 유명하며(A. Fleming, 1929), 그 후로 5000여 종의 항생물질이 분리되었다.

제2차 세계대전 이전에는 천연물화학에서의 구조 연구가 주로 화학적 방법에 의존하는 수밖에 없었으므로 다량의 순수한 물질이 필요하였으며 미량밖에는 얻을 수 없는 생리활성 물질의 구조 분석은 거의 불가능하였다. 그러나 제2차 대전 후에는 각종 크로마토그래피 등에 의한 분리 방법이 크게 발전함과 더불어, 자외선·적외선·핵자기 공명 분광기와 질량 분석, X선 회절, 광회전 분산(optical rotatory dispersion) 등의 물리적 측정 장치가 개발되고, 한층 개량되었다. 이에 따라 해가 갈수록 미량으로도 구조를 결정할 수 있게 되었고, 복잡한 구조에 대해서도 구조를 분석할 수 있게 되었다. 또한 최근에는 유기금속 시약을 비롯한 많은 시약이 개발되고, 입체선택적 반응이 연달아 발견됨으로써 복잡한 천연물의 합성에 대한 도전도 가능하게 되어 천연물화학이 눈부시게 발전하였다. 이와 같은 구조 결정 및 합성 방법이 진보함에 따라 현재는 초미량이거나 불안전한 생리활성 물질의 연구가 더욱 꽃을 피워가고 있다.

02 생물의 자기 제어물질

1. 비타민

사람이 단백질, 탄수화물, 지방질의 3대 영양소와 무기질 외에 외부로부터 반드시 섭취해야만 하는 미량의 영양소를 비타민이라고 부른다. 야맹증, 각기병, 괴혈병 등이 어떤 종류의 비타민 부족으로부터 발생한다는 것은 이미 잘 알려져 있다. 도쿠가와 이에야스의 에도시대 중기부터 일본에서는 백미를 먹게 되면서부터 각기병에 의해 사망하는 사람이 크게 증가하였다. 메이지 시대가 되면서 일본 해군은 특히 각기병에 의해 매우 고통을 당하였다. 해군의 타카이 군위관은 영국 해군의 식사와 비교해 보고 백미에 원인이 있다고 생각하여 보리밥을 섭취하게 한 결과, 해군에서의 각기병 발생은 크게 감소하였다(K. Takai, 1882). 그러나 오랫동안 이 사실이 일반적으로 믿어지지 않아서, 각기병으로 죽는 사람의 수는 계속 증가하였다.

유럽에서는, 생쥐의 생육에 3대 영양소와 무기질뿐 아니라 소량의 우유를 첨가하는 것이 필요하다는 것을 루닌이 발견하였고(L. Lunin, 1881), 에이크만도 군의관으로서 각기병을 막는 데 필수적인 성분이 식물 중에 존재한다는 것을 지적하였다(C. Eijkman, 1886; 노벨상, 1929). 홉킨스는 우유로부터 그 인자를 추출하여, 지용성 인자와 수용성 인자를 얻을 수 있었다(F. G. Hopkins, 1906). 농예화학자 출신인 스즈키는 쌀겨로부터 각기병에 대하여 유효한 성분을 농축하여 오리자닌(oryzanin)으로 명명하였는데(B. Suzuki, 1910), 같은 무렵, 폴란드 사람인 펑크도 같은 인자를 추출하여 비타민(vitamin)이라고 명명하였다(C. Funk, 1911). 펑크는 결정을 얻었다고 보고했기 때문에 비타민이라는 이름이 널리 인식되었는데, 사실은 니코틴산의 결정에 활성 성분이 부착되어 있는 것이었으며, 스즈키가 분리한 물질과 마찬가지로 불순물이 섞여 있었다. 어쨌든 이 이름은 비타민으로 일반화되었으며, 지용성 인자를 비타민 A, 수용성 인자를 비타민 B로 부르게 되었다. 비타민 B는 그 이후에 혼합물인 것이 알려져서 B_1, B_2 등의 기호가 붙여 졌으며 비타민 B_1(싸이아민, thiamine)이 결정으로 얻어진 것은 1926년의 일이었다.

지용성 인자(비타민 A)에 대해서는 오스본과 멘델이 야맹증과의 관계를 발견하였다(T. B. Osborne & L. B. Mendel, 1913). 카러(P. Karrer, 1931; 노벨상, 1937)와 모프(R. Morf, 1931)는 북태평양산 큰가자미의 간유로부터 활성이 높은 성분을 얻어서 화학 구조를 결정했는데 이것이 비타민 A이다. 비타민 A는 다이테르펜인데 β-카로텐의 반쪽 골격을 갖고 있다. 실제로 β-카로텐도 비타민 A의 활성을 나타낸다. 대구나 상어의 간유는 다량의 비타민 A를 함유하고 있기 때문에 의약으로 이용되었는데 현재는 비타민 A를 거의 합성으로 얻고 있다. 비타민 A는 알데하이드의 형태로 눈의 감광 색소 단백질인 로돕신의 성분이 된다. 비타민 A는 A_1과 A_2로 나뉘는데 보통 비타민 A라고 불리는 것은 A_1을 가리키며 레티놀(retinol)이라고도 한다. A_2는 A_1보다 이중 결합이 하나 더 많은 3-디하이드로레티놀(3-dehydroretinol)을 말한다. 이들 비타민 A는 식물에서는 발견되지 않으며, 식물은 카로틴(α-, β-, γ-carotene)과 크립토잔틴(cryptoxanthin)이라고 하는 황색 또는 주황색 물질만을 스스로 합성할 수 있다. 이들은 동물체 내로 들어오면 쉽게 비타민 A로 전환되어 이용되기 때문에 비타민 A 전구물질(provitamin A)로 불린다.

비타민 B는 항각기 인자인 비타민 B_1(싸이아민)과 라이보플라빈결핍증(raiboflavinosis) 인자인 비타민 B_2(리보플라빈)로 나누어졌다. 1920년대에 들어서서 항괴혈병 인자인 비타민 C가 과즙에서 발견되었고 지용성 인자로부터는 항야맹증 인자인 비타민 A 외에 항구루병 인자인 비타민 D가 발견되었다. 이어서 지용성 인자로서 항불임 인자인 비타민 E도 발견되었다. 니코틴산(비타민 B_3)은 펑크가 최초로 결정으로 얻었지만(C. Funk, 1911) 실제로 항펠라그라 인자로서 비타민의 일종으로 인식된 것은 1937년이다.

항각기병인자인 비타민 B_1(싸이아민)의 구조는 윌리암스(R. J. Williamns, 1936)가, 또한 비타민 B_2(리보플라빈)의 구조는 쿤(R. Kuhn, 노벨상, 1938)과 카러(P. Kareer, 1935; 노벨상, 1937)가 각각 합성으로 증명했다. 쿤(독일)과 카러(스위스)의 격렬한 합성 경쟁은 유명한데, 둘 다 이 연구로 노벨상을 받았다. 이때의 합성이 기초가 되어 현재는 모두 합성된 비타민이 사용되며 보강미에는 B_1, B_2, B_3(니코틴산)가 첨가되고 있다. 리보플라빈(비타민 B_2)은 산화-환원 조효소인 플라빈 모노뉴클레오타이드(FMN)와 플라빈 아데닌 다이뉴클레오타이드(FAD)로 자연에 존재한다.

비타민 B_3는 항펠라그라 인자이며 니코틴산(nicotinic acid)과 니코틴아마이드(nicotinamide)로 구성된다. 20년 이상 탐색한 끝에 엘비힘이 니코틴아마이드라는 것을 마침내 밝혀냈다(C. A. Elvehjem, 1937). 나이아신(niacin)이라고도 하는 니코틴산도 니코틴아마이드와 동일한 효과가 있다. 니코틴아마이드는 보조효소 DPN(diphosphopyridine nucleotide)과 TPN(triphosphopyridine nucleotide)의 한 성분으로 작용한다.

미생물의 생육에 필수적인 성분을 연구하면서 동물실험에서는 발견되지 않았던 비타민들도 발견되었다. 윌리엄스는 비타민 B_5인 판토텐산(pantothenic acid)을(R. R. Williams, 1938), 쾨글은 비타민 B_7인 바이오틴(biotin)을 효모가 생육하는 데 필수적인 인자로서 발견하였다(F. Kögl, 1935). 이것들은 후에 사람에게도 필요하다는 것이 밝혀졌다. 비타민 B_5는 코엔자임 A(CoA-SH)의 주요 구성성분이다. 거의 모든 동식물에 들어 있으므로 결핍증을 보기는 힘들다. 비타민 B_7은 비타민 H 혹은 코엔자임 R이라고도 한다. 바이오틴은 이산화 탄소의 고정과 생체 내에서 탈카복실화 반응에 중요한 역할을 하는데 실제로 바이오틴에 이산화 탄소가 첨가된 화합물이 리넨에 의해서 분리되었다(F. Lynen, 1959).

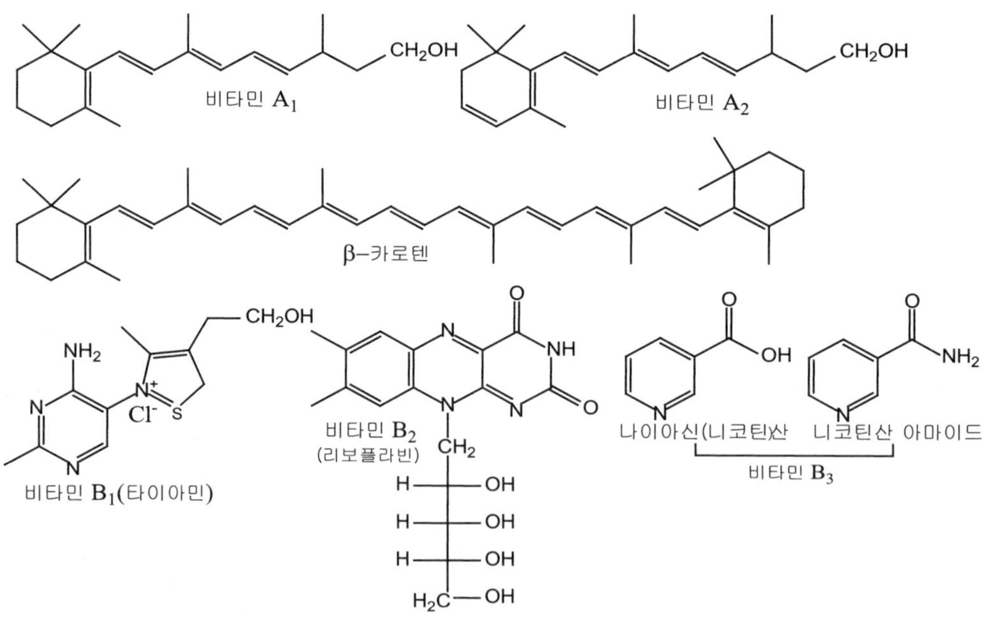

그림 3.1 비타민 A, 비타민 $B_1 \sim B_3$

항피부염 인자인 피리독신(pyridoxine)는 죄르지에 의해 발견되고(P. György, 1935), 1939년에는 합성에 의해 구조가 확인되었다. 스넬은 피리독살(pyridoxal)과 피리독사민(pyridoxamine)이 피리독신보다 활성이 강하다는 것을 발견했으며(E. E. Snell, 1942), 실제로 그 후의 연구로 이들의 인산 에스테르가 보조효소로 작용한다는 것이 알려졌다. 피리독신, 피리독살, 피리독사민을 비타민 B_6라 한다.

엽산(folic acid)은 비타민 B_9로 불리며 과일에 풍부하게 존재한다. 비타민 M 혹은 프테로일글루탐산(pteroylglutamic acid)이라고도 불리며 미생물 생육 및 항빈혈 인자로 분리되었다. 사람에게는 핵산을 합성하고 적혈구를 생성하는 데 꼭 필요하며 결핍되면 빈혈이 생긴다. 엽산을 가리키는 folic이라는 영어 어원은 나뭇잎을 뜻하는 라틴어 폴리움(folium)에서 유래되었다.

1934년 미노트(G.R. Minot), 머피(W.P. Murphy), 그리고 휘플(G.H. Whipple)은 사람의 악성 빈혈이 간장의 추출물로 치료된다는 것을 발견하여 노벨상을 공동 수상하였다. 그 이후 1948년이 되어서야 비로소 머크사의 연구원 폴커스(K. Folkers)에 의해 소의 간장으로부터 비타민 B_{12}인 사이아노코발아민(cyanocobalamine)이 적색 결정으로 분리되었다. 비타민 B_{12}는 사이아노코발아민, 하이드록소코발아민(hydroxocobalamin), 메

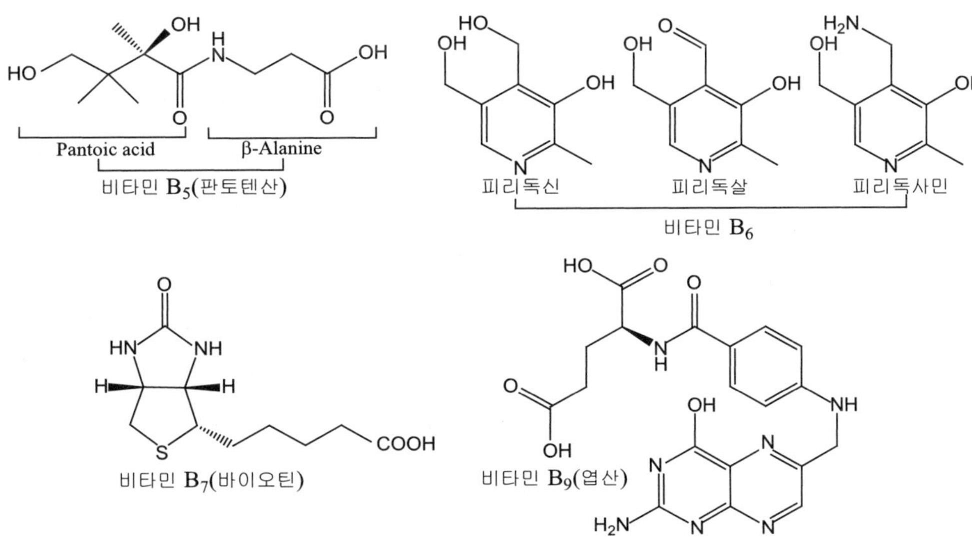

그림 3.2 비타민 B_5, B_6, B_7 및 B_9

틸코발아민(methylcobalamin), 아데노실코발아민(adenosylcobalamin)의 4가지 형태로 존재한다. 비타민 B_{12}는 초미량으로도 충분하여, 악성빈혈에 대하여 5 μg으로도 효과를 나타낸다. 화학 구조는 극히 복잡한데 그 구조는 호지킨의 10년에 걸친 X선 해석으로 마침내 결정되었으며(D. C. Hodgkin, 1957; 노벨상, 1964), 우드워드(R.B. Woodward, 노벨상, 1965)와 에센모서(A. Eschenmoser, 1972)의 12년에 이르는 공동 연구 끝에 전합성이 이루어져서 세계의 주목을 받았다. 이들은 유기 합성술의 귀재로서, 또한 이 기간에 궤도함수 대칭성의 보존법칙(Woodward-Hoffmann 법칙)이 발견된 것으로도 유명하다(R. Hoffmann & K. Fukui, 노벨상, 1982). 비타민 B_{12}는 코발트 원자를 중심으로 한 포피린(porphyrin) 골격을 갖는 3차원 구조의 착물이다. 수용성 비타민인 B_1, B_2, B_3, B_5, B_6, B_7, B_9 B_{12} 등은 모두 효소의 활성 부위를 형성하는 보조효소로 작용한다.

킹은 레몬즙으로부터 항괴혈병 인자인 비타민 C(아스코르브산)를 분리하였는데(C. G. King, 1932), 이미 센트죄르지가 이전에 이것을 야채와 과일에서도 분리하였다(A. Szent-György, 1928; 노벨상, 1937). 이것의 구조 결정과 합성은 하워스(W. N. Haworth, 1933; 노벨상, 1937)와 라이히스타인(T. Reichstein, 1933)이 수행하였다. 아스코르브산은 엔디올 구조를 가지고 있어서 매우 강한 환원성을 나타내며, 산화에 의해 라디칼을 생성하는 특징이 있어서 생리 작용의 근본이 될 것으로 생각되지만 확실한 증거를 얻지는 못하고 있다. 필요량은 30 mg/일이며 비타민으로서는 많은 편이다.

구루병이 일광욕이나 대구의 간유에 의해 잘 낫는다는 사실로부터 간유에 지용성의 항구루병 인자(비타민 D)가 존재할 것으로 추정되었다. 헤스는 식물류도 자외선 쪼임에 의해 항구루병 성질을 갖는다는 것을 발견하였고, 이 성질이 식물 스테롤 성분에 함유되어 있다는 것을 밝혔다(A. F. Hess, 1924). 헤스는 전부터 스테로이드의 구조와 광화학 반응을 오랫동안 연구해 온 윈다우스(A. Windaus, 노벨상, 1928)와 공동 연구를 수행하여, 에르고스테롤(ergosterol)의 빛 쪼임으로 매우 활성이 강한 생성물을 얻었다. 그러나 이것은 여러 종류의 생성물이 혼합된 것이었고, 그 분리는 극히 곤란하였는데, 윈다우스(1932)가 마침내 활성 성분을 결정으로 얻어서 비타민 D_2(ergocalciferol)로 명명하였다. 이것은 조금씩 콜레스테롤의 구조가 결정되는 무렵의 일이었다. 비타민 D_2의 구조는 1936년에야 완전히 결정되었다.

20℃ 이하에서 프로비타민(provitamin, 비타민 전구물질)인 7-디하이드로콜레스테롤

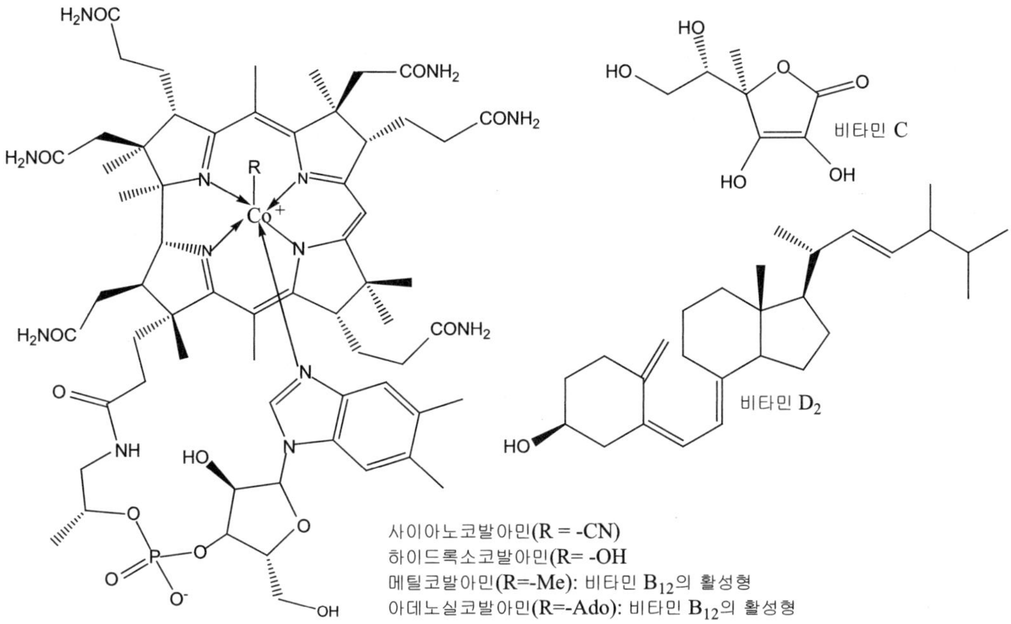

그림 3.3 비타민 B_{12}, C와 D_2

(dehydrocholesterol)에 빛을 쪼이면 프리비타민(previtamin) D_3가 생기는데, 온도를 65℃로 올리면 이것이 비타민 D_3(cholecalciferol)로 변한다. 이 반응들은 가역적이다. 빛 쪼임에 의한 비타민 D의 합성은 광화학 반응의 시초라고도 말할 수 있다. 프리비타민 D_3의 생성은 우드워드-호프만(Woodward-Hoffmann) 법칙에서 광화학적 동일방향 회전 고리화 반응(conrotatory cyclization)의 역반응이며, 비타민 D_3의 생성은 가열에 의한 반대면 [1,7] 시그마 결합 수소 이동(antarafacial 1,7-sigmatropic hydriogen shit)에 의한 것으로 생각된다. 비타민 D는 D_1~D_7까지 알려져 있다. 비타민 D_1은 비타민 D_2와 루미스테롤(lumisterol)의 1:1 혼합물을 말한다. 루미스테롤은 에고스테롤(ergosterol)에서 메틸(methyl)기가 부착된 24번 탄소의 입체이성질체이다.

이상의 비타민 D_2와 D_3의 구조 연구는 이미 제2차 세계대전 이전에 완료되었지만, 생체 내 변환에 관한 최근 연구로부터 비타민 D_3가 일종의 호르몬처럼 작용하는 것이 알려지면서 다시 주목을 받게 되었다. 즉, 비타민 D_3는 간장에서 하이드록시화되어 25-하이드록시비타민 D_3가 되고, 다시 신장에서 1번 위치가 하이드록시화된 다음 분비되어 각 조직으로 옮겨져서 비로소 생리활성을 나타낸다.

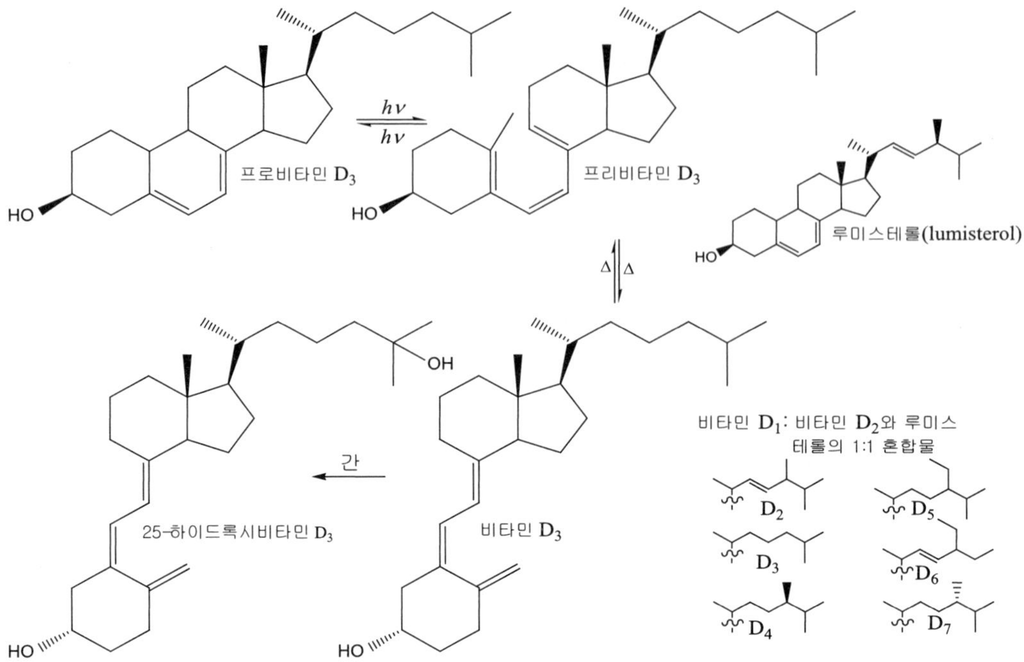

그림 3.4 비타민 D의 생성과 활성화

에반스는 결핍되면 쥐가 불임증에 걸리게 하는 물질이 식물에 존재하며, 그것(비타민 E)이 특히 엿기름에 많다는 것을 알게 되었다(H. M. Evans, 1922). 1936년에 순수한 물질이 담황색 기름 상태로 2종류가 얻어져서, α-와 β-토코페롤(tocopherol)로 명명되었다. 면실유에서 γ-토코페롤이, 그리고 콩기름에서 δ-토코페롤이 분리되었다. 펀홀즈가 이것들의 구조를 결정하였고(E. Fernholz, 1938), 카러에 의해 라세미 혼합물로 합성되었다(P. Karrer, 1938). 비타민 E는 지용성으로 4종류의 토코페롤과 4종류의 토코트라이엔올이 존재하며 강력한 항산화제로서 지방질의 산화 방지에 도움을 준다고 생각되고 있다.

비타민 K는 혈액 응고에 필수적이므로 응고라는 의미인 덴마크어 Koagulation의 첫 글자를 따서 비타민 K라고 부르게 되었다. 댐은 녹색식물 중에 항출혈 인자를 발견하고(H. Dam, 1929; 노벨상, 1943), 카러와의 공동 연구를 통해 1939년 자주개자리로부터 이 인자(비타민 K_1)를 분리했다. 이 비타민 K_1은 필로퀴논(phylloquinone) 혹은 파이토메나디온(phytomenadione)이라고도 부른다. 같은 무렵 도이지도 비타민 K_2(메나퀴논, menaquinone)를 얻었다(E. A. Doisy, 1939). K_1의 구조는 화학 반응을 통해서 도이지(노벨상, 1943)가 결정하였고, 피서(L. F. Fieser)가 이를 합성하였다. 비타민 K와 동일한 활성을 보이는 간단한 유도체(menadione)가 합성되었는데 이것은 비타민 K_3로 불리며 실제로 판매되는 비타민 K이다. 이와 같이 비타민 K는 지용성 엽록소에 존재하는 필로퀴논(phylloquinone, 비타민K_1)과 장에서 기생하는 박테리아에 의해 만들어지는 메나퀴논(menaquinone, 비타민K_2), 합성 화합물인 메나디온(menadione, 비타민K_3)으로 구분된다. 비타민 K_2는 아이소프레닐기의 수에 따라 MK-1~MK-14까지 알려져 있다. 이미 언급한 바와 같이 비타민 K는 혈액 응고 작용이 있는데, 그 작용 메커니즘은 프로트롬빈(prothrombin)의 양을 증대시키는 것으로 추측된다. 이 프로트롬빈에 칼슘이온의 작용이 더해지면 트롬빈이 되며, 이 트롬빈이 효소로 작용하여 가용성 피브리

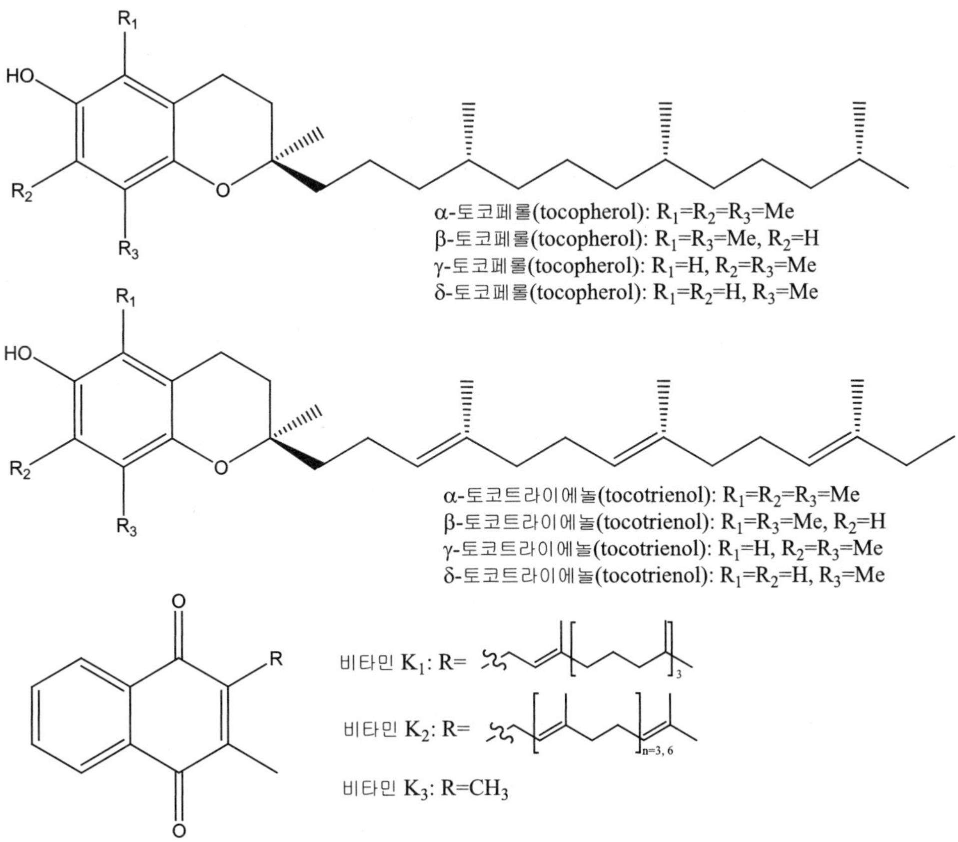

그림 3.5 비타민 E와 K

노젠(fibrinogen)이 피브린(fibrin)이 되어 피딱지가 형성된다.

2. 호르몬(고등동물)

본래 호르몬은 '자극하는'이란 의미의 그리스어이다. 넓은 의미에서 호르몬은 세포와 세포 사이, 기관과 기관 사이에 정보를 전달해 줌으로써 생명활동을 유지시키는 화학적 메신저이다. 구체적으로는 동물의 특정 부위에 있는 내분비선에서 체액으로 분비되어 체내의 다른 장소로 운반된 다음 그곳에 있는 특정 조직의 활동을 조절하는 미량물질을 총칭하는데, 베일리스와 스탈링이 세크레틴(펩타이드 호르몬의 하나)의 연구로부터 정의한 것이다(W. M. Bayliss & E. H. Starling, 1902). 주로 펩타이드계와 스테로이드계로 나누어지는데, 그 이외의 것도 있다. 식물 호르몬의 경우는 분비선이 분명하지 않다. 한편, 국소에 분비되어 그 주변에서만 작용하는 미량의 생리활성 물질은 오타코이드라고 따로 칭한다.

아드레날린(에피네프린)은 부신수질로부터 분비되는 호르몬이다. 타카미네(S. Takamine, 1902)에 의해 분리되어 아드레날린(adrenaline)으로 명명되었는데, 같은 시기에 에이블(J. J. Abel)도 독립적으로 결정화하여 에피네프린(epinephrine)이라고 이름 붙였다. 이것이 최초로 분리된 호르몬이다. 혈압상승, 기관지 확장작용 등을 나타내며, 인슐린과의 길항작용으로 혈당을 상승시킨다. 또한 아드레날린은 콜린과 함께 신경 전달 물질로도 작용한다. 신경절로부터 근육이나 선(gland)에 이르는 신경 중에, 교감신경은 아드레날린 작동성이며, 부교감신경은 콜린 작동성이다. 신경이 흥분하면 아드레날린과 콜린이 신경 말단으로부터 분비되어 표적의 뉴런에 작용한다.

티록신(thyroxine)은 갑상선 호르몬의 하나로 아이오딘을 함유하고 있으며, 그 작용은 다양하다. 여러 대사를 촉진시키며, 성장·발생·분화 등을 일으킨다. 과잉으로 분비되면 안구가 돌출하는 바세도우병이 된다. 켄덜이 갑상선을 가수분해하여 이 아미노산을 분리 및 결정화하였고(E. C. Kendall, 1915), 해링톤이 합성에 의해 구조를 확정하였다(C .R. Harington, 1926). 생합성적으로는 갑상선에 다량으로 존재하는 단백질 타이로글로불린(thyroglobulin)의 분자 내에 존재하는 티록신이 아이오딘화되고, 축합되어서 티록신 잔기(residue)가 된다. 이것이 필요에 따라 효소 분해를 받아서 유리

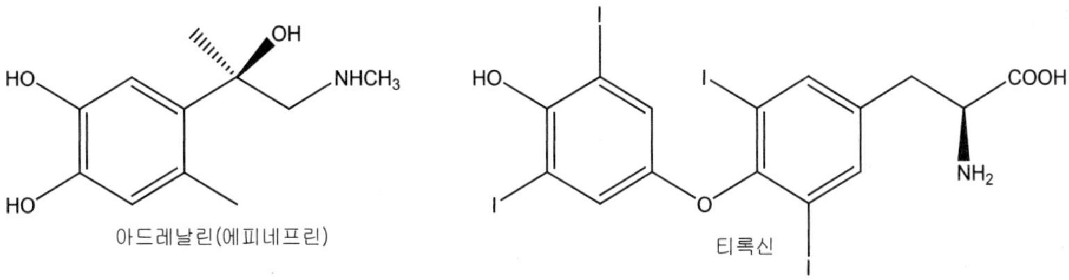

그림 3.6 아드레날린과 티록신

티록신으로 분비된다.

성호르몬은 스테로이드로서 정소와 난소로부터 분비되는데, 뇌하수체 전엽에서 분비되는 성선 자극 호르몬(단백질)에 의해 제어된다. 성호르몬에는 에스트로젠, 안드로젠, 프로제스테론이 있다. 엘런과 도이지는 난소 추출물을 거세 동물에 주사하면 발정 상태가 된다는 것을 관찰하였다(E. Allen & E. A. Doisy, 1923). 아슈아힘과 존덱은 임신부의 소변 중에서 발정 작용이 있는 물질을 발견하였는데(S. Aschheim & B. Zondek, 1927), 이 재료를 이용하여 도이지와 부테난트는 각각 독립적으로 에스트론을 분리했다(E. A. Doisy & A. Butenandt, 1929; 노벨상, 1939). 임신부의 소변 1 L에 약 1 mg의 에스트론이 함유되어 있다. 에스트론은 활성은 있지만 진정한 호르몬은 아니라는 것이 곧 밝혀졌고, 이어서 도이지는 난소 조직 그 자체로부터 에스트론보다 8배의 활성이 있는 진정한 호르몬인 에스트라다이올(에스트로젠)을 분리하였다(Doisy, 1935). 생

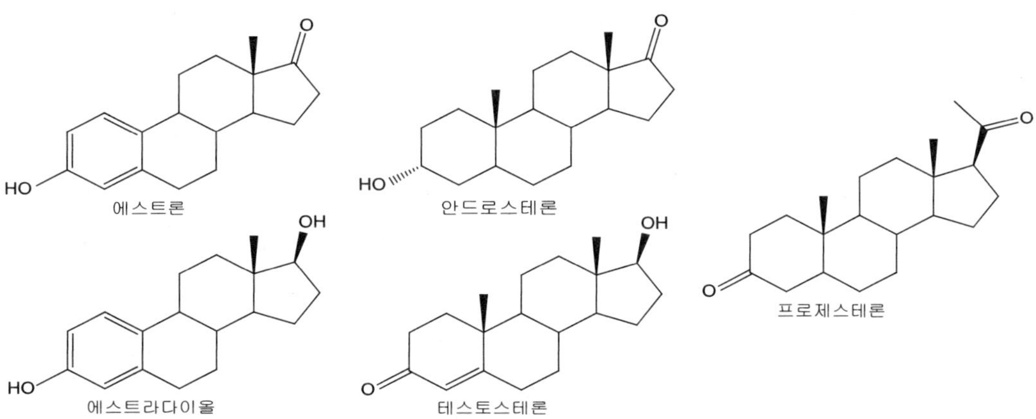

그림 3.7 성호르몬

체 내에서 에스트라다이올은 에스트론으로 바뀌어 소변 중에 배출된다.

남성의 생식 기관을 발육시키며 제2차 성징을 나타나게 하는 물질이 정소 중에 존재한다는 것이 알려진 후, 부테난트는 15,000 L의 남성 소변을 사용하여 이와 같은 작용을 나타내는 안드로젠(15 mg)을 최초로 분리하는 데 성공하여, 이것을 안드로스테론으로 명명하였다(A. Butenandt, 1931). 부테난트는 모두 25 mg밖에 얻지 못했음에도 추정 구조식을 발표하였는데, 당시의 구조 결정 방법이 거의 화학적 방법 외에는 없었던 점을 생각하면 이 업적은 경이로운 것이다. 진정한 안드로젠은 황소의 정소(100 kg)로부터 라커가 약 10 mg 분리하였는데, 테스토스테론으로 명명하였다(E. Laqueur, 1935). 테스토스테론의 활성은 안드로스테론의 약 10배이며, 전자가 대사되어 후자로 소변 중에 배출된다.

난소에서 여포가 성숙하다가 터지면 배란이 일어나는데, 여포(follicle)는 변화되어 황체(corpus luteum)가 된다. 황체로부터는 프로제스테론이 분비되어 수정란의 착상을 촉진시키고, 발정을 억제하여 임신이 계속되도록 작용하며 다음 배란을 억제한다. 황체가 활성 물질을 분비하는 것은 코너와 앨런이 알아내었고(G. W. Corner & E. Allen, 1928), 그 분리는 1934년에 이뤄졌다. 부테난트와 웨스트폴(U. Westphal)에 의해 최초로 발표되었는데, 그들은 50,000마리의 돼지로부터 얻은 난소 625 kg을 처리하여 20 mg의 프로제스테론을 얻었다. 경구 프로제스테론은 근래에 알약으로써 수태 조절에 이용되기 때문에 여러 종류의 활성 유도체가 합성되고 있다.

성호르몬이 밝혀짐에 따라 의료분야에서 이를 응용하는 것이 중요해졌다. 그러나 천연물로는 도저히 수요에 맞추기 어려웠다. 그래서 스테로이드를 화학 변화시키거나 합성하려는 연구가 1930년대 후반부터 1940년대에 걸쳐서 매우 활발히 수행되었다. 마커는 고울드(D. H. Gould)가 분리한 스테로이드 사포제닌인 디오스제닌(diosgenin)의 연구로부터 그 곁사슬의 구조를 알아내어 간단한 분해 반응을 통해 그것을 절단해서 탄소수 21개의 스테로이드인 프로제스테론을 합성하였다(R. E. Marker, 1940). 더욱이 그는 디오스제닌의 공급원이 되는 식물을 찾기 위해 400종 이상의 식물을 조사한 결과, 멕시코의 디오스코리아(*Dioscorea*) 속에 속하는 식물이 매우 유망하다는 것을 발견하였으며, 1944년 신텍스(Syntex)라는 회사를 멕시코에 설립하였다. 디오스제닌을 원료로 하는 성호르몬의 합성은 프로제스테론뿐만 아니라 안드로젠과 에스트로젠까지도 이루어졌다. 다음에 언급하게 되는 코르티손도 의약으로서의 중요성 때문에 그 합성법의 개척이 경쟁적으로 수행되었는데, 1952년 업존(Upjohn)사는 프로제스테론으로부터 출발하는 코르티손의 합성법을 개발하고, 신텍스사는 그곳에 프로제스테론을 공급하기 위한 설비를 확장해서, 1944년에 \$80/g이던 프로제스테론이 이때에는 \$0.48/g으로 공급되었다고 한다.

부신을 제거하면 동물은 수일 내에 죽게 된다. 그런데 부신 피질의 추출물을 주사하면 생명 연장 효과가 있다는 것이 1927년경에 알려지면서, 생명 유지에 필수적인 물질이 부신 피질로부터 분비되고 있다고 추정되었다. 여러 곳에서 이 성분을 추출

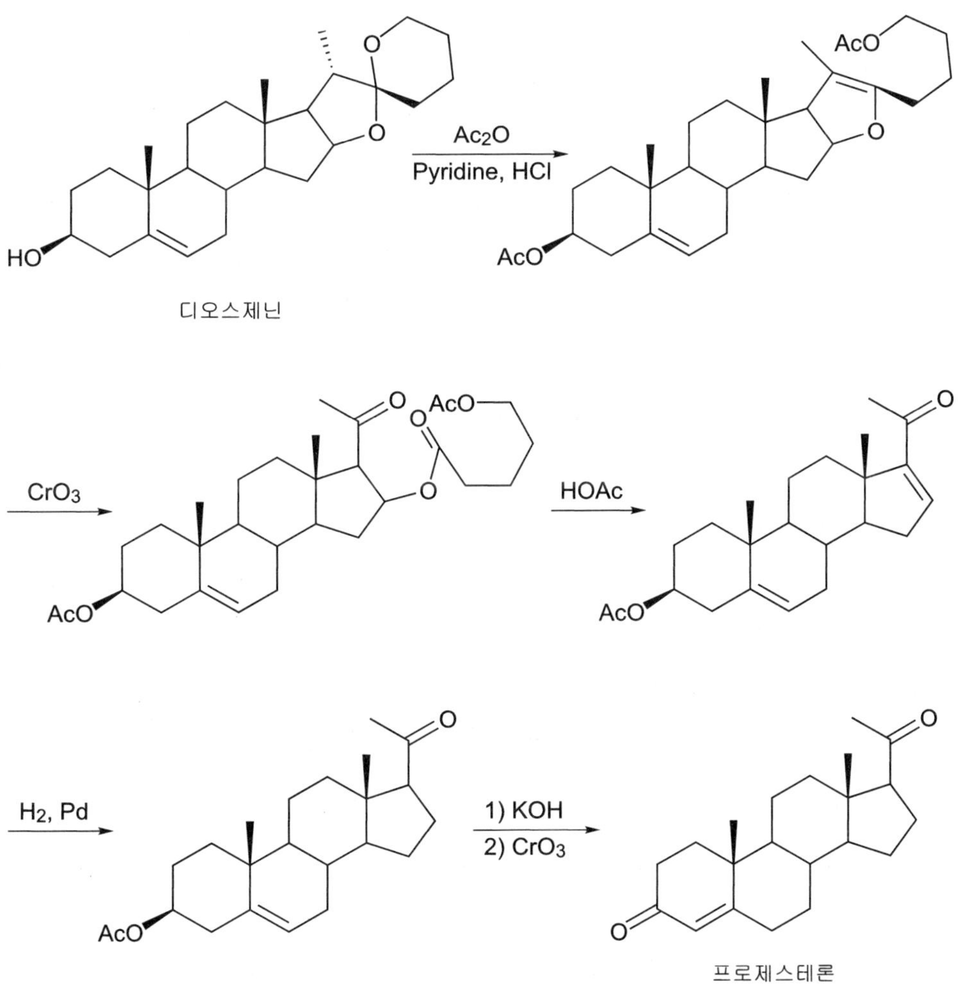

그림 3.8 마커에 의한 프로제스트론의 합성

하려고 시도하였지만 쉽게 결과를 얻지는 못했다. 1936년이 되어서 켄덜과 라익스틴이 각각 코르티손계 화합물을 분리하였다(E. C. Kendall & T. Reichstein; 공동 노벨상, 1950). 소 2만 마리의 부신으로부터 코르티손(cortisone) 200 mg과 코르티코스테론(cortocosterone) 340 mg 등이 분리되었지만, 용도를 알아내기 위한 생리작용의 연구를 위해서는 아무래도 적은 양이었으므로 10년 정도는 눈에 띌만한 발전이 없었다.

결국, 대량 합성법의 개발이 필요하다는 생각에 1942년 연구팀이 구성되어 코르티코이드의 합성이 이루어졌으며 1948년에는 합성 코르티손이 류머티즘과 같은 관절염의 치료에 사용되기 시작했다. 머크사는 코르티손의 대량생산에 착수하여 1949년 말에 $200/g으로 공급되던 것이 1951년에는 벌써 $10/g으로 저렴해졌다. 1950년대 전반은 코르티코이드의 합성 연구가 세계적인 붐을 일으켜 온갖 합성 경로가 개척되던 시대였다. 코르티손은 단백질을 당으로 변환하는 당질 대사와 체액의 전해질 균형을 제어하는 호르몬으로서, 류머티즘성 관절염과 천식 등의 알레르기성 질환에 극적인 효과를 나타내어 '기적의 약'으로 불리었지만, 상용시에는 중대한 부작용이 나타난다는 것이 알려졌다. 예를 들면, 수종, 위산의 증가, 면역 저항성의 감소 등의 부작용이 있으며, 이것들은 다량의 호르몬에 의해 정상기능이 병적으로 확대된 것이라고 본다.

생체 내에서 작용하는 코르티손의 활성형은 코르티솔(cortisol, 호르몬)이라고 하며 이 호르몬이 약물로 처방될 때는 하이드로코르티손(hydrocortisone)이라고 부른다. 부작용이 적고 더 강력한 효과를 보이는 합성 코르티코이드가 개발되고 있다. 프레드니손(prednisone)과 덱사메타손(dexamethasone)은 당질 호르몬의 합성 유도체들로, 덱사메타손은 코르티솔보다 26.6배, 프레드니손보다 6.6배 더 강력한 항염증 및 면역억제 효과를 보인다.

펩타이드 호르몬은 스테로이드 호르몬과 함께 호르몬의 주종을 이루고 있다. 분자의 크기는 아미노산 3개의 것에서부터 단백질에 이르기까지 여러 가지이다. 펩타이드 호르몬에는 다른 호르몬(예: 스테로이드 호르몬)의 분비를 제어하는 방출 호르몬(RH, releasing hormone), 억제 호르몬(IH, inhibiting hormone), 자극 호르몬(Stimulating Hormone)이 있다. 이들은 주로 뇌하수체나 시상하부로부터 분비되고 시상하부와 뇌하수체는 밀접하게 관련된 신경 분비계를 형성하고 있다. 예를 들면, 시상하부로부터 갑상선 자극 호르몬 방출 호르몬(TRH, thyroid releasing hormone)이 분비되면 갑상선 자

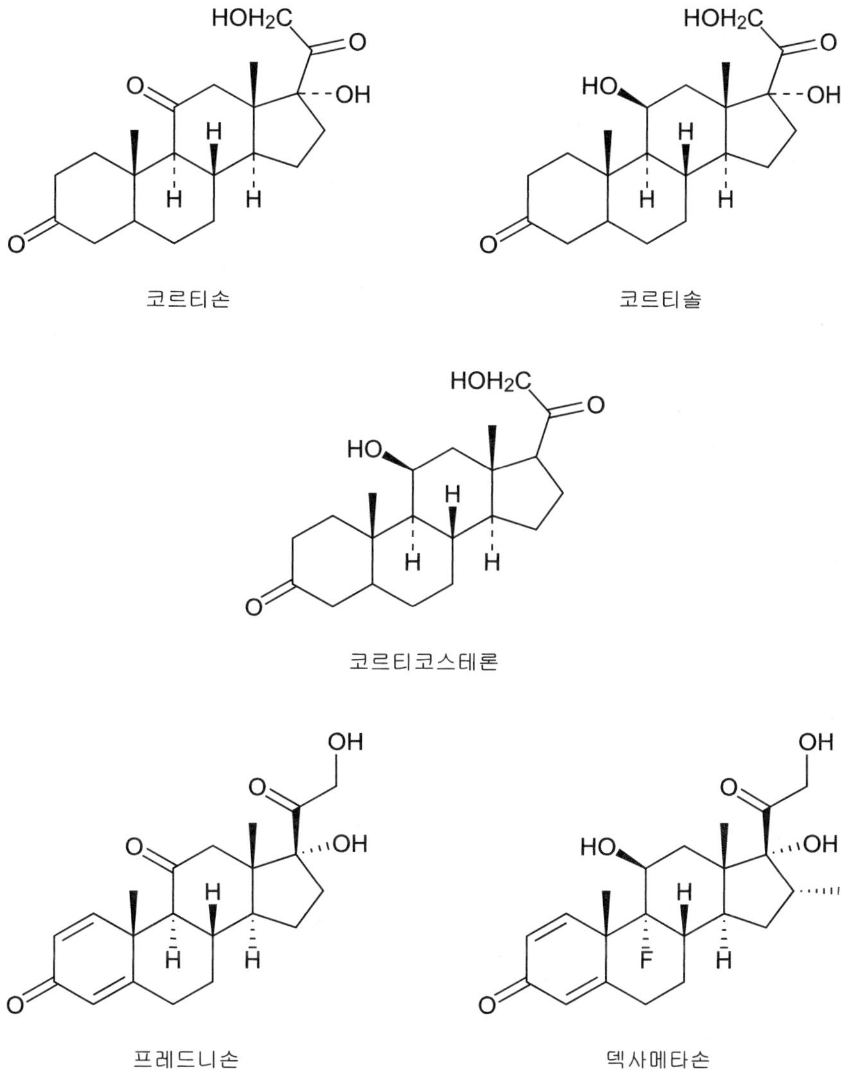

그림 3.9 코르티코이드

극 호르몬(TSH)의 분비가 촉진된다. TRH가 혈중에 분비되면 갑상선 자극 호르몬 티록신을 분비하게 한다. 또한 성장 호르몬 방출 호르몬(GRH)과 성장 호르몬 억제 호르몬(GIH)이 함께 시상하부로부터 분비되어 뇌하수체에서 성장 호르몬의 분비를 제어하고 있다. 멜라닌 세포 자극 호르몬(MSH)이나 젖샘 분비 자극 호르몬에 대해서도 방출 호르몬과 억제 호르몬이 존재한다. 펩타이드 호르몬의 존재는 상당히 오래전부터 추정되었는데 최초로 분리되어 구조가 결정된 것이 옥시토신(oxytocin)이다. 이 호르

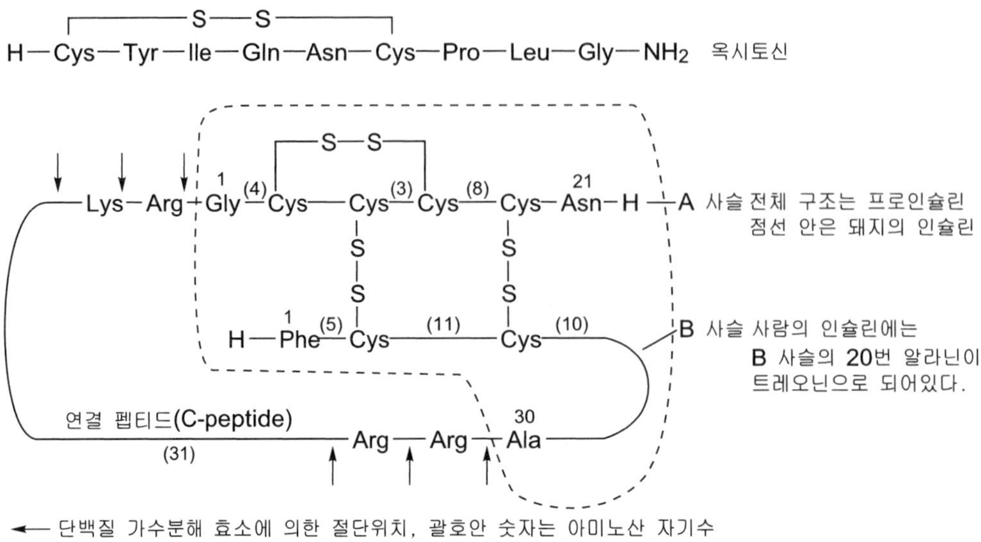

그림 3.10 펩타이드 호르몬

몬은 인간의 감정을 조절하고 자궁수축과 성관계를 조절하는 것으로 알려져 있다. 이것은 뒤 비그노드가 소의 뇌하수체 후엽으로부터 추출한 것으로 9개의 L−아미노산으로 형성된 고리상 노나펩타이드인데, 합성에 의해 구조가 확인되었다(V. du Vigneaud, 1953; 노벨상, 1955). 이것을 계기로 새로운 펩타이드 호르몬이 계속해서 밝혀졌다.

뇌하수체와 시상하부는 호르몬의 보고이다. 시상하부의 신경세포에서 호르몬이 분비되면, 문맥(정맥의 피를 모아서 간으로 나르는 굵은 정맥)을 통과해 뇌하수체 전엽에 이른다. 1940년대 후반부터 바로 이 뇌하수체 전엽에서 새로운 호르몬이 방출되게 한다는 것이 알려졌는데, 그 후로 앞에서 설명한 각종 호르몬이 분리되게 된 것이다. 인슐린(insulin)은 췌장의 랑게르한스섬 β−세포로부터 분비되어 혈당을 저하시킨다. 이것이 부족하면 당뇨병이 된다. 밴팅(F. G. Banting)과 매클라우드(J. J. R. Macleod)는 이것을 발견하여 1923년에 노벨상을 공동으로 수상하였고, 에이블이 분리하여 결정화하였다(J. J Abel, 1926). 이 물질의 분자 구조는 생어(F. Sanger)가 결정하여 1958년에 노벨상을 받았다. 이 분자는 2줄의 펩타이드 사슬로 되어 있다. 21개 아미노산의 A 사슬과 30개 아미노산의 B 사슬이 두 군데의 다이설파이드 결합으로 연결되어 있는데 이러한 긴 사슬 펩타이드의 아미노산 배열은 이때 처음으로 결정되었다. 이 물질의 3차원 구조는 X선 분석으로 호지킨에 의해 결정되었다(D.C. Hodgkin, 1973). 생합성적으로는 우선 아미노산 86개로 구성된 1줄 사슬의 프로인슐린(proinsulin)이 합성되고, 여기에 단백질 가수분해 효소가 작용하여 펩타이드 사슬의 일부가 절단·제거되면서 2줄 사슬의 인슐린이 생성된다. 혈중 글루코스의 양이 증가하면(혈당이 높아지면) 인슐린이 분비되어 글루코스가 글리코젠으로 변환되며, 혈당은 다시 저하된다. 소나 돼지의 인슐린이 당뇨병 치료약으로 사용될 수 있지만, 사람의 인슐린과는 아미노산이 조금 다르다(소는 3개, 돼지는 1개). 현재는 사람의 인슐린을 대량으로 얻기 위한 유전자 공학적 방법이 사용되고 있다.

소화기관도 호르몬의 보고이다. 세크레틴(secretin, 27개의 아미노산으로 된 펩타이드)은 이미 1902년에 최초의 호르몬으로 그 존재가 추정되었으나 화학적 연구는 뇌하수체 호르몬 등보다 늦게 이루어졌다. 그러나 1970년대에 들어서 소화기관 호르몬의 연구가 활발해져서 10종 이상의 호르몬이 발견되었다. 이들 호르몬의 분비 세포는 분비선에 집중되어 있지 않고 소화기관 점막에 가깝게 존재하며, 분비된 호르몬은 혈관을 통하지 않고 바로 그 주변에서 작용한다. 따라서, 이 호르몬은 일반 호르몬과는 달리, 다음 절에 설명할 오타코이드의 중간적인 존재이다. 보통의 호르몬은 내분비(endocrine)라고 말하는 데 비해, 소화기관 호르몬 등은 방분비(paracrine)라고 부른다. 오타코이드도 방분비 호르몬으로 분류되기도 한다. 앞에서 언급한 세크레틴의 경우에는 위에서 나온 산성의 죽상액이 십이지장으로 들어가 그 점막에 닿으면 점막 내에서 세크레틴이 분비되고 혈관을 통해서 이자(췌장)로 운반되어 이자액의 분비를 촉진한다.

3. 오타코이드

오타코이드(autacoid)는 조직으로부터 방출되고 그 주변에 작동하는 호르몬과 같은 물질로 국소 호르몬, 화학적 매개체(chemical mediator) 등으로도 불린다. 생리적 또는 병적 상태에 따라 생체 내의 국소에 극히 미량이 생산 · 분리되어, 그 주변에서 작용을 나타내고 단시간 내에 분해되므로 멀리까지는 작용하지 않는 생체조절 물질이다. 히스타민, 세로토닌, 브라디키닌, 안지오텐신, 프로스타글란딘 등이 알려져 있다.

히스타민은 조직 내에서 히스티딘이 탈카복실화 효소에 의해 탈카복실화되어 생성된다. 비만세포에 많이 존재하며, 세포가 파괴되거나 자극이 가해지면 세포로부터 방

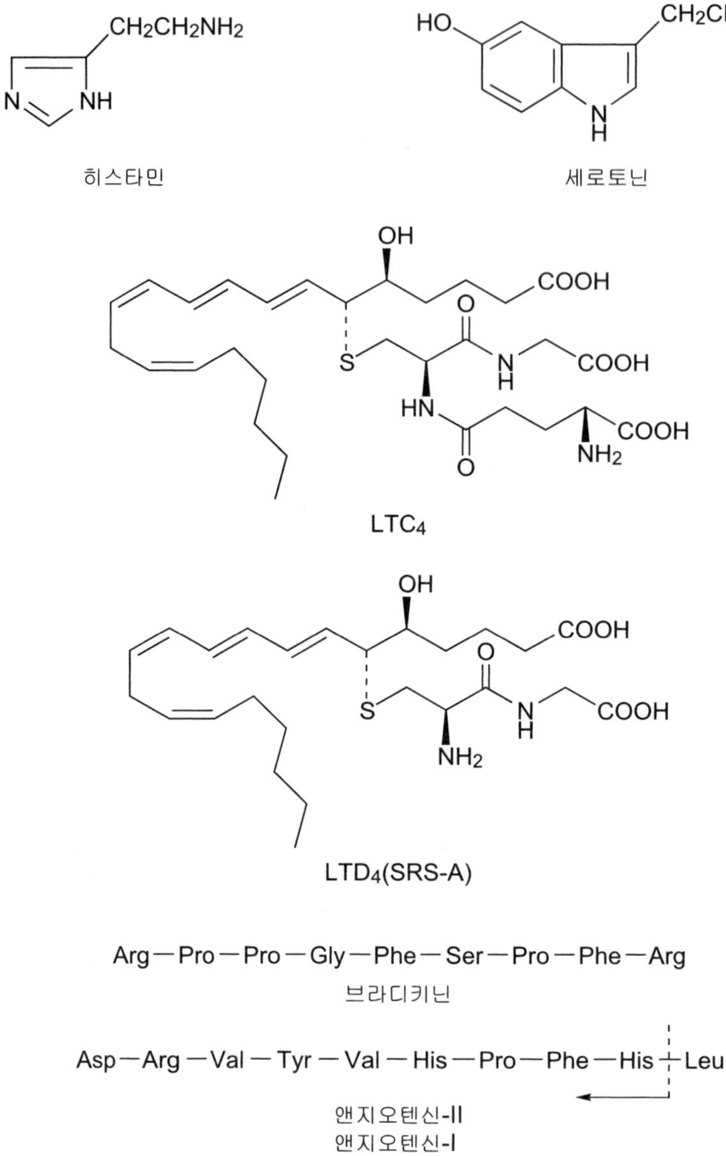

그림 3.11 오타코이드

출된다. 히스타민은 강력한 모세혈관 확장 작용, 혈관투과성 항진 작용, 평활근 수축 작용을 나타낸다. 트립토판으로부터 유도된 세로토닌도 같은 작용이 있다. 이것들은 항원·항체 반응에 기인한 과민증이나 아나필락시스의 원인이 된다. 즉, 어떤 항원에 이미 감응된 동물에 그것과 같은 항원이 다시 들어 오면 여러 가지 발작을 일으킬 수 있다. 이는 조직 내의 비만세포나 혈중의 호염기성 백혈구에 부착된 항체에 항원이 결합됨에 따라, 세포로부터 히스타민이나 세로토닌과 같은 오타코이드가 방출됨으로써 초래된다. 이들의 작용으로 혈관의 투과성이 높아져 발진이 일어나거나, 평활근이 수축하여 떨림, 복통, 호흡곤란 등의 알레르기 증상을 일으키게 되는데 심하면 사망하기까지 한다.

히스타민에 의한 평활근의 수축 작용은 급격하게 일어나지만, 이와는 달리 2~3분 뒤에 평활근을 서서히 수축시켜서 천식과 같은 아나필락시스를 일으키는 아나필락시스 완반응물질(SRS-A, slow reacting substance of anaphylaxis)의 존재도 추정되었다. 이것은 프로스타글란딘과 관련이 있는 루코트리엔(leukotriene) 유도체라는 것이 1980년에 새무엘손(B. Salmuelsson)과 코리(E. J. Corey)에 의해 밝혀지게 되었다. 생쥐의 비만세포로부터는 루코트리엔 C_4(LTC_4)가, 쥐의 호염기성 백혈구로부터는 루코트리엔 D_4(LTD_4)가 분리되었다. SRS-A는 LTC_4, LTD_4 및 LTE_4의 혼합물이며 히스타민과 비교할 때 아나필락시스를 더 느리게 시작하게 하지만 더 오랜 기간 지속하게 한다.

혈장 단백질에 트립신과 같은 효소가 작용하면 혈압 강하, 근수축, 혈관 확장 등의 작용을 나타내는 펩타이드가 유리된다. 실바는 이것을 브래디키닌(bradykinin)으로 불렀다(M. R. E. Silva, 1949). 이와 같은 펩타이드는 피부, 타액선 등에 유리 상태로도 존재하며 9~10개의 아미노산으로 구성된다. 이들을 총칭해서 키닌(kinin)이라고 부른다. 키닌은 쇼크, 염증, 알레르기 등에 관여하는 것으로 추측된다. 안지오텐신(angiotensin)도 키닌의 일종으로 신장에서 분비되는 효소인 레닌이 혈장 단백질에 작용하면 생긴다. 처음에는 불활성인 안지오텐신 I이 생성되는데, 이것은 다음에 안지오텐신 II로 변환되어 특징적인 혈압 상승 작용을 나타낸다. 이 작용은 혈관 평활근의 수축에 의한 것으로, 신장 혈관성 고혈압 증상에 관여한다.

이상과 같이 각종 오타코이드는 아나필락시스, 알레르기, 고혈압 등의 병적 상태만을 일으키는 원인 물질처럼 보이지만, 이것은 오타코이드의 한 면만을 본 것이다. 오타코이드는 광범위한 영역에 생리활성 균형을 이루어 비로소 생체의 항상성(homeostasis)을 유지하게 한다.

프로스타글란딘(prostaglandin)도 오타코이드의 일종이다. 사람의 정액이 자궁 근육을 수축시키는 작용이 있다는 것이 1930년에 커즈록(R. Kurzrok)과 리브(C. C. Lieb)에 의해 발견되었고 오일러는 이것이 전립선에서 만들어진다고 생각하여 프로스타글란딘(PG)이라고 명명하였는데(U. S. von Euler, 1933; 노벨상, 1970), 현재는 여러 곳에서 만들어진다는 것이 밝혀졌다. 그 후 20년이 넘도록 연구에 진전이 없다가, 버그스트롬이 프로스타글란딘 $F_{2\alpha}$(PG $F_{2\alpha}$)와 E_2(PG E_2)를 분리 · 결정화하였고(S. Bergstrom, 1957~60; 노벨상, 1982), 새무엘손과 함께 그 구조를 결정함으로써 PG의 연구는 급속히 진전되었다(B. Samuelsson, 1963; 노벨상, 1982). PG는 정낭선뿐 아니라 여러 장기나 체액 중에 널리 분포되어 있고, 여러 곳에서 생합성된다. PG는 종류가 다양하며, 장기나 조직에 따라서 존재하는 PG의 종류와 양이 약간씩 다르지만 조직 1 g당 10^{-6}~10^{-9} g 정도이다. 이 물질들의 활성은 자궁 근육의 수축 작용뿐만 아니라, 세포 기능 조절에 널리 관여한다. 미묘한 화학 구조의 변화로 전혀 반대의 생리활성을 나타내기도 하며, 활성이 발현된 후에는 빠르게 분해되는 등 동물의 항상성에 깊이 관련되어 있다는 것이 점점 밝혀지게 되었다.

PG는 아라키돈산으로부터 생합성된다. 아라키돈산이 고리형 산소화 효소(cyclooxygenase)의 작용으로 산소에 의해 산화되어 탄소 5원자 고리를 갖는 과산화물 PG G_2가 된 다음 각각 PG $F_{2\alpha}$, PG E_2, PG I_2(프로스타사이클린), 그리고 TX A_2(트롬복세인 A_2)가 생성된다(B. Samuelsson, 1975). 아스피린이나 인도메타신과 같은 소염제는 고리 산소화 효소의 작용을 저해하며 PG의 생성을 억제하기 때문에 소염작용을 갖는 것으로 생각되고 있다(J. P. Vane, 1976; 노벨상, 1982).

PG E_2와 PG $F_{2\alpha}$는 둘다 자궁 근육을 수축시키지만, 난소에서는 PG $F_{2\alpha}$는 황체 퇴축 작용을, PG E_2는 자극 작용을 나타낸다. 불임 남자의 정액에는 PG가 적다. PG E_2는 위액 분비를 억제하며, 소화기 궤양 저지 작용이 있다. 또한 히스타민이나 SRS-A에 의한 기관지 수축 및 경련을 이완시킨다. 혈압 강하 작용이 있는데, 안지오텐신과의 길항 작용으로 생체의 혈압을 조절하는 것으로 추측되고 있다. TX A_2는 강력한 혈소판 응집 작용을 갖고 있는데, 반감기는 약 30초로써 활성이 없는 TX B_2로 변화한다. 한편, PG I_2는 TX A_2의 작용과는 전혀 반대로 혈소판 응집 저지 작용을 나타내는데, 이것도 불안정해서 6-케토 PG $F_{1\alpha}$로 변화한다. 혈관 벽에는 PG H_2로부터 PG I_2를 생성하는 효소가 존재하는데, 혈관벽이 손상되면 이 효소를 잃게 되어 TX A_2에 의해 일어나는 혈소판 응집을 저지할 수 없게 된다. 이것이 혈전을 일으키며, 심근경색을 유발하는 원인이 아닌가 하고 생각된다.

프로스타글란딘류는 생체로부터 미량밖에는 얻을 수 없고, 매우 불안정해서 생리 작

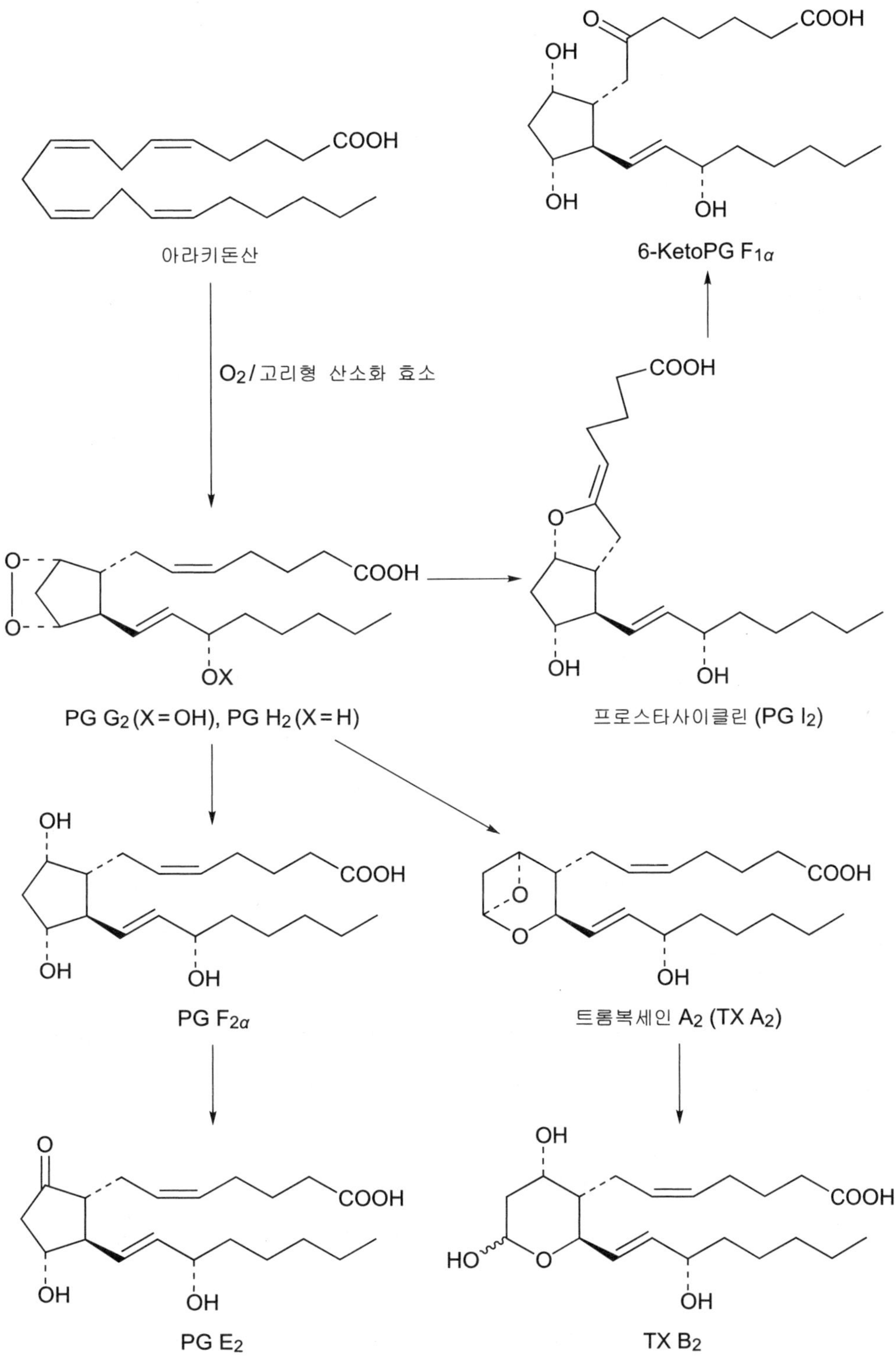

그림 3.12 아라키돈산 캐스케이드

용의 연구를 위해서는 화학 합성에 전적으로 의지할 수밖에 없었다. 다양한 종류의 존재와 이것들의 다채로운 생리 작용은 기적의 약이라고 불린 1950년대의 부신 피질 호르몬 코르티손의 경우와 유사하게, 코리에 의해 PG의 전합성이 성공한 후(E. J. Corey, 1969), PG 및 관련 유도체 합성이 경쟁적으로 이루어졌다.

4. 식물 호르몬

식물의 줄기를 통해 물질이 이동하면서 정보를 전달한다고 하는 생각은 18세기부터 있었지만, 실제로 그 이론의 기반을 확립한 것은 웬트이다(F. W. Went, 1928). 그는 식물의 싹 선단부에 빛이 닿으면 끝에서부터 수 밀리미터 아래의 신장대가 굴절한다(굴광성)고 하는 다윈(C. Darwin, 1880)과 보이센 젠센(P. Boysen-Jensen, 1913)의 관찰에 기초하여, 메귀리 자엽초의 끝을 잘라 주사위 모양의 한천 덩어리에 잠시 올려놓았다가 그 한천만을 선단이 짤린 자엽초의 한 측면에 놓아두면 자엽초가 한천이 놓인 쪽과는 반대로 굴곡된다는 것을 발견했다. 이것은 메귀리의 선단에 존재하는 생장촉진물질이 한천으로 이동한 뒤 자엽초의 한 측면에서만 확산되었기 때문에 그 측면만 생장하여 굴곡된 것으로 설명할 수 있다[웬트의 아베나(메귀리) 테스트].

쾨글은 이 활성 물질을 사람의 오줌으로부터 추출해서 옥신(auxin) a라고 명명했다(F. KögI, 1931~1933). 또한 맥아(엿기름)와 옥수수기름으로부터 옥신 b를 분리하여, a, b 모두 구조를 결정하였다고 발표했다. 이어서 쾨글은 사람의 오줌으로부터 헤테로옥신을 분리하였는데(1934), 이것은 인돌-3-아세트산(indole-3-acetic acid)이었다. 매우 불가사의한 일이지만, 옥신 a와 b는 이후에는 확인되지 않아서 현재는 존재가 부정되고 있으며, 헤테로옥신만이 옥신으로 살아남아 있다. 옥신은 가장 먼저 발견된 생장조절제이며 빛이 있을 때 줄어들고 어두운 곳에서 늘어난다. 옥신은 세포가 커지고, 새싹을 형성하고, 뿌리가 나오는 것에 영향을 주는 화합물로서 다른 호르몬의 생성을 촉진하며 사이토키닌과 협력하여 줄기, 뿌리와 과일의 성장을 조절하고 줄기에서 꽃이 형성되도록 한다.

제2의 식물 호르몬 지베렐린(Giberellin)은 일본에서 벼의 모에서 나타나는 병을 연구하다 발견되었다. 모가 이 병에 걸리면 모의 키가 수 배로 웃자란다. 병원균은 벼키다리병균(*Gibeberella fujikuroi*)인데 쿠로자와는 이 균의 배양액을 멸균한 뒤에 벼의 모를 길러도 전형적인 키다리병의 징후를 보임에 따라 이 병이 화학물질에 의해 일어난다는 것을 밝혀냈다(E. Kurojawa, 1926). 1938년에 시키다(F. Sikida)와 수미키(R. Sumiki)는 균의 배양여액으로부터 2종류의 활성 물질인 지베렐린 A와 B를 분리하였는데, 제2차 대전 중이어서 구조 연구는 진행되지 못하였다. 1950년대에 들어서 제2차 대전 후에 미국의 스토돌라(F. H. Stodola, 1954)와 영국의 커티스(P. J. Curtis, 1954)에 의해서도 미생물로부터 여러 개의 활성 물질이 분리되었는데, 이것들을 하나로 통일해서 지베렐린 A_1, A_2, A_3로 부르게 되었다. 그 후에 배양 조건 등을 바꿔감에 따라 계속해서 새로운 지베렐린이 발견되었는데 1980년까지 미생물로부터 얻어진 지베렐린은 25종에 달한다. 최초에 지베렐린은 병원 미생물이 만들어내는 유독 물질로 생각되었었으나 맥밀란이 붉은강낭콩(*Phaseolus coccineus*)의 미숙 종자로부터 지베렐린 A_1 외에 새로운 지베렐린 3종류를 분리해냈다(J. MacMillan, 1958). 이것에 의해 지베렐린은 균의 대사산물일 뿐만 아니라 식물 자신에게도 존재하는 식물 호르몬이라는 것이 밝혀지게 되었다. 그 이후, 새로운 지베렐린이 식물 특히 미숙 종자로부터 속속 발견되어 현재까지 식물에서 발견된 지베렐린은 50종에 달한다.

제3의 식물 호르몬 사이토키닌(cytokinin)은 밀러(C. O. Miller)와 스쿡(F. Skoog)이 식물조직 배양을 연구하면서 발견한 것이다(1956). 고체 배지에서 캘러스(callus)를 연속적으로 배양하면 멀지 않아 증식이 정지되고 마는데, 여기에 코코넛 밀크나 효모 추출물을 가하면 세포분열이 계속된다. 효모 DNA의 산성 수용액을 가압·가열하면 이와 같은 활성이 매우 강해진다는 것이 발견되면서 식물의 호르몬에 대한 연구가 왕성하게 진행되어 오옥신(인돌아세트산)의 유도체 및 유사체가 20여 종이나 각종 식물로부터 분리되어 구조가 결정되었다. 한편, 밀러는 효모 추출물을 첨가해 세포분열이 계속되었던 용액으로부터 6-푸르푸릴아미노푸린(6-furfurylaminopurine)이란 물질을 분리하여 키네틴(kinetin)으로 명명하고 구조를 결정하였는데, 이것은 아데닌의 유도체였다. 이 물질은 가압·가열에 의한 분해물이므로 반드시 천연물이라고는 할 수 없지만, 리담은 사탕옥수수의 미숙 종자 60 kg으로부터 활성 물질을 결정으로 0.7 mg 분리해서 제아틴(zeatin)으로 명명했다(D. S. Letham, 1964). 이것을 계기로 해서 새로운 천연 사이토키닌이 계속 발견되어 20종 이상이 알려졌는데, 모두 아데닌의 6 위치에 있는 아미노기에 치환기가 들어간 것이다.

흥미로운 점은, 어떤 종류의 사이토키닌은 tRNA의 역코돈 3' 말단과 인접한 위치에 사이토키닌 구조를 갖는 뉴클레오사이드가 함유되어 있어서 가수분해되면 사이토키닌이 얻어진다는 것이다. 또한, 다수의 유사체가 합성되어 오옥신 활성을 추구해 가던 중에 2,4-다이클로로페톡신아세트산(2,4-D)이 풀을 말라 죽게 하는 것이 발견되어 이 계열의 제초제 개발의 실마리가 되었다.

사이토키닌이란 이름은 세포분열이나 세포질분열(cytokinesis)을 야기하는 물질의 특성을 감안하여 명명된 것이다. 1956년 위스콘신 대학의 연구팀은 키네틴과 같이 유사한 역할을 하는 물질들을 총체적으로 키닌(kinin)이란 용어로 사용할 것을 제안하였으나 비슷한 시기에 구조적으로 완전히 다른 펩타이드 호르몬의 일종인 키닌(kinin)이 이미 사용되고 있었다. 그래서 스쿡과 그의 동료들은 카이네틴과 동일한 방법으로 생장조절기능을 가지며 세포분열을 촉진하는 모든 물질을 지칭하기 위하여 사이토키닌이란 용어를 제안하였으며 현재 이 용어는 일반적으로 인정되고 있다.

사이토키닌은 세포가 분열하는 것과 싹이 나오는 것에 영향을 주는 화학물질로서 식물 전체나 조직의 노화를 지연시켜 준다. 사이토키닌은 옥신과 함께 있을 때 상승 작용 효과가 매우 높으며, 사이토키닌과 옥신의 비율은 식물이 살아있는 동안 대부분의 성장에 영향을 준다. 다른 식물 호르몬인 에틸렌과 상호작용하여 잎, 꽃과 과일이 떨어지는 것을 촉진시킨다.

제4의 식물 호르몬은 세스퀴테르펜류의 일종인 애브시스산(abscisic acid)이다. 다른 3종류의 호르몬이 모두 생장촉진 작용을 나타내는 것과는 반대로, 애브시스산은 이것을 저해하는 작용을 나타낸다. 오쿠마는 목화의 낙과를 유발하는 물질의 분리를 시도하여, 목화의 어린 열매 300 kg으로부터 9 mg의 애브시스산을 얻어 그 구조를 결정하였다(K. Ohkuma, 1963). 그 구조는 콘포스가 생합성 경로를 모방하여 수행한 교묘한 전합성에 의해 확정되었다(J. W. Cornforth, 1965). 또한 1970년 테일러와 버던은 식물 카로텐류의 일종인 바이올락잔틴(violaxanthin)을 광산화 분해하여 잔톡신(xanthoxin)을 얻어, 이것이 강한 식물 생장 저해 작용을 나타내는 것을 발견함과 함께, 이것들이 실제로 식물 중에 존재한다는 것을 발표하였다(H. F. Taylor & R. S. Burden, 1970). 그 후 애브시스산 유사체가 여러 종류의 식물로부터 분리되어 10종 이상이 알려져 있다.

에틸렌이 식물의 생장과 과실의 성숙에 효과가 있다는 것은 19세기 말, 가스등이 사용되면서부터 관찰되었는데, 이것이 사과의 과실 내에서 생성되어 과실의 성숙에 도움을 준다는 것이 게인에 의해 입증되면서부터 식물 호르몬의 지위를 얻게 되었다(R. Gane, 1934). 식물 조직에서 에틸렌의 생산은 옥신에 의해 현저하게 증가되는데 옥신의 생리작용 중 상당한 부분은 그것에 의해 생성된 에틸렌의 작용으로 여겨지고 있다. 또한

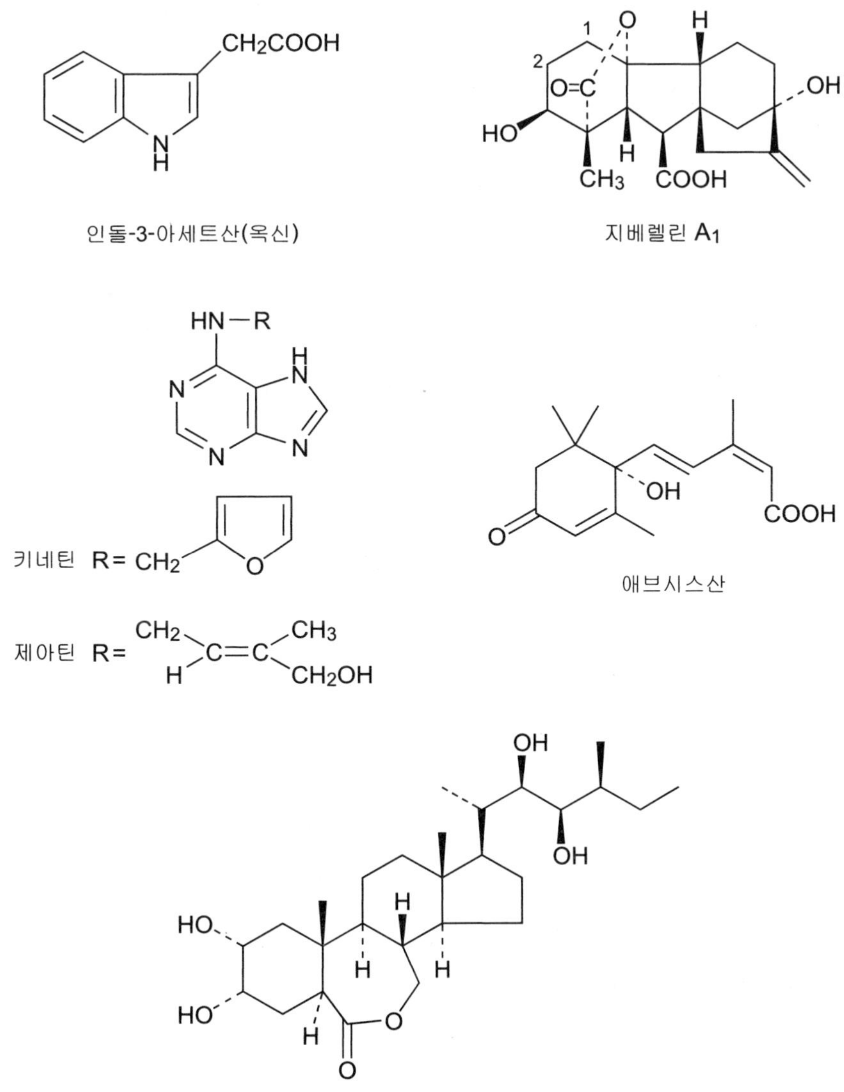

그림 3.13 식물 호르몬

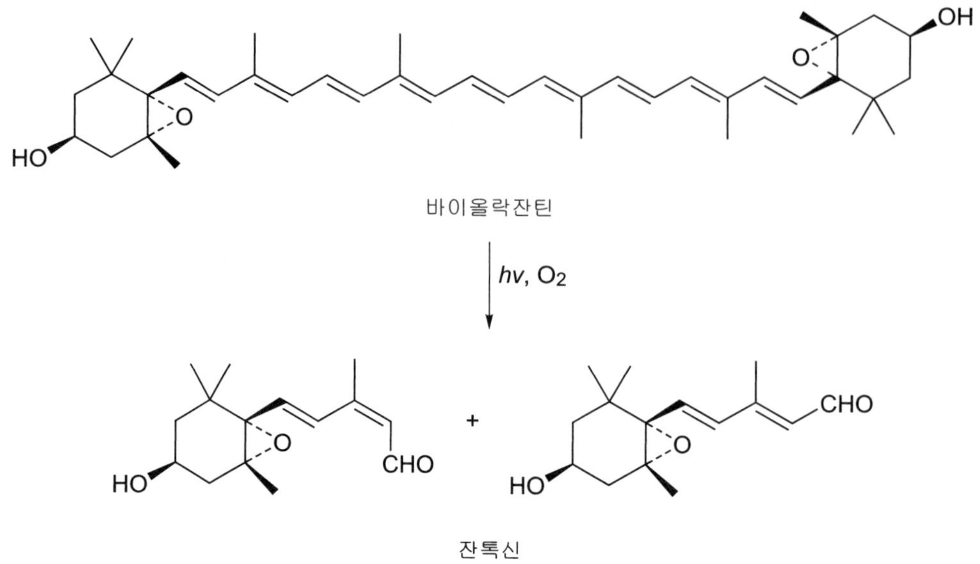

그림 3.14 비올락산틴의 광산화 분해

식물에 질병, 수분, 온도, 기계적 자극 등의 스트레스를 가하면 에틸렌이 급증한다. 덩굴손이 말라붙는 것은 접촉에 의해 에틸렌이 생산되는 것이 그 원인이라고 한다.

옥신이나 지베렐린과 비슷한 역할을 하는 식물 호르몬인 브라시놀라이드(brassinolide)가 확인되었다. 미첼은 유채꽃의 화분 추출물이 강낭콩 제2절 사이에서 세포의 신장, 세포분열 촉진작용이 있다는 것을 발견하였고(J. W. Mitchell, 1970), 그로브는 새로운 스테로이드 호르몬인 브라시놀라이드를 분리하여 구조를 결정하였다(M. D. Grove, 1979).

5. 곤충 호르몬

곤충은 일생에 여러 번 형태가 바뀐다. 예를 들면 완전 변태 곤충인 누에는 알 → 유충(1령에서 5령까지 탈피) → 번데기 → 성충(나방)으로 급격하게 형태를 바꾼다. 번데기나 성충이 되는 현상을 변태라고 부른다. 코펙은 이것이 뇌로부터 분비되는 호르몬에 의한 것임을 시사하였다(S. Kopec, 1917). 위글스워스(V. B. Wigglesworth)는 1930년대에 탈피·변태의 내분비학적 연구로부터 탈피 호르몬(moulting hormone, MH)의 존재를 확신하였는데, 누에에 있어서는 탈피 호르몬 분비선이 전흉선이라는 것을 후

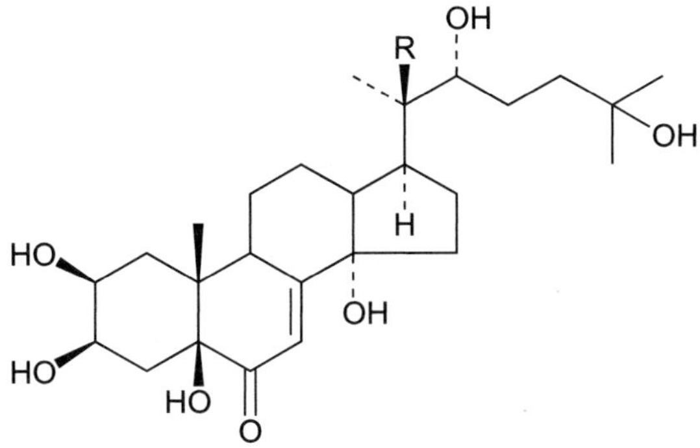

α-엑디손 (R=H)
β-엑디손 (R=OH)

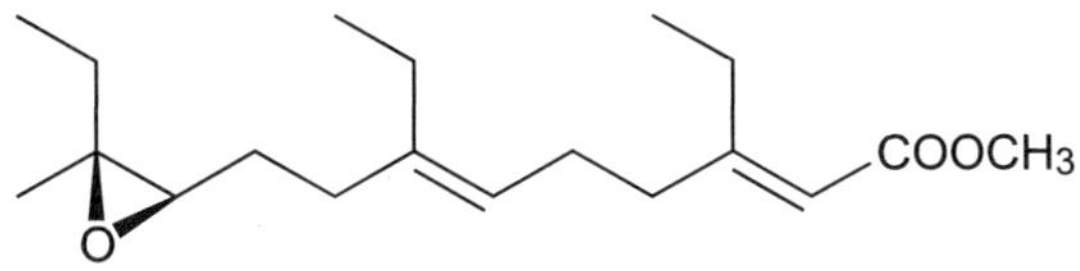

유충 호르몬

PyroGlu－Leu－Asn－Phe－Thr－Pro－Asn－Trp－Gly－Thr－NH_2
지질동원 호르몬

그림 3.15 곤충 호르몬

쿠다가 알아냈다(M. Fukuda, 1940). 부테난트와 칼손의 10년에 걸친 노력으로 1954년에, 일본에서 보내온 누에의 번데기 500 kg으로부터 탈피 호르몬인 엑디손(ecdysone)을 25 mg 얻었다. 이 물질은 7.5 mg으로도 집파리(*Musca domestica*)의 유충에 활성을 보였다. 엑디손은 그 후, α-엑디손이 주성분이고 소량의 β-엑디손이 함유되어 있다는 것이 알려졌으며 X선 해석으로 구조가 결정되었는데 스테로이드 호르몬인 것으로 확인되었다.

유충의 탈피는 변태를 동반하지 않는다. 위글스워스는 변태를 억제하는 유충 호르몬(juvenile hormone, JH)이 알라타체(corpus allatum, 내분비선)로부터 분비된다는 것을 알았고, 윌리암스는 세크로피아 누에(*Hyalophora ceropia* L.)의 수컷 나방 복부에 다량의 JH가 함유되어 있다는 것을 발견하였다(C. W. Williams, 1956). 뢸러는 세크로피아 누에로부터 300 μg의 JH를 순수하게 분리하여, 당시로는 매우 다량의 시료를 활용하여 기기 분석으로 구조를 결정하였다(H. Röller, 1967). JH는 갈색거저리(*Tenebrio molitor*)에 의한 활성 테스트에서는 0.2 ng으로 효과를 나타냈다. JH는 세스퀴테르텐의 일종으로 볼 수 있다.

곤충의 변태는 MH(탈피 호르몬)와 JH(유충 호르몬)에 의해 제어되는데, JH가 충분히 존재하는 상태에서 MH에 의해 탈피가 일어날 때는 유충 탈피가 되며, JH가 적어지면 번데기 탈피, JH가 없으면 성충 탈피가 되는 것이다. MH의 주기적 분비를 일으키게 하는 것은 뇌 호르몬(brain hormone, BH)인데 이는 펩타이드성 호르몬이다. 유충이나 번데기로 겨울을 나는 경우는, 뇌 호르몬의 분비가 억제되어서 활동이 정지하기 때문이다. JH의 분비가 뇌로부터 신경을 거쳐 직접 제어되는 것인지, BH가 관여하는지는 분명치 않다.

곤충은 생존에 부적당한 환경이 되면 휴면에 들어감으로써 그 기간을 넘긴다. 곤충의 종류에 따라 알, 유충, 번데기, 성충 등 여러 발육 단계에서 휴면을 한다. 유충, 번데기, 성충에서의 휴면은 BH나 MH의 분비 정지, JH의 과잉 분비 등으로 일어나지만 누에와 같이 알 휴면이 일어나는 경우는 휴면 호르몬(Diapause hormone, DH)이 관여하고 있다(K. Hasegaw, & I. Kubota, 1951). DH의 분비기관은 누에나방의 식도하신경절(suboesphageal ganglion)인데 분비된 DH는 일정한 발육 단계에 있는 비휴면성 난세포를 휴면란으로 만든다. 이 휴면란은 산란된 후 월동에 들어갔다가 봄에 배의 발육이 개시되어 누에 유충으로 부화한다.

메뚜기의 인후전선으로부터는 에너지의 공급을 지령하는 지질동원 호르몬(adipokinetic hormone, AKH)이 분비된다. 이 호르몬은 데카펩타이드로서, 메뚜기의 장시간 비행을 위해 중요하다(J. V. Stone, 1976).

6. 미생물 호르몬

물곰팡이 알로마이세스 마크로기너스(*Allomyces macrogynus*)의 생명순환에는 무성세대와 유성세대가 있고, 유성세대에서는 배우체의 수컷과 암컷의 생식자가 접합한다. 이때, 암컷의 생식자로부터 정자 유인 호르몬 시레닌(sirenin)이 분비되어 수컷의 생식자를 유인한다. 시레닌의 구조는 래퍼포트에 의해 결정되었다(H. Rapoport, 1966). 이것은 10^{-10} mol/mL의 저농도에서 효과를 낸다. 물곰팡이 아클리아 바이섹슈얼리스

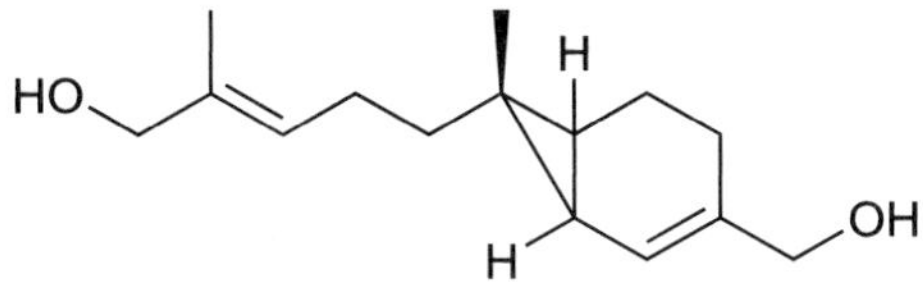

시레닌

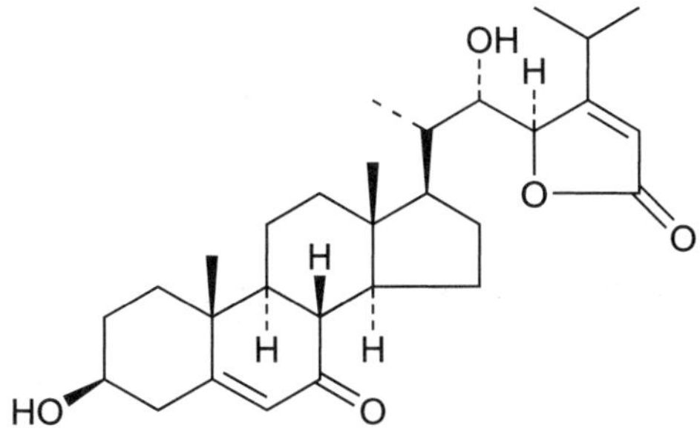

안테리디올

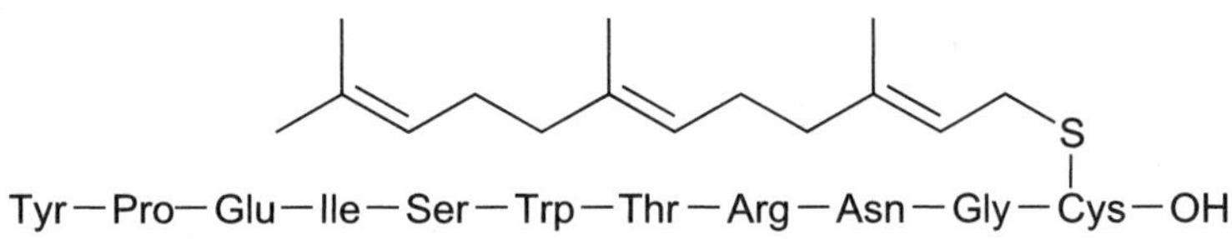

로도트루신 A

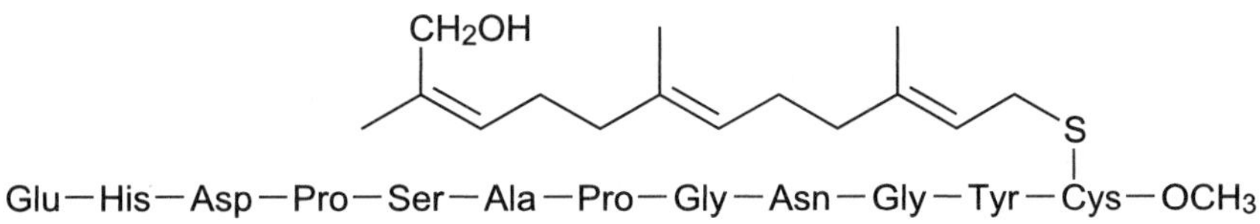

트레메로겐 A-10

그림 3.16 미생물 호르몬

(*Achlya bisexualis*)의 경우는 자성균사에서 내는 안테리디올(antheridiol))에 의해 웅성균사에 조정기가 만들어진다. 맥모리스는 이 호르몬이 스테로이드라는 것을 밝혔다(T. C. McMorris, 1968). 한편, 접합과 형성을 유도하는 호르몬 로도트루신(rhodotrucine) A가 효모 *Rhodosporidium toruloides*로부터(Y. Kamiya, 1977), 또한 트레메로겐(tremerogen) A-10이 히무릇해파리(*Tremella mesenterica*)로부터(A. Suzuki, 1978) 얻어졌다. 이것들은 세스퀴테르펜 고리를 갖는 펩타이드 호르몬이다.

03 생물의 개체 간 제어물질

1. 생물의 개체 간 신호전달

생물들이 생성하는 이차 대사산물들은 기능에 따라 크게 두 부류, 즉 세미오케미컬(생물 상호작용 물질, semiochemical)과 이차 대사 부산물[metabolic waste product 혹은 제독화 산물(detoxification product) 혹은 회피물질(shunt product)]로 나눌 수 있으나 그 기능이나 목적이 분명하지 않은 대사산물들도 있다. 이미 오래전에 개별 생명체 간의 상호작용에 화학물질이 관여한다는 것은 잘 알려져 왔다. 이 화학물질을 뜻하는 용어 '세미오케미컬'의 의미는 계속해서 변화되었으며 현재의 정의에는 인포케미컬(정보 화학물질, infochemical) 및 독소(toxin)와 영양소(nutrient)가 포함되어 있다. 이러한 세미오케미컬을 통해 매개되는 상호작용은 같거나 다른 영양단계의 척추동물, 무척추동물, 식물 및 미생물의 동종 혹은 이종 사이에서 발견될 수 있다. 여기에는 음식이나 산란장소 검색, 짝찾기, 자원영역 표시 등과 같은 많은 활동적 또는 생리적 반응이 포함된다.

로우와 레그니어는 세미오케미컬을 '개별 생명체 간에 정보를 전달하는 화학적 신호'로 정의했다(Law & Regnier, 1971). 여기서 세미오(semio)는 그리스어 semion(mark 혹은 signal)에서 유래된 말로 표시 혹은 신호를 의미한다. 신호라는 의미는 화학물질이

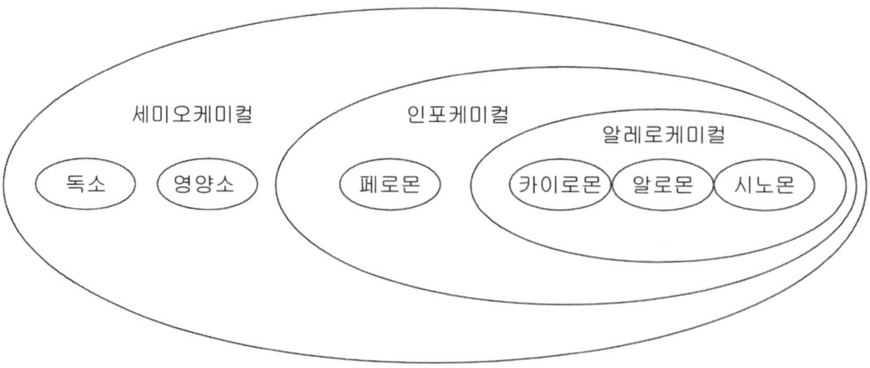

그림 3.17 화학물질 용어의 범위

의도적으로 수신자에게 전송되어 통신이 이루어지고 있음을 전제로 한다. 그러나 수신하는 생명체는 일반적으로 방출 생명체의 화학물질을 정보 소스로 활용하는 도청자 역할을 한다. 이것을 노드런드와 루이스가 인식하고 기존의 정의에서 '신호'를 제거하였으며, 세미오케미컬을 '생명체 간의 화학적 상호작용에 관련된 화학물질'로 재정의하고 '정보 전송자'란 의미도 제거되었다(Nordlund & Lewis, 1976). 따라서 로우와 레그리어에 의해 정의된 세미오케미컬의 원래 정의는 노드런드와 루이스에 의해 정보전달 화학물질뿐만 아니라 독소 또는 영양소 역할을 하는 화학물질도 포함하도록 확장되었다(Nordlund & Lewis, 1981). 독소와 영양소 같은 물질들도 독성과 영양이란 측면을 고려할 때 정보를 전달할 수 있기 때문이다.

페로몬을 최초로 정의한 칼슨과 뤼샤에 의하면, 페로몬은 어떤 종의 유기체에 의해 외부로 분비되고 이를 수용하는 동일한 종의 유기체에서 특정 반응을 일으키게 하는 물질이다(Karlson & Lüscher, 1959). 원래 '외부로'라는 말이 이 화학물질의 정의에 가장 중요한 부분이었는데 이는 내부에서 분비되는 호르몬과 구별하기 위해서였다. 그런데 페로몬과 알레로케미컬(상호대립 억제 작용 물질 혹은 타감 작용 물질)을 구별하기 위해서는 페로몬 정의의 동일 종이라는 말이 가장 중요하다. 현재 사용되는 용어의 정의에 의하면, 페로몬은 같은 종에 속하는 방출자와 수용자의 상호작용을 매개하는 물질을 의미하며, 알레로케미컬은 방출자와 수용자가 다른 종에 속하는 경우이다.

알레로케미컬은 알로몬(allomone), 카이로몬(kairomone) 및 시노몬(synomone)의 세 가지 범주로 나누어진다. 현재의 정의에 따르면 이러한 화학물질들은 원천 유기체(방출자)에 의해 생성되거나 획득되며 세 가지 범주의 기준은 상호작용에서 어떤 생명체가 혜택을 받는지에 따라 구분된다. 즉, 알로몬은 방출자가, 카이로몬은 수용자가, 시노몬은 방출자와 수용자 모두가 혜택을 받는다. 아프뉴몬(apneumone)으로 분류되는 물질도 있는데 이는 세 방향으로 작용하는 화학물질이다. 이것은 무생물로부터 방출되며 수용자에 유리하나 방출한 무생물에서 발견되는 다른 생물에게는 해가 되는 물질이다. 예를 들면 숙주가 먹는 음식물(귀리)이 풍기는 냄새에 끌리는 기생생물에게는 이 냄새가 도움이 되지만 그 귀리에 살고 있는 생물은 포식자를 불러들이게 되어 해가 된다.

알로몬은 다른 종의 개체와 접촉할 때 방출자에게는 적합하지만, 수용자에게는 적합하지 않은 행동 또는 생리적 반응을 불러일으킨다(Nordlund & Lewis, 1976). 다시 말하면 자신에게는 플러스, 상대에게는 마이너스 효과를 주는 물질로 곤충을 방어하는 식물의 자기 방어물질을 예로 들 수 있다.

카이로몬은 다른 종의 개체와 접촉할 때 방출자가 아니라 수용자에게 유리하게 작용하는 물질을 말한다(Nordlund & Lewis, 1976). 즉 자신에게는 마이너스, 상대에게는 플러스의 효과를 주는 물질로서 섭식자극 물질, 산란자극 물질 등을 들 수 있다. 한 예로 나무껍질 딱정벌레는 그들이 내는 냄새에 의해서 포식자에게 먹힘을 당한다.

시노몬은 다른 종의 개체와 접촉할 때 수용자와 방출자 모두에게 플러스, 즉 유리한 행동 또는 생리적 반응을 불러일으키는 화학물질로, 곤충을 불러들이는 꽃의 향기가 여기에 해당된다고 할 수 있다. 곤충은 꽃의 꿀을 영양소로 삼을 수 있으며, 꽃은 곤충에 의해 수분할 수 있다.

2. 동물 → 동물

냄새에 의한 동물 간의 의사 전달은 광범위하겠지만 특히 성취(sex scent)로서 유명한 것은 사향노루와 사향고양이의 방향성분이다. 사향노루는 히말라야에서 사는데, 사향(musk)은 노루의 복부에 있는 선에서 얻어진다. 그 방향 성분은 무스콘(muscone)인데, 이것은 암컷 노루를 유인하는 성페로몬이다. 아프리카에서 사는 사향고양이로부터 얻어지는 시베트의 방향 성분은 시베톤이다. 흑사슴의 수컷은 다리 관절로부터 성취를 내는데 그 화합물은 cis-4-하이드록시도덱-6-에녹산 락톤(cis-4-hydroxydodec-6-enoic acid lactone)이다.

126종 이상의 암컷 곤충에 의해서 성호르몬으로 사용되고 있는 (Z)-도덱-7-엔-1-일 아세테이트(dodec-7-en-1-yl acetate)는 아시아 코끼리인 엘리퍼스 맥시머스(*Elephas maximus*)의 암컷이 수컷에게 교미를 위한 신호를 보내는 데도 사용된다는 것이 확인되었다. 이 자연향의 이성체 조성은 Z:E 이성체의 혼합비가 98:2이다(L. E. L. Rasmussen, 1996). 흥미 있는 또 다른 예는 유독하고 불쾌한 냄새를 풍기는 다이메틸설파이드(dimethyl sulfide)가 남극에 사는 새들에게 먹이를 찾는 신호로 작용한다. 동물플랑크톤에 의한 포식으로부터 자신을 방어하기 위한 수단으로 식물플랑크톤에 의해서

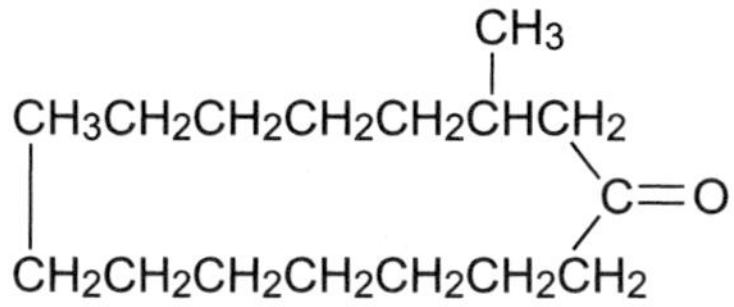

무스콘

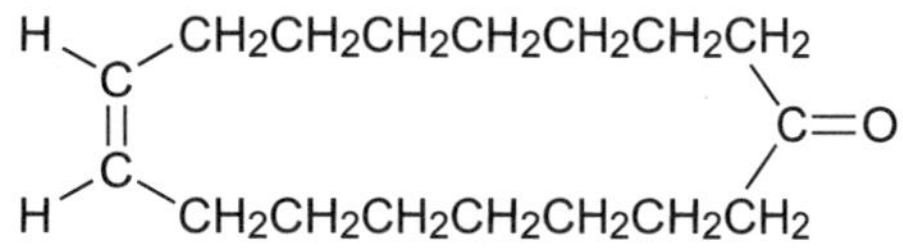

시베톤

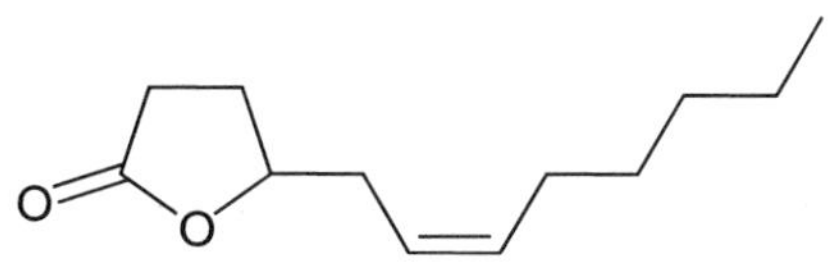

cis-4-하이드록시도덱-6-에녹산 락톤

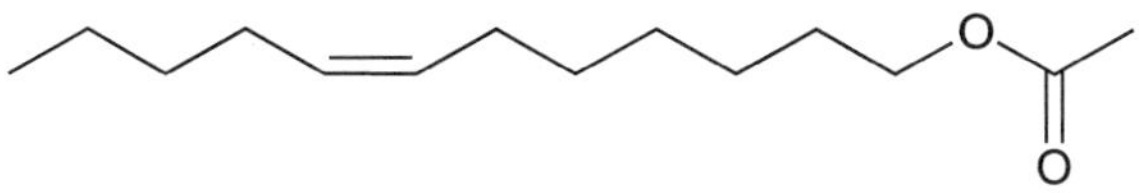

(*Z*)-도덱-7-엔-1-일 아세테이트

$H_3C—S—CH_3$

다이메틸 설파이드

그림 3.18 동물 간에 작용하는 인포케미컬

방출되는 이 화합물은 동물플랑크톤을 먹고 사는 바다제비들에게 이들 동물플랑크톤의 위치를 알려 주는 역할을 한다(G. A. Nevitt, 1995).

3. 식물 → 동물

개다래는 고양이가 좋아하는 식물로서, 이것을 먹으면 침을 흘리며 특이한 몸짓을 하는 것이 알려져 있다. 이런 현상은 호랑이나 사자 등의 고양잇과 동물들에게 공통으로 나타난다. 그 유효성분은 개다래 락톤들인 이리도머메신(iridomyrmecin)과 아이소이리도머메신(isoiridomyrmecin) 및 알칼로이드인 액티니딘(actinidine)인데, 이것들은 어느 것이나 고양잇과 동물에 대하여 특유의 흥분작용을 나타낸다(T. Sakau, 1967).

식물이 가지고 있는 알칼로이드 성분이 초식동물에 대한 화학적 방어를 하는 데 이바지한다는 예들도 보고되었다. 오스트레일리아에 자생하는 제방덩굴(*Ipomoea*속)에 함유된 스웨인소나인(swainsonine)과 칼리스티진 B_2(calystegine)는 가축들이 이 식물을 먹을 때 신경계에 이상을 초래하는데 이들은 포도당 분해 효소(glycosidase) 억제제들인 것으로 확인되었다(R. J. Molyneux, 1995).

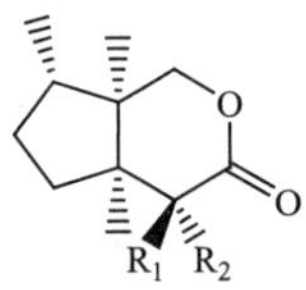

이리도머메신 (R_1=CH_3, R_2=H)

아이소이리도머메신 (R_1=H, R_2=CH_3)

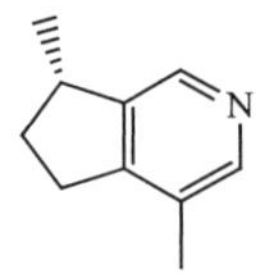

액티니딘

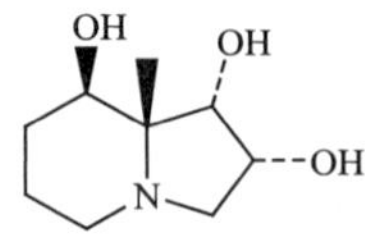

스웨인소나인

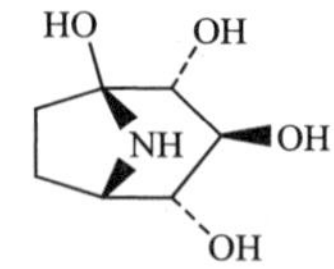

칼리스터진 B_2

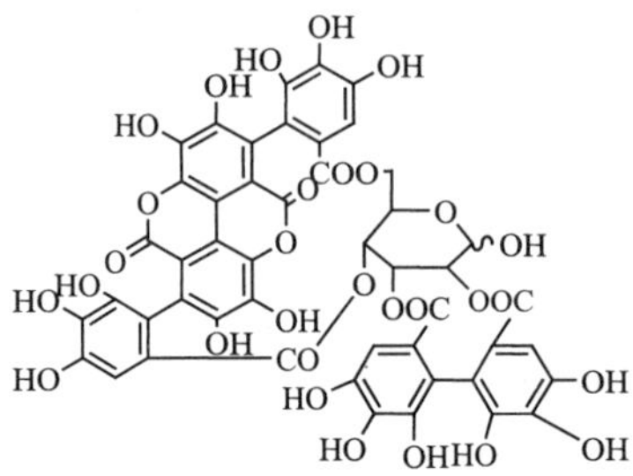

푸니칼리진

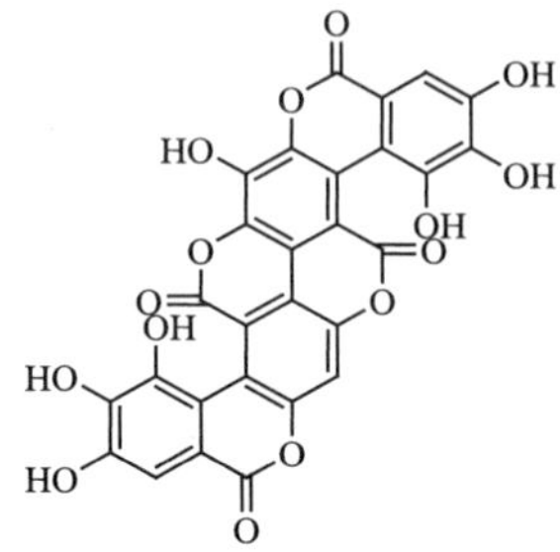

터미날린

그림 3.19 식물과 동물 간의 상호작용 물질

가수분해가 가능한 작용기를 가진 탄닌 계통의 물질들도 초식동물들에 독성을 가진다. 낙엽수 터미네일리아 오브롱가타(*Terminalia oblongata*)의 잎을 먹은 소와 양은 중독되어 죽게 되는데 원인 물질은 푸니칼러진(punicalagin)과 터미날린(terminalin)이며 각각 간과 콩팥에 손상을 주는 것으로 밝혀졌다. 터미날린은 20 mg/kg의 농도에서 쥐에 대한 높은 독성을 보인다(P.B. Oelrichs, 1994).

4. 곤충 → 곤충

1) 성페로몬

누에나방의 수컷은 암컷이 가까이 있으면 흥분하여 날개를 떤다. 이것은 암컷의 복부 끝에 있는 외분비선으로부터 성페로몬이 분비되고 있기 때문이다. 페로몬이란 이미 앞에서 언급한 것처럼 '동물이 체외로 분비해서 동종의 동물에게 특이한 생리 또는 행동을 일으키게 하는 물질'이다. 호르몬이 내분비선으로부터 분비되어 그 개체 내의 다른 장소에 특이한 생리를 일으키게 하는 물질인 반면, 페로몬은 동물 개체 간의 정보전달에 사용되는 물질을 가리킨다(이종 개체 간의 경우는 알로몬 또는 카이로몬이라고 한다). 페로몬 중에는 곤충 페로몬이 가장 널리 연구되어 있으며, 성페로몬 외에 집합 페로몬, 경보 페로몬 등 여러 종류가 있다. 역사적으로 중요한 연구는 부테난트에 의해 1959년부터 2년간 행해진 누에의 암컷 페로몬 봄비콜(bombykol)의 분리와 구조 결정이라고 할 수 있다. 이것을 계기로 여러 곤충으로부터 매우 많은 성페로몬이 분리되었다.

부테난트는 일본에서 수입한 누에나방 50만 마리의 복부 끝으로부터 성페로몬을 4-(p-나이트로페닐아조)벤조산 에스터 유도체 결정으로 12 mg 얻었다. 이 유도체는 적색이어서 칼럼 크로마토그래피로 분리해 낼 수 있었다. 당시에는 얇은 층 크로마토그래피나 고속 액체 크로마토그래피가 개발되지 않았었기 때문에 쉽게 검출하기 위해 착색 유도체로 사용한 것이 성공의 기초가 되었다. 이 유도체로 바꿈으로써 휘발성이 없는 결정을 순수하게 얻을 수 있었던 것이다. 이 유도체를 가수분해하면 활성 물질이 얻어지는데, 봄비콜(bombykol)로 명명되었다. 당시로써는 이와 같은 미량으로 구조를 결정하기가 쉽지 않았지만, 화학적으로 10,12-헥사데카다이엔올로 추정되었다. 이중 결합의 기하 이성질체에 대해서는 4종류 이성질체 전부를 합성해서 그 활성을 비교 조사해 본 결과, (10E,12Z) 형은 10^{-12} $\mu g/ml$의 농도에서도 활성을 나타내었지만 다른 3종류의 이성질체는 전혀 활성이 없었다. 이와 같이, 곤충 페로몬이 초미량으로, 그것도 엄밀한 이중 결합의 시스·트랜스 특이성을 갖고 작용하는 것이 화학자나 생물학자로 하여금 강한 흥미를 자아내게 하여, 이 분야의 연구가 폭발적으로 진전되었다.

짚시나방(*Lymantria dispar*)은 미국에서 매우 중요한 해충이다. 제이콥슨은 이 곤충 암컷의 성페로몬 집톨(gyptol)을 분리하여 구조를 결정하였다고 발표하였다(M. Jacobson,

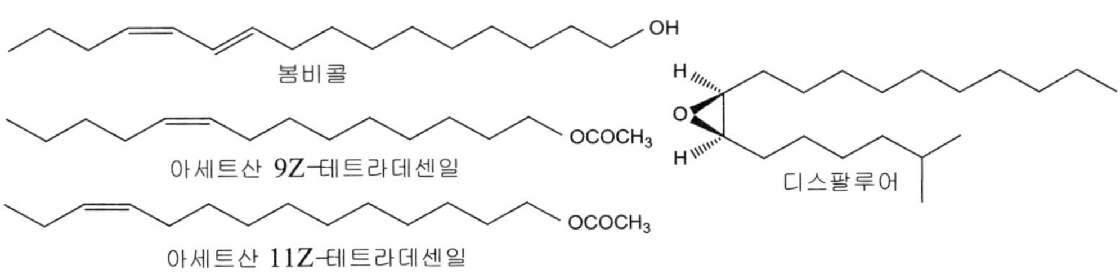

그림 3.20 곤충의 성페로몬

1960). 그러나 이 구조의 화합물을 합성하다 보면 합성 경로에 따라서 활성이 있는 경우와 없는 경우가 보여서 정확성에 의심이 생겼다. 베로자는 다시 집시나방으로부터 페로몬을 추출하여 구조를 Z-7,8-에폭시-2-메틸옥타데케인으로 결정하였고, 디스팔루어(disparlure)로 명명하였다(M. Beroza, 1970). 이 구조를 갖는 합성물질은 실제로 활성을 나타냈지만 한 가지 문제점은 광학이성질체였다. 마루모가 디스팔루어를 합성해 본 결과 (7R,8S)형만이 강한 활성을 나타낸다는 것이 밝혀졌으며(S. Marumo, 1974), 마침내 디스팔루어의 절대 구조가 결정되었다. 흥미롭게도 광학 이성질체인 (7S,8R)형은 활성을 길항적으로 억제하기 때문에 라세미 혼합물은 천연물 활성의 1/8밖에 나타내지 않는다.

봄비콜의 경우는 단일의 성페로몬이 작용하는 예이며, 일부 곤충에서는 복수의 성페로몬 혼합비율에 따라 종에 따른 특이적 유인이 일어나기도 한다. 예를 들면, 타카미는 차나무 해충인 어떤 어닥스파이어스 종(*Adoxophyes* sp.)과 사과, 복숭아, 배 등의 해충인 애모무늬잎말이나방(*Adoxophyes orana*)의 암컷으로부터 각각 성페로몬을 추출하여 아세트산 9Z-테트라데센일(9Z-tetradecenyl acetate)과 아세트산 11Z-테트라데센일을 얻었다(Y. Tamaki, 1971). 불가사의하게도 이것들은 단독으로는 활성을 나타내지 않았으며, 혼합비가 중요하다는 것이 밝혀졌다. 차나무 해충의 경우에는 이들이 9Z/11Z=7/3, 애모무늬잎말이나방에서는 9Z/11Z=9/1의 혼합비로 작용한다.

1970년대는 곤충 페로몬 연구의 황금시대라고 할 수 있다. 이 시기에 나비목 곤충으로부터 분리한 암컷과 수컷의 성페로몬만 해도 엄청난 수에 달하는데, 암컷 성페로몬의 구조는 서로 비슷해서 대부분 탄소수 10~18, 불포화수 1~3의 선형 사슬 일차 불포화 알코올 또는 그 아세트산 에스터 및 알데하이드였다.

성페로몬은 초미량이기 때문에 단독으로 분리하거나 구조를 결정하기 위해서는 곤충의 대량사육이 필요하므로 점차 연구가 곤란하게 되었다. 이 때문에 반대로 모든 이성질체를 합성해서, 엘렉트로앤테노그램(electroantennogram)이나 야외에서 이들의 물질에 반응하는 곤충을 찾는 방법도 수행되고 있다. 앤테노그램은 특정한 냄새를 감지한 곤충의 더듬이에 나타나는 전기화학적 반응을 분석해 연관된 화합물의 존재 여부 및 농도를 분석해 내는 시스템이다.

2) 집합 페로몬

꿀벌이나 흰개미 등은 집단으로 생활하며, 계급 분화가 발달되어 있다. 흰개미의 일종인 칼로터머스 플래버콜리(*Kalotermes flavicollis*)의 유충은 집합 페로몬(aggregation pheromone)으로 3Z-헥센-1-올(3Z-hexen-1-ol)을 분비한다(H. Verron, 1963). 나무좀벌레는 수목을 갉아 먹는데 이때 우선 소수의 곤충이 침입하고 이들이 분비하는 페로몬을 따라 다수의 나무좀벌레들이 모여든다. 실버스틴은 나무좀벌레의 일종인 덴드록토너스 브레비코너스(*Dendroctonus brevicornis*)의 암컷이 소나무를 갉아내서 만들어진 가루로부터 페로몬을 추출하여, 엑소-브레비코민(exo-brevicomin)과 엔도-브레비코민(endo-brevicormin)을 분리하였다(R. M. Silverstein, 1968). 이것들은 특이한 두고리 케탈 구조를 하고 있다. 합성으로 얻어진 엑소-브레비코민의 거울상 이성질체는 비활성이었다(K. Mori, 1974).

나무좀과에 속하는 딱정벌레들은 나무에 막대한 피해를 주는데 이것은 일단 소수의 딱정벌레가 어떤 나무의 뿌리에 침입하면 이들이 집합 페로몬을 방출하여 많은 딱정벌레를 불러 모으기 때문이다. 여기에 속하는 딱정벌레 입스 파라콘푸스(*Ips paraconfusus*)와 입스 피니(*I. pini*)는 집합 페로몬 (4S)-(-)-입센올(ipsenol)과 (4S)-(+)-입스다이엔올

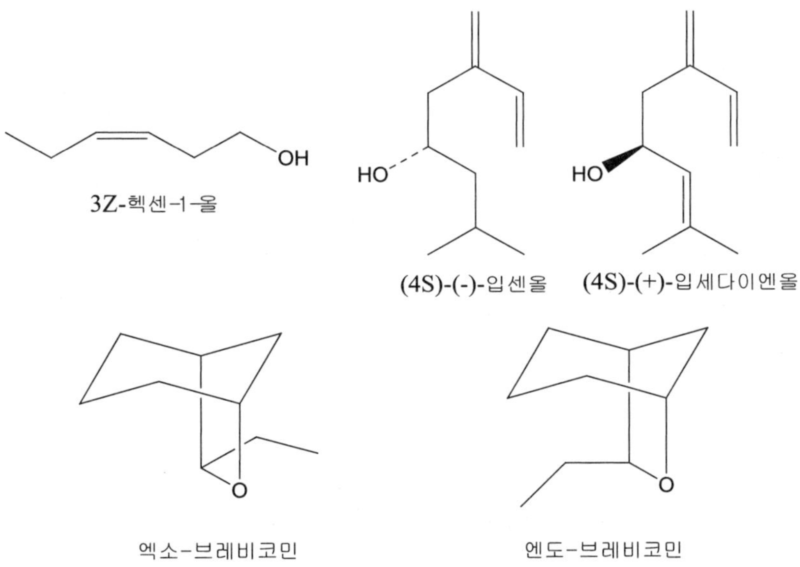

그림 3.21 집합 페로몬

(ipsdienol)을 포함하고 있다(S. J. Seybold, 1995).

3) 경보와 흔적 페로몬 및 방어물질

개미나 진딧물같이 집단생활을 하는 곤충은 집에 적이 침입했을 때 위험을 알리는 경보 페로몬(alarm pheromone)을 방출한다. 개미의 경우 경보 페로몬은 큰턱샘, 항문선, 듀포샘(Dufour gland) 등에서 분비된다. 뿔개미 포거노머멕스(*Pogonomyrmex*)속에게서 4-메틸-3-헵탄온(4-methyl-3-heptanone)이 얻어졌으며, 아칸토미옵스 클러비거(*Acanthomyops claviger*)에게서는 시트로넬랄(citronellal) 등의 모노테르펜이 여러 종 분리되었다. 또한 콩알락진딧물(*Therioaphis trifolii*)에서는 (-)-저마크린 A(germacrene A)가, 장미수염진딧물(*Macrosiphum rosae*) 등으로부터는 파너신(farnesene)이 얻어졌다.

개미들은 종류에 따라 여러 가지 흔적 페로몬(trail pheromone)을 갖는다. 특히 안트라닐산 메틸(methyl anthranilate)은 남아시아의 정글 속에 사는 군대개미(*Aenictus*속)의 흔적 페로몬으로 밝혀졌으나 단독으로는 거의 페로몬 역할을 하지 못하고 미량의 니코틴산 메틸(methyl nicotinate)이 함께 존재해야만 흔적 페로몬의 역할을 할 수 있다(E.

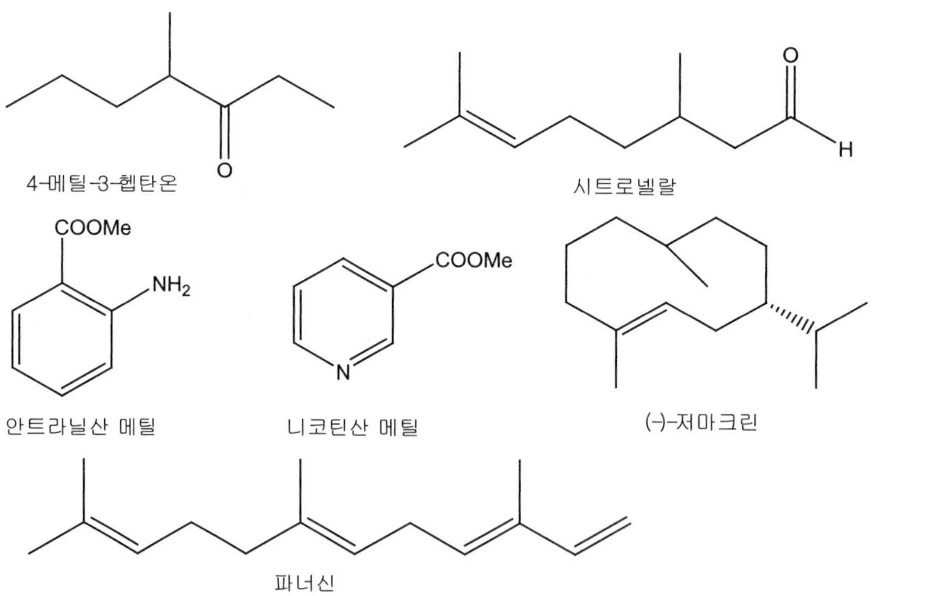

그림 3.22 경보 호르몬과 흔적 호르몬

D. Morgan, 1994). 2,4-다이메틸-5-헥사놀라이드(2,4-dimethyl-5-hexanolide)는 목수개미(*Camponotus herculeanus*)의 흔적 페로몬으로서 0.001 μg/ml 용액 1 μL만 있어도 흔적을 남기는 데는 충분하다(H. J. Bestmann, 1995).

경보 페로몬과 관련해서 흥미 있는 것은 적에게 기습당했을 때 방출하는 화학물질로서, 적에게 불쾌감을 주거나, 적을 중독시키는 방어물질이다. 이미 앞에서 언급한 것처럼 상대방보다는 자기에게 유리한 결과를 초래하는 이런 물질을 알로몬이라고 한다(W. L. Brown, 1970). 개미의 폼산(formic acid)은 개미산이라고도 불리는 대표적인 방어물질이다.

딱정벌레의 일종인 폭탄먼지벌레(*Pheropsophus jessoensis*)는 위험에 부닥치면 꼬리 끝에서 분사음을 내면서 고온의 벤조퀴논을 방출한다. 체내에서는 하이드로퀴논과 과산화수소가 저장낭에 따로 저장되어 있는데, 자극을 주면 이 두 가지와 촉매 효소(catalase) 및 과산화 효소(peroxidase)가 혼합되어 벤조퀴논과 물 그리고 산소 가스가 생긴다. 이때 강한 발열이 동반되며, 고온의 벤조퀴논이 산소 가스에 의해 분사되는 것이다(그림 3.23).

육상식물 흰독물풀(*Datura wrightii*)의 대사산물들인 캘리스테진(calystegine) A_3와 B_2가 이들을 먹는 독수리나방(*Acherantia atropus*)과 이도민 나비(ithomiine butterfly)에서 발견되었으며(R. J. Nash, 1993), 잎벌(sawfly)인 라디노세리아 노디코니스(*Rhadinoceraea nodicornis*) 역시 육상식물 베러트럼 앨범(*Veratrum album*)의 대사산물인 3-안젤로일지가데닌(3-angeloylzygadenine)을 섭취하여 생체 내에서 3-아테틸지가데닌(3-acetylzygadenine)으로 변형시켜 보관하고 있다는 것이 확인되었다. 이 곤충들의 포식자들인 개미, 거미, 관목 귀뚜라미(bush cricket)에 대한 활성검색 결과 이 화합물들이 강력한 포식 억제 작용이 있음이 증명되었다(U. Schaffner, 1994).

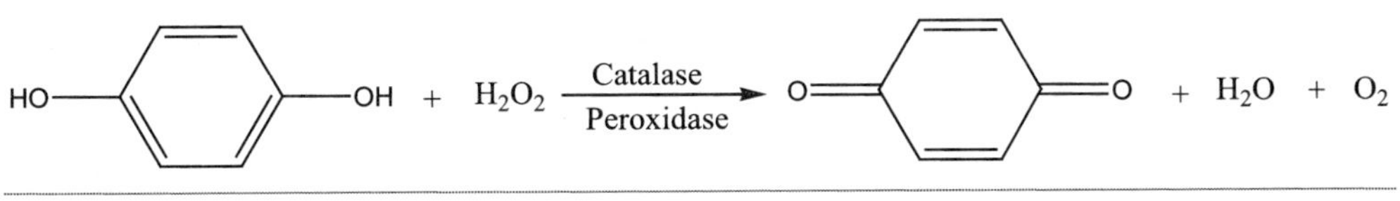

그림 3.23 하이드로퀴논과 과산화 수소의 반응으로 발생되는 벤조퀴논와 산소

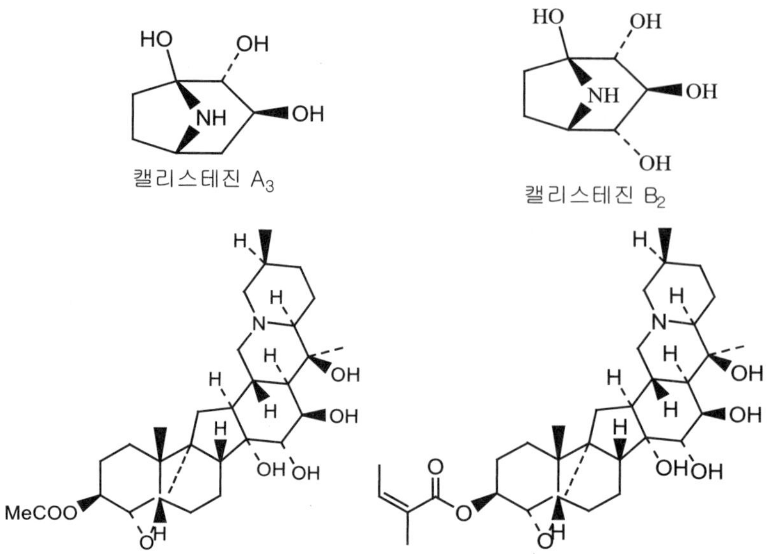

그림 3.24 곤충의 방어물질

5. 식물 → 곤충

1) 살충성 식물 성분

천연 살충제로써 인간이 옛날부터 이용해 온 것으로는 담뱃잎, 데리스 뿌리, 제충국이 대표적이다. 이들의 활성 성분은 각각 니코틴(nicotine), 로테논(rotenone), 피레트린(pyrethrin)이다. 현재는 합성 살충체의 보급으로 앞의 두 종류는 거의 사용되지 않지만 피레트린에 있어서는 그 구조를 차례로 바꾸어서 약효를 높인 합성 피레트린류가 개발되어 중요한 살충제가 되고 있다.

콩과식물인 데리스 엘립티카(*Derris elliptica*)의 뿌리는 어류 독성을 나타내며, 동남아시아에서 물고기를 잡는 데 사용되었다. 그 활성 성분은 로테논이며, 포유동물에 대한 독성은 극히 낮지만 강한 살어성과 살충성을 보여 해충구제에도 이용되었다. 로테논의 평면 구조식은 타케이(S. Takei, 1932), 입체 화학식은 버치(G. Buchi, 1960)에 의해 결정되었다. 곤충 체내에 흡수되면 신경 근육 조직과 호흡을 마비시켜서 죽이게 되는데 그 메커니즘은 NADH의 산화 저해이다.

흰꽃제충국(*Chrysanthemum cinerariaefolium*)의 꽃은 살충제로서 옛날부터 사용되었으

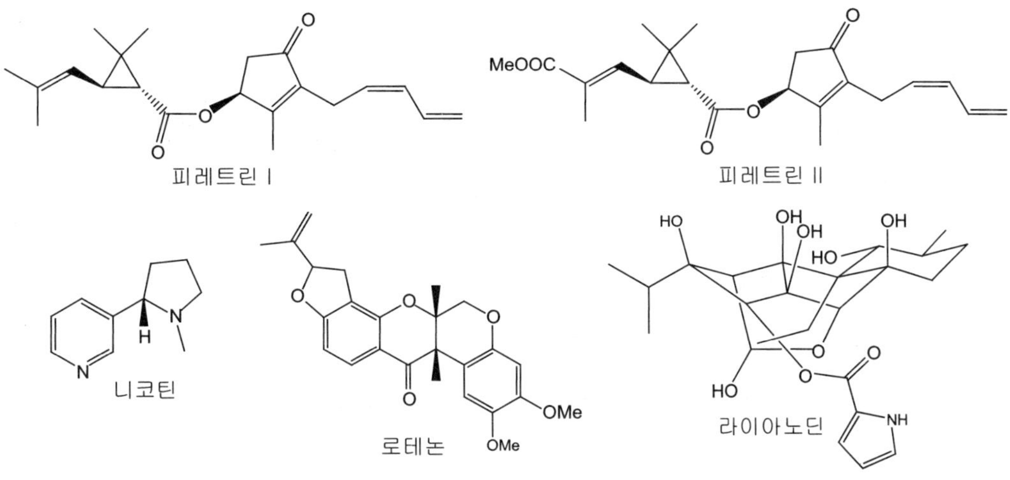

그림 3.25 식물 살충제

며 피레트린 I과 II를 포함하고 있다. 피레트린은 사람과 가축에는 해가 없고, 곤충만을 죽이는 접촉독이다. 강한 살충력과 신속한 낙하 효과(knockdown 효과)를 나타내는 이상적인 살충제이지만 빛에 약하므로 주로 가정에서 모기, 파리, 바퀴와 같은 위생 해충의 퇴치에 사용되고 있다. 천연에서 분리된 피레트린류의 구조를 변형하여 우수한 살충성과 낙하 효과를 보이는 합성 피레트린류를 활발하게 개발한 결과 현재는 천연 피레트린 구조와는 전혀 닮지 않은 새로운 피레트린 유도체(pyrethroid)가 개발되었다. 이들은 해충 퇴치뿐만 아니라, 농업용으로도 사용되고 있다.

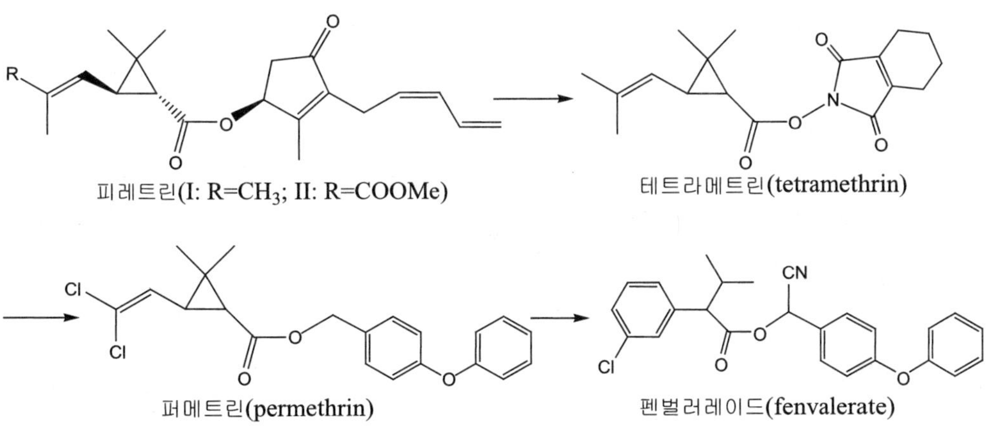

그림 3.26 살충제로 개발된 피레트린 유도체

서양에서는 옥수수 등의 해충 오스트리니아 무빌라리스(*Ostrinia mubilalis*)를 구제하기 위해 아마존산 의나무과에 속하는 라이아니아 스피시오사(*Ryania speciosa*)의 성분 라이아노딘(ryanodine)을 사용하고 있다(K. Wiesner, 1967). 이는 매우 복잡한 다이테르펜 알칼로이드인데 제라닐제라니올(geranylgeraniol)로부터 생합성된다고 추정된다.

2) 곤충 유인 및 섭식 저해 식물 성분

식물과 곤충은 밀접한 생활권을 형성하고 있다. 식물을 주식으로 하는 곤충마다 기주 식물이 있으며, 이러한 기주 선택성은 화학물질에 지배되고 있는 경우가 많다. 예를 들면 누에는 뽕잎밖에는 먹질 않는데, 이때의 섭식 촉진 인자로서는 β-시토스테롤(sitosterol), 아이소쿼시트린(isoquercitrin), 이노시톨(inositol), 설탕, 모린(morin), 클로로젠산(chlorogenic acid), 아스코르브산(ascorbic acid) 등이 발견되었다. 한편, 시트랄(citral) 등의 모노테르펜은 유인 인자로서 작용하는 것으로 밝혀졌다. 일반적으로 유인 인자는 테르펜류나 지방산 에스터가 많으며, 그 외에 색다른 화합물은 얻어지지 않고 있다.

험즈와 매트슨에 따르면 다년생 식물은 2가지의 카테고리로 분류된다. 즉 빠르게 성장하지만 화학적 방어는 잘하지 못하며 대신에 잘 발달한 유도방어 시스템을 가지고 있는 것과 느리게 성장하지만 높은 독성의 이차 대사산물들을 함유하여 잘 발달한 화학적 방어체계를 가지는 대신 유도방어 시스템이 빈약한 것들이 존재한다(Herms & Mattson, 1992).

전자에 속하는 것으로는 야생 방풍나물(*Pastinaca sativa*)이 있으며, 이 식물의 잎에서는 푸라노큐마린(furanocoumarin)류가 관찰된다. 이 식물이 물리적으로 혹은 곤충에 의

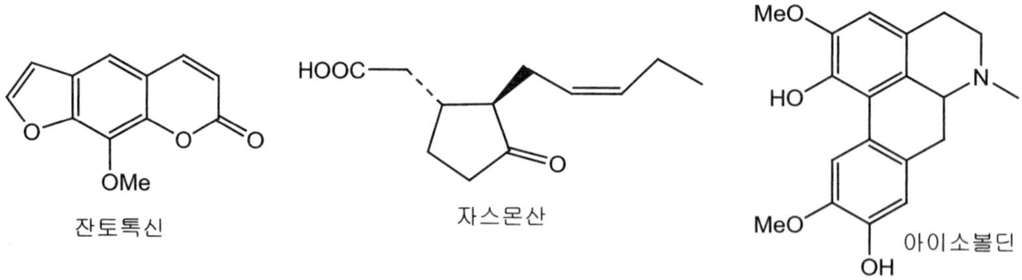

그림 3.27 곤충의 섭식 저해 물질

해서 상처를 입으면 푸라노큐마린류에 속하는 잔토톡신(xanthotoxin)이란 물질이 상처 주변의 식물조직에서 고농도로 발견되기 시작한다. 이 농도는 24시간 정도가 지나면 최고에 도달하고 7일 후에는 다시 본래의 상태로 돌아간다. 이것은 포식 억제를 위한 대응이라기보다는 식물조직의 손상을 보호하기 위한 대응으로 여겨진다(A. R. Zangerl, 1990). 육상식물 니코티아나 실베스트리스(*Nicotiana sylvestris*)의 경우에는 식물조직의 손상을 보호하는 데 필요한 대사산물 니코틴(nicotine) 합성을 유도하기 위해 자스몬산(jasmonic acid) 혹은 이 산의 메틸에스터가 신호 전달자로 작용하는 것으로 보인다. 자스몬산은 나노몰 농도(nano molar concentration)에서도 충분히 역할을 하는 것으로 보고되었다(I. T. Baldwin, 1994).

후자에 속하는 식물에서 발견되는 화학적 방어체계로는 곤충이 한정된 식물들 이외에는 먹지 않게 하는, 즉 섭식 저해 물질(antifeedant)을 들 수 있다. 실제로, 방기과 식물인 댕댕이덩굴(*Cocculus trilobus*)은 우묵밤나방(*Oraesia excavata*) 유충이 먹는 기주 식물이지만, 담배거세미나방(*Spodoptera litura*)에게는 섭식 저해 효과를 나타내는데 이 식물의 섭식 저해 효과를 보이는 물질을 탐색한 결과 아이소볼딘(isoboldine)이 분리되었다(K. Wada & K. Munakata, 1968). 중요한 것은 기생곤충 우묵밤나방의 유충은 1000 ppm의 아이소볼딘에서도 섭식 저해를 보이지 않으면서, 기생하지 않는 담배거세미나방에 대해서는 200 ppm에서 완전히 섭식이 저해된 것이다. 이 연구 이후, 많은 곤충 섭식 저해 물질이 식물로부터 단리되었다.

3) 산란유도와 억제

특정 식물에만 특정한 곤충이 산란하도록 유도하는 대사산물이 그 식물 속에 존재한다는 것이 알려져 많은 흥미를 유발시켰다. 식물을 먹고 사는 곤충 중에 어떤 종류는, 산란한 후에 같은 무리에 속하는 다른 곤충들이 접근하지 못하도록 자기가 낳은 알이나 그 주변에 접근을 경고하는 화학물질을 남겨둔다. 이는 매우 희귀한 경우에서 큰흰나비 *Pieris brassicae*(150,000개의 알을 사용함)로부터 이러한 역할을 하는 3개의 대사산물인 미리어마이드(miriamide), 미리어마이드 5-글루코사이드(miriamide 5-glucoside) 그리고 5-디하이드록시미리어마이드(5-dehydroxymiriamide)가 분리되었을 때 화학생태학자들의 매우 큰 흥미를 유발시켰다. 이 물질들을 이용하면 배추흰나비에 대한 접근을 억제하여 배추를 보호하는 것도 가능하게 할 수 있다(A. Blackmeer, 1994).

플라보노이드(flavonoid)들은 산란을 유도하기도 하고 억제하기도 한다. 산호랑나비(*Luehdorfia japonica*)는 육상식물 헤테로트로퍼 어스파이러(*Heterotropa aspira*)를 먹는데 이 식물에 존재하는 아이소함네틴 유도체[isorhamnetin 3-(glucosyl-β1 → 6-galactoside)-7-glucoside]가 수용성인 어떤 다른 성분과 같이 작용할 때 산란유도제로 작용한다는 것이 밝혀졌다(M. Haribal, 1996). 또 황벽나무(*Phellodendron amurense*)로부터 분리된 펠라무린(phellamurin, 8-prenyl-dihydrokaempferol-7-glucoside)은 호랑나비 파필리오 자튜스(*Papilio xuthus*)와 남방제비나비(*Papilio protenor*)의 산란을 억제하였다(J. B. Harborne).

버그스트롬 그룹은 곤충들이 육상식물 애스클리피어스 큐래서비커(*Asclepias curassavica*)의 잎에 알을 낳을 때 항상 신선한 잎에만 산란하지 오래된 잎에는 산란하지 않는다는 것을 관찰하였다. 여기에 대한 이유로는 휘발성이 높은 산란유도 대사산물들이 신선한 잎에 많이 존재하고 오래된 잎에는 거의 존재하지 않을 뿐만 아니라 오래된 잎에는 산란을 억제하는 대사산물들이 추가적으로 생성되어 시너지 효과를 일으킬 것이라고

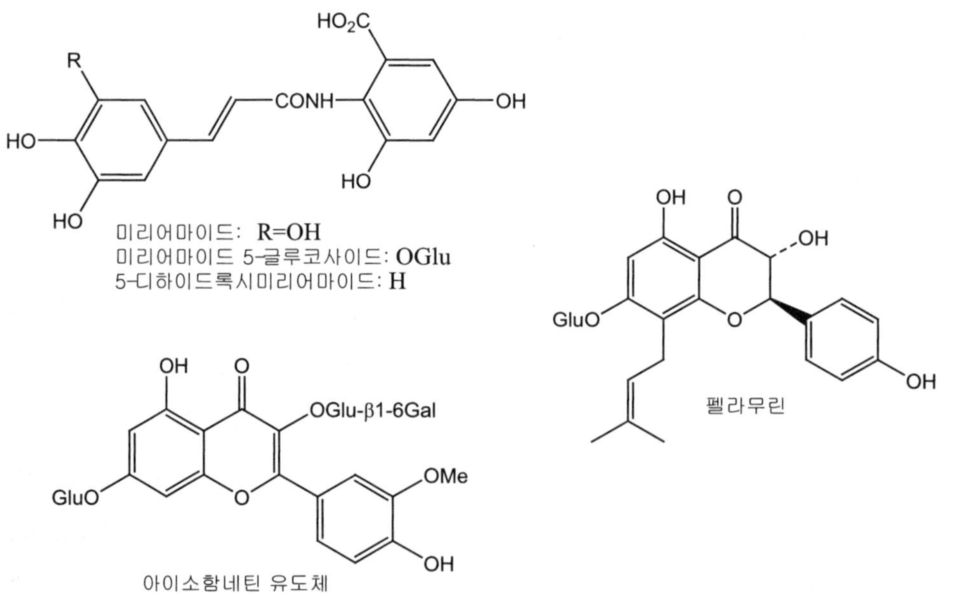

그림 3.28 곤충의 산란을 유도하거나 억제하는 물질

추측하였다(Bergstrom, 1995).

6. 식물 → 식물

알레로파시(allelopathy, 타감 작용, 상호대립 억제 작용)라는 용어는 그리스어 allelo(서로라는 의미)와 pathy(고통을 겪는다는 의미)에서 유래되었으며 1937년 오스트리아 교수 한스 몰리쉬(Hans Molisch)에 의해서 이웃해 있는 식물들 사이에 생육을 저해하는 생화학적인 상호작용을 묘사하기 위하여 처음으로 사용되었다. 1971년 위터커(R. H. Whittaker)와 페니(P. P. Fenny)는 사이언스에 발표된 논문에서 알레로파시를 유기체들 사이의 모든 화학적인 상호작용으로 정의하였다. 오늘날 이 용어는 생화학물질을 방출하는 한 유기체가 이웃하는 유기체에 끼치는 긍정적이거나 부정적인 효과를 다 포함하는 것으로 받아들여지고 있다. 그 후 1996년에 국제 타감 작용 학회는 타감 작용을 "농업계와 생물계의 생육과 발달에 영향을 주는 식물, 미생물, 바이러스, 진균류(동물은 제외됨)에 의해 생성되는 2차 대사산물에 관련이 있는 모든 형태의 과정"으로 정의하였다. 더 최근에는 한 식물이 다른 식물체에 미치는 상호작용이라는 원래의 정의로 다시 되돌아가는 경향이 있다.

우리가 흔히 사용하는 항생(antbiosis)이란 용어는 두 개 이상의 유기체들 사이에서 한 유기체가 생성하는 화학물질을 통하여 적어도 1개체에게 해가 되는 생물학적 상호작용을 말하며 유기체들 사이에 일어나는 유익한 혹은 유해한 상호대립 억제 작용은

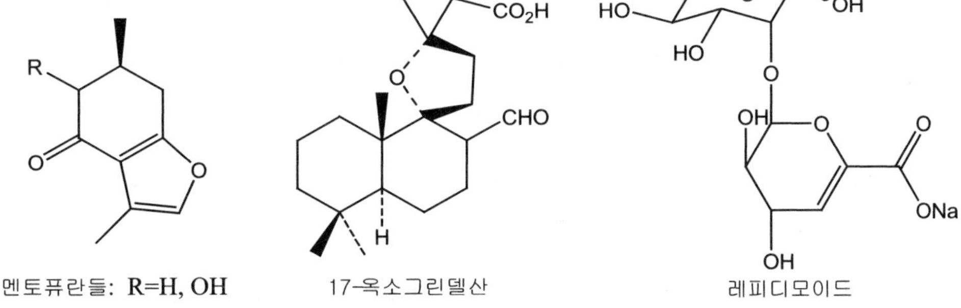

그림 3.29 식물의 알레로케미컬

알레로파시(allelopathy)라고 한다. 일반적으로 알레로케미컬(allelochemicals)들은 자신을 보호하기 위한 방어기작으로서 생성되는 물질이며 다른 생물의 종 분포와 생장에 영향을 주기 때문에 이와 같은 억제 물질은 식물과 동물의 상호 관계에서도 대단히 중요한 의미가 있다. 만일, 식물에 이와 같은 억제 물질이 널리 존재하지 않았다면 초식성 곤충류나 포유류에 의하여 오래전에 모두 먹히고 말았을 것이다.

캘라민타 애샤이(*Calamintha ashei*)에 존재하는 2개의 멘토퓨란(menthofurans) 모노테르펜들은 타감 작용을 하는 물질로서 활성검색 결과 0.05 mM의 농도에서 경쟁 식물들의 종자 발아를 억제하였다(J. D. Weidenhamer, 1994). 크리소코마 파우시플로스쿨로사(*Chrysocoma pauciflosculosa*)의 대사산물 17-옥소그린델산(17-oxogrindelic acid)도 이러한 작용을 하였으며 12~48 ppm에서 경쟁 식물들인 리틀 블루스템(*little bluestem, Schizachrium scoparium*)과 렙토클로아 두비아(*Leptochloa dubia*)의 발아를 억제하였다(M. Menelaou, 1993).

토양 속에서 식물의 종자들은 오랜 기간 생존할 수 있다. 그러기 위한 방법으로는 첫째로 이 종자들이 자신을 방어할 수 있는 화학물질을 보유하는 것이며 또 다른 요인은 필요할 때마다 타감 작용 효과를 보이는 대사산물들을 방출하는 것이다. 이러한 물질로는 레피디모이드(lepidimoide)가 많은 식물의 종자 속에 존재함이 보고되었다(K Yamada, 1995).

7. 미생물 → 곤충

일본산 파리잡이버섯인 독송이(*Tricholoma muscarium*)와 광대버섯(*Amanita strobiliformis*)은, 사람과 가축에게는 해가 없지만 파리에는 유독하여 이들 버섯을 핥은 파리가 수분 내에 죽기 때문에 농가에서는 파리약으로 사용되었다. 타케모토는 독송이와 광대버섯에서 활성 성분으로 각각 트리콜롬산(tricholomic acid)과 이보텐산(ibotentic acid)을 얻었다(T. Takemoto, 1964). 이것들은 어느 것이나 아이소퀴사졸계의 고리를 갖는 아미노산으로서, 글루탐산 소듐과 같이 맛이 좋다.

곤충 병원균이 만들어 내는 병원성 독소로서 최초로 알려진 것은 누에에 경화병을 일으키는 사상균의 하나인 검은굳음병균(*Metarrhizium anisopliae*)이 만들어 내는 데스트

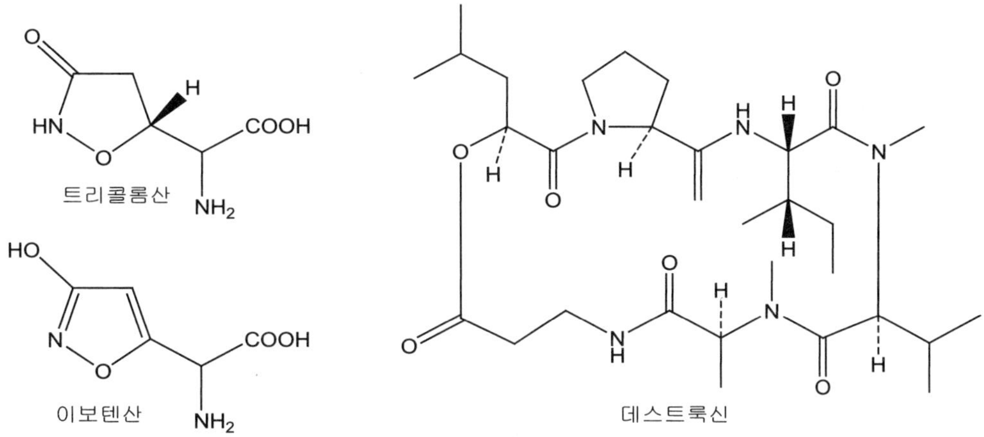

그림 3.30 곤충에 작용하는 미생물의 화합물

룩신(destruxin)이다(T. Tamura, 1964). 경화병의 일종인 흰굳음병균으로부터도 독소가 분리되었는데, 역시 고리상 펩타이드였다.

8. 식물 → 미생물

1) 파이토톡신

식물 병원균이 독소 파이토톡신(phytotoxin)을 생산해서 숙주식물을 발병시키면 식물은 방어물질 파이토알렉신(phytoalexin)을 만들어서 여기에 대항한다. 오랜 진화 과정에서 식물과 미생물은 이와 같은 싸움을 반복해 왔음이 틀림없다. 식물 병원균의 독소에는 숙주 특이적인 것(host specific toxin)과 여러 식물에 대해 독성을 나타내는 숙주 비특이적인 것(host non-specific toxin)이 있다.

예를 들면, 배의 흑반병균은 일본 배 중에서도 20세기 배 등의 특정 품종만을 침해하는 숙주 특이성이 매우 높은 독소를 생산한다. 이와 같은 숙주 특이적인 균은 알테로모나스(*Alteromonas*)속과 헤민소스포리엄(*Helminthosporium*)속 등으로 극히 한정되어 있고, 보통은 병원성이 없지만 형태적 변화를 동반하지 않고 돌연 특정 식물에 기생하여 숙주 특이적 독소를 만들어 병원력을 발휘하게 된다. 알터내리아(*Alternaria*)속의 숙주 특이적 독소로서 알려진 것으로는 사과 반점낙엽병의 AM-톡신 I(AM-toxin I), 매혹반병의 AK-톡신 I 등이 있고, 헤민소스포리엄속에는 사탕수수 안점병의 HS-톡신, 옥수수·참깨 잎마름병의 HMT-톡신 등이 알려져 있는데, 구조적으로는 전혀 유사성이 없다. 육상식물 개망초(*Erigeron annuus*)의 잎괴저병을 일으키는 균 포마 푸타미넘(*Phoma putaminum*)의 독소 푸마미녹신(pumaminoxin)이 분리되었으며 이 물질은 한 방울당 20 μg의 농도에서 잎의 괴저 현상을 초래한다(L. G. Butler, 1995).

숙주 비특이적 독소는 200종 이상이 알려져 있으며, 테르펜류, 방향족 화합물, 펩타이드 등 각종의 다양하고 흥미 있는 구조를 갖는 것이 많다. 식물 호르몬 지베렐린도

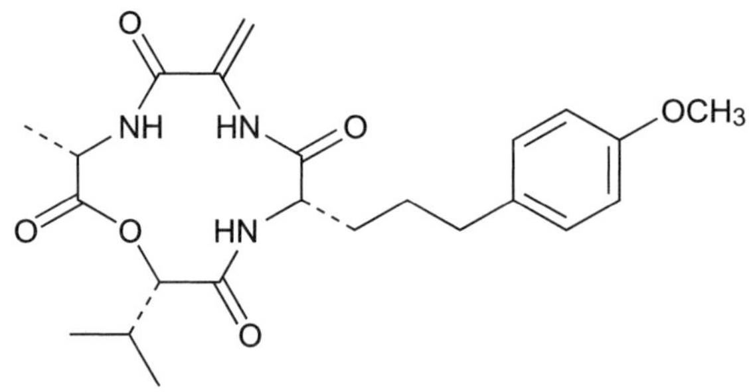

AM 톡신 I

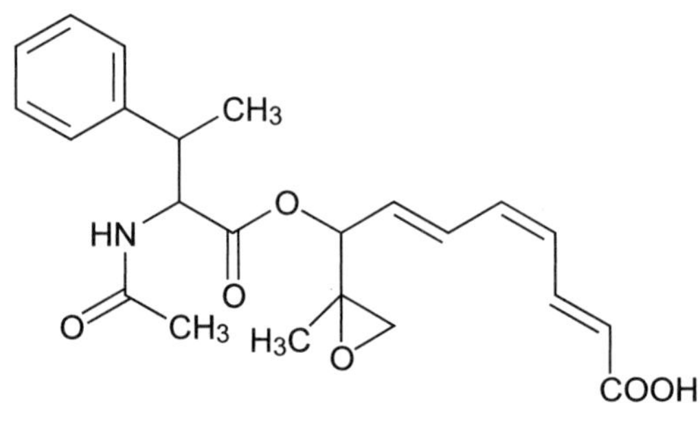

AK 톡신 I

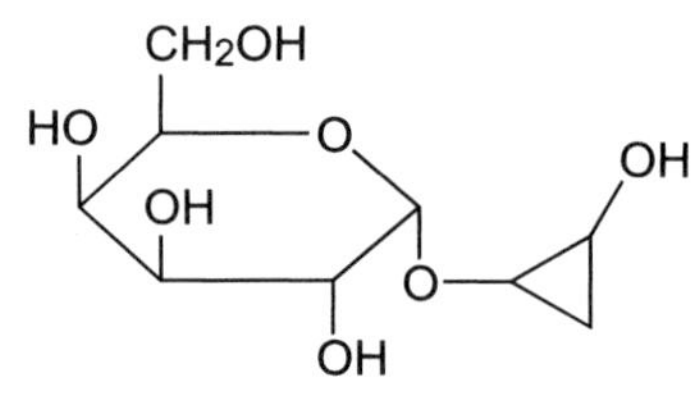

HS 톡신

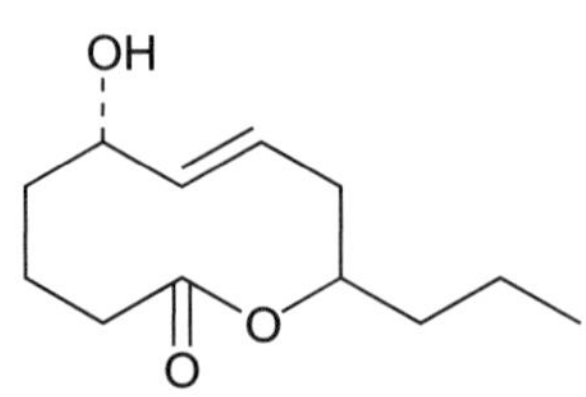

푸마미녹신

그림 3.31 숙주 특이적 파이토톡신

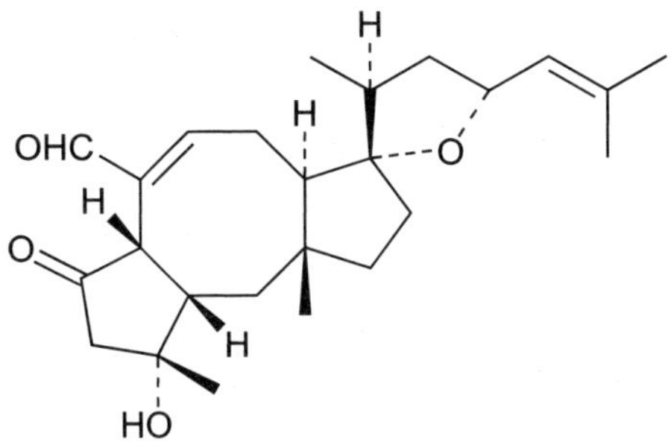

오피오볼린 A
벼의 깻잎무늬마름병균

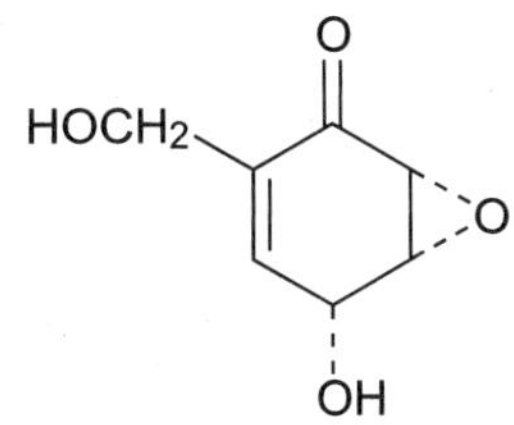

에팍시던
붉은토끼풀의 흑염고병균

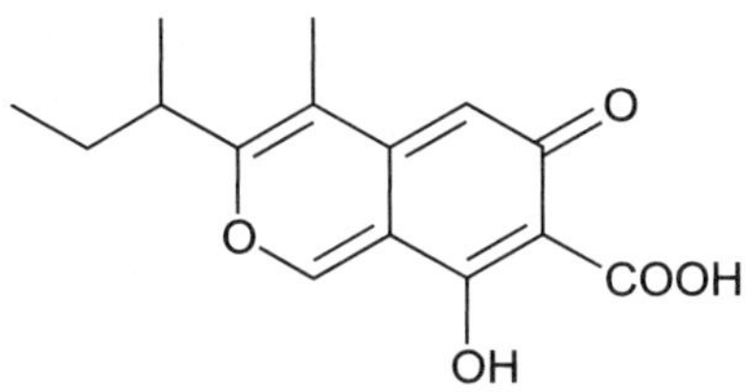

애스코키틴
마마콩 갈변병균

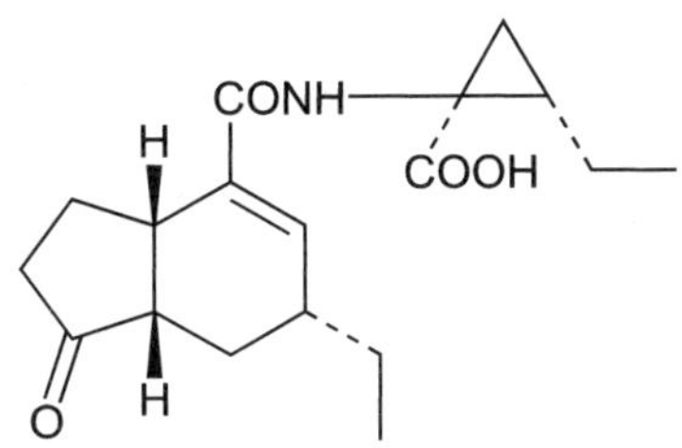

커로너타인
이탈리안라이그라스의 마름병균

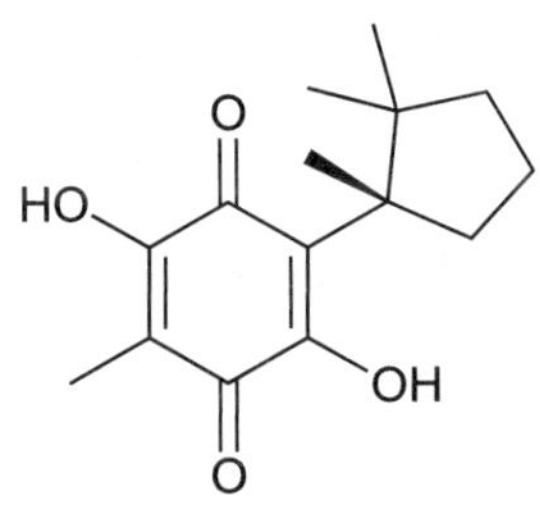

헬리코배시딘
고구마 자운우병균

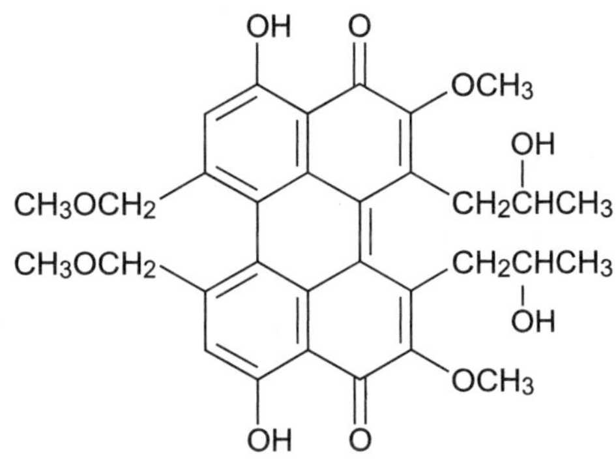

플레이크롬
티모시 반점병균

그림 3.32 숙주 비특이적 파이토톡신

처음에는 벼의 키다리병균이 만들어 내는 독소로서 분리되었던 것이다.

2) 파이토알렉신

식물이 병원균이나 잡균의 공격을 받으면 그 조직이 방어물질을 만들어서 여기에 대항하는 현상이 있다. 이 방어물질을 물러(K. O. Muller, 1940)는 파이토알렉신(phytoalexin)으로 불렀다. 파이토알렉신은 건강한 식물에서는 발견되지 않다가 균에 감염됨에 따라 비로소 만들어지는 물질이므로 감염 전부터 존재하는 항균성 물질과는 구별된다.

고구마가 흑반병균에 감염되면 쓴맛의 물질 이포미머론(ipomeamarone)이 만들어진다. 이것의 분리 및 구조 결정은 쿠보다에 의해서 수행되었는데(S. Kuboda, 1951~56), 우리타니(I. Uritani)는 이것이 흑반병균만이 아니라 상해에 의해서도 생기는 것을 알았다. 그는 이 병에 걸린 고구마에 대한 생합성 연구로 이것이 고구마의 파이토알렉신이라고 발표하였다. 이것이 구조 결정된 최초의 파이토알렉신이었다. 완두콩에서는 피사틴(pisatin), 나병감자로부터는 리시틴(rishitin), 관청병 귀리로부터는 아베날루민 I(avenalumin)이 파이토알렉신으로 얻어졌다. 파이토알렉신은 이 외에 콩과, 메꽃과, 가지과, 뽕나무과 등의 식물로부터 다수 얻어졌다.

파이토알렉신은 일반적으로 그다지 강한 항균성이 있는 것은 아니며 균의 발육저지 농도는 10^{-4} M 정도라 항생물질의 항균력과는 비교도 되지 않는다. 식물은 오랜 생물 진화와 자연 도태 과정에서 병원균에 대한 이와 같은 생체 방어 메커니즘을 획득해 온 것이다. 최근에는 유전공학적인 방법을 사용하여 파이토알렉신을 인위적으로 생성시킴으로써 특정 질병에 대항력을 갖춘 식물을 생산하는 것도 가능해졌다. 예를 들면 레스베라트롤(resveratrol)과 같은 스틸벤(stilbene)형 파이토알렉신이 형성되기 위해서는 전구물질 말로닐-CoA와 p-쿠마릴-CoA을 축합하는 스틸벤 합성 효소(stilbene synthase)

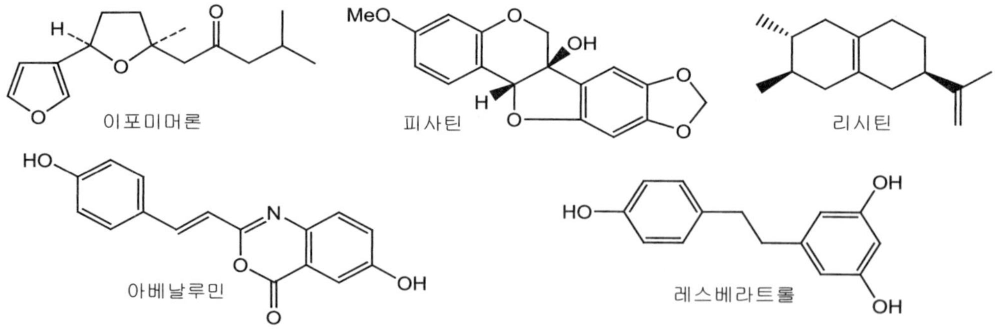

그림 3.33 파이토알렉신

가 필요하다. 포도나무에서 이 효소를 생산하는 유전자를 분리하여 담배나무에 이식하면 병원균 보트리티스 시네리아(*Botrytis cinerea*)에 대한 저항력이 매우 증가한다는 사실이 밝혀졌다. 이것은 다른 식물의 파이토알렉신을 이식하여 저항력을 높인 최초의 사례이다(R. Hain, 1993).

9. 미생물 → 미생물

이 항목에서 가장 중요한 것은 항생물질이다. 미생물 항생물질이란 미생물이 만들어 내는 다른 미생물의 생육을 억제하는 미생물 상호 간의 제어물질로, 미생물의 생존에 필수적이다. 그러나 페니실린의 발견 이후 항생물질이 미생물에 의해 생기는 사람의 병을 치료하는 데도 훌륭한 효과를 나타낸다는 것이 알려져 다른 개체 간 제어물질의 연구와는 비교가 되지 않을 정도로 연구가 진전되었으며, 이에 따라 발견된 항생물질의 수는 셀 수 없을 정도로 많다. 또한 화학 구조적으로 보아도 보통의 동식물 성분에는 보이지 않던 특이한 구조를 갖는 물질이 많아서 천연물화학의 측면에서도 많은 흥미를 끌고 있다.

1) β-락탐(lactam) 항생물질

항생물질 중 최초로 각광을 받은 것은 페니실린이며, 이것에 의해 새로운 화학요법 시대가 막을 열었다. 플레밍은 포도상구균에 대하여 푸른곰팡이 *Penicillium*속이 용균 작용을 나타내는 것을 발견하고, 그 유효성분을 페니실린으로 명명하였다(A. Fleming, 1929; 노벨상, 1945). 플로리와 체인은 여러 종의 그람 양성균에 특효적으로 작용하는 추출물(페니실린 함량 약 3%)을 얻는 데 성공하여 의료에 사용하기 시작하였다(H. W. Florey & E. B. Chain, 1938; 공동 노벨상, 1945). 제2차 세계대전 중에 그 중요성으로 인해 영국과 미국이 공동으로 페니실린 연구반을 결성하여 협동 연구한 끝에 대량 생산이 시작되었다. 최초로 얻어진 페니실린은 2-펜테닐페니실린(페니실린 F)이었는데, 페닐아세트산을 배양지에 첨가함으로써 벤질페니실린(페니실린 G)이 생산되었다. 분자 중에 그때까지 알려지지 않았던 β-락탐 구조가 있었기 때문에 구조 결정이 쉽지는 않았지만, 방대한 협동 연구로 마침내 그 구조가 결정되었다. 특히 적외선 스펙트럼에

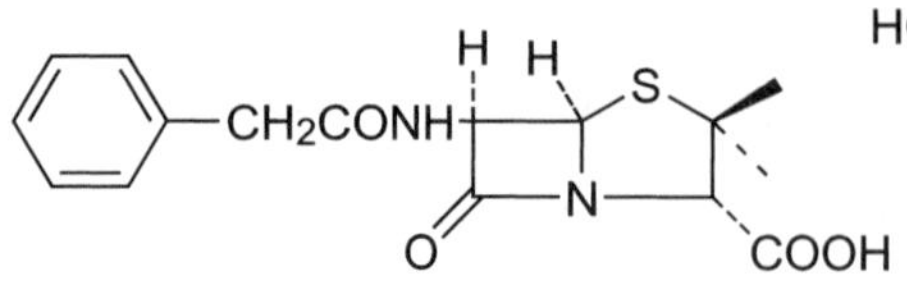

페니실린 G

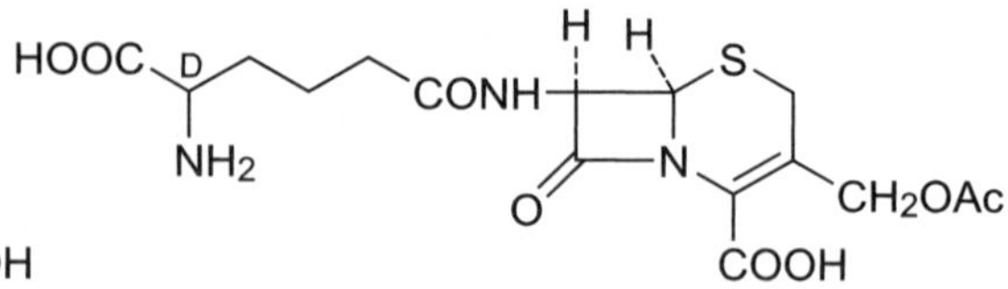

세팔로스포린 C

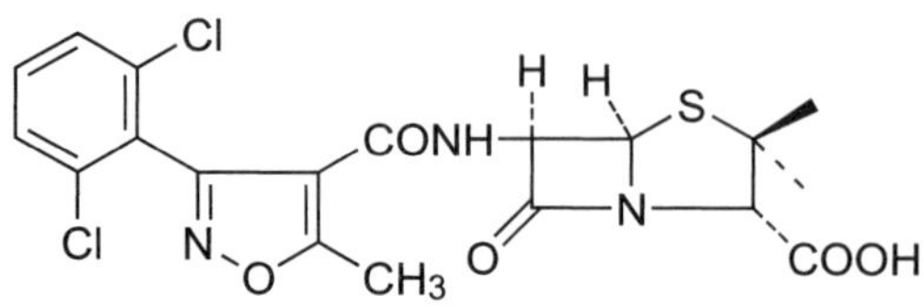

반합성 페니실린의 일종

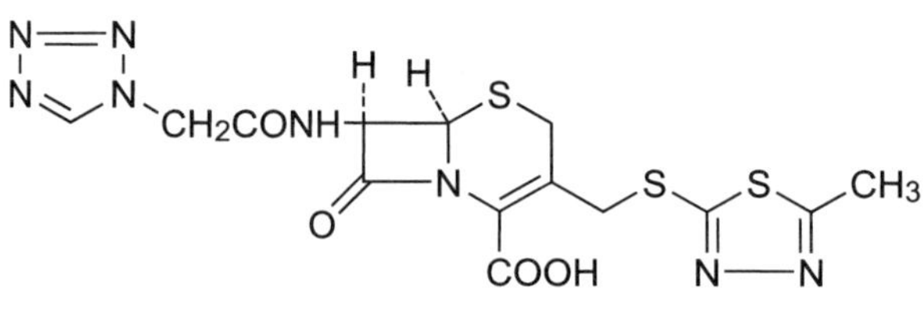

반합성 세팔로스포린의 일종

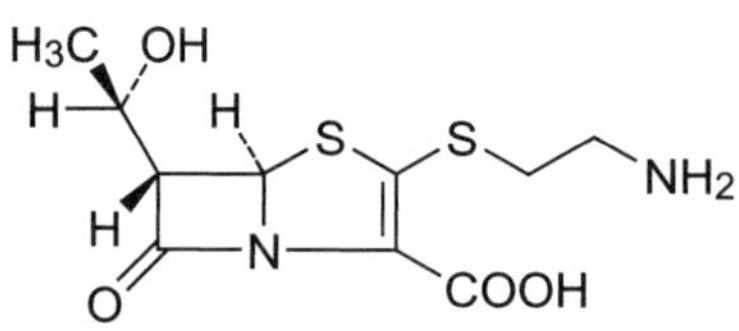

티나마이신

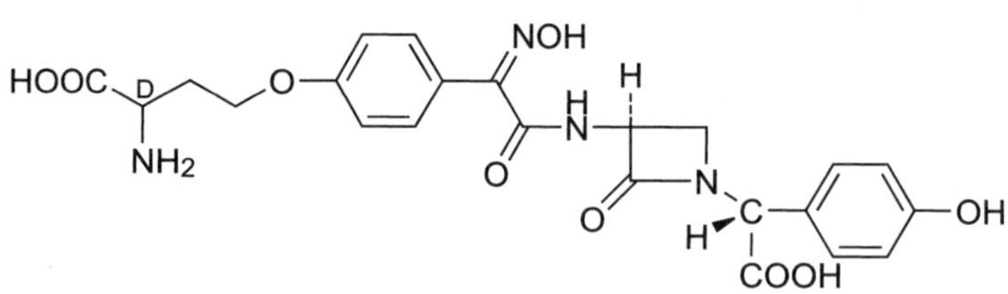

노카디신 A

그림 3.34 β-락탐 항생제

의한 β-락탐 구조의 추정은 천연물 구조 결정에 적외선 스펙트럼의 유효성을 나타낸 최초의 사례로서, 이를 계기로 적외선 스펙트럼을 이용한 구조 결정이 급속하게 퍼져 나갔다.

β-락탐 구조의 합성법은 당시 전혀 알려지지 않고 있었고, 이와 같은 높은 장력이 걸린 고리 화합물의 형성은 몹시 어려울 것으로 생각되었다. 쉬핸은 새로운 시약 N,N'-다이사이클로로헥실카보다이이미드(Dicyclohexylcarbodiimide, DCC)를 사용하여 카복실산과 아미노기의 고리 닫기 반응을 성공시켜 세계를 놀라게 하였다(J. C. Sheehan, 1957). 새로운 β-락탐 항생물질 세팔로스포린 C(cephalosporin)가 에이브러햄에 의해 세팔로스포리움속(*Cephalosporium*)으로부터 얻어졌다(E. P. Abraham, 1956). 이것은 페니실린에 비해 산에 안정하며, 페니실리네이스에 의해 활성을 잃지 않는 이점이 있으나 활성이 약하였다. 곁사슬의 산 잔기를 바꿔주면 활성이 매우 높아진다는 연구결과가 있으나, 곁사슬의 가수분해 수율이 나빠서 실용화되지는 못하였다. 그러다가 1962년 모린(R. B. Morin)에 의해 곁사슬을 떼어내는 새로운 방법이 개발되어 반합성 세팔로스포린의 연구는 크게 신장되었다. β-락탐 항생물질은 그람 양성균이나 항산성균에 강한 항균력을 나타내며, 사람에게는 거의 독성을 나타내지 않기 때문에(페니실린 쇼크를 제외하면) 이상적인 약이라고 할 수 있다. 사람에게 독성을 나타내지 않는 이유는 고등동물의 세포벽과는 전혀 다른 세균 세포벽의 생합성을 저해하는 것이 그 작용 메커니즘이기 때문이다. 현재, 페니실린이나 세팔로스포린으로부터 다수의 반합성 유도체들이 만들어짐에 따라 광범위한 항균 스펙트럼을 나타내는 것, 내성균에 유효한 것, 경구 투여가 가능한 것 등 우수한 약제가 차례로 얻어졌다. 또한, 새로운 유형의 β-락탐, 예를 들면, 티나마이신(thienamycin)이나 노카디신 A(nocardicin A)가 방선균으로부터 분리되었다.

2) 아미노글리코사이드(aminoglycoside) 항생물질

아미노글리코사이드 항생물질 중 최초로 발견된 것은 스트렙토마이신(streptomycin)이다. 이것은 왁스만이 스트렙토마이세스 그리시어스(*Streptomyces griseus*)로부터 분리해낸 것으로 삼당류이다(S. A. Waksman, 1944; 노벨상, 1952). 페니실린과는 반대로 그람 음성균에도 작용하며, 결핵균의 특효약으로서 매우 중요하다. 이 계통의 항생물질은

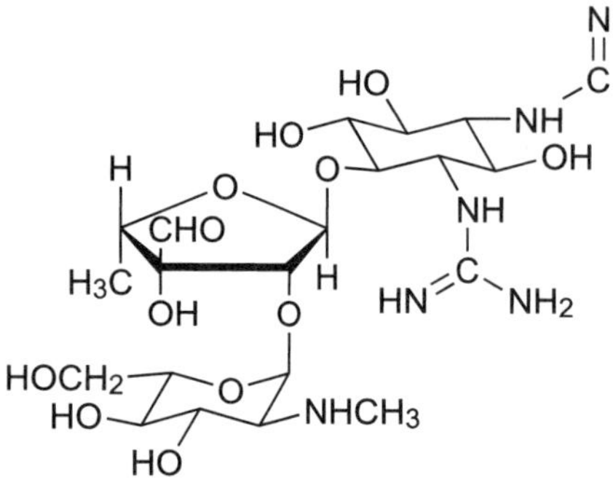

스트렙토마이신

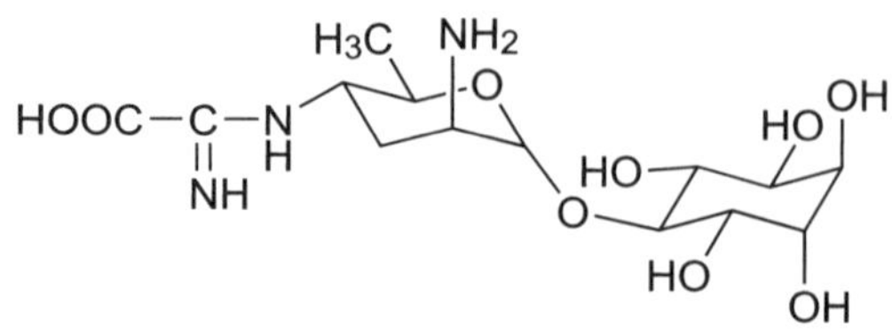

카스가마이신

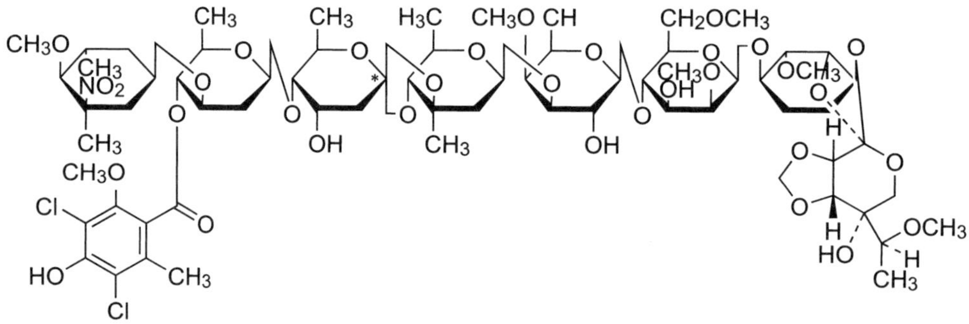

에버니노마이신 D
*입체구조 불분명

그림 3.35 아미노글리코사이드 항생물질

100종 정도 알려져 있는데, 일본에서 발견된 카스가마이신(kasugamycin)은 벼 도열병에 널리 쓰이고 있다. 에버니노마이신 D(everninomycin D)는 마이크로모노스포리 카보나시이(*Micromonospora carbonaceae*)로부터 분리된 올리고당 항생물질인데, 그람 양성균에 효과적이며 아미노기는 없으나 나이트로기와 2개의 오소에스터(orthoester)기를 갖는 매우 복잡하고 흥미로운 구조를 하고 있다.

3) 테트라사이클린(tetracycline) 항생물질

최초의 테트라사이클린 항생물질인 클로로테트라사이클린(chlorotetracyclin)은 레덜리(Lederle) 제약회사(1948)가 스트렙토마이세스 오리오페이션스(*Streptomyces aureofaciens*)로부터 분리해냈고, 이어서 화이자(Pfizer) 제약회사가 스트렙토마이세스 리모서스(*S.*

rimosus)로부터 옥시테트라사이클린(oxytetracyclin 또는 terramycin)을 얻었다. 이 계통의 화합물은 그람 양성균 및 음성균에 모두 효과가 있을 뿐만 아니라, 티푸스(typhus)와 같은 리케차(rickettsia) 등에도 유효하다. 비교적 독성이 적고 내복해도 흡수가 잘된다는 이점도 있다. 가축의 성장 촉진제로서 사료에 첨가되기도 하며, 농약용 살균제로도 사용된다. 항균성의 작용 메커니즘은 단백질 합성 저해이다. 생합성 경로(그림 3.37)는 그 구조로부터 추정할 수 있듯이 폴리케타이드 경로이다.

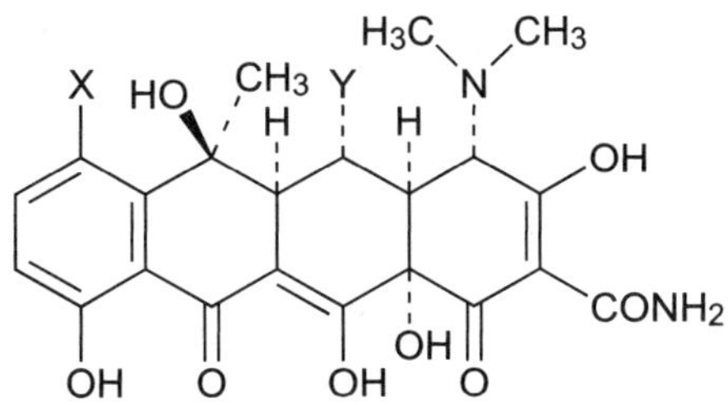

테트라사이클린 (X=Y=H)
클로로테트라사이클린 (X=Cl, Y=H)
옥시테트라사이클린(테라마이신) (X=H, Y=OH)

그림 3.36 테트라사이클린 항생물질

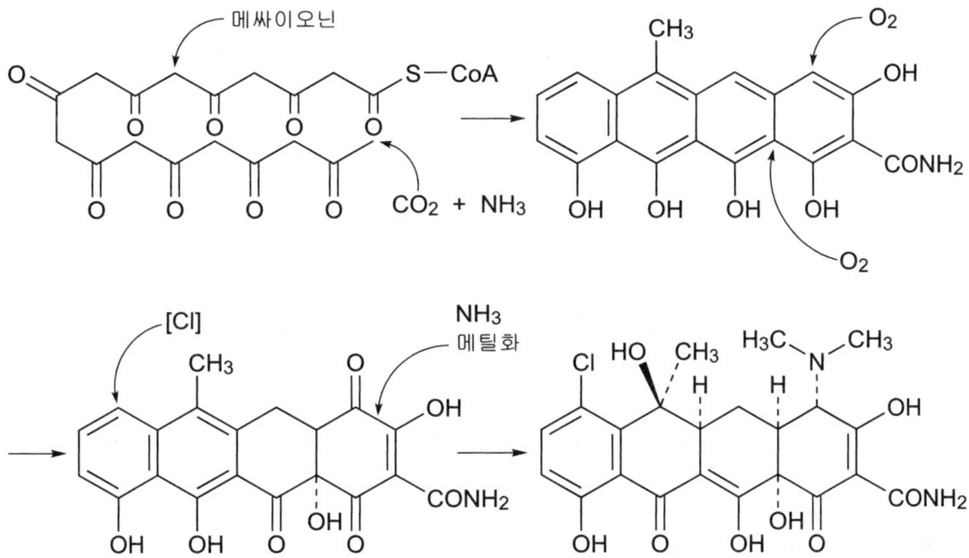

클로로테트라사이클린

그림 3.37 클로로테트라사이클린의 생합성 경로

4) 매크롤라이드(macrolide) 항생물질

거대고리 락톤 구조를 갖는 항생물질을 매크롤라이드 항생물질로 총칭하는데, 그중에서 고리 내에 긴 콘쥬게이션 폴리엔 구조를 갖는 것을 폴리엔 매크롤라이드라고 한다. 릴리 연구소에서 스트렙토마이세스 에러트리어스(*Streptomyces erythreus*)로부터 분리해낸 에리트로마이신(erythromycin)은 그람 양성균, 특히 페니실린 내성균에 효과적이어서 주목을 받았다(Lilly, 1952). 이 계통에서는 가장 구조가 간단한 12원자 고리인 메티마이신(methymycin)이 처음으로 구조 결정되어(C. Djerassi, 1956), 거대고리를 갖는다는 것이 밝혀지게 되었다. 이 계통의 화합물은 12, 14, 16 원자 고리의 락톤 구조를 갖는 것이 많으며, 여기에 특이한 구조를 갖는 당이나 아미노당이 결합되어 있다. 고리의 크기는 38 원자 고리까지 알려져 있다. 폴리엔 매크롤라이드에는 테트라엔(4개의 이중 결합)부터 헵타엔(7개의 이중 결합)까지 있으며, 이중 결합은 콘쥬게이션되어 있고 모두 트랜스형이다. 따라서 거대고리는 더욱 크게 되어 테트라엔에서는 26원자 고리 이상, 펜타엔(5개의 이중 결합)에서는 28원자 고리 이상, 핵사엔(6개의 이중 결합)에서는 36원자 고리, 헵타엔에서는 38원자 고리의 것 외에는 알려져 있지 않다. 이들은 사상균이나 효모에 효과가 있으며 항곰팡이성 물질로도 사용된다.

매크롤라이드는 콘쥬게이션 이중 결합이 있으므로 특징적인 자외선 흡수 스펙트럼을 나타낸다. 가장 큰 고리를 갖는 38원자 고리의 암포테리신 B(amphotericin B)의 구조는 X선 해석으로 결정되었다. 이 계통은 분자의 반쪽이 소수성인 폴리엔으로 되어 있고 친수성의 수산기는 다른 반쪽에 배치되어 있어서, 세포막 중에 이온 통로를 만들어서 막의 이온 투과성이 바뀌기 때문에 작용이 나타나는 것으로 생각되고 있다. 이 경우, 막 중의 스테로이드가 필요하기 때문에 박테리아처럼 막에 스테로이드를 갖고 있지 않은 곳에는 작용하지 않는다. 사이토캘러신 B(cytochalasin B)는 매우 색다른 매크롤라이드이다. 이것은 탐에 의해 진균류 헬민타스포리엄 더매티오디엄(*Helminthosporium dematioideum*)으로부터 얻어져서 포민(phomin)으로 불렸는데(C. Tamm, 1966), 이 계통의 화합물이 모두 동식물 세포의 운동에 대해 특이한 작용을 하기 때문에 cyts(세포)+chalasis(이완)으로부터 사이토캘러신으로 불리게 되었다. 생쥐의 섬유아세포를 다핵세포로 변화시키며, 각 종의 발생·형태 형성 운동을 저지시키기도 한다. 식물에서는 원형질 운동의 정지가 관찰되고 있다. 이와 같이 사이토캘러신류는

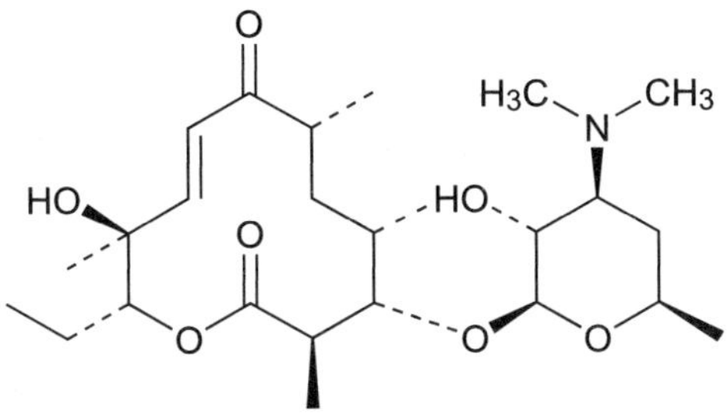

메티마이신 (12원자 고리)
Streptomyces venezuelae

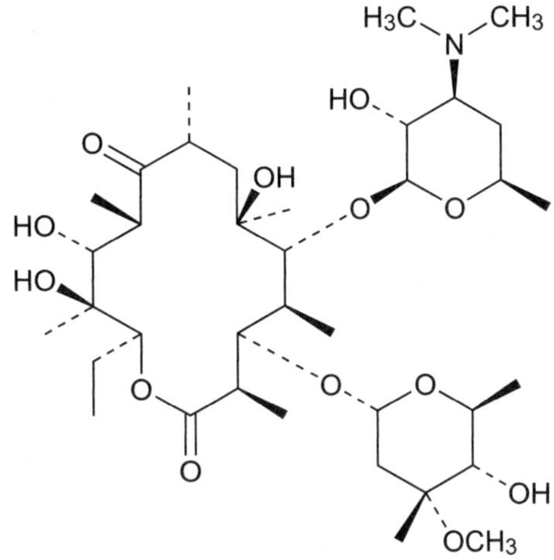

에리트로마이신 A (14원자 고리)
Streptomyces erythraea

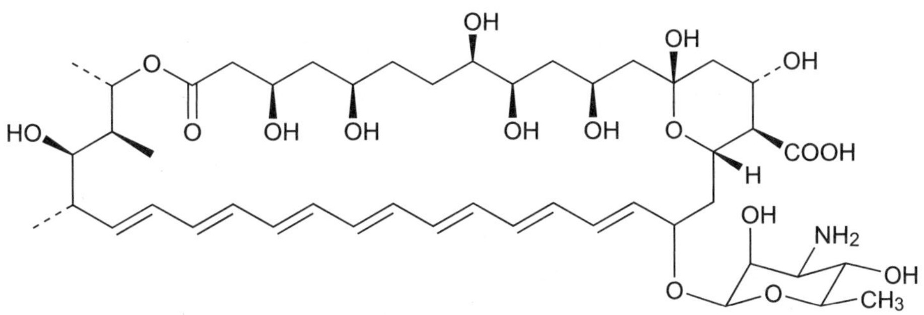

암포테리신 B (38원자 고리)
Streptomyces nodosus

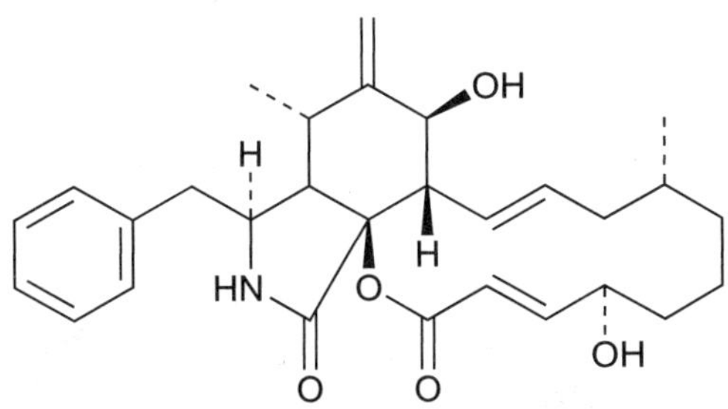

사이토캘러신 B
Helminthosporium dematioideum

그림 3.38 매크롤라이드 항생물질

세포분열, 세포운동, 분비, 탐식 등을 저해하며, 세포의 형태를 크게 변화시킨다. 이것은 세포 내의 마이크로필라멘트(microfilament)를 형성하는 액틴 단백질에 사이토캘러신이 작용하기 때문인 것으로 생각된다.

5) 폴리에터(polyether), 뉴클레오사이드(nucleoside) 및 펩타이드 항생물질

분자 내에 다수의 테트라하이드로푸란(tetrahydrofuran) 고리나 테트라하이드로피란(tetrahydropyran) 고리를 갖는 옥시카복실산(oxycarboxylic acid) 항생물질이 다수 발견되고 있다. 이들은 수 개의 에터 산소에 의한 킬레이트 효과로 Na^+, K^+, Ca^{2+} 등과 지용성 착물을 형성하여 생체막을 통과시키므로 이온 운반물질(ionophore)이라고도 한다. 모넨신(monensin)과 살리노마이신(salinomycin) 등은 실용화되었다. 생합성은 폴리케타이드 경로로 일어난다.

뉴클레오사이드 항생물질이 다수 발견되었는데(그림 3.40) 블라스티시딘 S(blasticidin S)는 리보솜에서의 단백질 합성을 저해하며, 벼 도열병에 널리 이용되고 있다. 폴리옥신 A(polyoxin A)는 키틴(chitin) 합성 효소를 저해하여 키틴을 세포벽으로 갖는 사상균

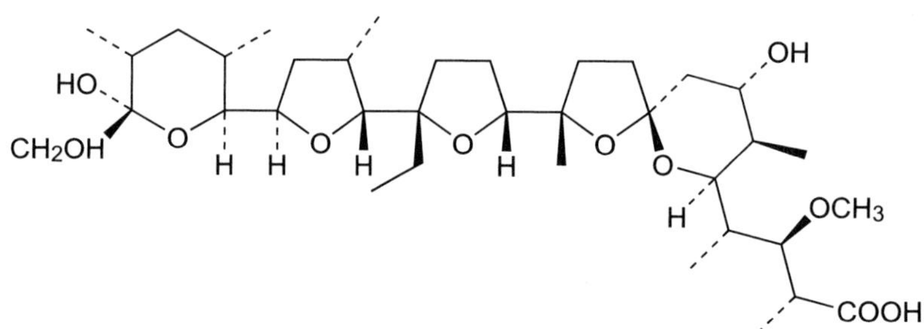

모넨신
Streptomyces cinnamonensis

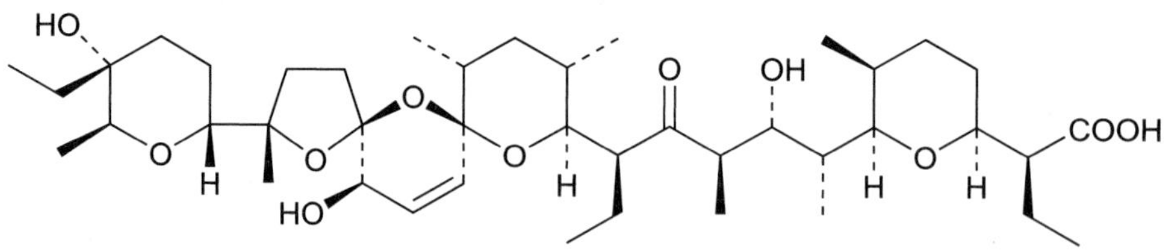

살리노마이신
St. albus

그림 3.39 폴리에터 항생물질

에 작용한다. 사람의 병원균에는 효과가 없으나 식물 병원균에 작용하기 때문에 살균제로써 농약에 사용되고 있다.

펩타이드 항생물질도 다수 발견되었는데(그림 3.41), 그 특징은 동족체가 매우 많다는 것과 일반적인 단백질에는 함유되어 있지 않은 D-아미노산과 같은 특이한 구조의 새로운 아미노산이 많다는 점이다. 액티노마이신(actinomycin)은 왁스만이 발견하고(S. A. Waksman, 1940) 브라크먼에 의해 구조가 연구된 것으로(H. Brockmann, 1960), 락톤 고리를 갖는 폴리펩타이드 사슬과 페녹사지논(phenoxazinone) 골격을 갖는 발색단으로 구성된 황적색의 항생물질이다. 항균, 항바이러스 외에도 항종양 활성이 있어서 소아암에 이용되며, DNA 중의 구아닐기에 결합하는 것이 알려져 있다. 바이사이클로마이신(bicyclomycin)은 특이한 다이케토파이페라진(dikepiperazine)형 항생물질로 그람음성균에 효과가 있다. 항암작용을 목적으로 분리된 대표적인 항생물질은 블레오마이신(bleomycin)이다(H. Umezawa, 1966). 이것은 선평 상피암과 악성 임파종에 특효가 있다. 블레오마이신은 구리 킬레이트를 만드는데 생체 내에서는 철 킬레이트가 되어 산소 분자를 활성화하며, DNA를 선택적으로 절단하는 것이 활성의 원인으로 생각되고 있다.

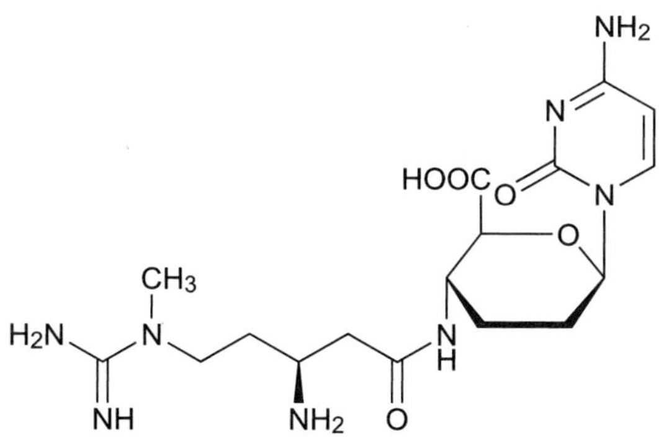

블라스티시딘 S
S. griseochromogenes

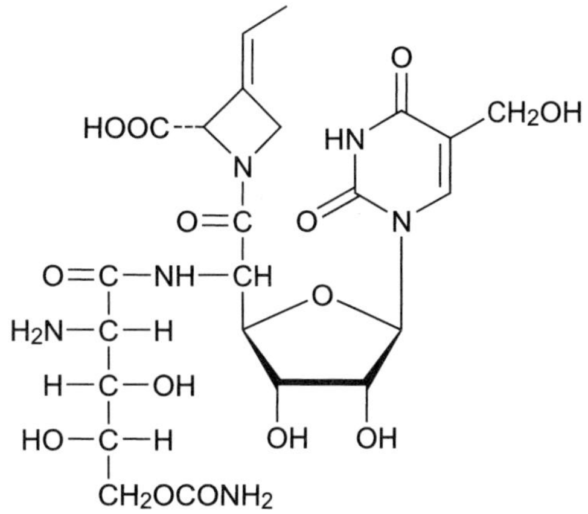

폴리옥신 A
S. cacaoi var. asoensis

그림 3.40 뉴클레오사이드 항생물질

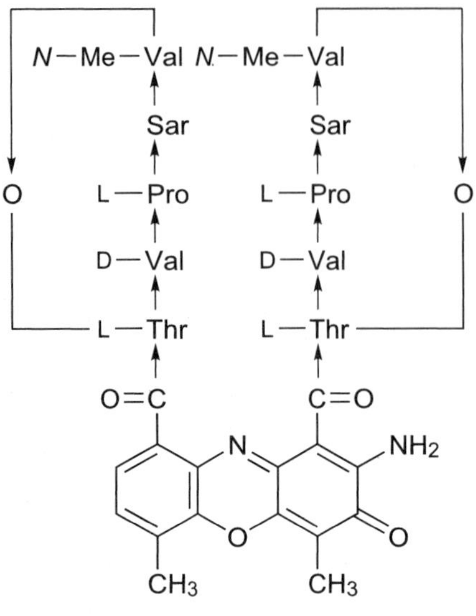

액티노마이신 D
Streptomyces antibioticus

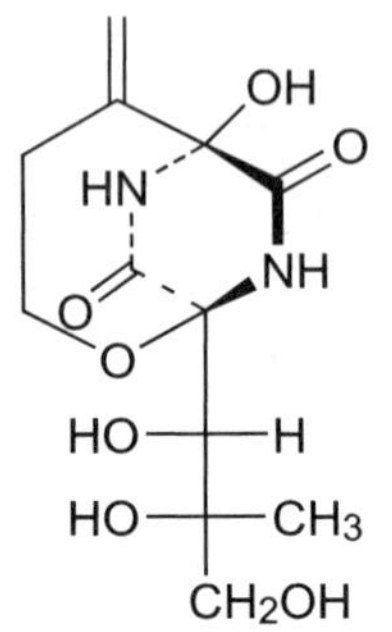

바이사이클로마이신
S. sapporonensis

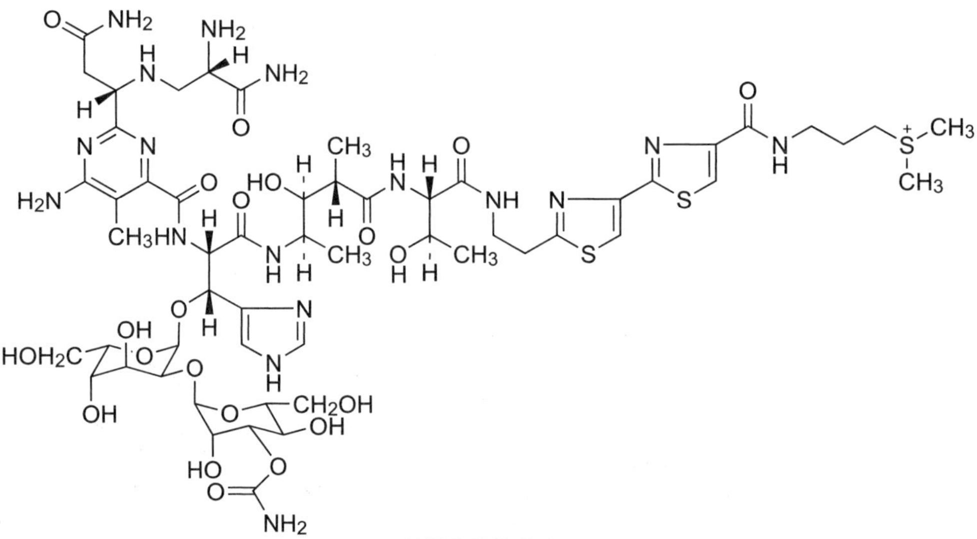

블리오마이신 A_2
S. verticillus

그림 3.41 펩타이드 항생물질

6) 그 외 항생물질

마이토마이신(mitomycin)은 보라색을 띠며, 강한 항균성과 강한 항암성을 동시에 가지므로 항암제로서 중요하지만, 독성도 또한 매우 강하다(R. Sugawara, 1956). 분자 내에 아지리딘(aziridine) 고리를 갖는 천연물로는 최초의 것인데 작용 메커니즘은 DNA의 가교 형성으로 생각되고 있다.

리파마이신(rifamycin)은 마이토마이신과 마찬가지로 퀴논 화합물이다(P. Sensi, 1969). 또한 이 화합물은 지방족 결사슬이 방향족 고리의 양 끝으로부터 나와서 다리로 연결된 형태인데 이와 같은 항생물질을 총칭해서 앤사마이신(ansamycin)으로 부른다. 리파마이신은 광범위한 항균성을 가질 뿐만 아니라 항바이러스 및 항파아지

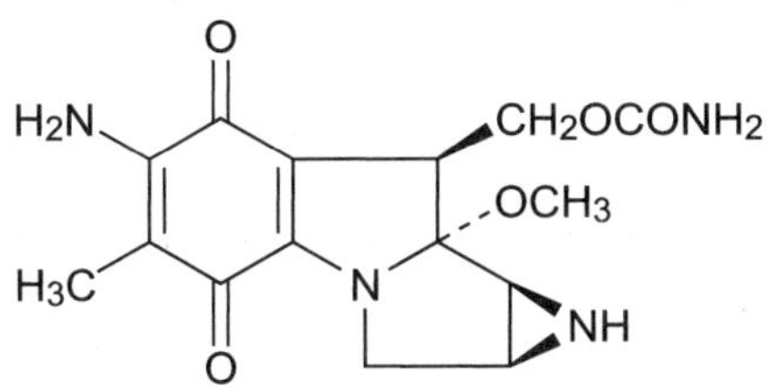

마이토마이신 C
Streptomyces caespitosus

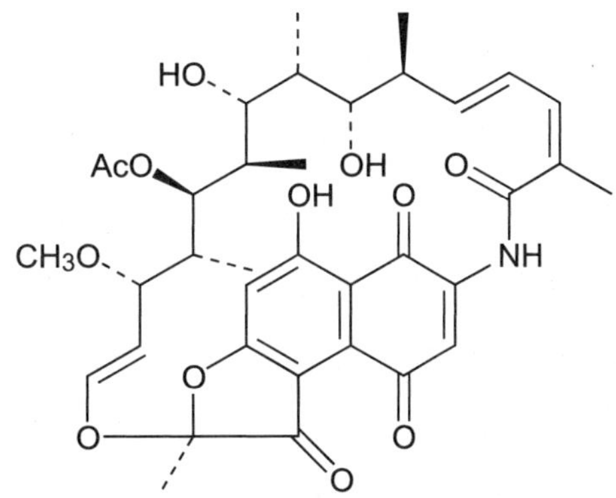

리파마이신 S
Nocardia mediterranei

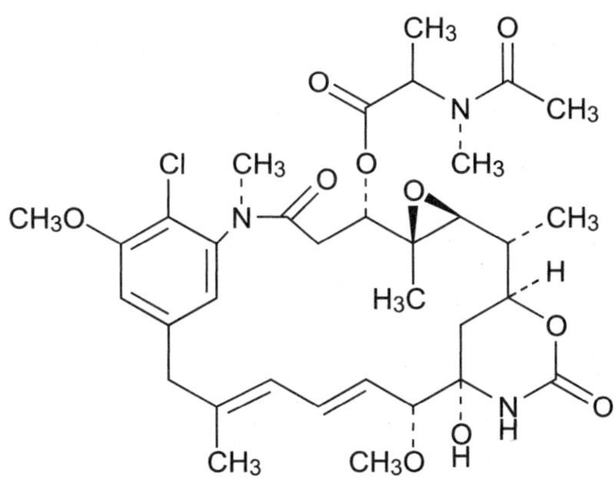

메이탄신
Maytenus serrata

그림 3.42 기타 항생물질

(phage) 작용도 나타낸다. 또 다른 안사마이신 계열의 항생물질로 메이탄신(maytansine)이 있다. 이것은 컵샌에 의해 행해진 식물 자원에 대한 대규모 활성 탐색으로 발견된 가장 강력한 항암 활성을 보이는 화합물 중의 하나이다(M. Kupchan, 1972). 케냐산 화살나무과의 식물로부터 얻은 것인데, 후에 키시는 방선균 노카디아(*Nocardia*)속의 한 종류가 매우 유사한 물질을 생산한다는 것을 발견하였다(T. Kishi, 1977). 그 외의 여러 종류의 항생물질들이 알려져 있다.

10. 유독 천연물

인간의 생존을 위협하는 것 중의 하나는 유독 천연물이다. 따라서 음식물에 섞여 들어올 위험이 있는 유독 식물과 유독 어패류에 대해서는 특히 많은 관심을 가지고 그 유독 성분에 대하여 화학적으로 널리 연구되고 있다. 인간은 옛날부터 천연독에 괴롭힘을 당해 온 것이 틀림없지만, 역으로도 수렵을 위해 화살 독으로 바꽃(aconite)이나 쿠라레(curare)와 같은 식물 알칼로이드를 이용하였으며, 더욱이 인간의 지혜는 이들 독을 약으로 바꾸는 것까지도 가능하게 하였다. 실제로 독과 약은 종이 한 장 차이다. 독에는 세균 독소와 같이 강렬한 단백질 독소도 있지만 여기서는 고분자 독소는 다루지 않을 것이다.

식물에 함유되어 있는 알칼로이드는 일반적으로 유독한데, 특히 그림 3.43에 구조식을 나타낸 스트릭나인(strychnine), 바꽃의 독인 어코너틴(aconitine), 깜부기의 알칼로이드인 어가터민(ergotamine, 이것은 미생물 깜부기균이 만들어내지만 일반적으로 알칼로이드로 분류된다) 등이 유명하다.

최근 주목받고 있는 것은 발암성 식물 성분이다. 소철나무의 종자에 함유되어 있는 사이커신(cycasin)은 장내 세균에 의해 당이 가수분해되어 제거되면 발암성이 된다. 고사리의 발암성 원인 물질은 타퀼로사이드(ptaquiloside)라는 것이 최근 확정되었는데, 이 물질도 유사한 메커니즘에 의한 것으로 생각되고 있다.

현삼과 식물인 디기탈리스(*Digitalis purpurea*)로부터 얻어지는 스테로이드 배당체는 심장 근육에 대해 특이적으로 작용하기 때문에 오랫동안 연구되어 왔다. 이것을 적당량 사용하면 강심작용을 나타내어 심장병의 약이 되지만, 양을 초과하면 사망하게

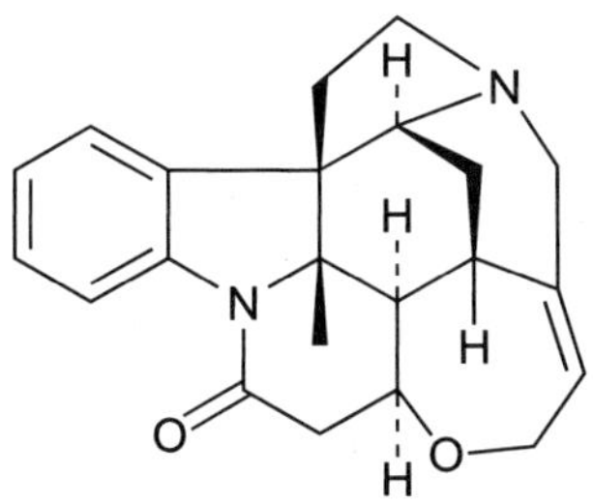

스트릭나인

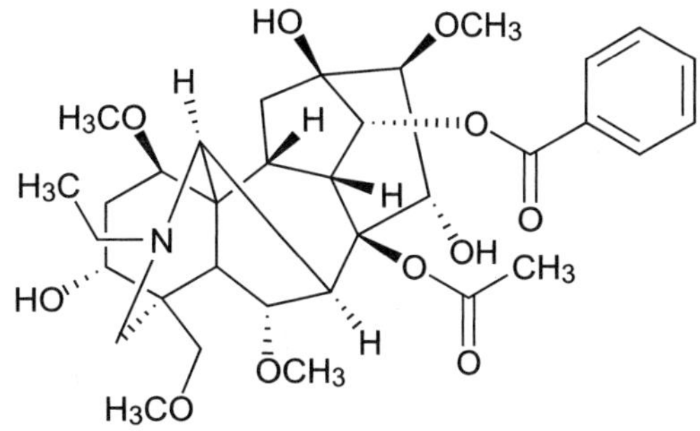

어코너틴

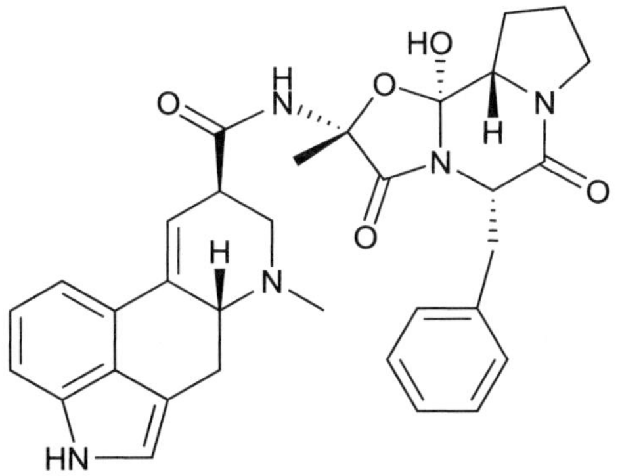

어가터민

그림 3.43 유독 알칼로이드

된다. 이와 같은 강심 배당체(cardiac aglycone)는 협죽도과(Apocynaceae)에 속하는 식물에 많이 함유되어 있으며, 어글라이컨(aglycone)이 카디놀라이드(cardenolide)로 불리는 5원자 고리 락톤형 곁사슬을 갖는 스테로이드인 점이 특징이다. 디지톡시제닌(digitoxigenin)은 디지탈리스의 강심 배당체의 하나인 디지톡신(digitoxin)을 가수분해해서 얻어지는 어글라이컨이다. 부포탈린(bufotalin)은 두꺼비의 피부로부터 분리된 독소로서 심장 기능의 촉진 작용이 있는 강심 스테로이드이다.

곰팡이나 버섯과 같은 진균류가 만들어 내는 독소인 마이코톡신(mycotoxin)에 의한 중독은 사람뿐만 아니라 가축에게도 큰 피해를 입힌다. 독버섯이나 라이보리의 깜부기에 의한 중독은 오래전부터 알려져 왔으며, 일본에서는 제2차 대전 후의 황변

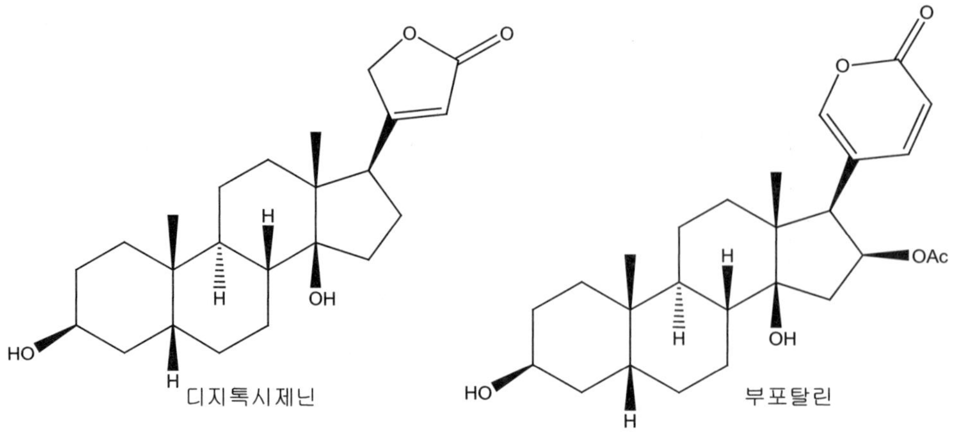

그림 3.44 강심 스테로이드(어글라이컨)

미(노란색의 쌀) 사건과 강력한 발암 물질 애플러톡신의 발견으로 세간을 요동시켰었다. 1960년에 영국에서 칠면조가 대량으로 중독사하는 사건이 있었고, 이것이 사상균의 하나인 애스퍼질러스 플레이버스(*Aspergillus flavus*)가 만들어내는 독소 애플러톡신 B_1(aflatoxin B_1)에 의한 것임이 밝혀졌다. 이것은 심각한 중독 작용 이외에 매우 강한 발암성이 있다는 것, 그리고 땅콩 등의 농산물이나 된장, 김치 등의 발효 식품을 오염시킬 가능성이 있다는 것 때문에 사람들은 매우 두려워하였다. 스포리데스민(sporidesmin)은 진균류 피터마이세스 차터럼(*Pithomyces chartarum*)이 만들어내는 독소로, 뉴질랜드에서는 이 균에 오염된 풀을 먹은 양이 중독사하여 큰 문제가 되었다. 독버섯인 애머나이터 펄로이디스(*Amanita phaloides*)의 유독 성분은 위랜드의 연구로 특이한 구조를 한 고리상 펩타이드인 펄로이던(phaloidin)이라는 것이 알려졌다(T. Wieland, 1973). 일루딘 S(illudin S)는 달버섯 램토마이세스 자포니커스(*Lampteromyces japonicus*)의 유독성분이다. 페니실리움 시트리오바이러디(*Penicillium citreoviride*)는 쌀에 기생하여 유독한 황색 쌀로 만들기 때문에 쌀의 저장에 있어서 품질 관리상 주의를 요한다. 유독성분은 황색의 시트리오비리딘(citreoviridin)으로 α-피론(pyrone)과 테트라하이드로피란(tetrahydropyran) 고리를 갖는 구조이다. 쌀이나 된장의 오염 곰팡이 애스퍼질러스 퓨머게이터스(*Aspergillus fumigatus*)는 강한 경련성의 독인 푸미트리모긴 A(fumitremorgin A)를 만든다. 이것은 트립토판과 프롤린으로부터 만들어지는 다이케토피페러진(diketopiperazine)의 유도체이다.

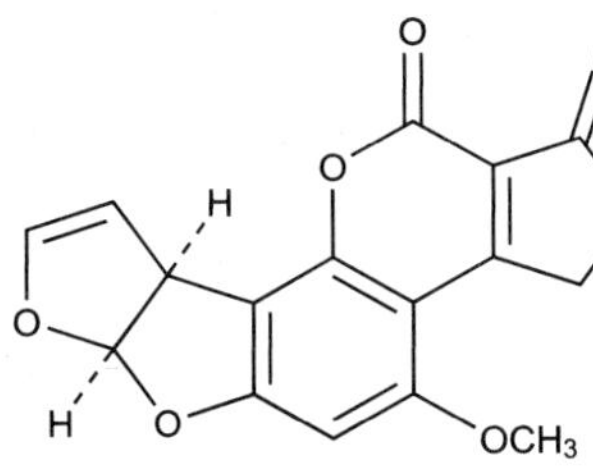

애플러톡신 B_1

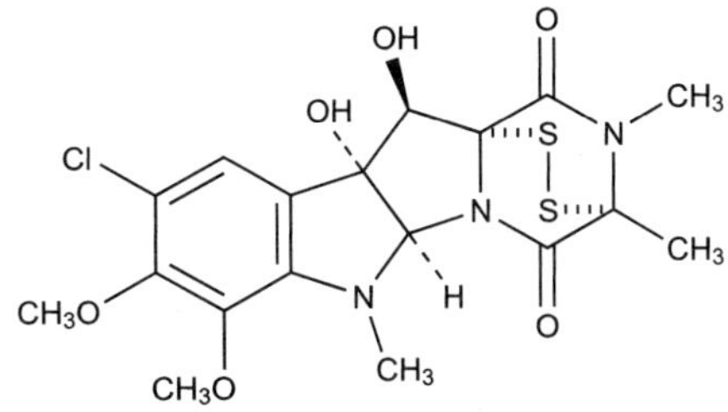

스포리데스민

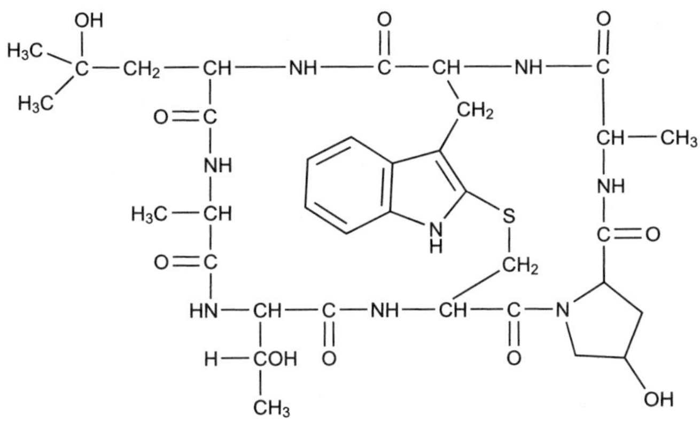

펄로이딘

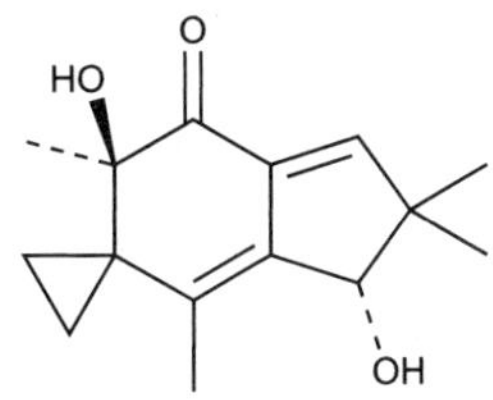

일루딘 S

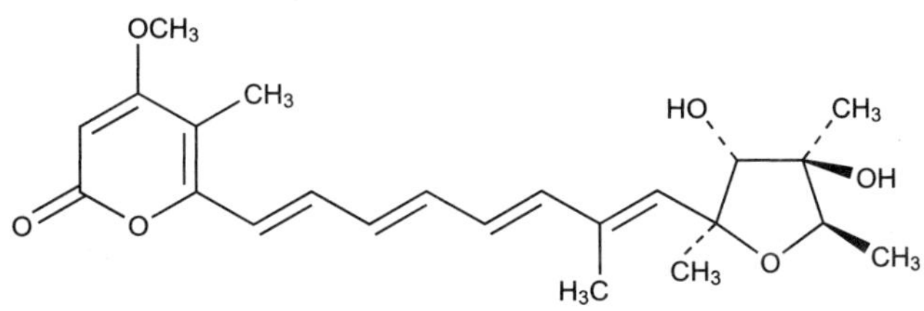

시트리오비리딘

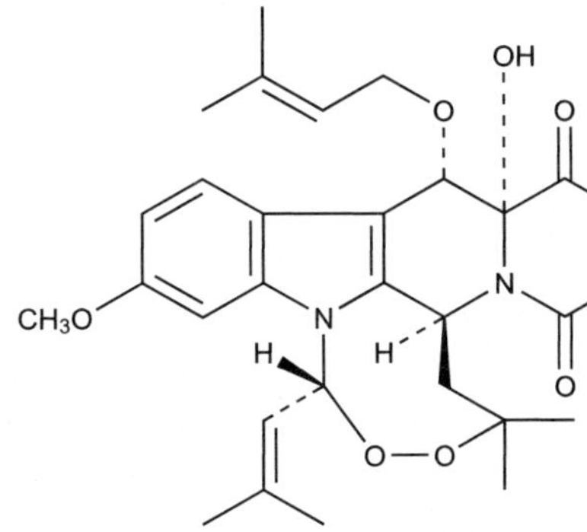

푸미트리모긴 A

그림 3.45 곰팡이의 독소인 마이코톡신

어패류의 독은 PSP(마비성독, paralytic shellfish poisoning)나 DSP(하리성독, diarrhetic shellfish poisoning)로서 식중독의 원인이 되기 때문에 옛날부터 연구되어 왔다. 일본에서는 복어독 테트로도톡신(tetrodotoxin)이 특히 잘 알려져 있다. 그 화학 구조는 1964년에 츠다(K. Tsuda), 히라타와 고토(Y. Hirata & T. Goto), 그리고 우드워드(R. B. Woodward)의 세 그룹에 의해 동시에 결정되었다. 테트로도톡신은 녹는 점이 없고, 묽은 산 이외에 모든 용매에 녹지 않는 특수한 성질을 가지고 있으며, 산성을 띠는 2/3 오쏘에스터(orthoester)라고 하는, 다른 예에서는 볼 수 없는 구조를 가지고 있다. 신경마비 작용을 나타내며 생쥐에 대한 치사량은 8 μg/kg이다. 신경 세포막에서 Na^+ 투과를 저해하여 흥분전달을 방해한다. 이러한 작용 때문에 현재 생리학 연구에 널리 이용되고 있다. 테트로도톡신은 복어뿐만 아니라 캘리포니아 도롱뇽의 알, 남서제도의 문절망둑(물고기), 코스타리카의 독 개구리(*Atelopus*속) 피부, 오스트레일리아 연안의 독문어(*Octopus maculosus*), 대형 해조류, 일부 조개 등에서도 발견된다.

복어나 문절망둑에서는 지역에 따라 독성이 차이가 있었기 때문에, 이들 동물 자신이 독을 합성해 내는 것이 아니라 미생물로부터의 먹이 연쇄에 유래한다는 가설이 제기되었으며 이후에 테트로도톡신은 먹이사슬로 인해 생물체 내에 들어간 박테리아

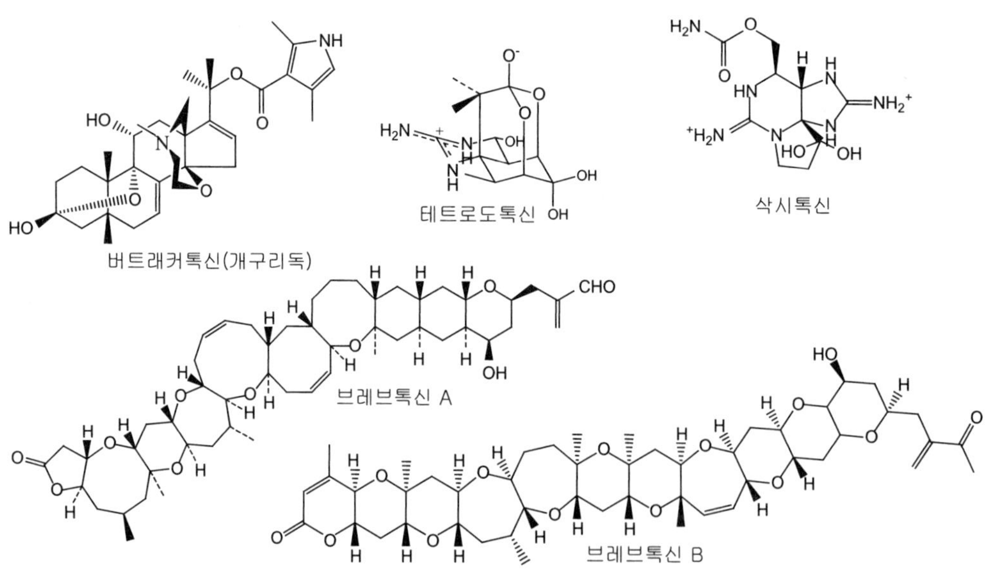

그림 3.46 해양 유래 독성물질 중 대표적인 마비성 독성물질들의 화학 구조

가 만드는 것으로 확인되었다. 이러한 박테리아들도 한 종류가 아니라 슈도모나스(*Pseudomonas*), 알테로모나스(*Alteromonas*), 비브리오(*Vibrio*) 등 여러 종류인 것이 확인되었다. 특히 복어(*Fugu poecilonotus*)의 피부에서 분리된 슈도모나스의 배양액으로부터 테트로도톡신이 분리되어 이 가설을 명확히 지지하였다. 이것과 관련해서 남미 콜롬비아에서 화살독으로 사용된 개구리(*Phyllobates aurotaenia*)의 피부에 존재하는 유독물질 버트래커톡신(batrachotoxin)은 신경세포막에 대한 작용이 테트로도톡신과 전혀 반대여서, 길항적인 것으로 알려져 있다. 배트래커톡신의 생쥐에 대한 LD_{50}은 20 μg/kg이다(B. Witkop, 1969).

홍합, 가리비 등의 이매패(부족강, Bivalvia 혹은 Pelecypoda)는 때때로 독을 갖게 되어 식중독을 일으킨다. 이와 같은 마비성 독은 와편모조인 고니오랙스속(*Gaunyaulax catenella* 등)이 갖고 있는 유독 성분 삭시톡신(saxitoxin)(E. J. Schantz, 1975) 등이 와편모조를 먹고 사는 조개류에 축적된 것이다. 독성은 생쥐에 대해 LD_{50} 10 μg/kg으로 테트로도톡신과 비슷하며, 그 작용 메커니즘도 유사하다. 고니오톡신(gonyautoxin)들도 삭시톡신 계열의 화합물들이며 상당한 수의 유도체들이 알려져 있다.

플로리다와 멕시코만의 유독성 적조의 원인이 되는 와편모조 짐나디니움 브레비스(*Gymnodinium*(= *Ptychodiscus*) *brevis*)는 삭시톡신류와는 다른 독을 생산한다. 독의 본체는 브레브톡신(brevetoxin)류로서, 그 하나인 브레브톡신 B는 10개의 폴리에터 고리로부터 만들어진 복잡하고 특이한 구조를 갖는다(Y.-Y. Lin, 1981). 모든 고리는 트랜스로 축합되어 있기 때문에 분자 전체가 긴 평면 구조로 고정되어 있어서, 후술할 팰리톡신(palytoxin)과 좋은 대조를 이루고 있다. 따라서 이 두 독성물질의 독성발현 메커니즘에도 흥미가 있다. 브레브톡신 A도 같은 와편모조에서 분리되었으며 역시 폴리에터 고리를 가지고 있지만 브레브톡신 B와는 상당히 다르다. 브레브톡신 B는 16 ng/ml로 0.2~0.6 g의 물고기를 죽이는 독성을 나타내며, A는 3 ng/ml에서도 효과가 있다.

이와 같은 마비성 독성물질(PSP toxins) 외에도 와편모조는 다양한 하리성 독성물질(DSP toxins)을 생성한다. 이 중에 가장 대표적인 물질은 오카다산(okadaic acid)으로, 유럽의 여러 지역에서 발생한 조개류에 의한 설사의 원인이 되었다. 이 물질은 해면의 일종인 핼러콘드리아 오카다이(*Halichondria okadai*)와 와편모조의 일종인 프로로센트리움 리머(*Prorocentrium lima*)로부터 분리되었다.

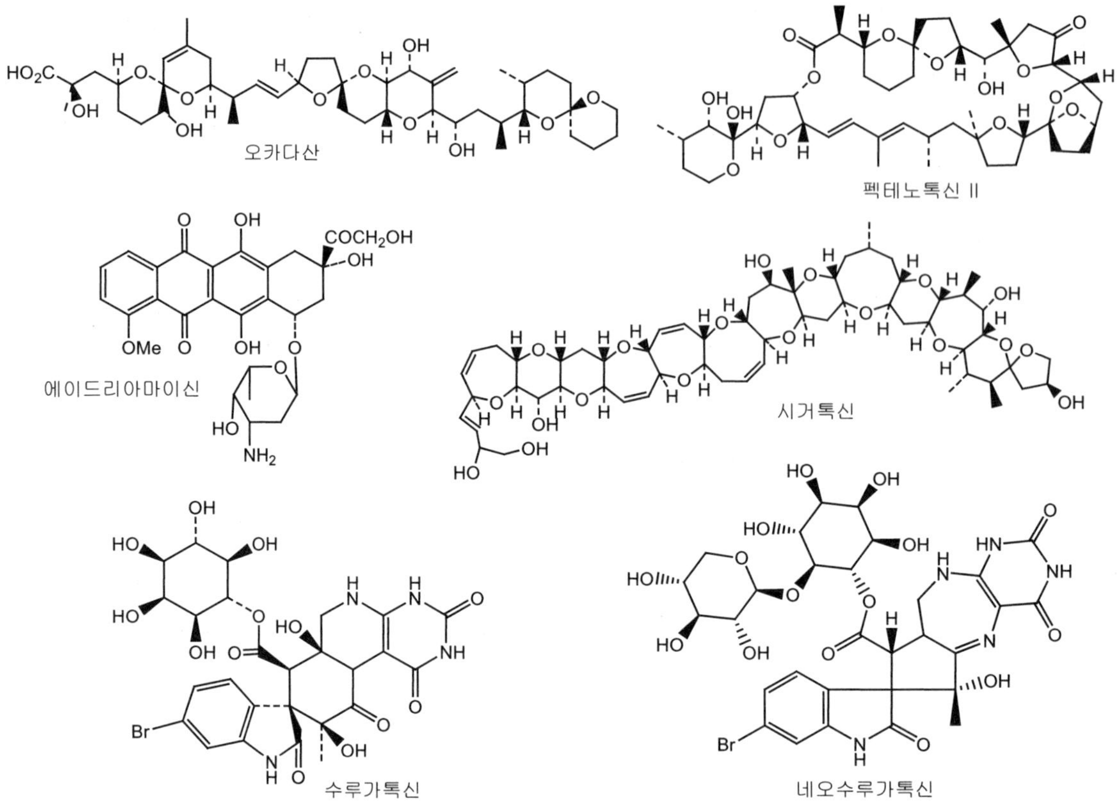

그림 3.47 해양 유래 독성물질 중 대표적인 하리성 독성물질들의 화학 구조

대합 퍼티노펙틴 예소엔시스(*Patinopecten yessoensis*)에서 추출된 펙테노톡신(pectenotoxin)들은 구조적으로 오카다산과 유사하고 중독 증세도 동일하다. 우리나라의 거문도 근해에 서식하는 어떤 해면동물들의 접합체(*Poecillastra* sp.와 *Jaspis* sp.)에서도 펙테노톡신 유도체 중에 하나인 펙테노톡신 II가 다량으로 분리되었으며 이 물질은 에이드리아마이신(adriamycin)의 약 100만배 정도의 독성을 보였다.

시구아테라(ciguatera)라는 식중독은 예부터 태평양 열대지역과 카리브해 연안에서 주로 생선이나 시구아(cigua)라는 고동을 먹을 때 발생하는 것으로 잘 알려져 있으며 매년 20,000명 정도의 식중독 환자가 보고되고 있다. 이 식중독의 원인 물질로써 오랫동안 연구대상이었던 시거톡신(ciguatoxin)이 알락곰치(moray eel) 짐노소락스 자배니커스(*Gymnothoras javanicus*)에서 추출되어 구조가 규명되었는데 후에 와편모조류 갬비어디스커스 톡시커스(*Gambierdiscus toxicus*)의 이차 대사산물인 것으로 확인되었다. 이 물질의 구조 결정을 위하여 사용된 300 μg을 분리하기 위하여 800마리의 알락곰치가 사용되었으며 20년의 세월이 걸렸다고 한다.

소라와 같은 권패류(복족강, Gastropoda)이며 육식성인 배벌로니아 자포니카(*Babylonia japonica*)에 의한 식중독은 수루가톡신(surugatoxin)과 네오수루가톡신(neosurugatoxin)에 의한 것으로, 이 독은 동공확대 작용이 있다(T. Kosuge, 1982). 이 물질들이 배벌로니아 자포니카의 체내에서 주기적으로 발견된다는 사실은 이들의 생산주체가 미생물일 것이라는 추측을 낳았다. 최근 배벌로니아 자포니카의 소화선에서 분리된 박테리아 코린폼 박테리움(*Coryneform bacterium*)의 배양액으로부터 수루가톡신이 발견되어 이 가설을 증명하였다.

강장동물 말미잘류(zoanthid)인 팔리토어 튜버큘로서(*Palythoa tuberculosa*)의 독 팰리톡신(palytoxin)은 생쥐에 대한 LD_{50} 0.15 μg/kg으로 단백질 독을 제외하면 가장 강한 독성을 나타낸다. 알에 독이 함유되어 있으나, 합성하는 것은 공생하는 미생물인 것으로 알려져 있다. 구조는 히라타에 의해 결정되었으며(Y. Hirata, 1982), 분자식은 $C_{129}H_{223}N_3O_{54}$(MW 2681.1)이고, 일본의 야수모토(Yasumoto) 그룹에서 와편모조 갬비어디스커스 톡시커스(*Gambierdiscus toxicus*)의 배양액으로부터 메이토톡신(maitotoxin)이라는 적조독을 분리·정제하기 이전까지 고분자 이외의 천연물 중 가장 큰 화합물이었다. 일본의 야수모토 그룹은 1994년 식중독 시구아테라의 또 다른 원인물질인 메이토톡신의 분자 구조를 발표하였다. 이 물질은 생체고분자가 아닌 천연물로서는 가장 큰 화합물이며 분자식은 $C_{164}H_{256}O_{68}S_2Na_2$(MW 3422)이고 2개의 황산기(sulfate)와 32의 에터 고리기, 28개의 하이드록시기(hydroxyl group)를 포함하고 있음이 확인되었다. 타히티섬 부근에 서식하며 메이토(maito)라 불리는 쥐돔(*Ctenochaetus striatus*)에서 최초로 발견되었고, 이 물고기의 이름을 따라 메이토톡신으로 명명되었다. 16~20 g에 달하는 생쥐에 대한 독성 실험 결과 50 ng/kg의 LD_{50} 값을 보여 주었다.

해산 갯지렁이에서 분리된 네라이스톡신(nereistoxin)은 황 원자 2개가 포함된 고리형 구조로 되어 있는 매우 특이한 물질로서 포유류에는 독성이 매우 낮고 파리에는 높은 살충효과를 가지기 때문에 살충제로 실용화되었다. 이것은 해양천연물이 최초로 실용화된 경우이다. 이 물질을 함유하고 있는 갯지렁이가 죽고 난 후 그 사체에 모여든 파리가 죽는 현상은 오래전부터 알려져 왔었는데 이것이 이 화합물을 분리하게 된 동기

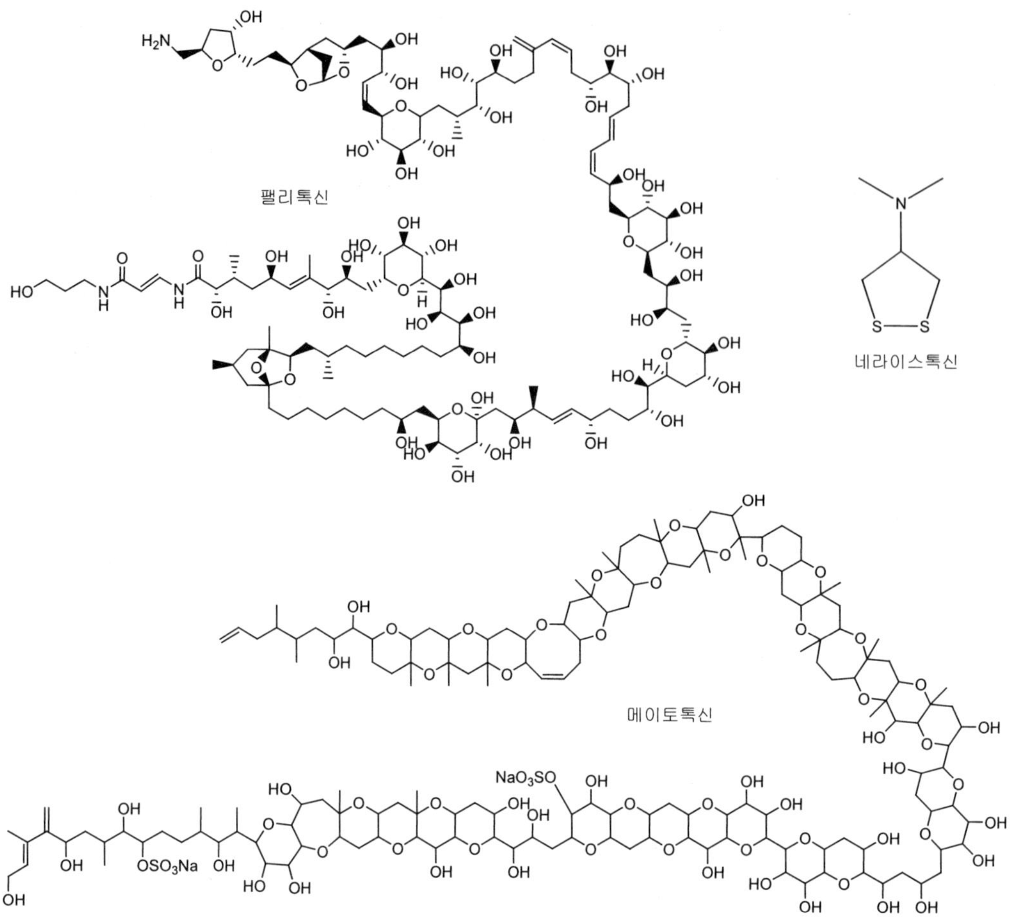

그림 3.48 팰리톡신, 네라이스톡신, 메이토톡신의 화학 구조

가 되었다.

벌 독은 세로토닌(serotonin)이나 히스타민(histamine)과 같은 생리활성 아민, 브래디키닌(bradykinin)과 유사한 펩타이드 등으로 구성되어 있다. 뱀독이나 전갈 독은 아미노산 60~75개의 펩타이드로서, 4~5개의 다이설파이드 결합을 가지고 있다.

11. 해양생물의 개체 간 제어물질

갈조류에서는 알이 성페로몬을 방출하여 정자를 유인하는 기작이 알려져 있다. 이와 같이 수정이 일어날 때, 알이나 정자로부터 분비되어 상호 간에 다른 쪽의 행동을 지배하는 물질을 개몬(gamone)이라고 한다. 갈조류 엑토카퍼스 실리큘러서스(*Ectocarpus siliculosus*)로부터는 엑토카펀(ectocarpen), 푸커스 서라터스(*Fucus serratus*)로부터는 푸코서라텐(fucoserraten), 커틀러리아 멀티파이더(*Cutleria multifida*)로부터는 멀티피던(multifiden)이 정자를 유인하는 개몬으로 얻어졌다. 이것들은 물에 녹지 않는 탄화수소이지만 초미량으로 작용을 나타내므로 효력을 낼 수 있는 정도의 용해성은 있다고 여겨진다.

무늬발게(*Pachygrapsus crassipes*)의 암컷은 교미를 위해 수컷을 유인하는 페로몬을 방출하는데 여기에는 갑각류의 탈피 호르몬 크러스틱다이손(crustecdysone)이 함유되어 있다. 이것은 10^{-13} M의 농도로도 효과를 나타낸다. 말미잘 앤토플레라 엘리간터시마(Anthopleura elegantissima)는 한 마리가 다치면 경보 페로몬을 내서, 그것에 의해 다른 말미잘과 경계 행동을 취한다. 유독 물질 앤토플레린(anthopleurine)은 사차 암모늄염으로 수용성 물질이며 그 유효농도는 3.5×10^{-10} mol/L이다.

오스트레일리아 연안에 사는 문어의 일종인 옥터퍼스 매큘러서스(*Octopus maculosus*)는 독액을 방출해서 게를 마비시킨 다음 잡아먹는다. 이 독물은 일종의 알로몬이지만 그 본체는 복어독 테트로도톡신이라는 것이 확인되었다. 거북복 오스트러시온 렌터지너서스(*Ostracion lentiginosus*)는 방위의 필요가 있을 때 피부에서 다량의 유독 점액을 분비하여 주위의 물고기를 죽인다. 이 유독 물질 패후톡신(pahutoxin)은 0.2 μg/mL의 농도에서 1시간 이내에 물고기를 죽이는데 이것도 알로몬의 일종이다. 나세류 민숭달팽이의 일종인 필리디아 베러코사(*Phyllidia varicosa*)는 유독 점액을 분비한다. 이 독물 9-아이소사이어노푸푸커네인(isocyanopupukenane)은 아이소나이트릴기를 가지며 악취가 난다. 이 물질은 해면 하이미니어사이던속(*Hymeniacidon* sp.) 중에 존재하며, 민숭달팽이가 이것을 먹고 자신의 카이로몬으로 이용하는 것이다.

히드라에 속하는 코니 유키다이(*Coryne uchidai*)의 유영형 유생은 갈조류인 꽈배기모자반 사개섬 토타일(*Sargassum tortile*)에 부착된 후에 변태를 일으킨다. 이것은 꽈배기모자반으로부터 카이로몬인 δ-토코트리엔올 에폭사이드(tocotrienol epoxide)가 분비되고 있기 때문이다. 개불의 일종인 보넬리아 비리디스(*Bonellia viridis*)의 유생은 매우 유별나게도 물체에 착생된 것은 모두 암컷이 되어 크게 성장하지만 암컷의 주둥이에 착생된 것은 성장이 저해되며 기생성인 수컷이 된다. 이 수컷의 성을 결정하는 인자는 암컷의 주둥이에서 분비되는 녹색의 보넬린(bonellin)으로 테트라피롤(tetrapyrrole) 유도체이다.

해양에는 발광생물이 매우 많다. 발광 박테리아, 야광충과 같은 미생물, 새우나 패충류와 같은 갑각류, 해파리나 바다선인장과 같은 강장류, 오징어 같은 두족류나 일반 어류까지 발광은 광범위하게 걸쳐 있다. 생물 발광은 일종의 화학신호로 생각되며, 성페로몬, 경보 페로몬, 방어물질, 유인물질 등과 마찬가지로 알로몬으로 작용한다. 또한 발광 오징어나 발광 물고기 중에는 발광기에 발광 박테리아와 공생해서 그 빛을 이용하는 것이 있으며, 이 경우에는 카이로몬적인 작용이 된다. 발광 물질로서는 패충 루시페린(luciferin)과 새우 루시페린인 코엘렌테라진(coelenterazine)이 잘 알려져 있으며, 이것들은 각각의 효소 루시페레이스의 촉매 작용으로 산소에 의해 산화될 때 발광한다. 강장류는 주로 새우 루시페린을 가지며, 발광 물고기는 패충 루시페린을 갖는 것과 새우 루시페린을 갖는 것이 모두 알려져 있다. 또한 반디오징어(*Watasenia scintillans*)는 새우 루시페린의 유도체를 갖고 있다.

많은 해조류, 산호, 연체동물 등은 해양에 서식하는 다른 공격자들로부터 자기를 방어하기 위한 화합물을 함유하고 있다. 특히 흥미로운 것은, 평소에는 가지고 있는 화학물질이 아니지만 공격을 받아 상처를 입을 때 자기가 함유하고 있던 특정 물질을 화학적 방어에 매우 효과적인 물질로 변환시키는 생물도 존재한다는 것이다. 예를 들면 열대 산호초에 서식하는 석회조인 할리미다속(*Halimeda*)에 속하는 종들은 상처를 입으면 즉시 원래 함유하고 있던 할리미다테트라아세테이트(halimedatetraacetate)를 훨씬 강력한 포획억제제인 할리메다트라이알(halimedatrial)로 변환시켜 자기 몸을 보호한다.

화학생태학에서 다루는 여러 주제 중 가장 흥미있는 것 중의 하나가 피식자와 포식자 간의 상호진화(coevolution)이다. 즉, 피식자가 방어수단으로 천연물을 생성하면 이 물질은 대부분의 잠재적 포식자에 대하여 방어 효과를 가지게 된다. 그러나 한두 종류의 잠재적 포식자는 해당 천연물에 대한 면역 내지는 제독화시키는 생합성적 기능을 획득하여 그 결과 오히려 특정 피식자만 포식하게 된다. 이와 같은 상호진화의 결과로 방어용 천연물을 생성하는 많은 해양생물이 한두 종의 특징적 포식자를 갖고 있다.

이러한 현상의 대표적인 예가 녹조류 클로로데스미스 패스티지아타(*Chlorodesmis fastigiata*)와 연체동물 간의 상호관계이다. 이 녹조류(*C. fastigiata*)는 다이테르펜계 독성

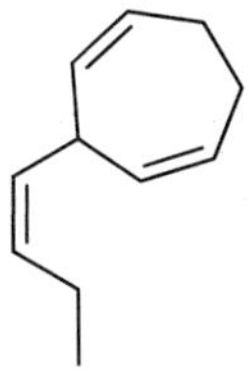

엑토카펀

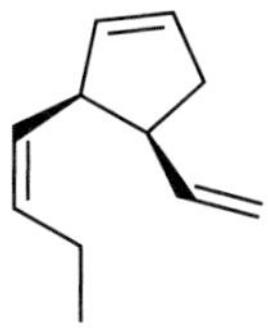

멀티피던

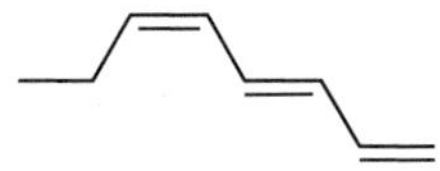

푸코서라턴

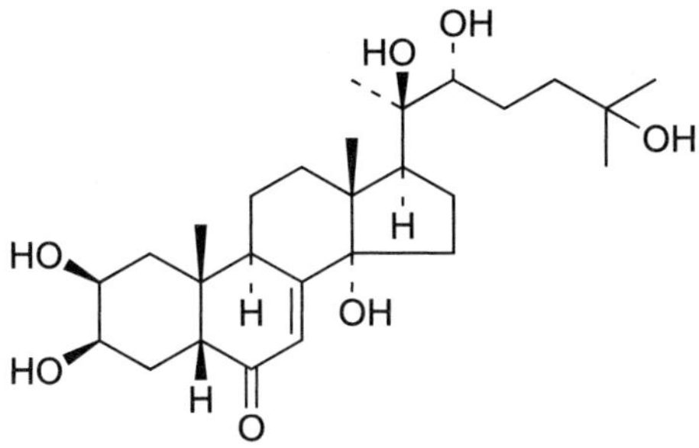

크럭스틱다이손

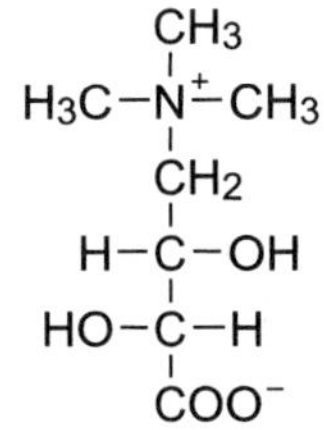

앤토플레린

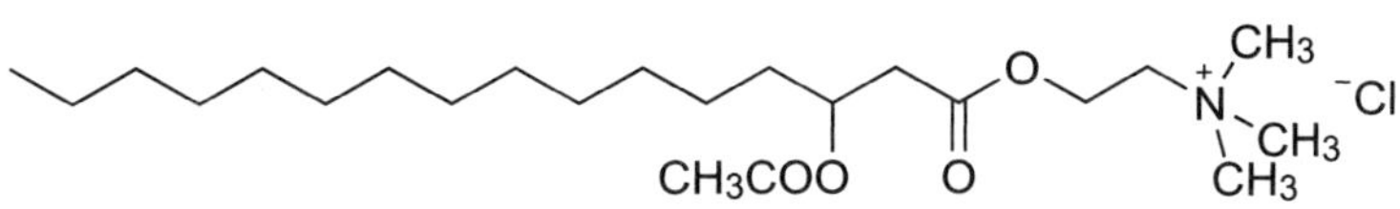

패후톡신

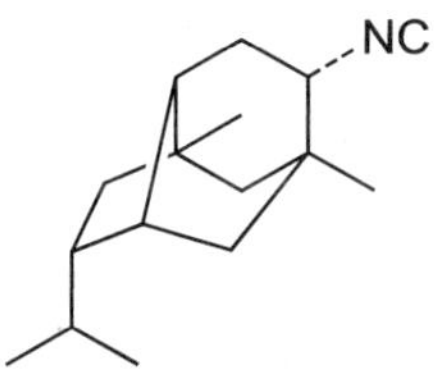

90아이소사이어노푸푸커네인

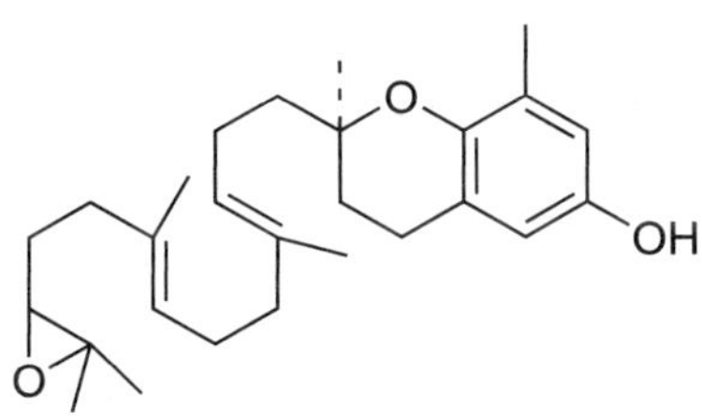

δ-토코트리엔올 에폭사이드

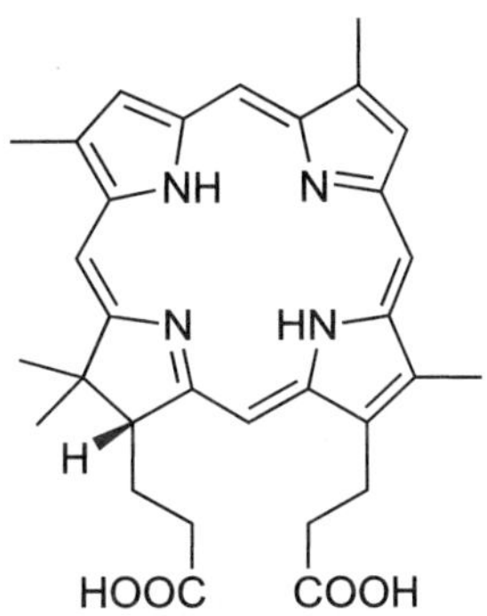

보넬린

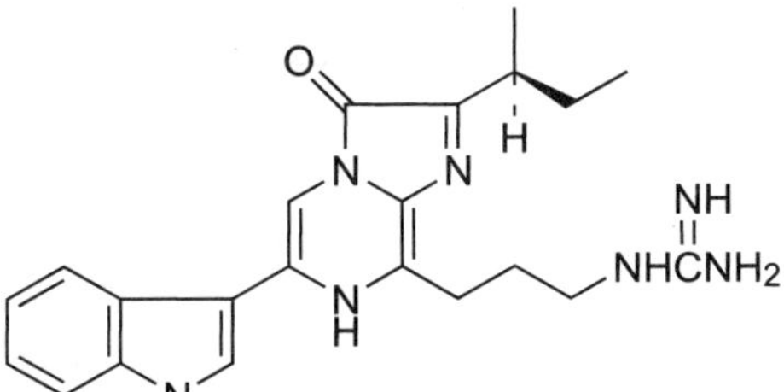

패충 루시페린

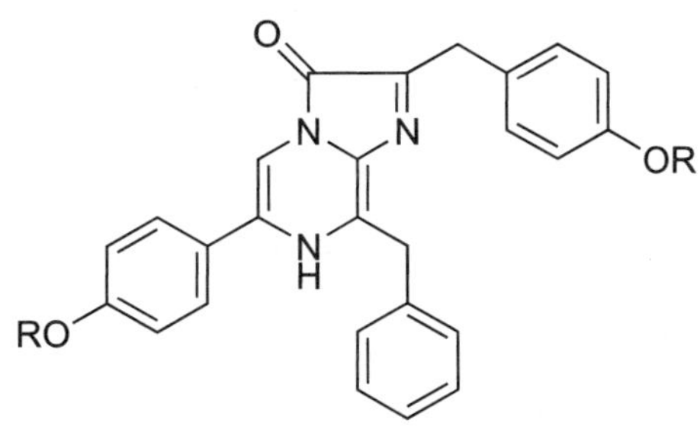

새우 루시페린(코엘렌테러진) (R=H),
반디 오징어 루시페린 (R=SO_3H)

그림 3.49 해양생물에서 분리된 페로몬, 알로몬 및 카이로몬

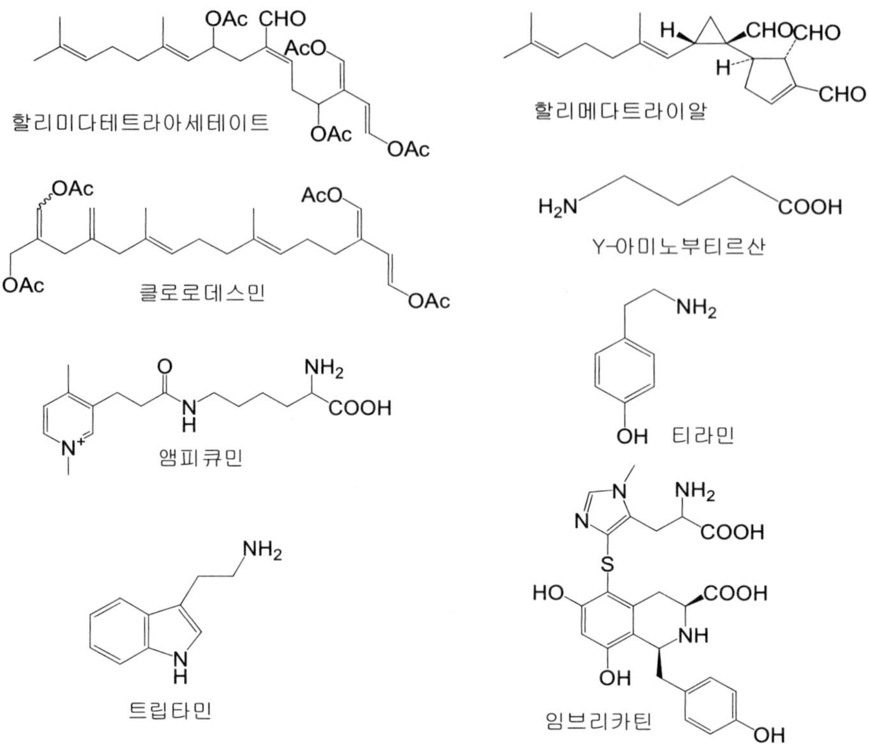

그림 3.49(계속) 해양생물에서 분리된 페로몬, 알로몬 및 카이로몬

물질 클로로데스민(chlorodesmin)을 생성한다. 사코글로산(sacoglossan, 후새아강 낭설목에 속하는 연체동물)인 얼리지아(*Elysia* sp.)는 이 녹조류를 섭취하여 클로로데스민을 체내에 축적한다. 다른 사코글로산인 사이어스 나이그리컨스(*Cyerce nigricans*) 또한 이 녹조류를 섭취하지만, 클로로데스민을 축적하지 않고 그 대신 폴리프로피오네이트(polypropionate)를 생합성한다. 그런데 이 녹조류에 밀생하는 도리드 누디브랜치(dorid nudibranch, 후새아강 나새목에 속하는 연체동물)인 짐노도리스(*Gymnodoris* sp.)는 얼리지아를 선택적으로 포식하나 사이어스 나이그리컨스는 전혀 섭취하지 않는다. 이 사실은 짐노도리스가 비록 녹조류는 직접 섭취하지는 않으나 그 대사산물인 클로로데스민에 대한 면역 내지는 제독수단을 갖고 있는 반면 똑같은 녹조류의 다른 대사산물인 폴리프로피오네이트에 대해서는 이러한 생합성적 기능을 갖지 않는 것으로 해석된다.

모스(Morse) 등은 남조류와 홍조류로부터 얻어진 γ-아미노부티르산(aminobutyric acid)과 거대분자 물질들이 전복 핼리어티스속(*Haliotis*)의 정착을 유도한다는 것을 발견하였으며 폴릭(Pawlik) 등은 특정한 지방산들이 꽃갯지렁이 프래그매터파머 캘리포니카(*Phragmatopoma californica*)의 정착과 변태를 유도한다는 사실을 발견하였다.

말미잘(sea anemone)과 흰동가리(clownfish)의 공생은 잘 알려진 예시이다. 앰피큐민(amphikuemin), 티라민(tyramine), 그리고 트립타민(tryptamine)과 같이 물에 녹는 작은 분자들은 특정 말미잘과 흰동가리의 공생을 유도하는 것으로 인식되고 있다.

많은 불가사리가 화학물질을 분비하여 평상시에 고착생활을 하는 무척추동물을 도망가게 하는 것은 잘 알려져 있다. 그 예로서 말미잘 스톰피아 칵시니아(*Stomphia coccinea*)가 불가사리 더매스터리어스 임브리케이터(*Dermasterias imbricata*)와 접촉하게 되면 밑부분으로부터 기본원반(basal disc)이 방출되어 도망간다. 이 사실에 착안하여 앤드슨(Anderson) 그룹은 벤질테트라히드로이소퀴놀린(benzyltetrahydroisoquinoline) 계열에 속하는 알칼로이드인 임브리카틴(imbricatine)을 분리하였다.

12. 해양 천연물의 특징

1) 육상 천연물과 해양 천연물의 분포상의 차이

육상 천연물과 비교할 때 해양 천연물은 다음과 같이 4가지의 뚜렷한 차이점이 발견된다. 첫째, 해양 천연물 중 할로젠을 가진 화합물의 출현빈도가 육상 천연물에 비하여 매우 높다. 육상 천연물 중 할로젠이 포함된 화합물은 일부 미생물에 국한된 반면 해양에서는 남조류, 홍조류, 해면동물, 바다토끼, 강장동물, 원색동물, 이끼벌레 등 매우 다양한 동물에서 발견되며 그 출현빈도도 매우 높다. 홍조류에서 추출된 천연물은 대부분 할로젠을 포함하고 있다. 이것은 아마도 해수가 다량의 할로젠을 포함하고 있기 때문일 것이다. 할로젠 중에서도 브로민이나 염소를 함유한 화합물이 특히 빈번히 발견되는 것은 해수에서 이 두 원소의 농도가 플루오린이나 아이오딘에 비해서 훨씬 높고 결합 형성 에너지가 낮기 때문인 것으로 해석된다.

둘째, 육상식물에서 다양한 알칼로이드계 물질이 추출되는 데 비하여 해양식물에서는 알칼로이드의 출현빈도가 매우 낮다. 알칼로이드가 발견되는 해양식물은 식물플랑크톤과 엄밀한 의미에서는 해양식물이라고 하기도 어려운 남조류이다. 하지만 이와는 대조적으로 해양 무척추동물에서는 많은 수의 알칼로이드들이 추출되고 있다. 특히 원색동물, 이끼벌레, 해면동물에서는 그 출현빈도가 매우 높다고 할 수 있다.

셋째, 해양동물에서 추출된 천연물은 구조상의 다양함이나 출현빈도가 육상동물의 천연물에 비하여 매우 높다. 육상 천연물 중 동물이 차지하는 비중은 매우 낮으며 연구의 방향도 페로몬 등 곤충의 천연물과 생물독에 치우쳐 있다. 하지만 해양은 동물이 매우 중요한 위치를 차지하고 있으며 알려진 해양 천연물 중 60% 이상이 해양 무척추동물에서 추출되고 있다.

넷째, 해양 천연물 중 테르페노이드 화합물이 육상에 비하여 구조적으로 매우 다양하다. 테르페노이드, 즉 아이소프렌 단위로 이루어진 물질들은 이들의 다양함과 높은 출현빈도로 인하여 오랜 기간 육상 천연물 중 매우 중요한 위치를 차지하여 왔다. 이것은 해양에서도 마찬가지이며 특히 대형 해조류(60%)와 강장동물(85%) 등에서 많이 발견되고 있다. 이 테르페노이드들의 종류는 매우 다양하며 육상 천연물에서 볼 수 없었던 전혀 새로운 형태의 물질들이 많이 발견되었다.

2) 새로운 신물질의 원천인 해양 천연물

해양생물을 본격적으로 연구하기 시작한 지 70여 년이 지난 현재, 육지에서 다종의 다양한 식물성분이 얻어진 것과 마찬가지로 육상생물에서 발견되지 않은 많은 새로운 해양 천연물들이 해양생물로부터 발견되고 있고, 새로운 신의약 후보물질의 보고로도 널리 주목을 받고 있다.

현재까지 해양천연물에서 유래된 치료제로는 8가지가 알려져 있다. 두 가지 뉴클레오사이드인 항암제 사이태러빈(cytarabine, ara-C)과 항바이러스제인 바이대러바인(vidarabine, ara-A)은 천연 아라비노뉴클레오사이드(arabinonucleoside)에서 파생된 최초의 미국식품의약국(FDA) 승인 약물(각각 1969년 및 1976년)이다. 사이태러빈은 오늘날에도 여전히 사용되고 있지만 바이대러바인은 미국과 유럽에서 단종되었다.

통증 조절을 위해 사용되는 펩타이드 독소인 지코너타이드(ziconotide, ω-conotoxin MVIIA, 상표명 Prialt®)는 원래 분리된 형태의 해양 천연물로서는 최초의 FDA 승인 약물(2004)이며 모르핀(morphine)보다 1,000배 강력하다. 이 물질은 열대해역에 서식하는 청자고둥(cone snail)으로부터 분리되었다.

카리브해에 서식하는 원색동물 엑타이나시디어 터비나타(*Ecteinascidia turbinata*)에서 직접 분리한 최초의 FDA 승인 항암제(2015)는 트라벡터딘(trabectedin = ecteinascidin 743, 상표명 Yondelis®)이다. 2007년 유럽의약국(European Medicines Agency, EMA)에서 상당히 진행된 연조직 육종(soft sarcoma)에 대한 치료용으로 승인되었으며, 2009년에는 유럽의약국(EMA)에 의해 리포솜 형태의 독소 루비신과 함께 처방되는 재발성 백금 민감성 난소암 치료용으로도 승인되었다. 이 화합물은 스페인 제약회사인 파머마(PharmaMar)에 의해서 상업화되었으며 DNA의 작은 홈에 결합하여 구아닌(guanine)의 N-2와 공유 결합을 형성함으로써 강한 항암 활성을 보인다. 이 물질은 처음에는 수산양식에 의해서 공급되었으나 임상시험을 위해 충분한 양을 공급하기가 어려워 미생물의 대사물질인 사이아노서프라신(cyanosafracin) B를 이용한 반합성적인 방법으로 공급 문제를 해결하였다.

폴리케타이드인 핼리콘드린은 북태평양에서 채집된 해면인 핼리콘드리아 오카다이(*Halichondria okadai*)에서 처음으로 분리되었다. 이 중에서 핼리콘드린 B는 NCI 60개 셀라인에서 항암 활성을 나타내었으며, 튜불린(tubulin) 중합에도 뛰어난 억제 효과를 나타내었다. 이뿐만 아니라 여러 종류의 동물 모델에서도 좋은 항암 활성을 나타내어 임상시험을 위한 후보물질로 선택되었다. 하지만 역시 문제는 화합물의 공급량이었으며 처음에는 핼리콘드린 B가 해면동물의 수산양식에 의해서 공급되었다. 결국 이 문제는 키시(Kishi) 그룹이 잘려진 형태의 핼리콘드린 B를 합성하고 이에 대한 아이사이 연구소(Eisai Research Institute) 과학자들의 후속 연구에서 해결되었다. 이 잘려진 형태의 핼리콘드린 B 유도체는 핼리콘드린 B에 필적하는 좋은 활성을 보여 주었으며 여러 연구과정을 거쳐서 최적의 합성 유도체로는 에리불린 메실레이트(eribulin mesylate)가 선정되었다. 이 물질은 유방암에 대한 강력한 효과를 나타내었다. 2010년에 FDA 승인을 받았으며 아이사이 파머슈티컬(Eisai Pharmaceuticals)에서 핼러번(Halaven®)이라는 이름으로 판매하고 있다.

해양 천연물과 관련하여 가장 최근에 승인된 항암제는 항체-약물 접합체(ADC)인 브렌턱시맙 베도틴(brentuximab vedotin)이다. 이것은 어드세트리스(Adcetris®)라는 이름으로 시애틀 지네틱(Seattle Genetics)에서 판매한다. 이 접합체는 종양 특이적 항체와 모노메틸 오리스타틴(monomethyl auristatin) E로 구성되어 있는데 모노메틸 오리스타틴 E

는 돌라스타틴(dolastatin) 10의 유도체로서 펜타펩타이드이다. 이 약물은 2011년 FDA, 2015년 유럽에서 승인되었다. 또한 2017년 11월에 이 약물은 FDA에 의해서 이전에 전신 치료를 받은 바 있는 1차 피부악성 대세포 림프종(primary cutaneous anaplastic large cell lymphoma, pcALCL) 또는 CD30 발현 균상 식육종(mycosis fungoides MF)을 가진 성인 환자의 치료에 대해서도 승인되었다. 계속해서 2018년 3월에 화학 요법과 병행하여 이전에 치료되지 않는 3기 또는 4기의 전형적 호지킨 림프종(classical Hodgkin lymphoma, cHL)을 앓고 있는 성인 환자도 치료하도록 FDA의 승인을 받았다.

로바자(Lovaza®)는 2개의 어류 유래 오메가(ω)-3 다중불포화 지방산들인 아이코사펜타엔산(EPA)과 도코사헥사엔산(DHA)의 에틸 에스터 혼합물이다. 이것은 2004년 FDA에서 혈청 트라이글리세리드 감소 치료제로 승인했으며 글락소스미스클라인(GlaxoSmithKline)에서 판매하고 있다. 애머린(Amarin)에서 판매하는 배서파(Vascepa®)는 순수한 EPA 에틸 에스터(ω-3 다중 불포화 지방산)이고, 아스트라제네카(AstraZeneca)에서 판매하는 에퍼노바(Epanova®)는 3종류의 ω-3 다중 불포화 지방산의 혼합물이다. 이들은 모두 2013년과 2014년에 각각 고중성지방혈증(hypertriglyceridemia)을 치료하기 위해 FDA의 승인을 받았다.

덱사메타손과 병용하여 프로테아좀 억제제와 면역 조절제를 포함하여 최소 3번의 사전 치료 요법을 받은 재발성 및 불응성 골수종 환자의 치료를 위해, 3상 단계에 있었던 고리형 뎁시페타이드(depsipeptide)인 플리티뎁신(plitidepsin = dehydrodidemnin B)이 2018년 12월 호주 치료제관리국(Therapeutic Goods Administration)에 의해 승인을 받아 파머마에 의해 애플리딘(Aplidin®)이란 이름으로 상품화되었다. 이 물질은 주로 지중해에서 발견되는 원색동물 애플리디엄 앨비컨스(*Aplidium albicans*)에서 분리되었으며 낮은 나노 몰(nM) 범위의 50% 억제농도(IC_{50}) 값을 가진 매우 강력한 세포 사멸 유도체이다.

또한 22개의 화합물이 현재 글로벌 해양 제약 임상파이프 라인을 구성하고 있으며 이들은 약물 개발 단계 III, II 또는 I 상 단계에 있다. 생리활성 물질들이 대부분 해면동물과 강장동물로부터 분리되었지만 이들의 진정한 기원은 이들과 함께 존재하는 해양 미생물인 것으로 보인다. 대부분의 무척추 동물은 움직이지 않고 연조직으로 되어 있으므로 이들 내 잠재적 포식자들에 의한 기생과 해로운 미생물의 군집화가 일어나기 쉬운 것으로 여겨진다. 결과적으로 이들은 자연 방어를 촉진하기 위해 공생 미생물에 의해 생성되는 복잡한 이차 대사산물을 필요로 한다. 이런 이유로 약물로 승인되었거나 현재 임상 시험 중인 거의 모든 해양 천연물들이 박테리아 및 남조류(사이아노박테리아)에서 유래되었을 가능성이 크다. 진균류(ascomycota) 및 방선균(actinobacteria) 또한 지난 몇 년 동안 해면동물 및 강장동물과 함께 가장 널리 채집된 4개의 문 중 하나였다. 이와 같이 해양 미생물 유래 화합물은 미생물 대사산물의 다양성, 상대적 수집 용이성, 게놈 물질 추출 및 그 조작을 위한 진보된 기술로 인해 향후 해양 천연물 분야를 거의 지배할 것으로 예측된다.

현재까지 판매가 승인된 해양유래 약물과 분리된 해양 천연물의 총 개수 사이의 상관관계를 살펴보면 의약품 개발 성공률은 합성 화합물에 비해 상당히 높아 해양환경의 풍부한 생물 다양성은 유망한 신물질 개발의 원천임을 알 수 있다(표 3.1).

표 3.1 해양생물에서 유래된 의약품

년도	1969	1976	2004	2007	2010	2011	2018
의약품	사이태러빈	바이대러바인	- 지코너타이드 - ω-3 산 에틸 에스터	트라벡터딘	에리불린 메실레이트	브렌턱시맙 베도틴	플리티뎁신
용도	항암제	항바이러스제	- 진통제 - 고지혈증 치료제	항암제	항암제	항암제	항암제
승인	미국(FDA)			유럽(EMA)	미국(FDA)		호주

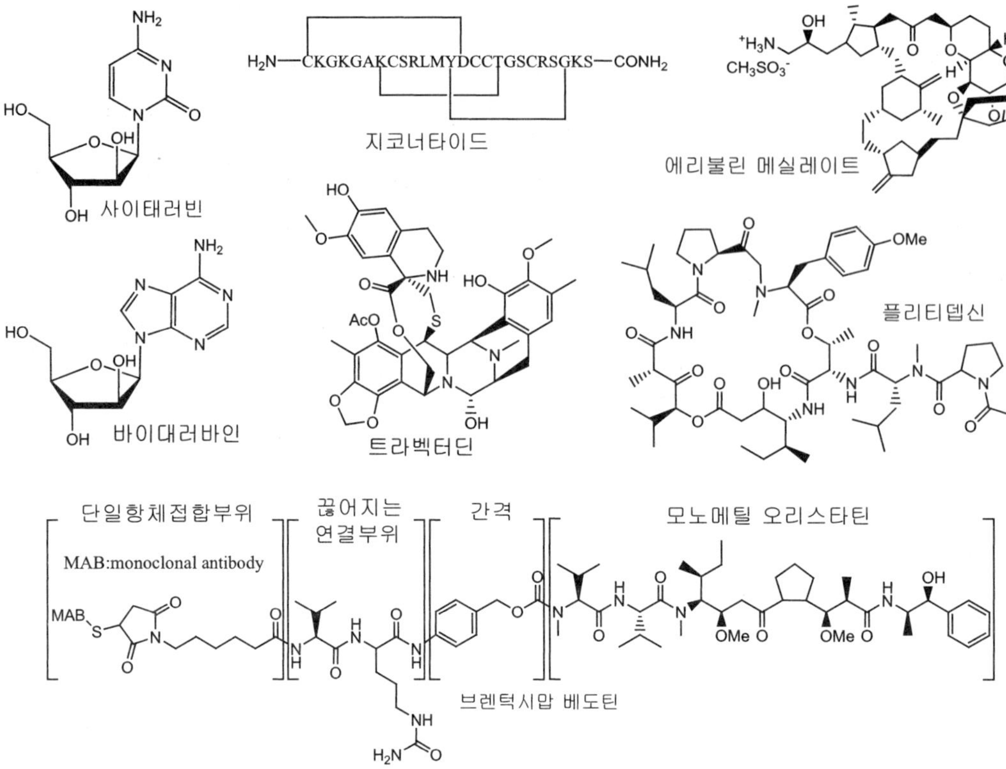

그림 3.50 해양에서 유래된 의약품

4장

천연물화학 연구법

01 천연물의 구조 결정

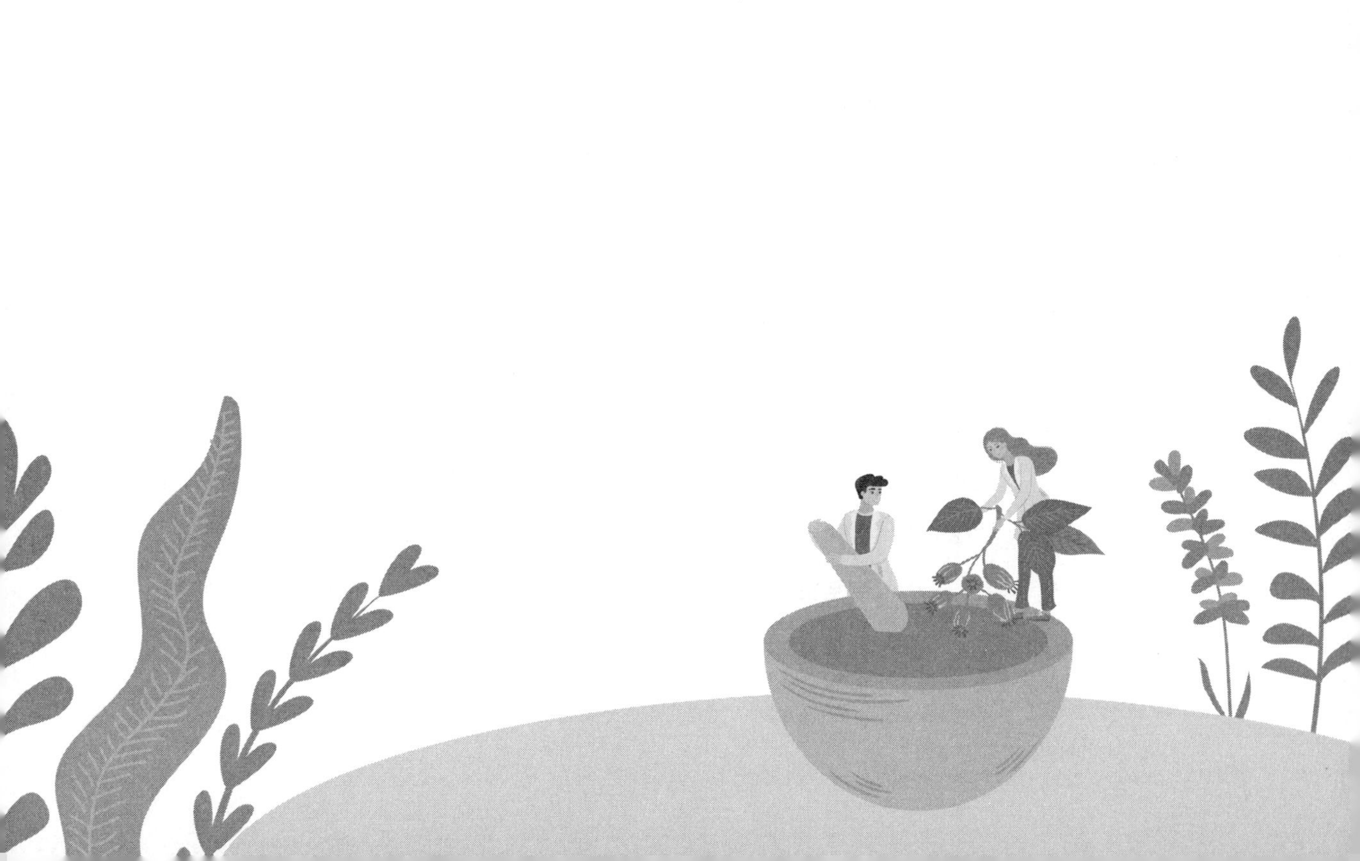

01 천연물의 구조 결정

1. 고전적 구조 결정

천연물화학은 다양한 생물자원으로부터 생리활성이 있거나 독특한 화학적 구조를 가지는 화합물을 추출·분리 및 정제하고, 생리활성 등을 연구하는 학문으로, 최근 의약품, 향장품, 생활용품 등에 널리 활용되고 있다. 이러한 천연물에서 순수하게 분리된 유기 화합물은 여러 가지 이유로 구조를 결정할 필요가 있다. 실제로 유기화학은 천연물의 구조를 결정하려는 시도로부터 비롯되었다고 할 수 있다.

동식물로부터 순수에 가까운 유기 화합물이 분리된 예는 오래전부터 있었다. 전분, 설탕, 알코올 등은 상당히 오래전부터 알려져 왔으며, 포도주 제조 시에는 결정으로 주석(주석산 칼륨, potassium tartrate)이 얻어졌다. 한편 고대 이집트인이나 로마인들은 인디고나 알리자린을 식물로부터 얻어서 염료로 사용하였다. 18세기 후반에 칼 빌렘 쉴르(C.W. Scheele)는 유기산을 분리하는 방법을 고안하여, 포도주로부터 주석산(tartaric acid), 레몬으로부터 구연산(citric acid), 사과로부터 사과산(malic acid) 등 여러 유기산을 분리하였다. 그 후에 계속해서 요소(1773), 모르핀(1805), 콜레스테롤(1815), 키니네(1820) 등이 분리되었다. 이들 화합물이 주로 C, H, O, N으로 구성되어 있다는 것이 라부아지에(A.L. Lavoisier)에 의해 1770년대에 수행된 연소 분석으로부터 밝혀졌다. 베르셀리우스는 이 물질들이 생물의 생명력에 의하지 않고는 만들어질 수 없다고 생각하여 유기 화합물(organic compound)이라고 불렀다(J.J.B. Berzelius, 1807). 이러한 생각이 뵐러의 요소합성으로 깨어지게 된 것은 널리 알려진 일이다(F. Wöhler, 1828).

유기 화합물의 구조를 알기 위해서는 우선 원소 조성을 알지 않으면 안 된다. 유기 화합물의 원소 조성을 정확하게 결정할 수 있는 원소 분석법의 창시자는 리비히인데, 그는 약 1g의 시료를 연소시킬 때 생성되는 CO_2와 H_2O의 중량을 측정하여 조성을 산출하였다(J. von Liebig, 1831). 이 분석법을 미량화한 것은 프레글이다(F. Pregl, 1911; 노벨상, 1923). 그가 미량 저울(감도 1 μg) 장치를 제작하여 미량 시료도 측정할 수 있게 됨으로써, 3~4 mg의 시료로도 원소 조성을 분석할 수 있게 되었다. 따라서 분석에 필요한 시료의 양이 격감되어 구조 결정이 비약적으로 진전되었다. 예를 들면, 부테난트는 15 mg의 안드로겐 안드로스테론을 소변으로부터 분리해서 구조를 결정할 수 있었다(A. Butenandt, 1923). 최근에는 초미량 저울(감도 0.1 μg)과 고성능 분석기기가 개발되면서 분석의 미량화가 더욱 진전되었다.

유기 화합물의 원소 조성이 밝혀지더라도 다수의 구조 이성질체나 입체 이성질체가 존재할 수 있기 때문에 다시금 구조 결정 과정을 필요로 한다. 케큘레에 의해 원자 가설(F.A. Kekulē, 1859)이 나오면서 유기 화합물의 구조식을 그리는 것이 가능해졌고, 반트 호프(J. H. van't Hoff; 노벨상, 1901)와 르 벨(J.A. Le Bel)에 의해 탄소 사면체설(1874)이 나온 뒤로는 입체구조로도 나타낼 수 있게 되었다. 여기에는 파스퇴르에 의한 주석산의 광학활성에 관한 발견(L. Pasteur, 1848)이 크게 이바지하였다.

퍼킨은 키니네의 구조를 전혀 모르는 상태에서 그 원소 조성만을 보고 알릴톨루이딘(allyl toluidine)의 산화로 키니네의 합성을 시도한 이야기로 유명하다(W. H. Perkin, 1856). 그 당시 세계인들은 모기가 옮기는 질병인 말라리아 때문에 힘들어하고 있었고, 그 대응책으로는 키니네가 있었다. 하지만 이 키니네는 남아메리카에서 자라는 키나나무속(Quinine tree) 껍질에서만 얻을 수 있었으며 이를 인공적으로 합성하는 것은 매우 중요한 일이었다. 따라서 퍼킨은 키니네를 합성하고자 시도하였으나, 키니네를 얻는 대신에 합성염료 공업의 기초가 되는 자주색 염료 모오브(mauve)를 얻었다.

$$2C_{10}H_{13}N \text{ (알릴톨루이딘)} + 3[O] \rightarrow C_{20}H_{24}O_2N_2 \text{ (모오브)} + H_2O$$

구조 결정에 성공한 초기의 예로써 주목할 만한 것은 바이엘에 의한 인디고의 연구일 것이다(A. von Bayer, 1882; 노벨상, 1905). 각종 분해 반응으로부터 추정된 구조의 화합물을 합성을 통해 확실하게 증명하였다. 이것은 당시의 합성 기술을 생각할 때 경이적인 일이었다. 한편, 피셔는 당류(saccharide)의 구조를 결정함으로써(E. Fisher, 1891; 노벨상, 1902), 현재에도 쉽지 않은 다수의 카이랄(chiral) 중심 입체화학에 대한 기초를 확립하는 업적을 이루었다.

2. 기기분석법과 분리 기술의 발달

1950년경을 경계로 해서 구조 결정법은 근본적으로 변화하였다. 그 이전에는 우선 원소 분석과 분자량 측정(Rast 법)에 의해 분자식을 구하고, 구조 추정은 주로 화학적 분해 반응에 의한 기지물질로의 유도를 통해 수행되었다. 이 시대에 이용 가능한 기기분석법은 자외선(UV) 흡수 스펙트럼 정도였다. 그것도 1950년 이후에야 베크만(Beckmann) 수동 자외선 분광기가 시판되면서 점차 널리 이용하게 된 것이다.

새로운 기기분석법으로 등장한 첫 번째 기기는 적외선(IR) 흡수 스펙트럼이었다. 이것이 최초로 위력을 발휘한 것은 1940년대에 완성된 페니실린의 구조 결정에서였는데, β-락탐 고리 발견의 실마리가 되었다. 핵자기 공명 스펙트럼(NMR)의 원리는 1946년에 발견되었는데, 매우 단시일 내에 응용개발이 이루어져서 10년 후에는 벌써 40 MHz의 장치가 미국에서 시판되었으며, 1960년경부터는 일본에서도 폭발적으로 기기가 보급되었다. 때를 같이 해서 X선 회절에 의한 구조해석이 천연물과 같은 복잡한 분자에까지 가능하게 되었다. 당시의 가장 빛나는 성과는 호지킨에 의한 비타민 B_{12}의 구조 결정(D.C. Hodgkin, 1957)이 될 것이다. 질량 스펙트럼(MS)은 무기분석에 사용되다가, 1960년경부터 유기분석에 사용할 수 있는 질량 분석기가 시판되었고, 곧이어 고분해능(high resolution) 분석기도 개발되었다. 절대 배위(absolute configuration)의 결정에는 1953년에 개발된 광회전 분산기(optical rotatory dispersion, ORD)와 이것을 이용한 제라시(C. Djerassi)의 정력적인 연구가 크게 이바지하였다. 특히, 팔분의 규칙(octant rule)의 발견은 중요하다. 원편광 이색성(circular dichroism, CD)의 측정기는 1961년경부터 만들어졌는데, CD는 ORD보다도 해석이 편리하여 현재에는 CD가 많이 이용되고 있다.

이처럼 기기분석법이 발달하면서 종전까지 화학 반응만으로 구조를 추정할 수 없었거나, 잘못된 구조가 제출되기도 하였던 다수의 복잡한 천연물의 구조가 계속해서 결정되어, 1960년대에는 그때까지 의문으로 남아 있던 물질의 구조가 거의 밝혀지게 되었다. 한편, 1950년 이후의 미량 물질과 불안정한 물질에 대한 분리법의 진보는 괄목할 만한 것이었다.

크로마토그래피의 시조는 러시아의 식물학자 츠웨트라고 말할 수 있다. 그는 엽록소 등의 색소를 알루미나와 탄산 칼슘의 컬럼에 흘려보내서 크로마토그램을 얻었다(흡착 크로마토그래피)(M. Tswett, 1906). 이 방법은 라이히슈타인에 의해 칼럼으로부터 성분을 순차적으로 용출시키는 액체 크로마토그래피(LC)로 발전하였으며(T. Reichstein, 1938), 미지의 물질도 분리할 수 있게 되었다. 1944년에는 마틴(A.J.P. Martin)과 싱(R.L.M. Synge)[2인 공동 노벨상, 1952]에 의해 매우 간편한 종이 크로마토그래피(PC)가 고안되어 널리 보급되었다. 이 방법은 종이의 고정상과 전개 용매 유동상의 두 액체상 사이의 분배 계수 차이를 이용하는 것으로 분배 크로마토그래피라고도 불린다. 이어서 이온 교환 수지가 개발되어서 이온 교환 크로마토그래피가 사용되게 되었다.

크로마토그래피의 원리를 기체-고체 간, 기체-액체 간으로 응용한 기체 크로마토그래피(GC 또는 GLC)도 마틴에 의해 개발되었다(1952). 이 방법은 종래의 방법보다 현격하게 분해능이 좋고(이론 단수 = 수만 단), 필요한 시료의 양이 초미량(~ng)으로도 충분하므로 유사물질의 분리·분석에 상당한 위력을 나타냈다. 그러나 물질을 기화시킬 필요가 있기 때문에 비휘발성 물질에는 사용할 수 없었다. 이 때문에 기화되기 쉬운 유도체로 변형시켜서 사용하는 방법이 널리 수행되었지만 한계가 있었다. 기체 크로마토그래피와 같은 정도의 분해능을 갖는 고성능 액체 크로마토그래피(HPLC)의 출현(J. J. Kirkland)은 이 점을 해결한 것으로서, 천연물화학의 측면에서 매우 획기적인 것이며, 현재 가장 강력한 분리법이 되었다.

스탈에 의한 얇은 층 크로마토그래피(TLC)의 도입도 천연물화학의 진보에 크나큰 영향을 끼쳤다(E. Stahl, 1958). 이것은 실리카겔이나 알루미나를 유리판 위에 얇은 층으로 덮은 것으로, 종이 크로마토그래피에서 발전된 것으로 생각하면 된다. 그러나 높은 분해능과 짧은 전개 시간 등은 종이 크로마토그래피와는 비교할 수 없을 정도로 우수하다.

크로마토그래피의 발전에는 각종 고정상의 개발 및 개량이 크게 공헌하고 있다. 예를 들면 HPLC에서는 지름 5 μm의 균일한 구형의 완전 다공성 지지체가 만들어지고, 고압(~ 200 atm) 액체 송출 기술이 개발됨으로써 고분해능을 달성할 수 있게 된 것이다. 또한 그물눈 고분자 충진재를 이용하여 분자의 크기에 따라 분리하는 젤 투과 크로마토그래피(GPC)도 널리 이용되게 되었다.

기기분석, 특히 NMR과 MS는 1970년대로 접어들면서 더욱 현저하게 진보되었다.

FT-NMR(Fourier Transform NMR)의 개발과 초전도 자석의 도입은 NMR에 획기적인 발전을 가져다주었다. FT-NMR에 의해 스펙트럼의 적산(integration)이 쉬워지고, 신호 세기는 적산 횟수의 제곱근에 비례하므로 필요한 시료가 종래보다 1~2 자릿수 소량으로 줄어들게 됨에 따라, 이전까지 사용이 어려웠던 ^{13}C NMR 스펙트럼을 구조 결정에 이용할 수 있게 되었다. 또한 종래의 전자석이나 영구자석으로는 자기 포화로 인해 100 MHz까지가 자장의 한계라고 여겨졌으나 초전도 자석은 이러한 상식을 깨뜨리고 더욱 강한 자장을 가능하게 하였다. 현재는 300~950 MHz의 NMR이 실용화되어 있다. 자장이 강해지면 화학적 이동과 결합 상수의 비(△ν/J)가 커지므로, 스펙트럼 패턴이 단순화되어 복잡한 스펙트럼의 해석도 가능해진다. 또한 FT-NMR의 컴퓨터를 이용한 각종 특수 측정법이 개발되어, 초전도 자석의 사용에 따른 효과 외에도 NMR로부터 얻어낼 수 있는 정보는 비약적으로 증대되었다. COSY법(^{1}H–^{1}H shift correlated spectroscopy), TOCSY, NOESY, HMQC, HMBC 등 여러 가지 새로운 방법이 차례로 고안되어 복잡한 구조도 완전히 밝혀내게 되었다.

그러나 그것들로도 입체화학과 절대 배열의 결정에 곤란한 경우가 없는 것은 아니어서, 컴퓨터의 발달로 해석시간이 상당히 단축된 X선 회절 결정 구조 해석법의 이용도 급증하고 있다. 또한 각종 기기분석 데이터를 컴퓨터를 이용하여 종합적으로 해석해서 추정 구조식을 구하는 컴퓨터 시스템이 계속 개발되고 있다. 질량분석법에도 큰 진보가 있어 CIMS(chemical ionization mass spectrometry), FDMS(field desorption mass spectrometry), FABMS(fast atom bombardment mass spectrometry), EI(electron spray), 이중 질량 분석법(tandem mass spectrometry) 등 새로운 방법들이 개발되어 구조 결정에 많은 기여를 하고 있다.

이상과 같이 분리법의 놀라운 진보와 기기분석에 의한 구조 결정법의 발달에 힘입어, 1970년대 이후로는 그때까지 전혀 손을 대지 못했던 곤충 페로몬과 같은 미량 생물활성 물질이나 대사 중간체 같은 불안정한 물질 등의 연구가 광범위하게 수행되었다. 이러한 연구 방법을 이용한 실제 화합물의 구조 분석의 예를 살펴볼 것이다.

3. 구조 결정의 일반적 방법

UV, IR, NMR 및 MS 등 네 가지 분광법은 그리 복잡하지 않은 유기물 분자의 구조에 대해 중요한 정보를 제공한다. 그렇지만 이것들은 항상 일치하거나 구조가 완전히 밝혀지는 것은 아니다. 복잡한 유기 화합물 분자의 구조 결정에는 X-선 회절과 같은 다른 분석 자료를 이용하기도 한다.

유기 화합물의 구조를 결정하기 위한 시작은 질량 스펙트럼에서 분자 이온 피크를 찾아 분자량으로부터 분자식을 추정하는 것이다. 분자 이온의 흡수에서 연소 분석(combustion analysis) 역시 이 정보를 준다. 분자 구조의 복잡한 정도를 알기 위해서 분자의 고리 상태 및 이중 결합의 수를 밝혀낼 필요가 있다. 이것은 분자식으로부터 알 수 있다. 만일 분자의 성분이 C, H, O만으로 이루어져 있다면 이중 결합 및 고리의 수는 다음 식으로 주어진다.

$$C_aH_bO_c \text{ 분자의 불포화도} = \{(2a+2)-b\}/2$$

(2a+2)는 포화 탄화수소에서 a개의 탄소 원자가 가지는 수소의 숫자이다. 모든 이중 결합이나 하나의 고리는 포화 탄화수소보다 수소 원자가 2개 적다. 예를 들어 벤젠은 분자식이 C_6H_6이며 4의 불포화도를 가지는데, 세 개의 이중 결합과 하나의 고리로 이루어져 있다. 2가 원자(O, S 등)의 수는 이 합계에 대해서 차이가 없으나 1가와 3가 원자는 다르다. 1가 원자(Br, Cl 등)는 수소 원자와 마찬가지로 b에 합쳐서 계산해야 한다. 3가 원자(N, P 등)가 존재하는 경우 다음 식과 같이 존재하는 3가 원자의 개수(d) 만큼 b에서 빼야 한다.

$$C_aH_bO_cN_d \text{ 분자의 불포화도} = \{(2a+2)-(b-d)\}/2$$

예를 들어 $C_5H_{11}N$이라는 분자식을 가진 물질의 경우 불포화는 1이고, 아이소프로필아민(isopropylamine)이나 사이클로펜틸아민(cyclopentylamine)으로 추정할 수 있다. 다른 많은 구조가 가능하지만 만일 분광법의 하나로 이중 결합의 존재를 확인한다면 고리는 존재하지 않는다(즉, 아이소프로필아민이다). 반대로 이중 결합이 없다면 1개의 고리가 존재할 것이다(즉, 사이클로펜틸아민이다). 이러한 착상은 아주 유익한 정보가 되는데, 이중 결합은 보통 자외선 스펙트럼에서 강한 흡수를 나타낸다. 자외선 스펙트럼으로 이 이상의 정보를 얻을 수는 없으며, 적외선 스펙트럼으로 작용기(functional group)의 존재를 확인할 수 있다.

^{1}H 및 ^{13}C NMR 스펙트럼에서 탄소의 종류와 화학적 환경이 다른 수소를 정리하고 작용기의 연결이 가능한지 알 수 있다. 그리고 COSY, HMQC, NOESY 등 NMR의 다양한 기술을 이용하면 각 탄소에 연결된 수소를 특정할 수 있고, 전체적인 구조에 대한 정보를 얻을 수 있다.

숙련된 경험이 뒷받침해준다면 자외선-가시광선 스펙트럼, 적외선 스펙트럼, NMR 스펙트럼 및 질량 스펙트럼 등에서 얻을 수 있는 데이터를 해석하여 미지 화합물의 구조를 알아낼 수 있게 된다.

4. 간단한 화합물의 ^{1}H NMR 해석

1) 바이닐아세테이트(vinyl acetate)의 ^{1}H-NMR

바이닐기 수소의 화학적 이동은 알케인 수소의 화학적 이동보다 크고, 보통 δ 4.6에서 5.7 ppm 사이에 위치한다. 바이닐기의 수소는 이중 결합의 sp^2 혼성 궤도함수와 π 결합에서 유도된 국부적 자기장에 의해 가림(shielding)이 약화된다. 바이닐아세테이

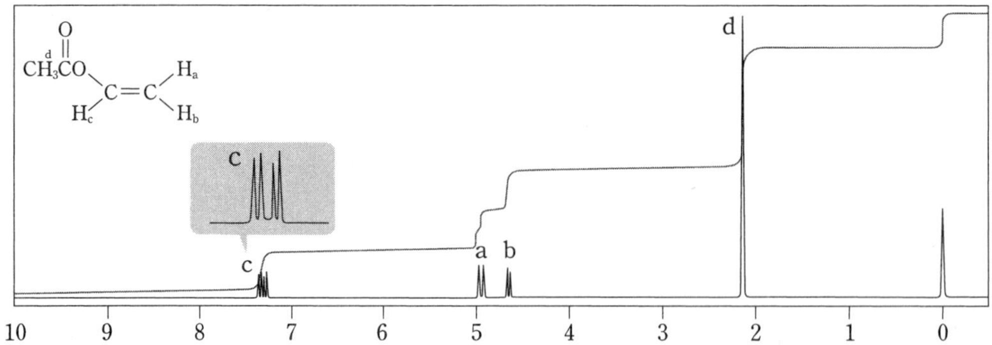

그림 4.1 바이닐아세테이트의 ^{1}H-NMR

트의 갈라짐 패턴은 단일 치환 알켄의 전형적인 예이다. δ 2.12 ppm의 단일 선은 메틸기의 세 개의 수소에 의한 것이며, 말단의 바이닐기의 수소는 δ 4.58, δ 4.90 ppm에서 나타난다. 내부 바이닐기의 수소는 에스터기의 산소에 의한 전자밀도의 벗겨짐(deshielding) 때문에 δ 7.30 ppm까지 이동하게 된다. 일반적으로 *trans* 바이닐성 수소의 결합 상수(11-18 Hz)는 *cis* 바이닐성 수소의 결합 상수(5-10 Hz)보다 크다. 그리고 인접(vicinal) 수소와 같은 탄소(geminal) 수소는 후자의 결합 상수가 일반적으로 0-5 Hz 범위의 작은 값을 가져 쉽게 구별할 수 있다. 각 바이닐기 수소의 신호는 이중선의 이중선(doublet of doublet)으로 예측된다. H_c는 *trans* 위치에 있는 H_a에 의해 이중선으로 갈라지며 이 이중선은 *cis* 위치 H_b에 의해 다시 이중선으로 갈라진다. H_a는 H_c에 의해 이중선으로 갈라지며 같은 탄소 H_b에 의해서도 갈라지지만 결합 상수가 워낙 작아 잘 보이지 않는다.

5. 여러 스펙트럼으로부터 화합물 구조 결정 (1)

그림 4.2의 네 개의 스펙트럼으로부터 화합물의 구조를 유추할 수 있다.

우선 질량 스펙트럼에서 $m/z = 102$에 분자 이온이 나타나 있다. 13의 규칙으로부터 기본 화학식을 구한다. 13의 규칙은 다음과 같다.

$$M/13 = n + r/13$$

이 식으로부터 다음과 같은 기본 화학식이 구해진다: C_nH_{n+r}

여기에 $m/z = 102$를 대입하면 이 화합물의 기본 화학식은 C_7H_{18}이다. IR 스펙트럼을 살펴보면 1740 cm^{-1}에서 강한 흡수 피크가 있는 것으로 보아 카보닐기를 가진 화합물로 판단된다. 그리고 1200 cm^{-1}에서 강하고 넓은 폭의 C-O 흡수 띠의 존재를 보아 에스터임을 유추할 수 있다. 즉, 이 화합물에는 산소 원자가 두 개(카보닐기에 하나, 에스터기에 하나) 있으며, 이 두 개의 산소를 앞서 구한 기본 화학식의 탄소와 수소로 치환할 수 있다. 산소 원자 한 개가 탄소 하나와 수소 네 원자를 치환하므로 화학식은 $C_5H_{10}O_2$가 된다. 이 화합물의 불포화도를 계산하면 1이며, 이는 카보닐기로 인한 불포

질량 스펙트럼

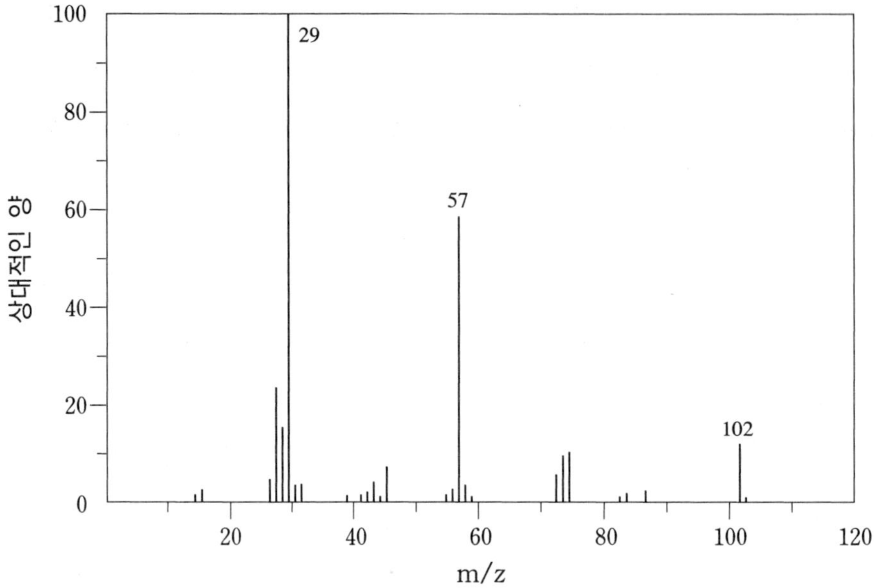

IR 스펙트럼

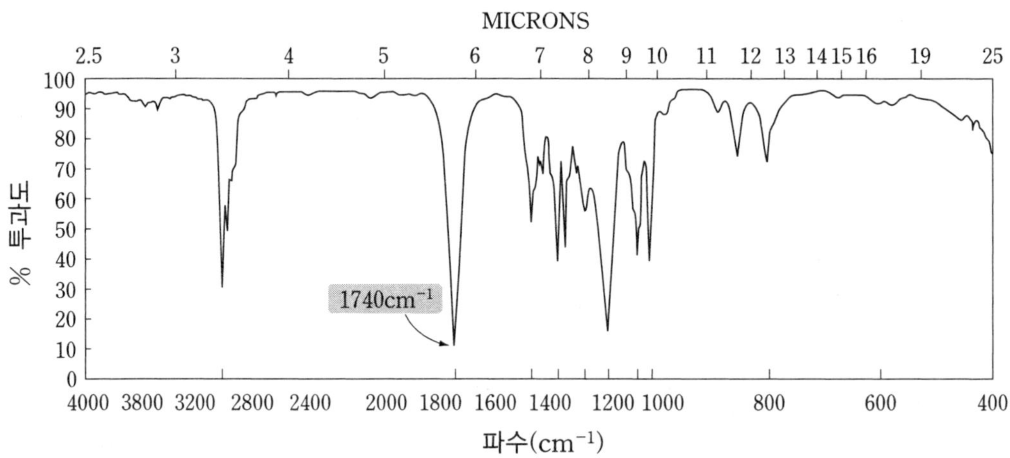

그림 4.2 미지 화합물의 질량 스펙트럼, 적외선(IR) 스펙트럼, ^{13}C NMR, ^{1}H NMR 스펙트럼

화에 기인한다. 따라서 이 화합물은 지방족 에스터이다(고리가 아니다).

^{13}C NMR 스펙트럼에서 다섯 개의 피크를 보여주는데, 이는 분자식의 다섯 개의 탄소와 일치한다. 174 ppm의 피크는 카보닐 탄소에 해당하며, 60 ppm의 피크는 이웃한

^{13}C NMR 스펙트럼

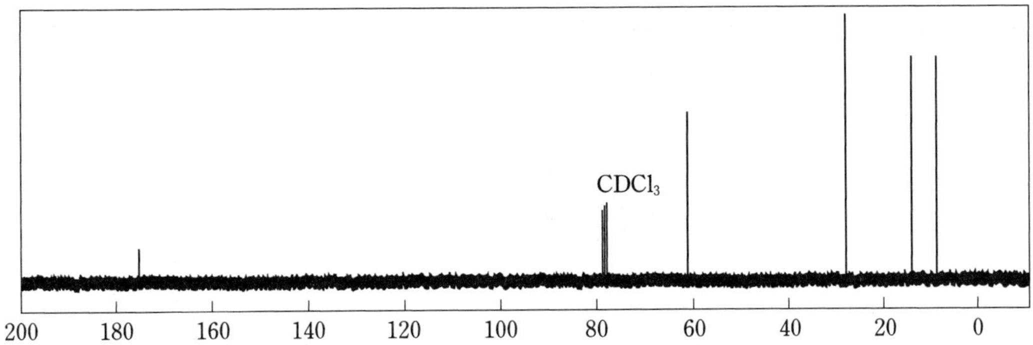

^{1}H NMR 스펙트럼

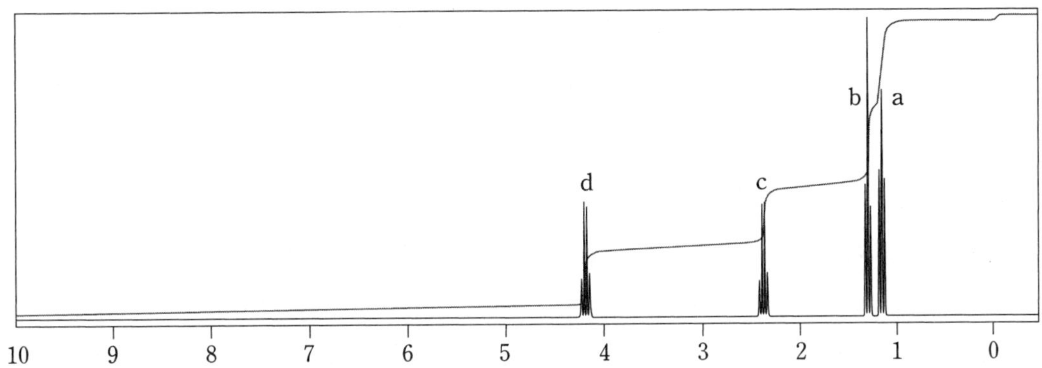

그림 4.2(계속) 미지 화합물의 질량 스펙트럼, 적외선(IR) 스펙트럼, ^{13}C NMR, ^{1}H NMR 스펙트럼

단일 결합 산소에 의해 벗겨진(deshielded) 탄소 원자의 피크이다. 나머지 탄소들은 비교적 가려 있다. 이와 같은 세 개의 피크는 에스터 탄소 사슬의 나머지 부분에 해당한다. 여기서 두 개의 가능한 구조를 생각할 수 있으나 ^{1}H NMR 스펙트럼으로 정확한 구조를 확정할 수 있다. 스펙트럼의 적분비는 낮은 자기장에서부터 높은 쪽으로 2:2:3:3이다. 그리고 각 피크의 갈라짐 패턴을 이용하여 이 화합물의 구조를 결정할 수 있다. δ 4.1 ppm에 있는 사중선은 탄소 b에 있는 이웃 양성자에 의해 갈라진 것이고, δ 2.4 ppm의 또 다른 사중선은 탄소 a의 양성자들에 의한 스핀-스핀 갈라짐에 의한 것이다. 자외선(UV) 스펙트럼은 큰 의미는 없으나 이 구조를 확인할 수 있게 해준다. 단순 에스터는 용매의 차단점 부근에서 약한 $n \rightarrow \pi^*$ 전이(205 nm)를 나타낸다. 질량 스펙트

럼에서 *m/z* 57에서의 강한 피크는 알콕시 그룹의 α-절단으로 생성된 acylium 이온으로 인한 것이다. 이 모든 정보로 이 화합물은 프로피온산 에틸(ethyl propionate)임을 알 수 있다.

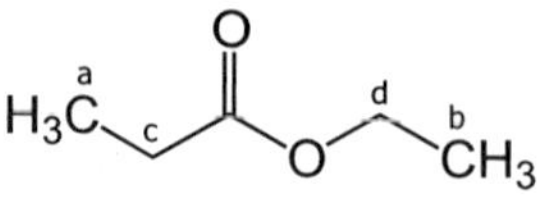

6. 여러 스펙트럼으로부터 화합물 구조 결정 (2)

다음과 같은 여러 스펙트럼 정보로부터 화합물의 구조를 유추할 수 있다.

이 화합물의 구조를 알기 위해 우선 질량 스펙트럼의 해석부터 시작하자. 화학적 이온화(CI) 스펙트럼은 *m/z* 191과 147, 148, 149에 해당하는 이온들이 존재함을 보여준다. 조각난 이온들의 거동은 단일 치환 벤젠과 일치하며, 풍부한 벤질/트로필 이온은 91 피크의 특징이다. 기대되는 다른 조각은 아세틸렌의 떨어짐으로 65에서 관찰되고 경쟁적인 조각은 77에서 덜 선호하는 페닐 양이온에 의한 것이며, 39와 51에서 이 이온들 모두의 조각들이 검출된다. 분자 이온에서 43 Da의 손실로 105에서 페노늄(phenonium) 이온이 관찰된다. EI 스펙트럼에서 *m/z* 57, 뷰틸 이온이 존재함을 알 수 있다.

^{1}H NMR에서 방향족 공명은 콘쥬게이션된 치환기에 의해 교란되지 않은 위치에서 발생한다. 단일 치환된 벤젠과 탄화수소 치환기의 공명 위치를 적분에서 제시한다. δ 2.6 ppm의 공명은 벤젠 고리의 α에 접해있는 탄소의 수소에 기인한 피크이다. 갈라진 패턴은 β 작용기가 CH_2임을 나타낸다. δ 1.6 ppm의 피크는 아마도 β CH_2에 의한 것이며, 오중의 갈라짐 형태는 α와 γ 작용기 모두 CH_2임을 알려준다. γ와 δ 형태는 δ 1.3 ppm과 일치한다. 따라서 ^{1}H NMR을 이용해 전체 구조를 예측하면 펜틸벤젠이다.

^{13}C NMR 스펙트럼은 네 개의 방향족과 다섯 개의 지방족 공명을 포함하고 있는 것으로 나타난다. 입소(ipso) 탄소는 곁가지의 α와 β 효과로 감소된 세기에 의해 낮은 자장으로 이동하여 δ 143 ppm에서 나타난다. DEPT 스펙트럼에서는 나타나지 않는데 이는 4차 탄소임을 알려준다. 남은 방향족 탄소는 DEPT 스펙트럼 중간에서 CH-로 나

질량 스펙트럼(CI)

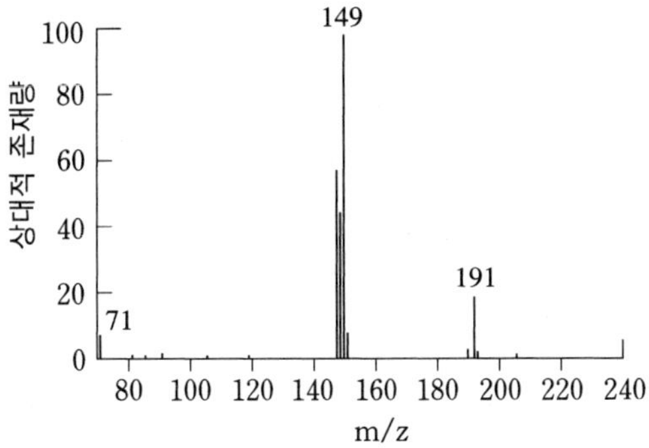

질량 스펙트럼(EI)

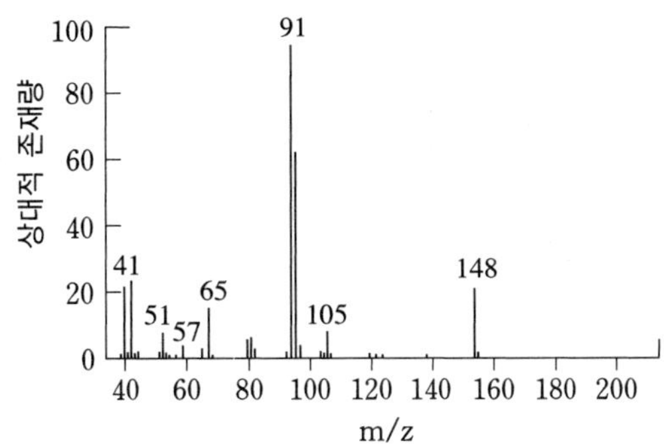

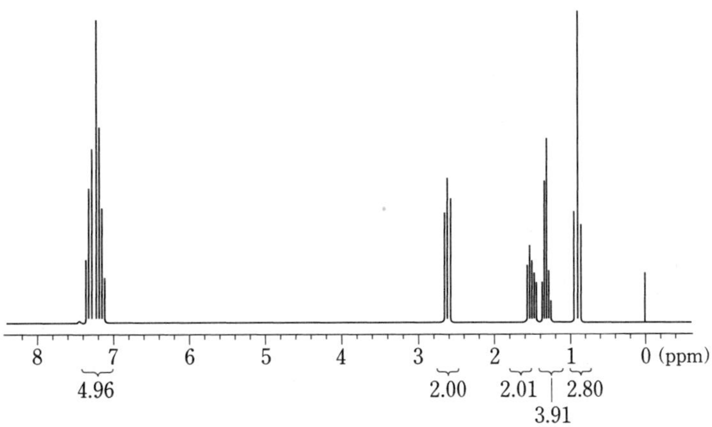

DEPT 스펙트럼

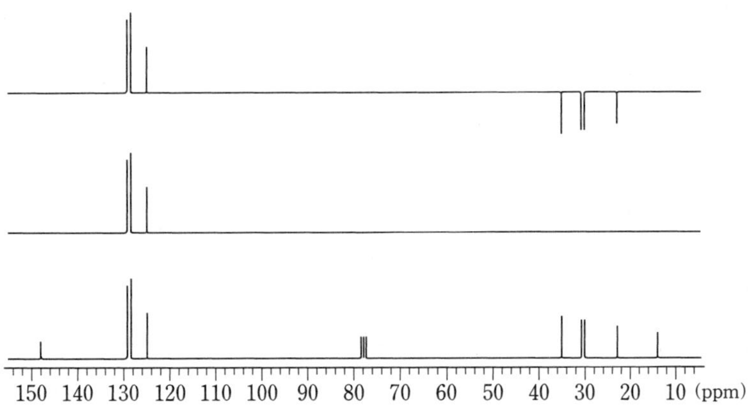

그림 4.3 미지 화합물의 질량 스펙트럼, ^{13}C NMR(DEPT), ^{1}H NMR, 2D NMR(COSY 및 HETCOR), 적외선 (IR) 스펙트럼

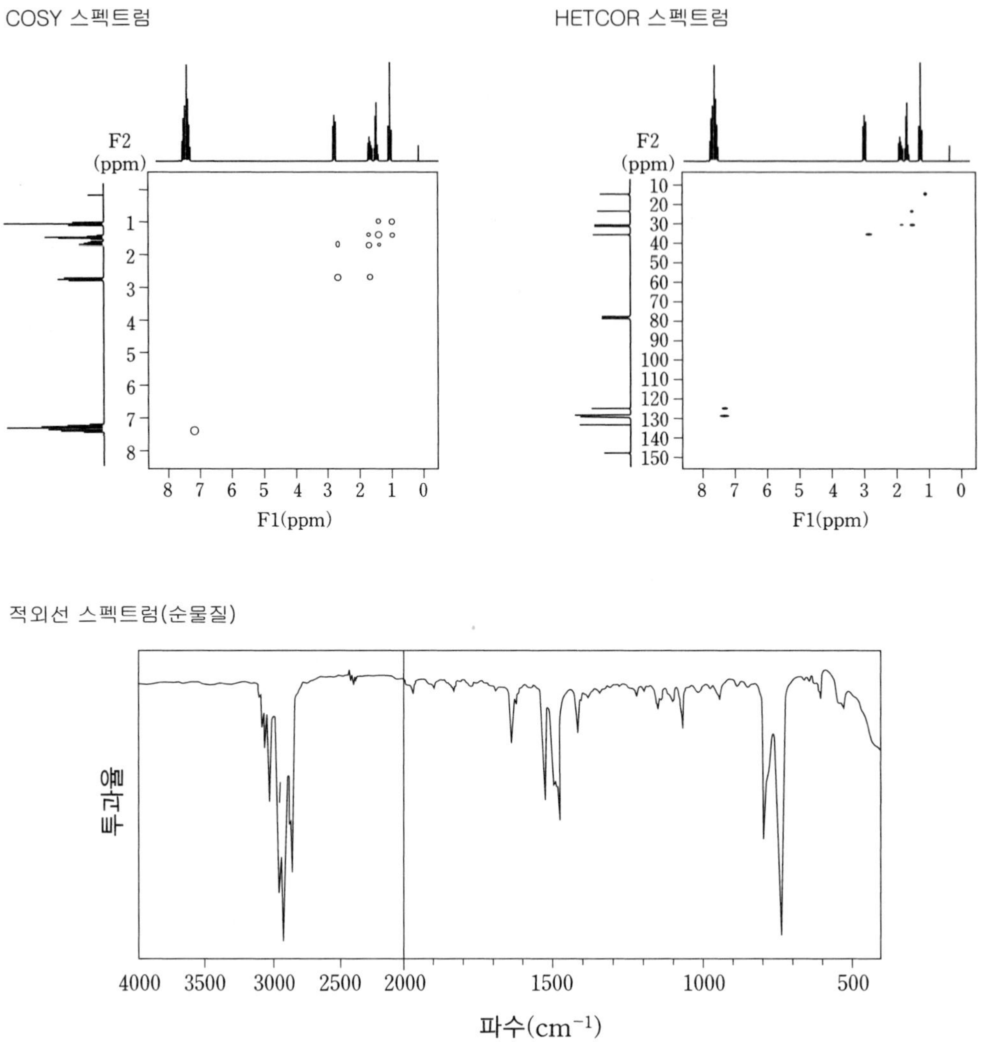

그림 4.3(계속) 미지 화합물의 질량 스펙트럼, ^{13}C NMR(DEPT), ^{1}H NMR, 2D NMR(COSY 및 HETCOR), 적외선(IR) 스펙트럼

타난다. DEPT 스펙트럼은 하나의 메틸기와 네 개의 메틸렌기를 가리키며, 고리와 가까운 γ와 δ 탄소들의 진동수는 점차적으로 높게 나타난다.

COSY 스펙트럼은 방향족 수소 수의 연관성을 보여주지 않는다. 두 개의 메틸렌기의 일치와 단지 세 개의 지방족 연결 즉, α-CH_2와 β-CH_2, β-CH_2와 γ,δ-CH_2, γ,δ-CH_2와 ε-CH_3를 보여준다. HECTOR 스펙트럼은 방향족 수소와 탄소 사이의 연결과 메틸 수소와 탄소의 연결을 보여준다. α-CH_2기는 고진동수 수소와 탄소의 공명을 주는 것을 볼 수 있다. γ와 δ 수소의 겹침은 두 탄소 공명에 의한 것이며, β 수소는 세 번째 높은 진동수로부터 탄소 공명과 관계되어 나타난다.

IR 스펙트럼의 3000 cm^{-1} 위와 아래에서 나타나는 날카로운 피크는 방향족과 지방족 탄화수소의 존재를 나타낸다. 벤젠 고리의 존재는 1600과 1500 cm^{-1} 근처의 날카로운 피크와 일치환체에 의한 740과 695 cm^{-1}의 두 개의 강한 띠를 통해 확인할 수 있다. 1375 cm^{-1}의 날카로운 단일 피크는 고립된 메틸기에 의한 대칭 신축진동에 의해 나타난다.

이러한 여러 정보로부터 이 화합물이 일치환 벤젠인 펜틸벤젠(pentyl benzene)임을 확정할 수 있다.

7. 감태(*Ecklonia cava*)에서 분리된 다이에콜(dieckol)의 구조 결정

최근 들어 해조류를 상업적으로 이용하고자 하는 연구가 활발하게 이루어지고 있다. 그중에서도 갈조류인 감태(*Ecklonia cava*)로부터 폴리페놀 화합물을 분리·정제하여 그 화합물들의 기능성을 많이 연구하고 있다. 감태는 갈조강 다시마목 미역과에 속하는 식용 갈조류로서 한국의 남해안과 제주도 연안 일대 및 일본 지역에 서식하고 있다. 감태 추추물 및 분리 화합물은 항산화, 항염, 항혈전, 항당뇨 등의 다양한 생리활성이 보고되고 있으며, 이에 따라 기능성 식품이나 화장품 원료로 사용되고 있다. 감태의 생리 활성 물질로, 플로로글루시놀(phloroglucinol)이 출발물질인 여러 개의 고리가 연결된 플로로탄닌 화합물들이 알려지고 있다. 플로로탄닌 화합물 중에서 가장 많은 양이 추출되며 따라서 가장 많은 생리활성 관련 연구가 이루어지는 화합물은 그림 4.4에서 나타낸 다이에콜(dieckol)이다. 이 화합물은 에콜(eckol) 두 분자가 에터 형태로 연결된 것으로 플로로탄닌에서 볼 수 있는 특징적인 1,4-다이옥세인 형태를 가진다. 구조 결정을 위한 FAB MS에서 $(M+H)^+$에 해당하는 743.1(742.0 화학식량 $C_{36}H_{22}O_{18}$)을 확인할 수 있으며, ^1H NMR(400 MHz, DMSO-d_6) 스펙트럼에서 다음과 같은 화학적 이동값을 나타내어 각 위치별 수소를 배정할 수 있다.

δ 9.71(1H, s, OH-9), 9.61 (1H, s, OH-9″), 9.51 (1H, s, OH-4″), 9.46 (1H, s, OH-4), 9.36 (2H, s, OH-3″, 5″), 9.28 (1H, s, OH-2″), 9.23 (1H, s, OH-2), 9.22

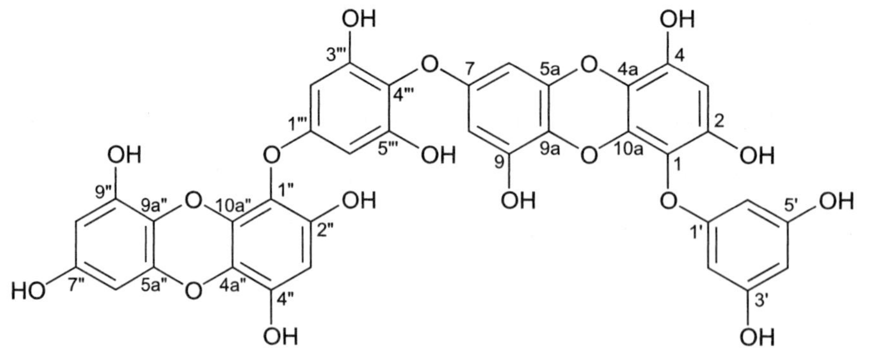

그림 4.4 다이에콜(dieckol)의 화학 구조

(1H, s, OH-7″), 9.15 (2H, s, OH-3′, 5′) 6.17 (1H, s, H-3″), 6.14 (1H, s, H-3), 6.02 (1H, d, J = 2.7 Hz, H-8), 5.98 (1H, d, J = 2.7 Hz, H-8″), 5.95 (1H, s, H-2‴, 6‴), 5.82 (1H, d, J = 2.7 Hz, H-6), 5.81 (1H, d, J = 2.7 Hz, H-6″), 5.80 (1H, t, J = 2.0 Hz, H-4′), 5.78 (2H, d, J = 2.0 Hz, H-2′, 6′).

또한 ^{13}C-NMR(DMSO-d_6, 125 MHz)에서 각 탄소의 화학적 이동 값은 다음과 같다. δ 93.6, 93.7, 94.1, 94.5, 96.2, 98.1, 98.2, 98.4, 98.5, 146.0, 146.1, 122.2, 122.3, 122.6, 123.2, 123.3,124.0, 124.2, 137.1, 137.2, 141.9, 142.0, 142.6, 142.9 145.9, 146.1, 151.2, 153.1, 154.2, 155.9, 158.8, 160.3.

8. 남조류에서 분리된 유캡시트리온(eucapsitrione)의 구조 결정

남조류는 다양한 생리활성 물질의 보고라고 알려져 있으며, 남조류의 몇 종에서 이차 대사산물이 알려져 있다. 하지만 남색덩어리말속(eucapsis)에 대한 연구는 활발하지 않은 실정이다. 남색덩어리말속은 밀생하지 않고 소수의 개체만 자라기 때문에 충분한 생체 시료를 얻기가 쉽지 않아 대사산물에 대한 연구가 많이 이루어지지 않고 있다. 하지만 이 남조류는 실험실에서 배양할 수 있기 때문에 어느 정도의 생물량을 확보할 수 있어서 활성 물질의 분리 및 생리활성의 조사가 비교적 수월하다. 초기 추출물의 항결핵 활성을 측정하여 MIC = 9.7 μg/mL인 것을 확인하였다. 또한 활성 기반 분리·정제로부터 안트라퀴논 유도체인 유캡시트리온을 정제하여 구조를 밝혔다. 유

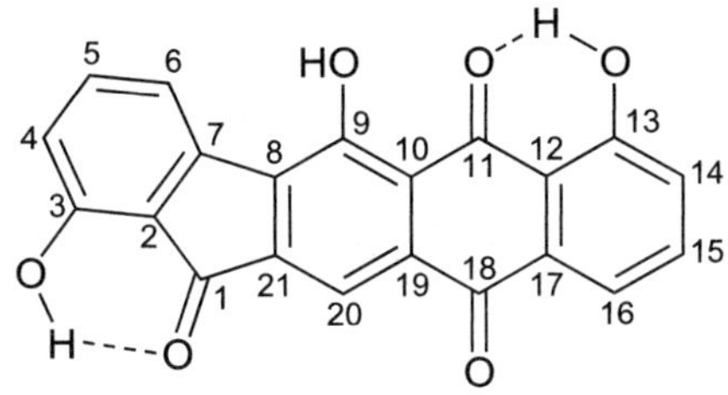

그림 4.5 유캡시트리온(eucapsitrione)의 화학 구조

캡시트리온은 적색의 무정형 고체이다.

고분해능 전자 이온화 질량 스펙트럼(HREIMS)을 통해 얻은 분자식은 $C_{21}H_{10}O_6$(*m*/*z* = 357.04291 $[M-H]^-$)이며, 불포화도는 17이다. 유캡시트리온의 ^1H NMR에서는 두 개의 페닐 고리 수산화기(δ_H 13.28, 13.99 ppm)를 확인할 수 있으며, 여섯 개의 방향족 수소 신호를 볼 수 있는데, 그중 하나는 두 개의 수소에 해당하는(δ_H 7.56) 적분 비를 보인다. 그러면 교환 가능한 하나의 수소가 남게 되고 이 페놀성 수소는 잘 건조한 DMSO를 사용한 NMR에서 관찰된다.

^{13}C NMR은 21개의 탄소의 존재를 나타낸다. 세 개의 콘쥬게이션된 카보닐 부분(δ_C 187.1, 184.8, 180.2 ppm), 산소가 치환된 세 개의 방향족 탄소(δ_C 161.1, 177.2, 161.9 ppm), 그리고 15개의 낮은 자장 탄소 신호(7개의 메타인 탄소 δ_C 121.6, 135.2, 118.3, 122.8, 134.5, 117.3, 116.2 ppm)와 여덟 개의 4차 탄소(δ_C 137.2, 116.4, 126.3, 124.6, 118.2, 135.1, 130.3, 131.0 ppm)를 볼 수 있다.

유캡시트리온의 최종 구조는 2D NMR로 결정되었다. 세 개의 부분 구조(그림 4.6의 부분 1-3)의 존재는 COSY와 HMBC의 해석으로 가능하였다. COSY 스펙트럼은 두 개의 CHCHCH 스핀 시스템, 두 개의 1,2,3-삼치환 방향족 고리의 존재를 나타낸다. 이 화합물의 부분 구조는 또한 C-2, C-3, 그리고 C-4와 H-4 그리고 C-3, C-4, C-7에 대한 페놀 수소의 상관관계로 유추할 수 있다. C-1에 대한 페놀성 수소의 부가적인 상관관계는 C-2에 연결된 카보닐기의 존재를 나타낸다. 부분 구조 2는 다섯 치환 방향족 고리의 H-20과 C-21, C-8, C-9, C-10, C-19의 상관관계로부터 확립되었다. C-9의 수산화기는 탄소의 화학적 이동(δ_C 177.2 ppm)을 만족하게 만든다. COSY에서 관측된 두 번째 삼치환 방향족 고리는 부분 구조 3에 의한 것이다. H-15와 C-13과 C-17과의

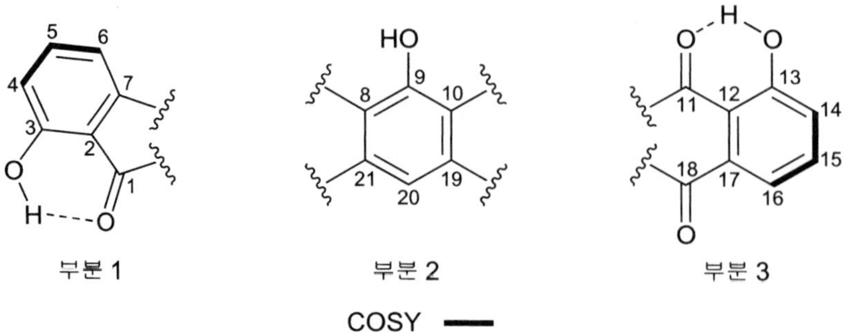

그림 4.6 유캡시트리온 부분 구조의 COSY

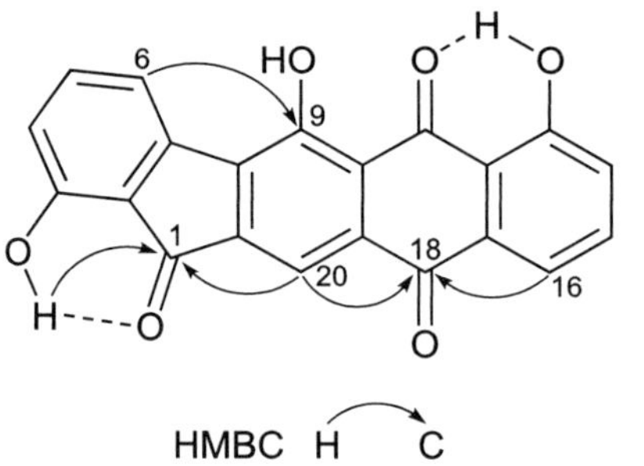

그림 4.7 유캡시트리온 부분 구조를 연결하기 위한 HMBC

상관관계, C-13의 페놀성 수소와 C-12, C-13, C-14와의 상관관계로 확인된다. 또한 C-13의 페놀성 수소와 C-11, H-16과 C-18의 부가적인 상관관계는 두 개의 카보닐기의 존재를 나타낸다.

이러한 세 개의 부분 구조는 HMBC 상관관계에 의해 연결된다. 부분 구조 1은 부분 구조 2와 H-6 및 C-9, 그리고 H-20과 C-1의 상관관계로 연결된다. 부분 구조 2와 부분 구조 3은 H-20 및 C-18, H-6과 C-18의 상관관계로부터 C-18과 C-19가 연결되는 것을 알 수 있다. C-10과 C-11의 연결은 ^{13}C NMR의 화학적 이동과 분자식을 고려하면 완성된다.

표 4.1 DMSO-d_6^a에서 유캡시트리온의 NMR 데이터

position	δ_C, mult.	δ_H, mult., J (Hz)	COSY	HMBC[b]
1	187.1, C			
2	137.2, C			
3	161.1, C			
4	121.6, CH	7.12, dd (7.9, 1.2)	H-5	2, 3, 7
5	135.2, CH	7.60, t (7.9)	H-4, H-6	2, 3
6	118.3, CH	7.56, m	H-5	4, 7, 9, 13, 17
7	116.4, C			
8	126.3, C			
9	177.2, C			
10	124.6, C			
11	184.8, C			
12	118.2, C			
13	161.9, C			
14	122.8, CH	7.14, dd (1.2, 7.6)	H-15	13, 15, 16
15	134.5, CH	7.56, m	H-14, H-16	4, 7, 9, 13, 17
16	117.3, CH	7.52,dd (7.6, 1.2)	H-15	12, 14, 18
17	135.1, C			
18	180.2, C			
19	130.3, C			
20	116.2, CH	7.15, s		1, 8, 9, 10, 16, 18, 19, 21
21	131.0, C			
OH at C3		13.28, s		1, 3, 4, 5, 7
OH at C9		6.59, sc		
OH at C13		13.99, s		11, 12, 13, 14, 15

[a]Frequency: 226 MHz for ^{13}C and 600 MHz for ^{1}H.

[b]HMBC correlations are from proton(s) stated to the indicated carbon(s).

[c]Observed in dry DMSO-d_6.

출처: Megan Sturdy, Aleksej Krunic, Sanghyun Cho, Scott Franzblau, and Jimmy Orjala. *J. Nat. Prod. 2010, 73*, 1441-1443doi: 10.1021/np100299v

9. 복어독 테트로도톡신(tetrodotoxin)의 구조 결정

테트로도톡신의 구조 결정은 1964년 4월 동경에서 열린 IUPAC 회의에서 츠다, 고토, 우드워드(K. Tsuda, T. Goto, R.B. Woodward) 3인에 의해 동시에 발표되었다. 유기 화합물의 구조 결정에서 해답은 하나 밖에 없다. 이것이 합성이나 물리화학과 크게 다른 점이다. 따라서 여러 사람이 동시에 화합물의 구조를 발표하는 경우, 그 승부는 일목요연하다. 3인의 결론은 다행히 거의 일치하였다. 3인 모두 구조 결정의 도중에 X-선 회절을 사용하였던 점은 주목할 만한데, 이 시기에 대형 컴퓨터가 점차로 활용되기 시작하였기 때문이다. 그러나 테트로도톡신의 경우 X-선에 의한 유도체의 구조 해석만으로는 최종 구조의 추정이 가능하지 않았던 점에 각 그룹의 고심이 있었다. 화합물에 전혀 유례를 찾아볼 수 없는 새로운 구조 부분이 있는 경우 그것의 물리화학적 성질이나 반응성으로부터 구조를 추정하는 것은 거의 불가능하기 때문이다. 여기서는 주로 고토(T. Goto) 등 히라타(Y. Hirata) 그룹이 수행한 구조 결정에 대해 서술하기로 한다.

복어는 식용으로 널리 애용되기 때문에, 그 독에 대해서는 오래전부터 주목하였고, 독의 조추출물에 테트로도톡신이란 이름을 붙인 것은 다하라였다(Y. Dahara, 1909). 제2차 세계대전 후 요코(A. Yoko)와 츠다(K. Tsuda)는 복어독을 추출하기 시작하여, 1953년경 각각 독의 단리에 성공하였다. 한편, 히라타 그룹에서는 초기에 추출을 위한 조작이 너무 번잡하고 추출 수율이 매우 낮아서 시료 부족으로 연구를 계속할 수 없었기 때문에 추출법의 개량을 고심하였다. 천연물 연구에서 우선 제일 중요한 것은 충분한 시료를 입수하는 것이다. 그때까지의 추출법은 복어 난소를 메탄올로 추출하여 추출액을 감압 농축한 후, 복어독이 염기성을 띠는 것을 이용하여 양이온 교환수지에 흡착시키는 것이었다. 난소와 같은 동물조직의 경우, 대량으로 메탄올 추출을 하여 농축시키면 단백질이 분해되어 대량의 아미노산과 펩타이드가 생성되고, 이것이 이온 교환수지에 결합되기 때문에 교환 용량이 포화되어서 테트로도톡신은 아주 조금밖에 흡착되지 못해 전체 수율이 낮아진다.

복어는 끓여 먹더라도 중독 작용이 있다는 점, 물로 가열해도 독이 바로 분해되지 않는다는 점에 착안하여, 가열에 의한 단백질 제거를 시도한 결과 성공적이었다. 즉, 난소의 물 추출액을 순간적으로 끓여서 응고된 단백질을 감압 거름으로 제거하고, 거른 액을 Amberlite IR50 칼럼에 흘리면, 복어독이 매우 높은 효율로 흡착된다. 묽은 아세트산으로 용출시킨 후 중화해서 활성탄을 가해 복어독을 흡착시킨 다음 여과하여 얻은 활성탄을 소량의 묽은 아세트산으로 추출해서 농축시킨 후 암모니아수로 알칼리성으로 바꿔주면 복어독이 침전된다. 이 방법의 이점 중의 하나는 유기 용매를 사용하지 않는다는 점과 수용액을 농축하는 일이 거의 없다는 것이다. 물은 증발열이 크기 때문에 대량인 경우 그 농축이 용이하지 않다. 이 방법으로 100 kg의 복어 난소로부터 2 g 정도(수율 약 50 %)의 조테트로도톡신을 얻었다.

테트로도톡신은 유기 화합물로서는 모든 점에서 이례적이었다. 우선 녹는점을 결정할 수가 없다. 250℃ 이상으로 가열하면 서서히 검게 변화되면서 탄화된다. 테트로도톡신은 모든 유기 용매 및 물에 전혀 녹지 않는다. 테트로도톡신을 녹일 수 있는 유일한 용매는 묽은 산이다. 이 때문에 복어독은 염기성 물질인 것으로 믿게 되었는데, 이 것이 구조 결정을 어렵게 만든 요인 중의 하나이다. 또한 재결정이 불가능해서 분말 상태로밖에 얻을 수 없었고, 물이나 알코올 등의 작은 분자를 강하게 잡아들이기 때문에 원소 분석값이 일정하지 않아서 분자량이나 분자식도 오랜 기간 확정할 수 없었다. 화학 반응을 수행할 때도 반응액으로부터 생성물을 추출할 수 없어서 일반적인 반응은 수행할 수 없었다.

그래서 생각한 것이 반응 후 시약을 완전히 제거하는 것이 가능하도록 조건을 선택하는 것인데, 두 가지 방법이 적용되었다. 하나는 수산화 바륨으로 분해한 후, 황산으로 바륨을 제거하는 것이다. 이것에 의해 무수테트로돈산(anhydrotetrodoic acid, 389)이 얻어졌다. 여기에 1몰 당량의 브로민을 작용시키면, 무수테트로돈산 락톤의 브로민산 염이 아름다운 결정으로 얻어진다. 두 번째 방법은 봉인한 튜브 속에서 물로 가열하는 것이다. 복어독은 장시간 물속에서 가열하면 독이 없어진다. 이것에 의해 정량적으로 테트로돈산의 결정이 얻어졌다. 전자는 브로민을 함유하고 있고 결정이 좋아서 X-선 회절용으로, 후자는 화학적 방법에 의한 구조 해석용으로 사용되었다.

무수테트로돈산 락톤의 브로민산 염 결정은 니타(I. Nitta)와 토미(Y. Tomiie) 그룹에 건네져 X-선 회절에 의한 구조 결정이 진행되었고, 1963년에 구조가 확정되었다. 당시는 브로민과 같은 무거운 원자가 들어있지 않으면 해석이 불가능하였다. 한편, 테트로

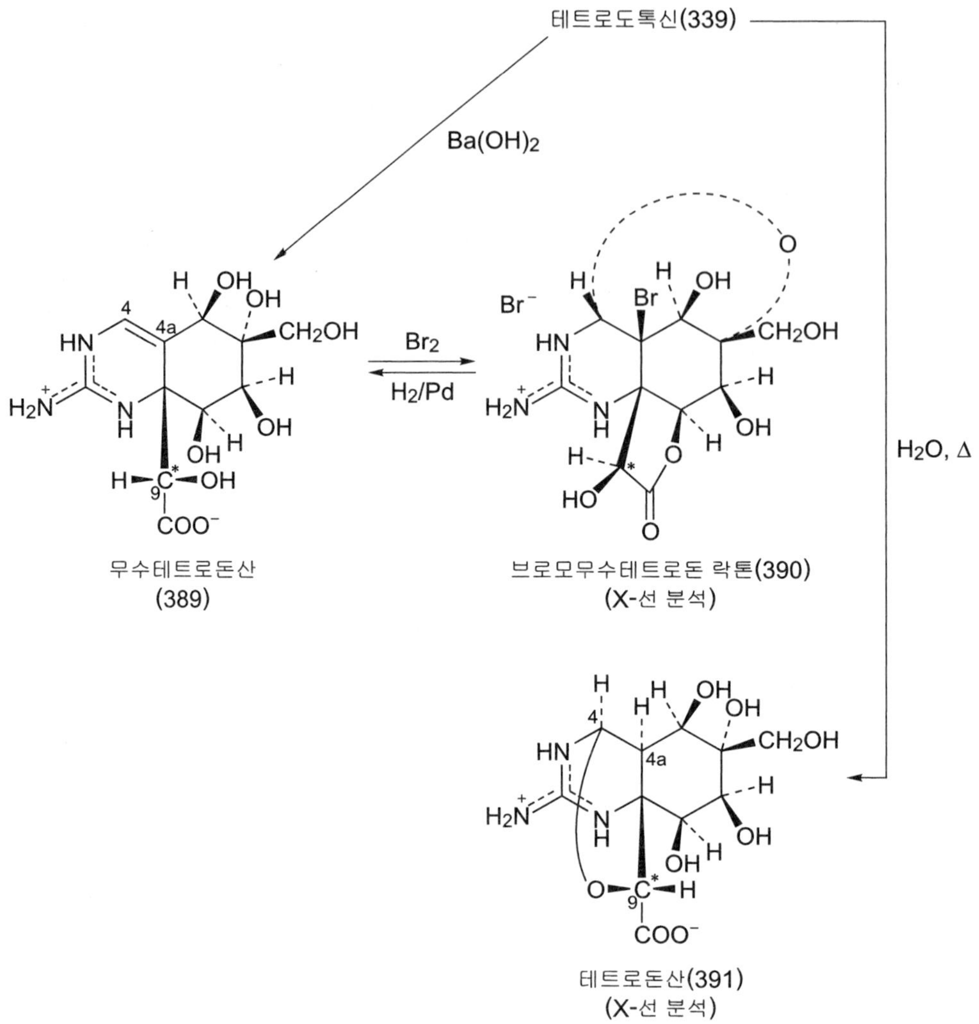

그림 4.8 테트로도톡신 유도체

돈산(391)으로는 주로 과아이오딘산 산화 생성물의 구조를 검토한 결과, 평면 구조로 추정되었다. 이 두 가지 결과를 기초로 테트로도톡신의 구조 추정에 착수하였다.

브로모락톤의 구조로부터 무수테트로돈산의 구조는 389와 같이 추정되었다. 테트로도톡신에는 카복실기가 없고, UV 흡수도 없으므로 무수테트로돈산에 있는 것과 같은 카복실기(pK_a 2.5)나 이중 결합(최대 흡수 파장, λ_{max} 261 nm)은 없다. 테트로도톡신의 ^1H NMR에서 H-4와 H-4a가 J = 10 Hz, H-4a와 H-5가 J = 2 Hz로 상호작용하고 있는 것으로부터, 테트로도톡신에는 4 위치에 산소 작용기가 결합되어 있고, H-4와 H-4a

의 두 이면각은 0° 또는 180°에 가까울 것으로 추정된다. 이 결과들로부터 그림 4.9와 같은 4종류의 구조식을 추정하였다. 즉, 락탐형(A)과 2종류의 2/3 오쏘에스터형(B와 C), 그리고 락톤형(D)이다.

이 가운데 락톤형(D)은 테트로도톡신의 IR에서 락톤의 흡수 띠가 없다는 것으로부터 부정되었고, 오쏘에스터형(B)도 H-4와 H-4a의 두 면각의 값으로부터 제외되었다. 마지막까지 문제가 된 것은 테트로도톡신의 pK_a 값이 8.7이었다는 것이다. 복어독이 산 이외에는 녹지 않는다는 것으로부터, 당연히 염기성 물질이고 pK_a 값이 구아니딘기로부터 유래한다고 생각되었다. 구아니딘 화합물 중에서 pK_a가 8~9로 존재하는 것은 아실화구아니딘(예, 아세틸구아디딘 pK_a 8.33)밖에는 생각할 수 없었기 때문에, A가 맞는 것으로 1963년 말에 보고되었다. 그러나 의문이 남지 않은 것은 아니었다. 다리목(bridge head) 위치의 카보닐기는 공명이 저해되어 있기 때문에 정말로 구아니딘의 pK_a

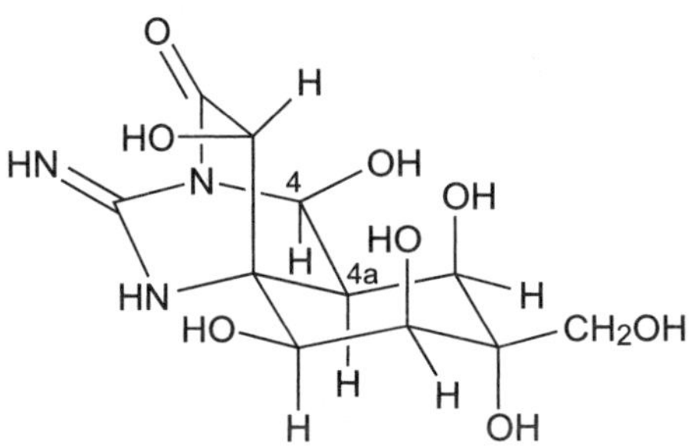

(A)

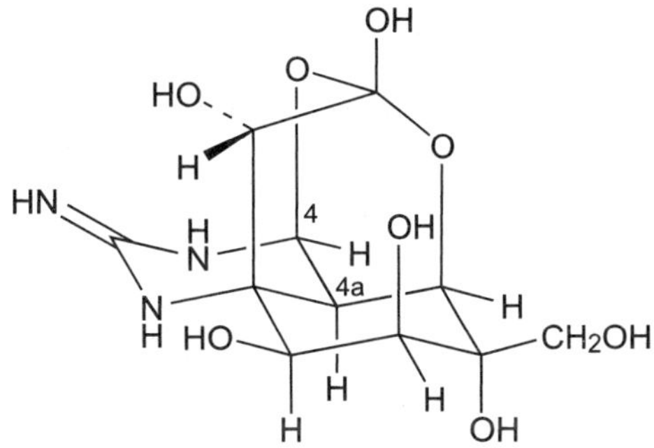

(B)

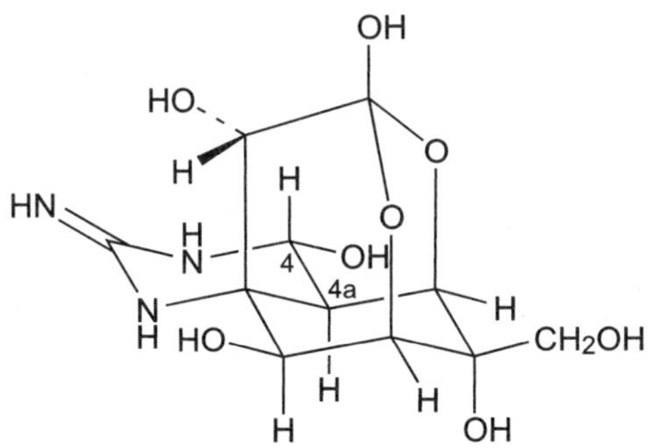

(C)
(실제는 쌍극성 이온형)

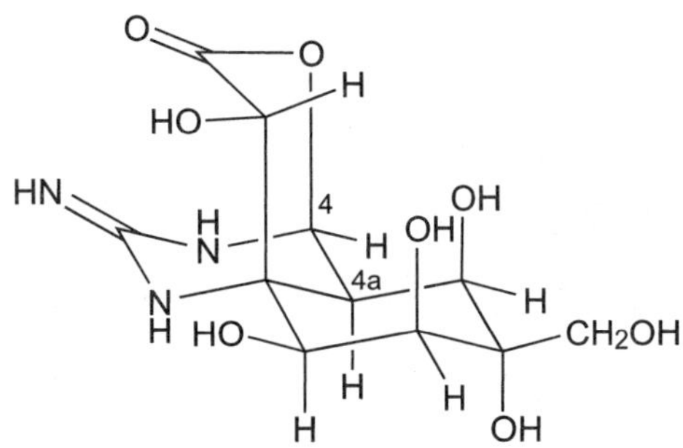

(D)
(다른 락톤 구조도 가능)

그림 4.9 테트로도톡신의 추정 구조

를 떨어뜨릴 수 있을까 하는 점, IR 흡수가 1680~1800 cm^{-1}에서 없었기 때문에 이 카보닐기의 흡수가 1670 cm^{-1}의 구아니딘기의 흡수에 겹쳐있다고 볼 수밖에 없었던 점들이 문제가 되었다. 같은 시기에 츠다 그룹은 테트로도돈산의 구조를 X-선으로 해석하여 그것으로부터 테트로도톡신의 구조를 추정하였는데, 역시 유사한 락탐 구조였다.

이 락탐형 구조 A에 문제가 있다고 하면 그것은 pK_a 8.7을 구아니딘의 염기성 pK_a로 생각했기 때문이다. 만약 복어독이 아미노산과 같은 쌍극성 물질이라면, 8.7의 pK_a는 산의 값이고 구아니딘의 pK_a는 11 이상인 것으로 가정해도 적정 곡선은 동일하다. 복어독을 산에 녹여서 염기로 적정하면 pH 9 부근에서 전부 침전되어 그 이상은 적정할 수 없게 되기 때문이다. 마침내 pK_a 8.7이 염기의 pK_a인지, 혹은 산의 pK_a인지 용매 효과를 관찰하면 그 구별이 가능하다는 것을 알게 되었다. 즉, 산의 pK_a는 알코올과 같은 유기 용매를 첨가하면 상승하지만, 염기의 pK_a는 약간 하강하는 것이 알려져 있었다. 50% 알코올 중에서 pK_a를 측정한 결과 9.4를 나타내었고, 이를 통해 분명한 산의 pK_a임을 알게 되었다. 따라서 테트로도톡신은 쌍극성 물질이며, 이것을 설명할 수 있는 구조는 앞의 네 구조 중에서 오쏘에스터형(C) 이외에는 없고, 따라서 10 위치의 하이드록시기가 pK_a 8.7의 산성을 나타내는 것으로 생각하지 않을 수 없다.

H-4와 H-4a는 트랜스 이수직(diaxial) 방향 관계(J = 10 Hz)에 있기 때문에 4 위치의 하이드록시기는 오쏘에스터에 관여하지 않는다. 또한 테트로도톡신의 염산염(무정형)의 IR에서는 약하지만 1730~1745 cm^{-1}에 흡수가 있어서 γ-락톤이 아닌 δ-락톤의 존재를 나타내고 있다. 따라서 9 위치의 하이드록시기도 오쏘에스터에 관여되어 있지 않다. 테트로도톡신은 산성 용액 중에서 그림 4.10의 δ-락톤형(394)과 평형을 이루며, 한편 서서히 무수에피테트로도톡신(392)과도 평형이 된다. 무수형(392)에서는 H-4와 H-4a의 상호작용은 거의 보이지 않으므로 그 두 면각은 거의 90°인 것을 알 수 있다. 이와 같은 2/3 오쏘에스터 구조의 하이드록시기가 산성을 띠는 예는 이전과 이후에 알려져 있지 않다. 전혀 전례가 없는 새로운 발견을 확신을 가지고 말한다는 것은 쉬운 일이 아니다. 테트로도톡신의 구조 339는 후루사키에 의한 브로민화 수소산염의 X-선 회절 결정 해석(A. Furusaki, 1970)으로 최종 확정되었다.

한편 매우 불가사의하게 생각되었던 점은, X-선 해석된 무수브로모테트로도돈산(390)과 테트로도돈산(391)의 C-9 위치의 입체 배위가 거꾸로 된 점이었다. 이것은 어

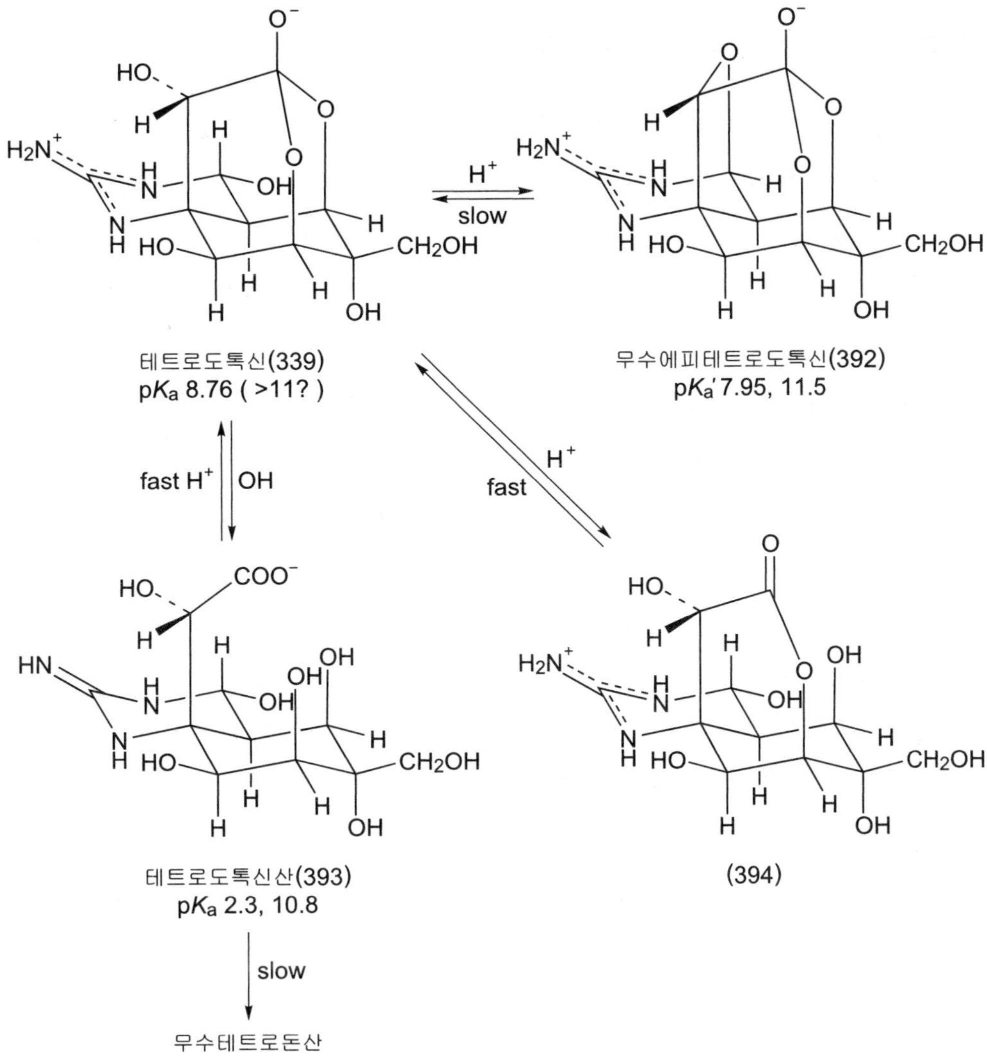

그림 4.10 테트로도톡신의 이성질체화

느 쪽 물질이든 테트로도톡신으로부터 생성될 때 C-9 위치의 하이드록시가 반전된 것으로 볼 수밖에 없었다. 이 문제를 해결하기 위해 중수 중에서 두 반응을 행하여 얻어진 물질의 ^{1}H NMR을 측정해 본 결과, 389의 NMR은 전혀 변화가 없었는데 391의 NMR에서는 H-9가 소실되었다. 이것에 의해 테트로도톡신의 C-9 입체 배위는 무수테트로도돈산(anhydrotetrodonic acid)과 동일하다는 것이 증명되었다.

10. 곤충 유충 호르몬의 구조 결정

곤충은 유충 탈피를 여러 번 반복한 후, 번데기 탈피나 성충 탈피를 한다. 탈피는 탈피 호르몬(MH, 엑디손)에 의해 제어되는데, 유충 탈피가 일어나기 위해서는 유충 호르몬(juvenile hormone, JH)이 동시에 존재할 필요가 있다. 이 호르몬이 곤충의 알라타체로부터 분비된다는 것은 이미 1934년 위글워스(V.B. Wiggleworth)가 발견하였으며, 1956년 윌리암스(C.M. Williams)는 세크로피아 누에나방의 수컷 복부에 이 호르몬이 고단위로 존재하는 것을 발견하고 추출을 수행하였으나 순수하게 얻을 수는 없었다. 룈러는 추출법을 개량하여 300 μg의 유충 호르몬을 순수하게 분리하는 데 성공하였다(H. Röller, 1967). 유충 호르몬의 구조 결정은 다음과 같이 행하여졌다.

① 200 μg의 유충 호르몬을 사용해 ^{1}H-NMR을 측정하여, 시그널 세기로부터 상대적인 양성자 수를 구하고, 2.12 ppm의 시그널 J 값으로부터 2-ene이 트랜스라는 것을 추정하였다. 당시에 200 μg으로 NMR을 측정한 것은 경이적이었다.

② 20 μg의 유충 호르몬을 접촉 환원시켜서 생성된 데옥시테트라하이드로형(deoxy-tetrahydro, 396)의 MS를 측정하여, *m/z* 253(M-OCH_3), 101, 74의 피크로부터 지방족 에스터인 -$COOCH_3$와 3 위치에 -CH_3가 존재하는 것이 추정되었으며, *m/z* 143, 185의 피크로부터 7 위치에 -C_2H_5 또는 -$(CH_3)_2$가 결합되어 있다고 추정하였다.

③ 15 μg의 유충 호르몬이 OsO_4/HIO_4에 의해 절단된 생성물을 GLC로 분석한 결과 레볼린알데히드(levolinaldehyde)(397)가 검출되었다(그림 4.11). 에폭시의 절대 배열은 나카니시에 의해 Pr(dpm)$_3$의 CD로부터 10*R*, 11*S*로 결정되었고(K. Nakanishi, 1971), 이것은 전합성에 의해 증명되었다.

11. 바퀴벌레의 성페로몬 페리플라논(periplanone) B의 구조 결정

누에나방의 암컷 성페로몬 봄비콜(bombykol)이 부테난트(A. Butenandt)에 의해 분리된 것은 1959년이며, 그 구조는 1961년에 결정되었다. 같은 시기에 제이콥스에 의해

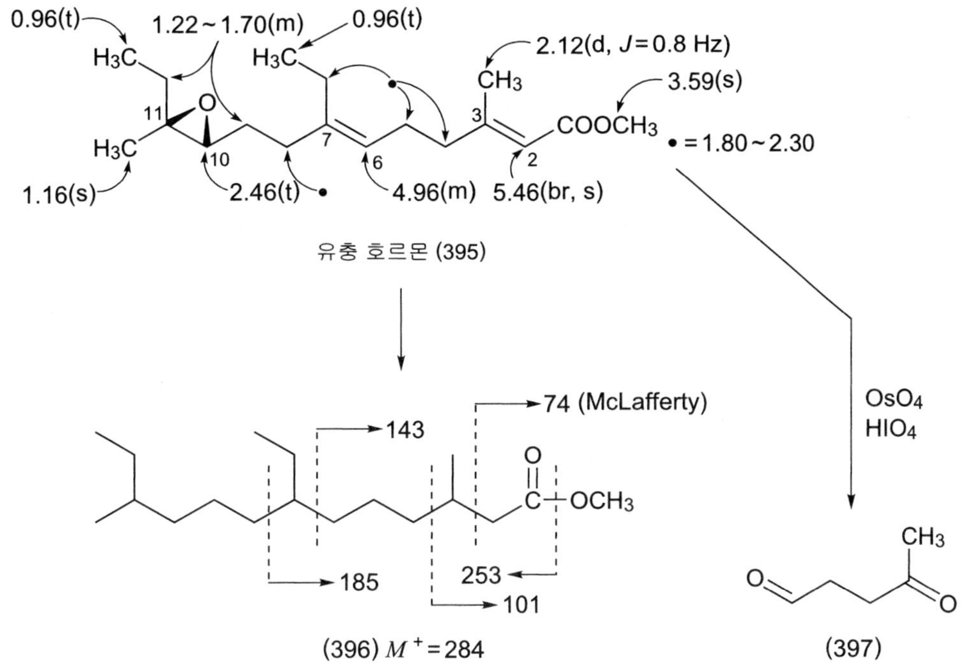

그림 4.11 유충 호르몬의 추정 구조

물매암이나방의 암컷 성페로몬 집톨(gyptol)의 구조가 제출되었다(M. Jacobson, 1960). 이것들은 10^{-13}~10^{-15} g의 미량으로도 효과를 나타낸다. 이와 같은 초미량으로 유효한 물질은 생체 중의 함량도 초미량이므로 추출 및 분리는 극히 어려운 일이다. 따라서 순수한 물질인지 아닌지의 판정이 곤란하며, 약간의 불순물이 활성을 나타내는 성분일 가능성도 있다. 집톨의 구조도 결국 베로자의 연구로 잘못된 것이었음이 알려졌고(M. Beroza, 1970), 참페로몬은 디스파를루어로 이름이 붙여졌다. 아메리카 바퀴벌레(*Periplaneta americana*)의 암컷을 거름종이 위에서 사육한 다음, 그 거름종이를 물로 추출, 수증기 증류, 흡착 크로마토그래피, 기체 크로마토그래피를 반복하여 정제함으로써 10^{-17} g 이하에서도 유효한 성분을 약 28 μg 얻었는데, IR로부터 지방족 화합물이며 에스터 카보닐이 존재한다는 것만을 보고하였다.

거의 때를 같이해서 제이콥슨은 암컷 바퀴벌레를 사육한 상자에 공기를 끊임없이 흘려보내, 드라이아이스로 냉각시킨 포착기에 휘발성 성분을 응축시켜서, 그것으로부터 페로몬을 추출하였다(M. Jacobson, 1963). 이와 같은 방법으로 10,000마리의 암컷 바퀴벌레를 9개월간 사육해서 12.2 mg의 순수하다고 생각되는 페로몬을 황색 기름 상태로 얻었다. 이것은 10^{-20} g 이하에서도 유효하였다. IR, UV, NMR 스펙트럼과 접촉 환원, 가수분해, 산화 등의 화학 반응을 통해 페로몬의 구조를 그림 4.12의 A라고 추정하였다. 이 구조는 접촉 환원되어 얻어지는 다이하이드로 화합물의 전합성에 의해 확인되었다. 그러나 데이와 비티히가 이 페로몬을 합성한 결과 활성이 보이지 않았기 때문에 이 구조는 의문시되었고(A.C. Day & M.C. Wittig, 1964), 제이콥슨도 이 구조식을 철회하였다.

퍼순스는 앞에서의 거름종이뿐만 아니라 수천 마리의 바퀴벌레의 소화기관을 추출

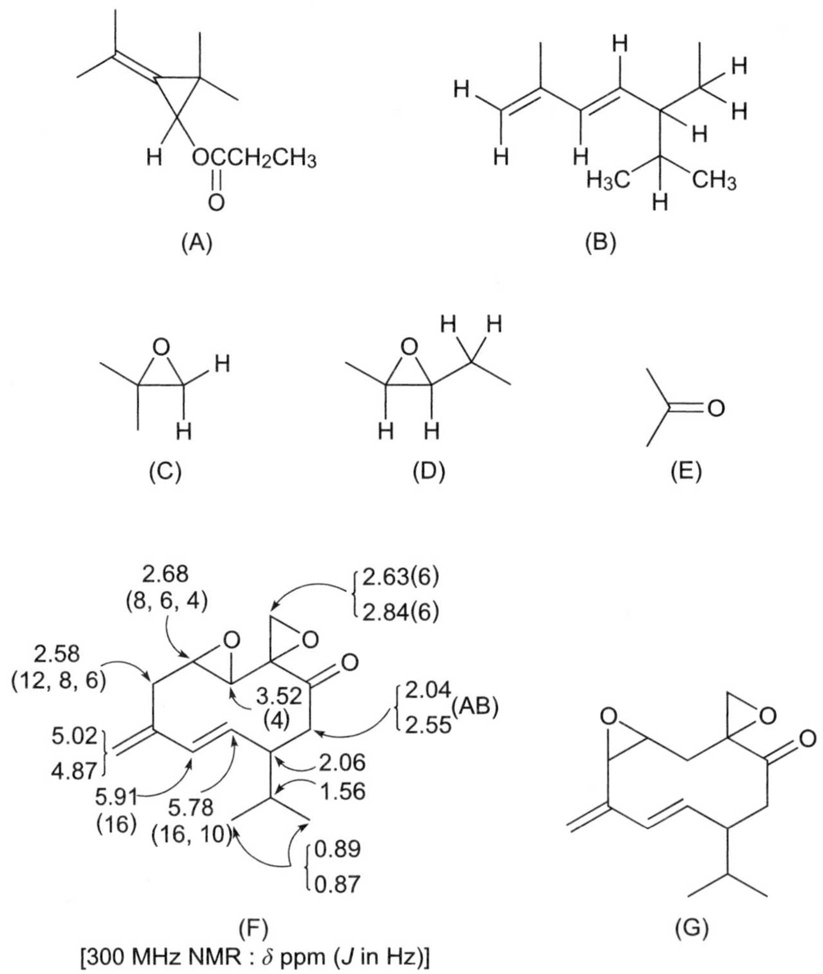

그림 4.12 페리플라논 B(F)의 평면 구조

하여 HPLC로 정제해 약 200 μg의 순수한 물질을 얻어 페리플라논 B로 명명하였다 (C.J. Persoons, 1976).

고분해능 질량 스펙트럼에 의해 분자식을 $C_{15}H_{20}O_3$로 결정하였고, 이는 ¹H NMR 스펙트럼의 양성자 수와도 일치하였다. 접촉 환원 생성물의 질량 스펙트럼으로부터 페로몬에 2개의 이중 결합이 있다는 것을 알았고, ¹H NMR에서 보인 4개의 올레핀 양성자 시그널과 UV(λ_{max})로부터 콘쥬게이션 다이엔(conjugated diene 트랜스)의 존재가 증명되었다. 환원에 의한 NMR 패턴의 변화로부터 아이소프로필기의 존재와 결합 위치를 알게 되어 부분 구조 B가 도출되었다. 또한 NMR의 해석으로부터 2개의 에폭사이드 C와 D의 존재가 확정되었다. 게다가 IR의 1700cm^{-1}의 강한 흡수로부터 케톤 E의 존재가 밝혀졌다. 4개의 부분 구조 B~E를 조합해 보면 10원자 고리를 갖는 6종의 평면 구조식이 검토될 만한데, 그중에서 머리-꼬리 아이소프렌 규칙에 맞는 구조는 F와 G뿐이었다. 이 중에서 부분 구조 D의 화학적 이동 값을 검토한 결과 F 구조가 G보다 다소 타당하다고 하는 결론에 이르렀다. 이 이상의 결론은 합성에 의한 해결을 통해서만 얻을 수 있었다(그림 4.13).

스틸은 F 구조가 가질 수 있는 4종류의 입체 이성질체(라세미 혼합물) 가운데 3종류를 공통의 중간체로부터 입체 특이적으로 전합성하여, 그 가운데 하나가 천연의 페리플라논 B(398)와 일치한다는 것을 발표하였다(W.C. Still, 1979). 즉, 그는 페리플라논 B의 환원체인 페리플라놀 B(399) 약 1 mg을 (+)-MTPA 에스터로 만들어서, HPLC로 이 부분입체 이성질체 혼합물을 분리하였다. 얻어진 2종류의 MTPA 에스터를 가수분해한 후 크로뮴산으로 산화시켜 페리플라논 B(398)로 만들어서 생물 검정을 해 본 결

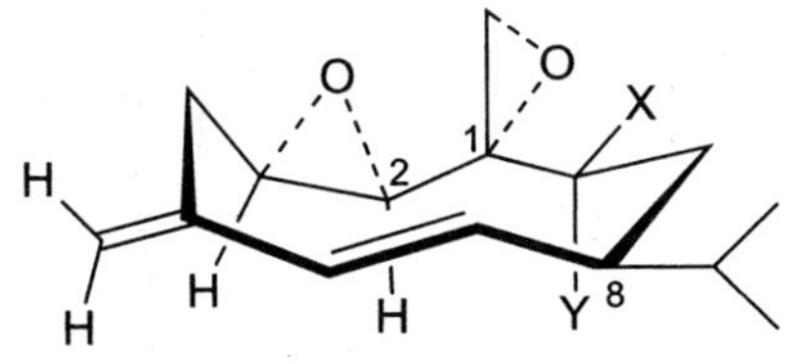

페리플라논 B (398) (X, Y = O)
페리플라놀 B (399) (X = OH, Y = H)
에피페리플라놀 B (400) (X = H, Y = OH)

그림 4.13 페리플라논 B와 페리플라놀 B의 구조

과, 한쪽의 광학 이성질체는 천연 페로몬과 마찬가지로 10^{-12}~10^{-13}g에서 활성을 나타냈지만, 다른 쪽은 활성이 거의 없었다. 활성을 나타낸 광학 이성질체의 절대 배위 결정에는 엑시톤 카이랄성 방법(exciton chirality method)이 사용되었다. 활성 페리플라논 B(398)로부터 유도된 페리플라놀 B(399)의 벤조산 에스터는 유감스럽게도 split CD 곡선을 나타내지 않았다. 이것은 벤조일기 부분과 다이엔 부분이 거의 같은 평면상에 오기 때문으로 생각하고, 페리플라논(398)을 $NaBH_4$로 환원시켜서 하이드록시기의 배위가 반대로 된 에피페리플라놀 B(400)를 만들어서 이것을 벤조산 에스터로 유도한 결과 예상대로 split CD를 나타냈다(그림 4.14). 그 부호는 음성이었으므로 콘쥬게이션 다이엔과 벤조일기의 위치 관계는 H와 같이 되고, 페리플라논 B의 절대 배위는 398과 같다는 것이 확정되었다.

페리플라논 B는 스틸(W.C. Still)의 교묘한 전합성에 의해 구조가 결정된 것으로 전합성의 위력을 나타낸 전형적인 예라고 할 수 있다. 이 경우, 퍼순스에 의해 평면 구조식만이 추정되어 있었기 때문에, 모든 입체 이성질체들을 입체 특이적으로 합성해 낼 방법을 찾아야 했다. 페리플라논 B(398)의 라세미체를 고려한 경우, C-1, C-2, C-8의 상대 배위가 분명하지 않기 때문에 4종류의 입체 이성질체가 존재할 수 있을 것이다. 스틸은 이것들을 공통의 중간체로부터 각각 입체 특이적으로 합성하는 것을 생각해내서 열쇠 중간체로서 그림 4.16의 406을 택하였다. 이 중간체로부터 각각 입체 특이적

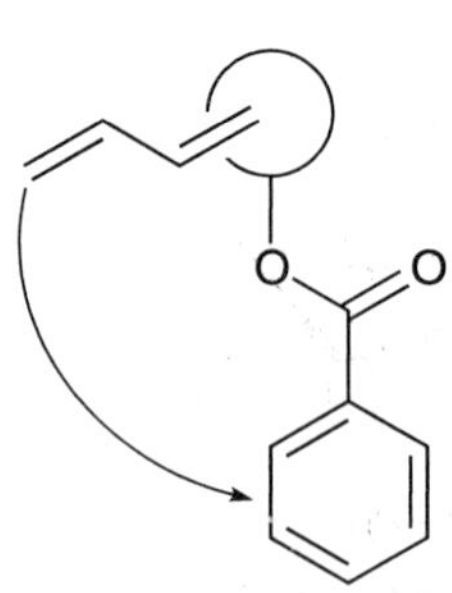
(H)

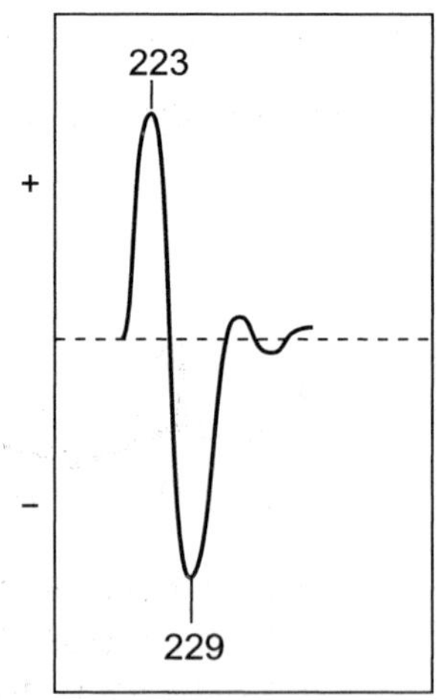

그림 4.14 에피페리플라놀 B의 벤조산 에스터의 CD

으로 3종류의 입체 이성질체를 합성한 결과, 그중의 하나가 페리플라놀 B와 일치하였다(다만, 라세미체). 각각의 이성질체의 입체 특이적 합성은 게르카크란형 10고리 원자 고리의 입체 배좌 해석에 힘입은 바가 크다.

그림 4.16에서 401 → 402의 전환은 알돌 축합 반응이다. 403 → 404의 리튬다이메틸구리에 의한 알킬화에서는 enone 보호기로써 β-스탄일엔온사일릴에터가 사용되었는데, 이 보호기는 *m*-CPBA에 의한 온화한 산화로 제거되는 특징이 있다. oxy-Cope 반응에 의한 포타슘염으로 바꾸면 재배열은 70℃, 1시간에 순조롭게 진행되어 10원자 고리 엔올 음이온(enolate)이 생성된다. 이 음이온을 직접 TMS화한 다음 *m*-CPBA로 산화시켜 하이드록시기를 도입하면, 열쇠 중간체 406을 얻게 된다.

사이클로데카-1,4-다이엔이나 1,5-다이엔의 입체 배좌 해석에 의하면, 이들 고리의 입체 배좌는 비교적 명확한 예측이 가능하다. 이중 결합은 고리의 평면에 대하여 수직이기 때문에, 시약의 접근은 고리의 탄소 사슬에 의해 가려져서 입체 장애가 큰 방향으로부터는 일어나지 않는다. 이 고리계는 고리 횡단 비결합 상호작용(trnsannular nonbonded interaction)이 거의 없기 때문에 안정형 입체 배좌를 계산으로 예측할 수 있다. 따라서 에폭시화 등으로 반응이 이중 결합의 어느 쪽에서 일어날 것인가를 예측할 수 있다.

406의 하이드록시기를 *t*-$C_4H_9(CH_3)_2SiCl$로 보호하고, C_4H_9OOH/Triton B로 에폭시화할 때는 입체 배좌 406a가 안정형이므로 α-에폭시케톤만이 생성된다. 407 → 408의 에폭사이드 생성도 같은 입체 배좌에서의 시약에 의한 공격을 생각하면 이해될 수 있다. exo-메틸렌의 생성은 아세트산에 의한 탈보호, 셀레닐화, 과산화 수소 산화에 의한 셀레늄의 이탈에 의해 달성된다. 이어서 *t*-$C_4H_9N^+F^-$에 의한 탈사일릴화와 크로뮴산피

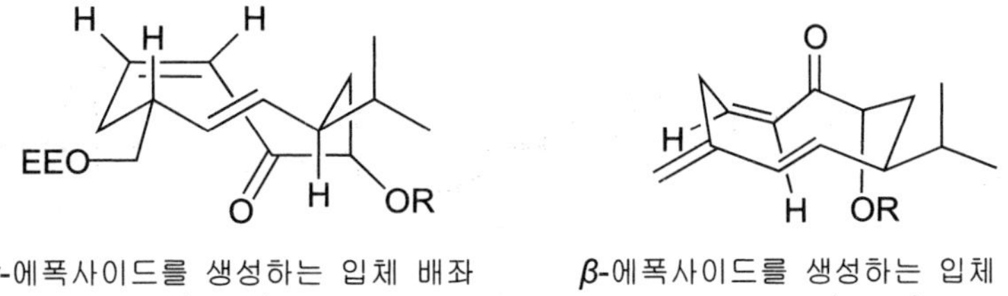

α-에폭사이드를 생성하는 입체 배좌 (406a)　　β-에폭사이드를 생성하는 입체 배좌 (411a)

그림 4.15 중간체의 입체 배좌

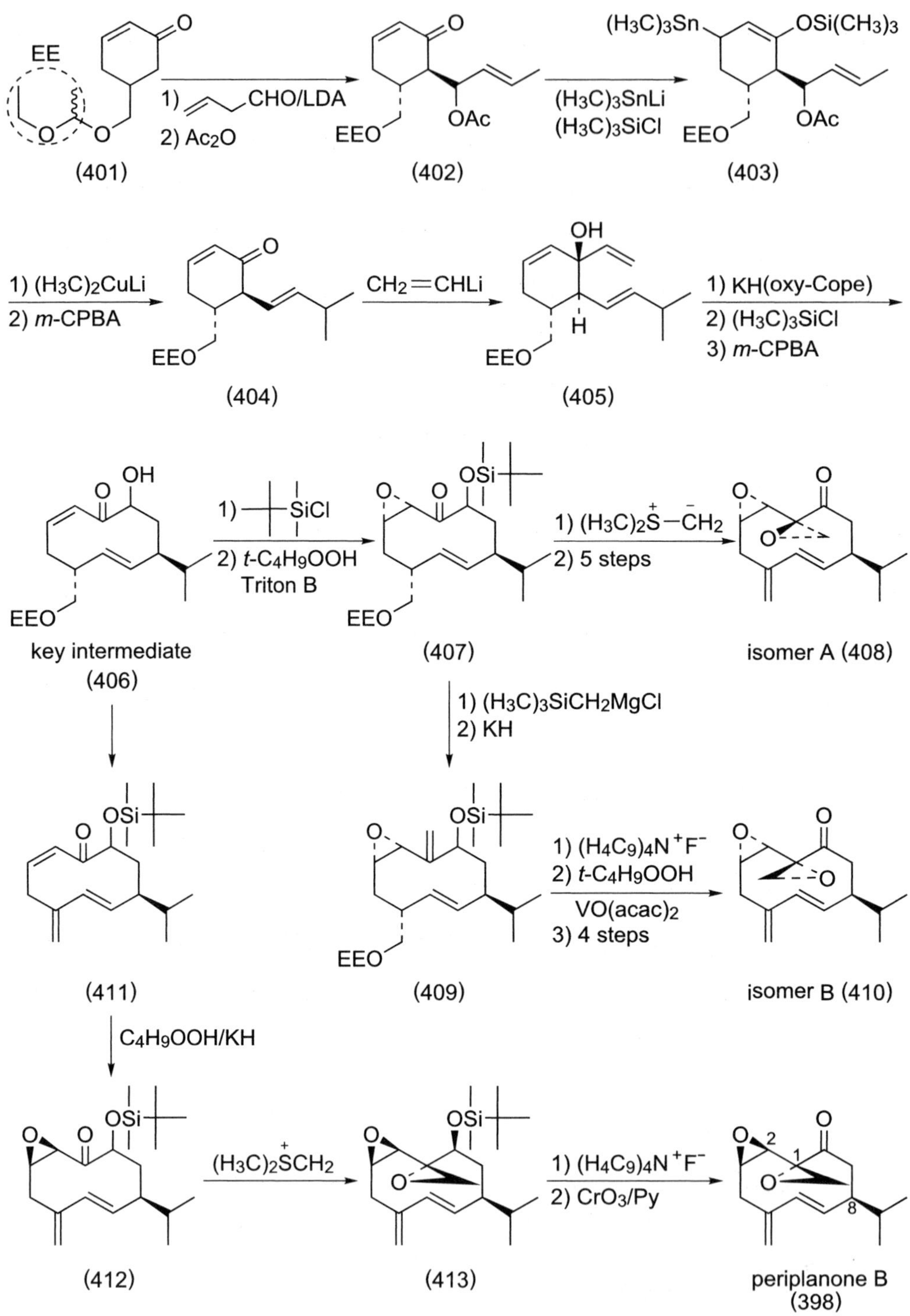

그림 4.16 페리플라논 B 및 그 이성질체의 합성

리딘에 의한 산화로 이성질체 A(408)가 생성된다. 이성질체 B(410)는 407의 Peterson-Chan 올레핀화로 생기는 409를 에폭시화 하면 생성된다. 409를 그대로 에폭시화하면 다른 쪽의 이중 결합이 먼저 반응하지만, 탈사일릴화하여 얻어지는 알코올 형태를 에폭시화하면 알릴알코올의 촉매 작용으로 목적물 410이 얻어진다.

제3의 이성질체인 페리플라논 B(398)는 다음과 같이 해서 얻어졌다. 먼저 exo-메틸렌을 도입하면 입체 배좌는 반전되어 β-에폭사이드를 생성하는 배좌(411a) 쪽이 406a 형 입체 배좌보다 안정해진다. 따라서 411을 에폭시화하면 목적하는 β-에폭시케톤(412)과 α-이성질체가 4:1의 비율로 생성되어 재결정으로 분리할 수 있다. 412→413은 목적대로 진행되어서 398로부터 유도하여 천연물의 입체 배위가 확정되었다.

12. 팔리톡신의 구조 결정

말미잘류인 *Palythoa toxica*의 독은 강력하여 하와이의 원주민들에 의해 화살 독으로 이용되었다. 쇼이어는 이 독을 추출하여 팔리톡신(palytoxin)으로 명명하였다(P. Sheurer, 1971). 이것은 분자량이 약 3,000이지만 다당이나 폴리펩타이드와 같은 중합체는 아니어서, 특이한 구조를 갖는 것으로 생각되었다. 독성은 복어독의 20배 이상으로 생쥐에 대한 LD_{50}은 0.15 μg/kg을 나타냈다. 이는 저분자 독으로 알려진 것 중에서 가장 강한 것이다. 이 독은 오키나와의 산호초에서 발견되는 돌산호류 *P. tuberculosa*로부터도 얻어졌다(K. Hashimo, 1973). 이 화합물의 구조 결정은 무어(R.E. Moore), 히라타(Y. Hirata), 우에무라(D. Uemura) 사이에 경쟁적으로 수행되어 거의 동일한 평면 구조식이 1981년에 제출되었다.

그러나 곧은 사슬상에 존재하는 다수의 카이랄 중심의 입체화학(절대 배위)을 결정하는 것은 NMR 등의 기기분석만으로는 매우 곤란하였다. 곧은 사슬상에 다수의 작용기가 존재하면 입체 배좌의 예측이 까다로워서 NMR에서의 결합 상수에 의한 일반 법칙은 적용할 수 없기 때문이다. 기시(Y. Kishi), 히라타와 우에무라(1982)는 팔리톡신 분해 생성물의 평면 구조식으로부터 유도될 수 있는 모든 입체 이성질체를 확실한 방법으로 합성한 다음, 천연물로부터 얻은 분해 생성물과 비교함으로써 모든 카이랄 중심의 절대 배위를 결정하여 팔리톡신의 전체 구조를 밝혀냈다(그림 4.17). 실제 무어

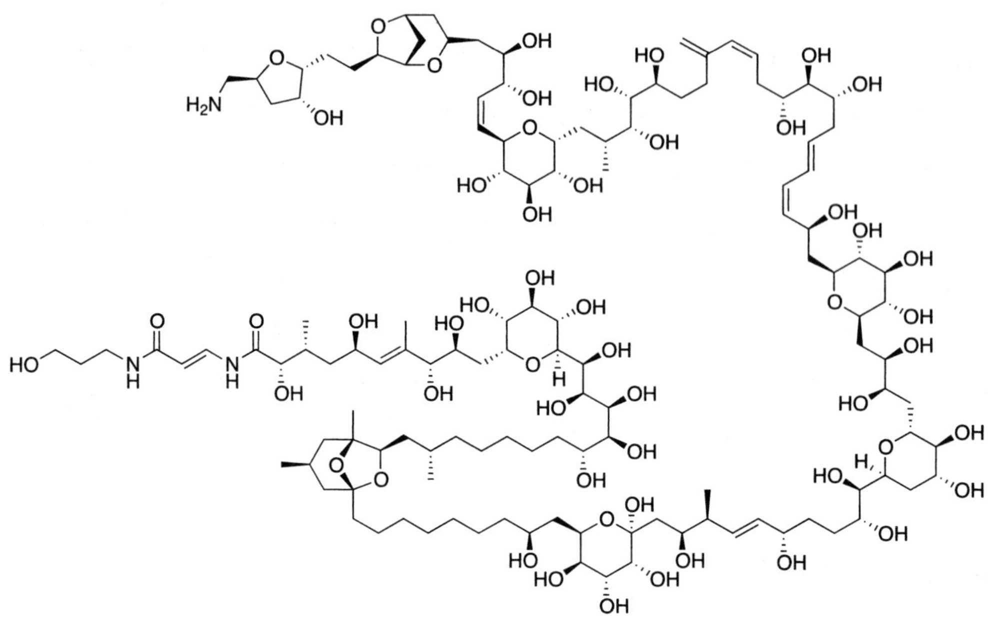

그림 4.17 팔리톡신의 화학 구조

에 의해 NMR로부터 추정된 카이랄 중심의 입체 배위는 상당수가 잘못되어 있었다.

팔리톡신은 불안정하고 결정으로 얻어지지 않으며 추출이 매우 곤란하였는데, TSKG 3000S 칼럼에 흡착이 잘되며, 75% 알코올에 용해되는 것이 발견되었다. 이것은 정제에 매우 효과적일 뿐만 아니라, 이 칼럼에 흡착된 그대로 과아이오딘산 분해를 수행하여 생성물을 순차적으로 용출시키면 깨끗한 분해물을 직접 얻을 수 있다는 것도 알았다. 이와 관련하여, 용액 중에서 과아이오딘산 분해를 시키면 분리가 어려운 혼합물이 생성된다. 팔리톡신의 분자량은 플라스마 탈착 질량 분석에 의해 2681.1로 측정되었고, 분자식은 $C_{129}H_{223}N_3O_{54}$로 결정되었다.

여러 개의 이중 결합과 다수의 하이드록시기를 갖기 때문에 분해 반응으로는 과아이오딘산 산화(그림 4.18)와 오존 산화(그림 4.19)가 가장 효과적이었다. 과아이오딘산 분해 후, 환원 및 아세틸화 등의 처리를 한 생성물 A~F 중 소수성의 E와 F는 결정으로 얻어져서 X-선 회절에 의해 절대 구조가 결정되었다. 또한 곧은 사슬의 A~D에는 팔리톡신에 존재하는 이중 결합이 모두 존재하여 이들의 구조로부터 이중 결합의 위치와 시스·트랜스의 배위가 분명해졌다. 한편, *N*-벤조일팔리톡신을 오존 분해한 후, 환원,

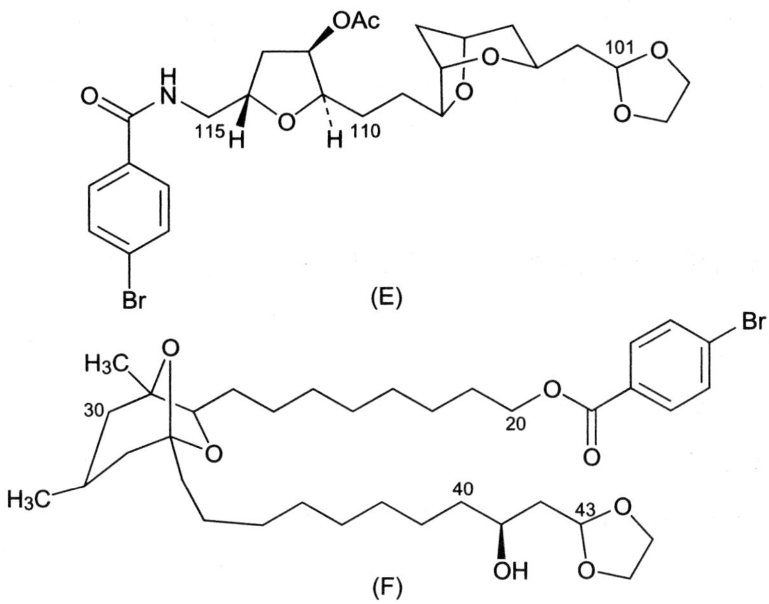

그림 4.18 X-선 구조 해석된 과아이오딘산 산화 생성물

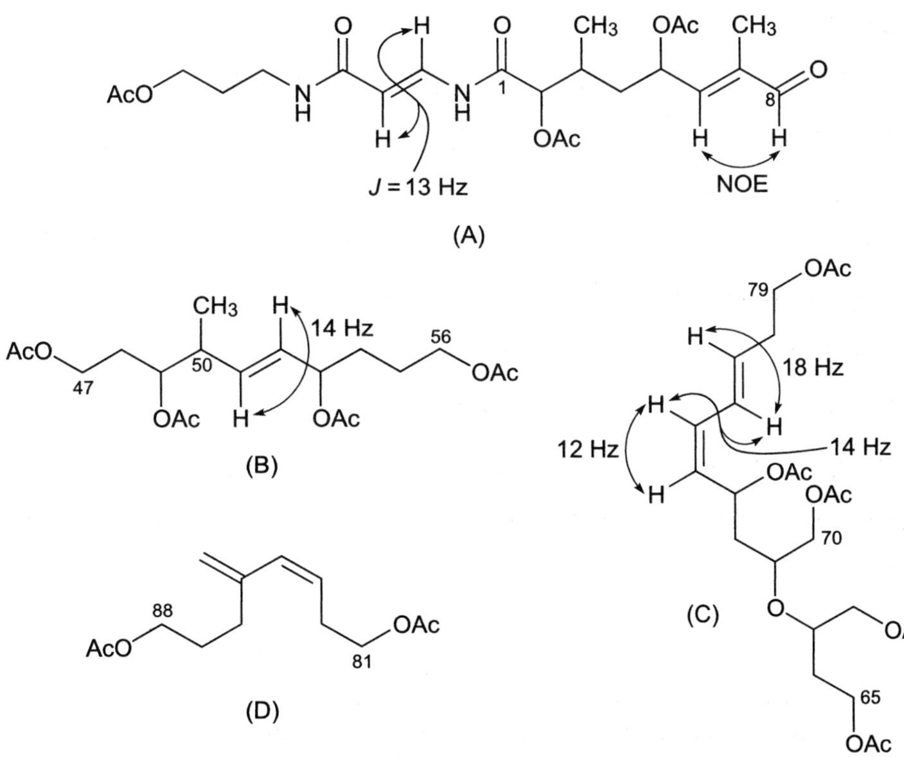

그림 4.19 합성으로 구조 해석된 오존 분해 생성물

아세틸화한 생성물 G~M의 평면 구조가 NMR로부터 추정되어 팔리톡신의 평면 구조가 제출되었는데, 그 절대 배위는 G~M의 합성에 의한 구조 확정으로 비로소 명확해졌다.

13. 솔란데락톤(solandelactone) A와 B의 구조 결정

신 등은 우리나라 남해안에 널리 서식하는 목산호라고도 불리는 강장동물 히드라(*Solanderia secunda*)로부터 여러 종류의 솔란데락톤(solandelactone)을 분리하였다.[1] 끈적끈적한 액체 형태로 분리된 솔란데락톤 A는 ^{13}C NMR에서 모두 22개의 신호가 발견되었다. 이들 중 δ 176.6 ppm에 나타난 4가 탄소는 에스터기에 존재하는 카보닐 탄소로 해석되었으며, 이중 결합 영역인 δ 123.0, 131.7, 133.2, 134.0 ppm에 나타난 4개의 3가 탄소는 2개의 이중 결합의 존재를 알려준다. 또한 3개의 산화된 3가 탄소(δ 71.4, 74.6, 81.5 ppm), 그리고 하나의 메틸 탄소(δ 14.1) 및 11개의 2가 탄소들이 DEPT 실험에 의해서 확인되었다.

솔란데락톤 A의 ^{13}C NMR 상에서 특이한 점은 카보닐 탄소를 제외하고는 4가 탄소가 없다는 점인데 이것은 솔란데락톤 A가 긴 사슬 지방산 계열의 물질임을 의미한다(그림 4.21). 또한 대단히 고자장인 영역에 3개의 2가 및 3가 탄소의 피크들(δ 23.0, 21.4, 7.9)이 발견되는데, 이는 사이클로프로페인 고리의 존재를 나타내는 것이다. ^{1}H NMR 또한 ^{13}C NMR에 상응하는 여러 신호를 보여 준다(그림 4.22). 즉, 이중 결합 영역과 산소에 연결된 수소가 나타나는 영역에 각각 4개와 3개의 수소 신호들이 발견된 것이다. 고자장 영역에는 메틸(δ 0.9)과 4개의 사이클로프로페인 수소들로 여겨지는 것들 이외에는 다른 신호들이 발견되지 않는다. δ 2.0~3.0 영역에 6개의 수소들이 발견되는데, 이는 카보닐기의 α-수소들과 이중 결합의 알릴 수소들에 해당하는 것들로 해석된다.

1 Solandelactones A–I, lactonized cyclopropyl oxylipins isolated from the hydroid Solanderia secunda, Youngwan Seo; Ki Woong Cho; Jung-Rae Rho; Jongheon Shin; Byoung-Mog Kwon; Song Hae Bok; Jun-Im Song, 1996, Tetrahedron, vol. 52, no. 32, pp. 10583–10596

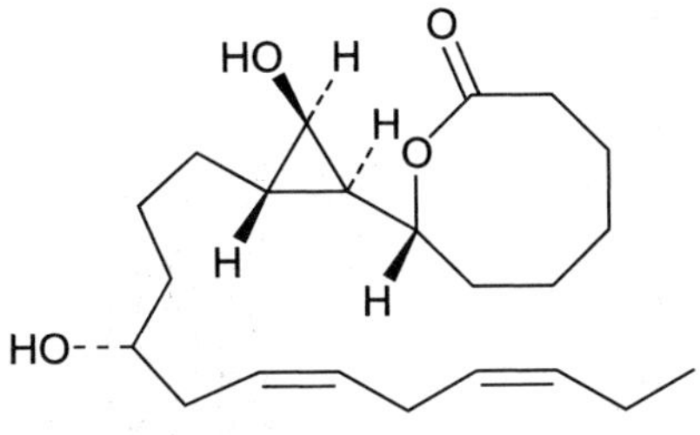

솔란데락톤 A (414)

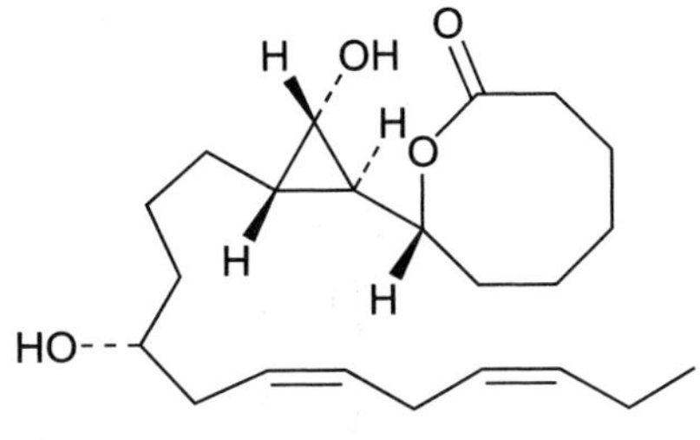

솔란데락톤 B (415)

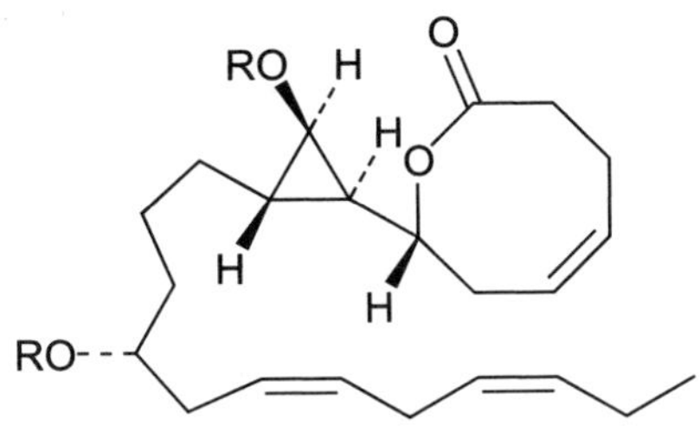

솔란데락톤 E : R = H (416)
솔란데락톤 E 아세테이트 : R = Ac (418)

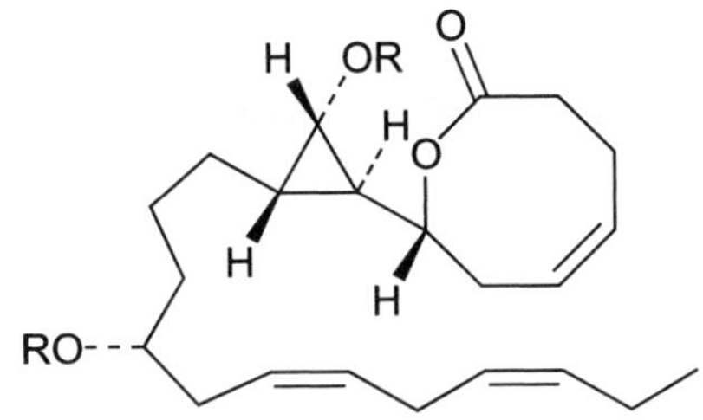

솔란데락톤 F : R = H (417)
솔란데락톤 F 아세테이트 : R = Ac (419)

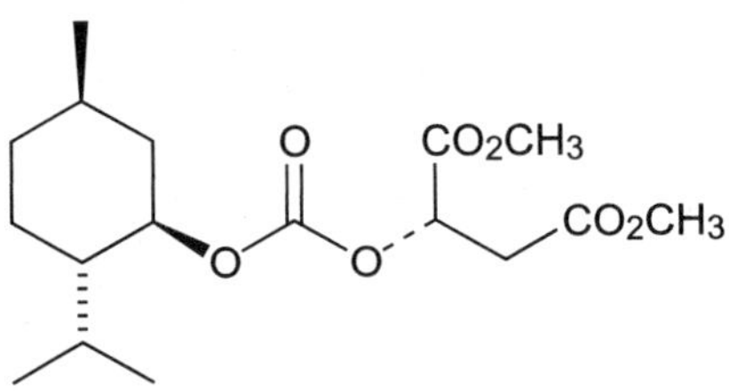

2*S*-dimethyl-MC-malate (420)

그림 4.20 솔란데락톤 화합물들

솔란데락톤 A(414)의 구조는 ^{1}H COSY와 수소 짝풀림(proton decoupling)에 의하여 대부분 결정되었다(그림 4.23). 먼저 말단에 존재하는 메틸기부터 시작하여 2개의 이중 결합, 산소에 연결된 3개의 3가 수소들(δ 4.18, 3.64, 4.09 ppm), 1개의 사이클로프로페인 고리 및 1개의 카보닐기를 포함하는 22개의 탄소들로 이루어진 긴 사슬이 결정되었다. 솔란데락톤 A에는 2개의 이중 결합이 존재한다. 이들 중 C-16에 위치한 이중 결합은 C-17(δ 5.30 ppm)의 인접 짝지음 상수(10.7 Hz)로부터 Z-배열을 형성함이 밝혀졌다. 그러나 수소 신호 간의 겹침이 심한 C-12 이중 결합의 기하학적인 구조는 짝지음 상수로부터 유추할 수가 없었다. 이 문제를 해결하기 위하여 C-11, -14의 수소들

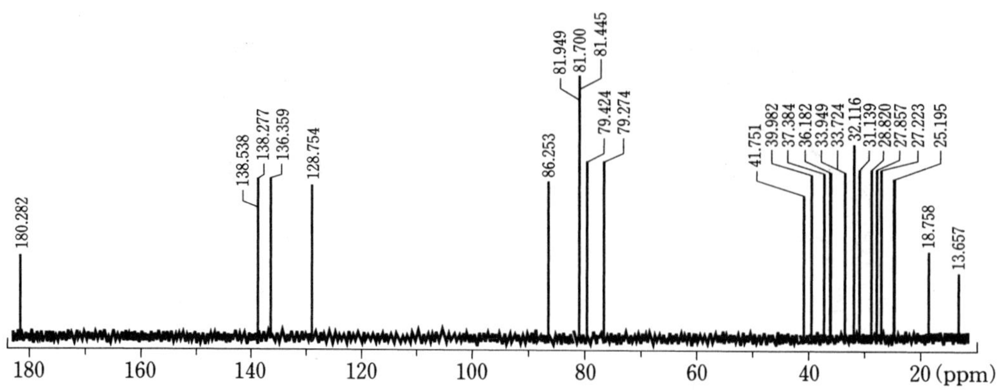

그림 4.21 솔란데락톤 A의 ^{13}C NMR 스펙트럼

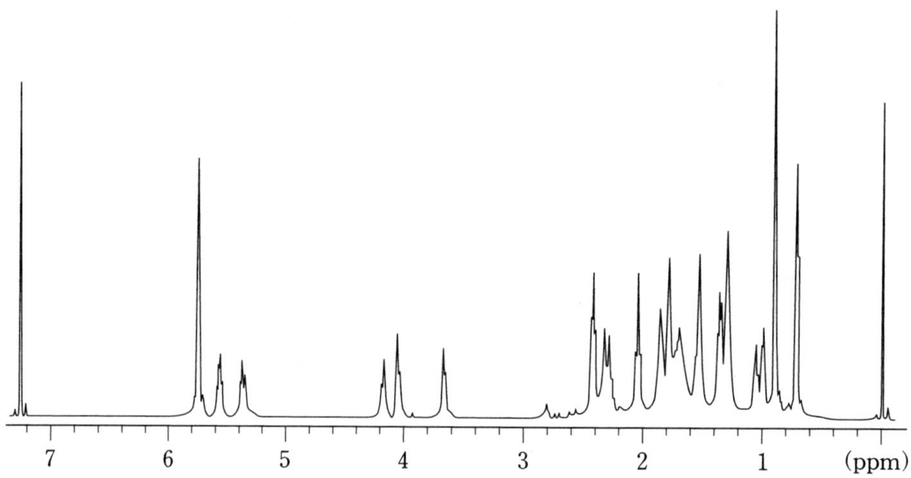

그림 4.22 솔란데락톤 A의 ^{1}H NMR 스펙트럼

을 조사(irradiation)한 결과 C-12와 C-13 수소들의 짝지음 형태가 각각 이중선으로 바뀌었으며 짝지음 상수는 15.6 Hz로 동일하다. 따라서 C-12의 이중 결합의 기하학적 형태는 Z 배열임을 알 수 있다.

사이클로프로페인 고리에 존재하는 2개의 비대칭 탄소 중심들(C-8, -10)의 입체화학적 구조는 여기에 접합된 수소들 간의 짝지음 형태들이 너무 복잡하였으므로 C-9 수소들의 짝지음 상수로부터 접근되었다. 사이클로프로페인 고리의 수소들 간의 짝지음 상수들은 J_{gem}~, J_{trans}~ 5 Hz, J_{cis}~ 8 Hz이다. 그러므로 C-8과 C-10의 상대적인 배열이 *cis*이면 C-9의 두 수소 간의 전체적인 짝지음 상수들은 각각 15 Hz(5, 5, 5)와 21

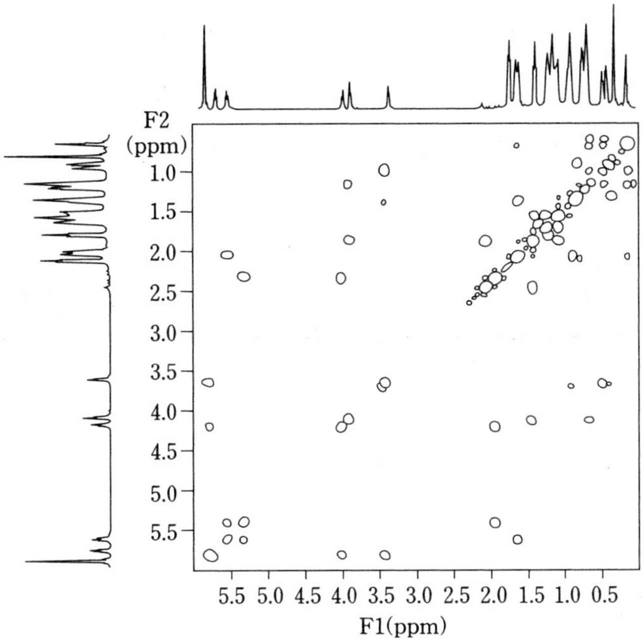

그림 4.23 솔란데락톤 A의 COSY NMR 스펙트럼

Hz(8, 8, 5)를 나타내어야 하며 반대로 상대적인 배열이 *trans*이면 짝지음 상수가 모두 18 Hz(8, 5, 5)를 나타내야 한다. 그런데 솔란데락톤 A의 ^{1}H NMR상의 δ 0.60과 0.68 ppm에 위치한 C-9의 두 수소의 짝지음 상수들은 각각 19.6 Hz(8.8, 5.4, 5.4)와 19.6 Hz(8.8, 5.4, 5.4)로서 전체적인 짝지음 상수들의 합이나 개개의 짝지음 상수들의 크기 모두 C-8과 C-10의 상대적인 배열이 *trans*임을 명백히 드러내었다.

이 물질의 구조 결정에 있어서 남은 문제는 3개의 산화된 3가 탄소들(C-7, -11, -14)과 카복실산(C-1)과의 연결 여부이다. 이들이 상호 결합된 락톤이나 에터 형태를 이루고 있는지 혹은 자유로운 하이드록시기와 카복실기로 존재하는지의 여부를 해결하기 위하여 솔란데락톤 A(414)를 피리딘 용매에 녹이고 무수 아세트산(acetic anhydride)과 반응시킨 결과 이 물질의 다이아세테이트가 주 반응물질로 얻어졌다. 이 생성물의 ^{1}H NMR과 COSY 실험결과 솔란데락톤 A의 C-11과 C-14의 하이드록시기에 아세테이트기가 반응하였으며 C-7의 3가 수소는 화학적 이동 및 짝지음 상수의 형태 변화가 보이지 않았기 때문에 C-1과 C-7이 산소 원자를 매개로 하여 서로 연결되어 있다는 것을 알 수 있었다. 또한 HMQC 실험을 통하여 직접적으로 붙어 있는 수소와 탄소의 관계를 정확히 결정하였다. 이후 수행된 HMBC 실험 결과에서 나오는 C-1과 H-7 사이의 상관관계(correlation)도 이 해석을 지지하였다(그림 4.24). 따라서 솔란데락톤 A의 구조는 전체적으로 탄소 22개를 가지며 8각형 고리를 가진 지방산의 락톤

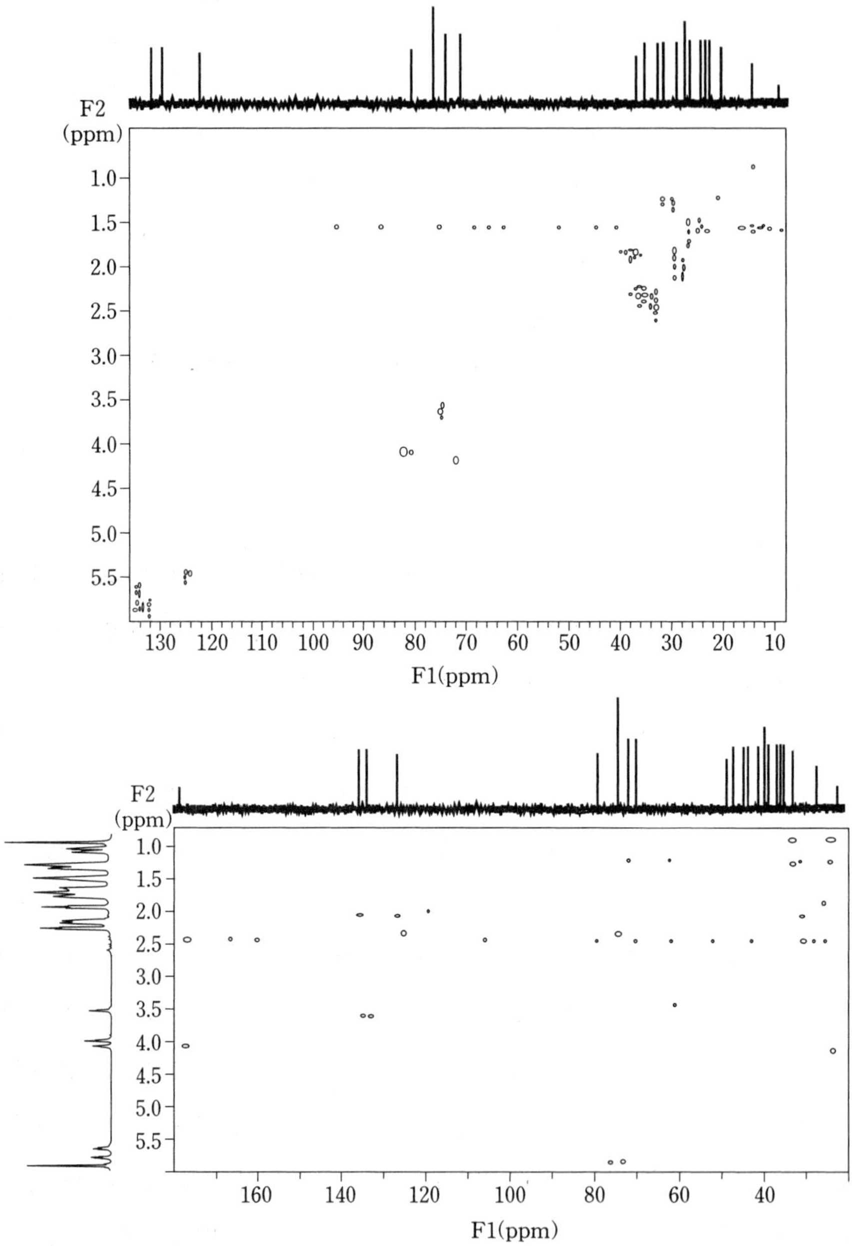

그림 4.24 솔란데락톤 A의 HMQC 스펙트럼과 HMBC NMR 스펙트럼

으로 결정되었다.

유사한 물질인 솔란데락톤 B(415)가 동일한 분리조건에서 분리되었다. 이 물질의 분광 데이터는 솔란데락톤 A와 매우 유사하였으며 ^{1}H COSY 실험에 의한 결과도 동일한 위치에 작용기들이 위치함을 보여주었다(그림 4.25). 다만 C-8~C-11의 탄소 및 수소들의 분광 데이터에 약간의 차이점을 나타냈다. 그런데 C-9 수소들의 짝지음 상수가 다중선으로 나타나서 C-8과 C-9의 배열을 확인할 수 없었기 때문에 이 문제를 해결하기 위하여 솔란데락톤 B를 피리딘 용매에서 무수아세트산과 반응시켰다. 얻어진 디아세테이트의 H-9 수소들이 각각 다른 화학적 이동 값을 나타냈기 때문에 짝지음 상수를 정확하게 알 수 있었고, C-8과 C-9의 절대 배열 역시 솔란데락톤 A와 동일한 *cis* 배

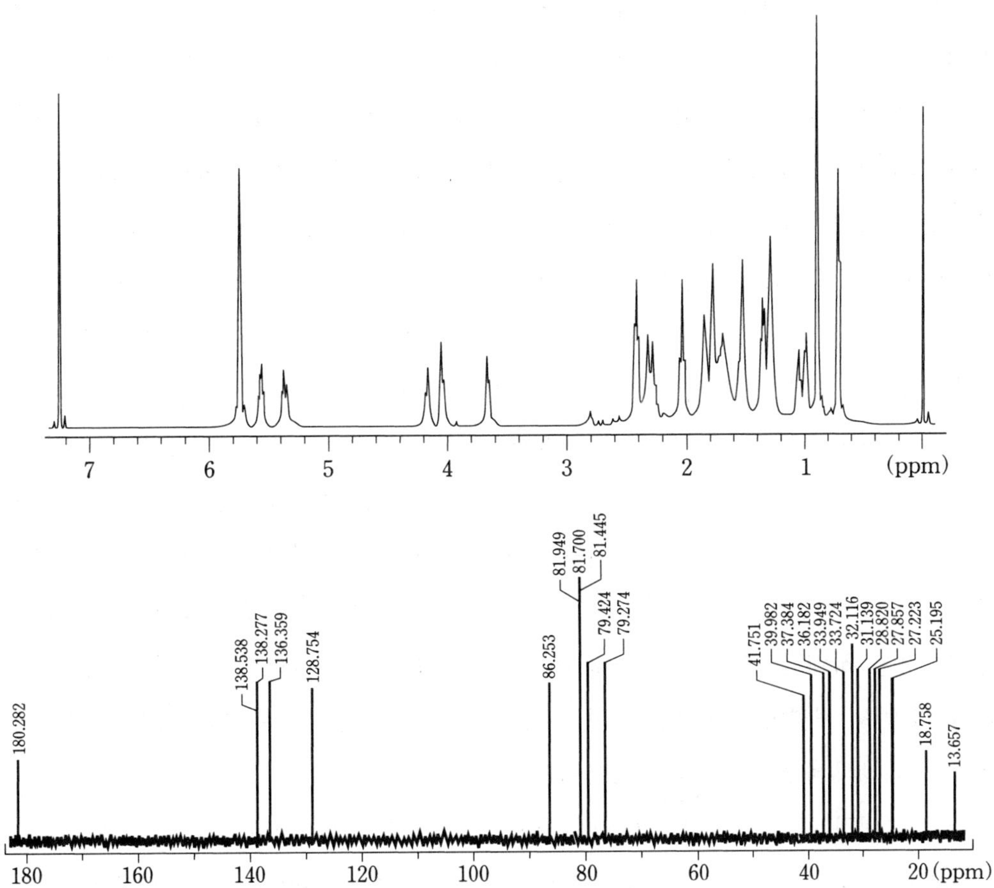

그림 4.25 솔란데락톤 B의 ^{1}H NMR과 ^{13}C NMR 스펙트럼

열임을 알 수 있었다. 이 물질들의 분광 데이터를 잘 분석해 보면 몇 가지 중요한 차이점을 발견할 수 있다. 첫째는 H-11 수소들의 짝지음 상수(A-diacetate, J_{10-11} = 3.2, J_{11-12} = 8.3, J_{10-11} = 3.2, J_{11-13} = 1.5, J_{10-11} = 3.2; B-diacetate, J_{10-11} = 7.3, J_{11-12} = 5.4)가 다르다는 점이며, 둘째는 C-8과 C-9의 ^{13}C NMR의 화학적 이동 값이 달랐으며, 마지막으로 C-8~C-13에 이르는 수소의 ^{1}H NMR의 화학적 이동 값이 변화되었다는 것을 알 수 있었다. 그러므로 이 두 물질이 평면상으로 동일한 위치에 작용기를 가지면서 이와 같은 분광 데이터상의 변화를 만족시키기 위해서는 솔란데락톤 A(414)와 B(415)가 C-11의 위치에서 서로 에피머(epimer)라고 결론지을 수 있다.

솔란데락톤 A(414)와 B(415)는 C-7, C-8, C-10, C-11, C-14에 비대칭 탄소 중심들을 가지고 있다. 이 비대칭 탄소들의 입체 배열은 솔란데락톤 A 및 B와 함께 분리된 솔란테락톤 E(406)와 F(407)가 이중 결합의 위치를 제외하고 구조상의 차이가 없기 때문에 E(416)와 F(417)의 다이아세테이트(diacetate)에 대한 NOESY 실험결과로부터 결정되었다(그림 4.26). 솔란데락톤 E 다이아세테이트(418)의 NOESY 실험에서 H-11은 H-8 및 H-9α와 상호작용을 보여준 반면 H-7은 H-9β(δ 0.60) 및 H-10 수소들과 상호작용을 보여주었다. 또 H-8, H-6α(δ 2.56) 및 H-6β(δ 2.16) 사이에, 그리고 H-10와 H-6β 사이에 NOE가 관찰되었다. 이뿐만 아니라 H-12는 H-9α 및 H-10과 상호작용을 보여준다. 그러므로 이 물질의 상대 구조는 $7R^*,8R^*,10R^*,11S^*$로 결정되었다.

솔란데락톤 F 다이아세테이트(419)의 NOESY 실험에서 H-11은 H-8 및 H-9α와 상호작용을 보여준 반면 H-7은 H-9β(δ 0.60) 및 H-10 수소들과 상호작용을 보여준다. 그러므로 이 물질의 비대칭 탄소 중심들에 대한 상대 배열은 $7R^*,8R^*,10R^*,11S^*$로 결정되었다. 솔란데락톤 F 다이아세테이트에 대한 NOESY 실험에서도 유사한 결과가 얻어졌다. 하지만 발견된 중요한 차이점은 전자의 화합물에서는 H-12가 H-9α 및 H-10와 상호작용을 하지만, 후자의 화합물에서는 H-12가 H-8 및 H-10가 상호작용을 하여 C-11의 입체 배열이 반대임을 보여 주었다. 따라서 솔란데락톤 F에 존재하는 비대칭 탄소들의 상대 배열은 $7R^*,8R^*,10R^*,11R^*$이다.

이들 비대칭 탄소들의 절대 배열은 화학적 변환과 CD(circular dichroism)에 의하여 결정되었다. C-11 및 -14의 절대 배열은 각각의 탄소에 대한 *p*-브로모벤조에이트의 CD 측정에 의하여 각각 *R*과 *S*로 결정되었다. 이 해석은 솔란데락톤 F를 (-)-멘톡시

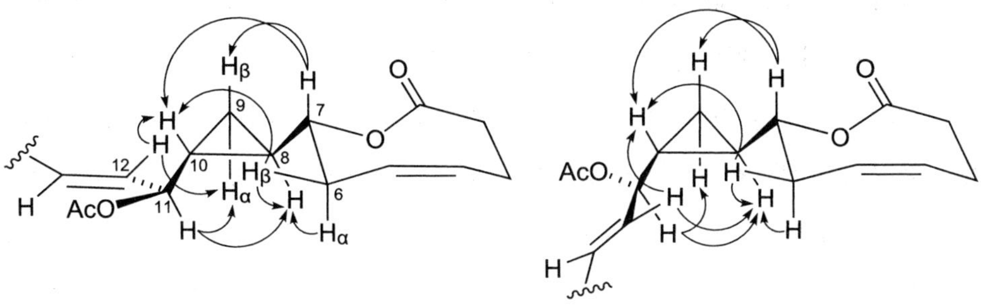

그림 4.26 NOESY 스펙트럼에서 솔란데락톤 E와 F 아세테이트의 NOE 상관관계

카보닐 클로라이드(menthoxycarbonyl, MC)와 반응시켜 비스멘톡시카보닐솔란데락톤 [bis(menthoxycarbony) solandelactone F]으로 구조를 변환시킨 후 다시 오존으로 분해하여 형성된 다이메틸-MC-말레이트(420)(dimethyl-MC-malate) 표준물질과 비교하여 역시 *S* 배열을 가짐을 확인하였다. 따라서 솔란데락톤 A(414)와 B(415)의 절대 배열은 각각 7*R*,8*R*,10*R*,11*S*,14*S*와 7*R*,8*R*,10*R*,11*R*,14*S*로 결정되었다.

14. 마이토톡신(maitotoxin)의 구조 결정

적조를 일으키는 와편모조 *Gambierdiscus toxicus*을 배양한 후 그 배양액을 여과하여 얻어진 미세조류들을 메탄올로 먼저 추출하고, 그 다음에 물과 메탄올의 1:1 혼합액으로 가열하여 추출하였다. 이렇게 얻어진 유기 조추출물을 20% 메탄올 수용액에 녹인 후 메틸렌클로라이드(methylene chloride, MC)로 추출하여 지방을 제거한 후에 *n*-뷰탄올로 다시 추출하였다. 이 추출액을 농축한 후 클로로폼/메탄올(7:3과 1:1)을 사용하여 실리카 칼럼 크로마토그래피를 실시한 후 다시 ODS(Fuji Gel Q3, 용출 용매: 메탄올 수용액)와 C8(Develosil, Nomura Chemicals, 용출 용매: 아세토나이트릴수용액) 칼럼 크로마토그래피를 사용하여 분리를 시도하였다. 최종적인 분리는 HPLC(TMS column, Develosil, aqueous 35% AcCN)를 반복적으로 사용하여 이루어졌다.

UV 스펙트럼에서 230 nm의 흡수 피크는 하나의 콘쥬게이션 다이엔기(conjugated diene)를 보여주었으며, IR 스펙트럼 분석결과 카보닐기는 전혀 존재하지 않음을 나타내었다. 음이온 FAB 질량분석 스펙트럼에서 분자 이온의 약한 피크가 대략 *m/z* 3,400

에서 나타났으며 *m/z* 3,300에서는 분자에서 설폰산 소듐(sodium sulfonate)이 떨어져 나간 것으로 여겨지는 매우 강한 피크가 나타났다. 그러나 이러한 정보와 함께 식중독 시구아라의 독성 물질 중의 하나로 분리된 마이토톡신의 구조는 다양한 2D NMR 실험에도 불구하고 NMR 신호들의 겹침으로 인하여 정확한 구조를 확인하기가 어려웠다. 따라서 화학 반응, 즉 먼저 $NaIO_4$와 반응시키고 그다음 $NaBH_4$로 반응시켜 마이토톡신을 A, B, C(탄소 9개의 작은 분자)의 3개 부분으로 나누었다(그림 4.27). 분해 산물인 A(421)와 B(422)는 각각 964와 2,328의 분자량을 가졌으며 이들의 구조는 2D NMR 실험에 의해서 확인되었다. 이들 3개의 분해 산물을 재조합한 마이토톡신의 분자식은 $C_{164}H_{256}O_{68}S_2Na_2$이었으며, 2개의 황산 에스터기(sulfate ester), 28개의 하이드록시, 32개의 에터 고리들로 구성되어 있다. 이 화합물의 고리들은 L/M, N/O를 제외하고 모두 트랜스로 접합되어 있었으며 곧은 사슬 부분인 C5-C14, C36-C37, C64-C66 및 C135-C139의 입체 구조는 결정되지 못하였다. 팔리톡신의 구조를 결정할 때 큰 역할을 한 오존 분해 반응도 화학적 분해에 있어서 중요한 수단이지만 이 경우에는 별로 도움이 되지 못하였다.

이 물질의 구조를 밝히는 데 가장 어려운 문제는 2D NMR에 나타난 크로스 피크들이 심하게 겹치는 것이었다. 이 문제를 해결하는 데 결정적인 역할을 한 것은 3D NOESY-HMQC 실험이었는데, 탄소 신호의 강도를 높이기 위해서 ^{13}C를 인위적으로 가하여 마이토톡신에 이 동위 원소의 비율이 적어도 5% 이상이 되었을 때 좋은 결과가 얻어졌다. 질량분석 기술 중에 CAD(collisionally activated dissociation) MS/MS도 NMR의 보조적인 수단으로 구조 결정에 많은 기여를 하였다.

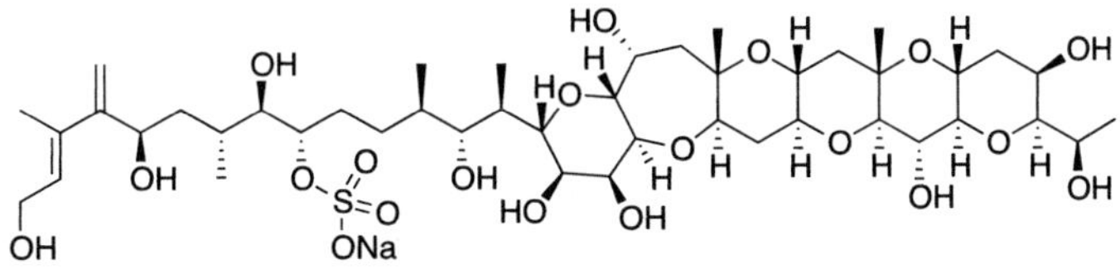

마이토톡신의 부분 A(421)

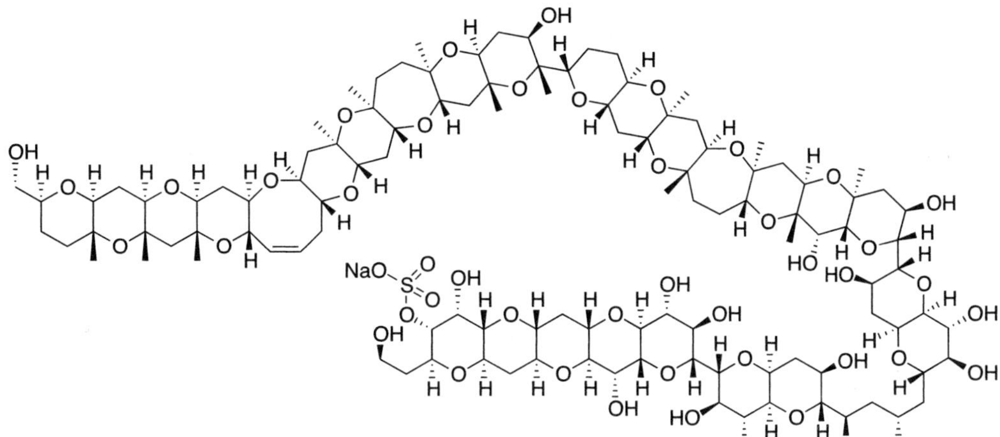

마이토톡신의 부분 B(422)

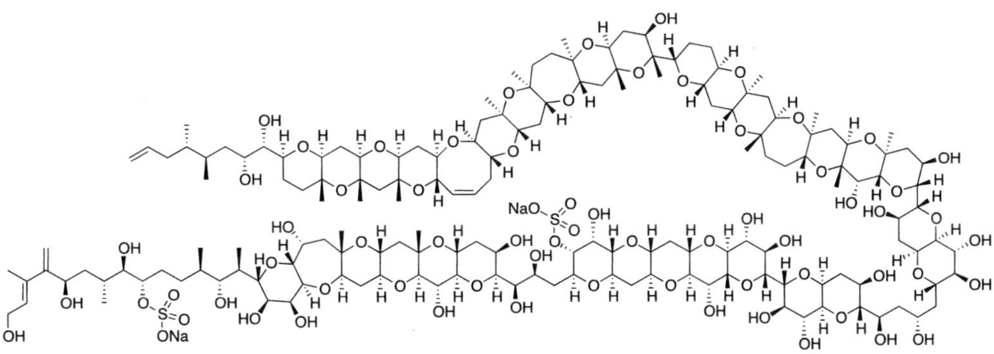

그림 4.27 마이토톡신의 화학 구조

5장

동적 천연물화학

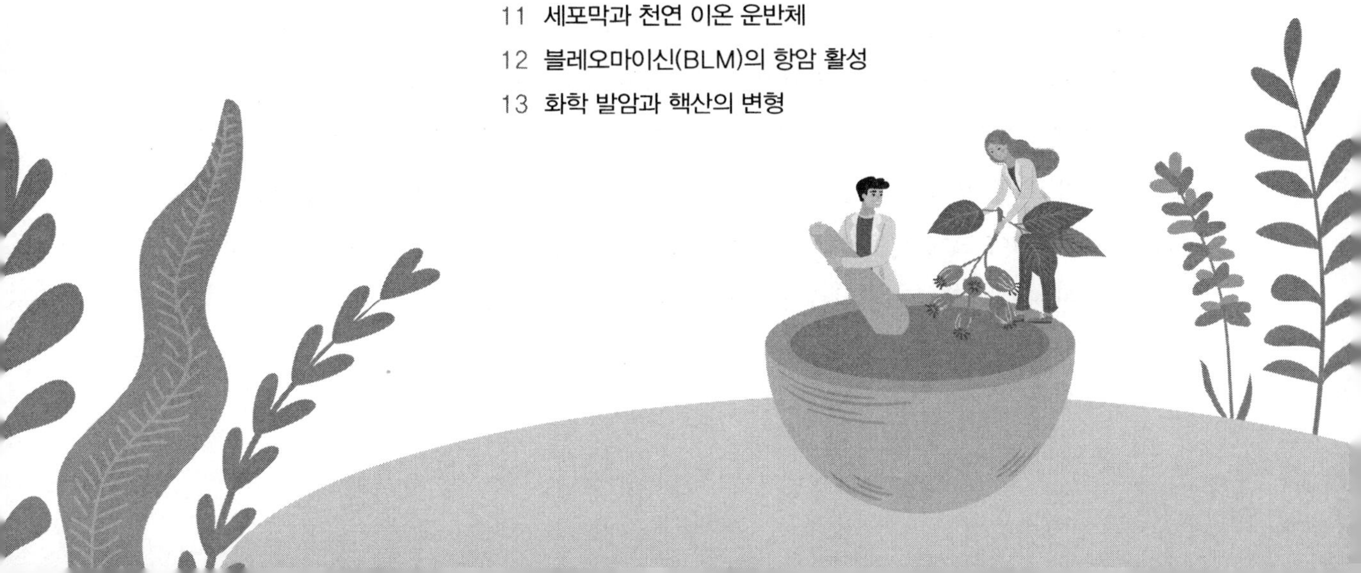

01 동적 천연물화학 개요

동적 천연물화학(動的天然物化學, dynamic natural products chemistry)은 천연물이 어떠한 과정을 통해서 만들어지고 또한 생리활성은 어떻게 나타나게 되는지 그 메커니즘을 분자 수준에서 추적하는 화학 분야이다. 즉 천연물의 분리, 구조 결정, 활성 탐색, 전합성 등의 전통적인 천연물화학에서 나아가 천연물의 생합성과 활성 발현이 어떻게 이루어지는 것인지를 밝히는 분야이다. 따라서 이 분야는 화학자들의 손을 기다리는 무궁무진한 보고라고 할 수 있다.

원래 유기화학에서 유기(有機, organic)라는 말은 사전적으로, 생명을 가지며 생명 유지에 필요한 기능을 갖춘 것을 의미한다. 1806년 당시에 베르셀리우스(J. J. Berzelius)도 유기 화합물을 명명하면서 이들은 생명체에 의해서만 만들어지는 것이라고 믿었다. 그러고 보면 유기화학은 천연물화학으로부터 시작되었다고 말할 수 있다. 그 후로 지금까지 자연계에 존재하는 천연물의 분리와 구조 결정이 활발하게 이루어졌다. 이전에는 최종적으로 합성을 통해 천연물의 추정 구조를 재현함으로써 구조 결정이 완결되었는데, 이 과정에서 새로운 유기화학 반응이 많이 발견되었다. 그리고 당시에는 구조 결정을 위해서는 많은 양의 시료를 요구했기 때문에 생리활성이 있거나 없거나 우선 다량의 천연물을 얻는 것이 필요했다.

제2차 세계대전 후에 다양한 분석 기기가 개발되었다. 이들의 등장으로 그동안 구조가 너무 복잡하여 합성을 통해서는 오랜 시간을 들여도 결정할 수 없었던 천연물의 구조를 하나씩 결정할 수 있게 되었다. 여기에 박차를 가한 것이 X선 회절이다. X선 회절에 의한 천연물의 구조 결정은 컴퓨터의 발달과 함께 급속히 진보하여 천연물화학의 발전에 큰 영향을 끼쳤다. 하지만 X선 회절이 만능은 아니어서 비결정 물질이나 불안정한 물질에는 무력했고, 초미량 활성 물질의 경우에도 큰 도움이 되지 못했다.

한편 천연물의 분리 과정은 시간과 노력을 많이 들이고도 드러나는 결과는 소박하기 그지없어서 크게 평가받지 못해왔다. 그러나 크로마토그래피나 전기이동 등 미량 물질의 분리 방법이 크게 진보를 거듭하면서 초미량 성분의 분리가 큰 주목을 받게 되었다. 이로 인해 생리활성 메커니즘의 추적이 가능해졌다고 해도 과언이 아니다.

역사적으로 유명한 미량 생리활성 물질로는 암컷 누에나방의 성페로몬인 봄비콜(bombykol)을 들 수 있다. 이것은 1959년에 부테난트(A. Butenandt, 1939 노벨 화학상)가 분리하여 구조가 결정되었는데, 50만 마리의 나방으로부터 12 mg의 유도체가 얻어졌고, 이것은 10^{-10} μg/mL의 농도에서도 활성을 나타냈다. 곤충의 탈피 호르몬인 엑디손(ecdyson)의 추출도 함께 이루어져 1954년에 500 kg의 누에 번데기로부터 25 mg의 엑디손 결정이 얻어졌다. 미량이었기 때문에 화학적 방법만으로는 구조를 결정할 수 없었는데 마침내 1965년에 X선에 의해 구조가 결정되었다. 이때 중금속 원자를 사용하지 않고 X선 해석이 이루어졌기 때문에 주목을 받았다. 이후 미량으로 구조를 결정하는 연구가 더욱 발전하여 1967년에는 300 μg을 가지고도 유충 호르몬(juvenile hormone)의 구조를 결정하였다. 하지만 분리 기술과 분석 기기가 발전하였음에도 아직 곤충의 촉각이나 동물의 미각이 갖는 예민함에는 미치지 못한다. 또한 다량의 유사 물질이 존재하는 곳에서 특정의 미량 성분을 분리해낸다는 것은 현재도 지극히 어려운 일이다.

천연물화학은 1960년대에 구조 결정 연구의 큰 발전을 이루고, 1970년대에는 천연물 합성 연구의 꽃을 활짝 피웠다. 종전의 천연물 합성은 구조 결정의 한 단계로서 불완전한 부분을 채워주기 위한 목적이었고, 그것도 입체 특이적 반응은 아니었으므로 카이랄 탄소가 많은 화합물의 합성은 불가능에 가까웠다. 1970년대에 이르러 유기금속 화합물을 비롯한 다양한 입체 특이적 합성 시약과 합성 기술이 개발되어 카이랄 탄소가 많은 화합물의 합성도 가능해졌다. 당시의 최고 업적을 꼽으라면 무엇보다 1973년에 우드워드(R. B. Woodward, 1965 노벨 화학상), 에센모저(A. Eschenmoser) 등에 의한 비타민 B_{12}의 전합성을 들 수 있다. '예술이다'라고 할 만한 비타민 B_{12}의 고난도 합성이 비록 실용적인 연구는 아니었지만 다른 화학자에게 미친 영향은 상상 이상이다. 또한 이 합성의 도중에 발견된 우드워드-호프만(Woodward-Hoffmann) 법칙은 일본의 후쿠이 켄이치(Kenichi Fukui, 1981 노벨 화학상) 교수의 프론티어 오비탈(frontier orbital) 이론과 더불어 화학 역사에 길이 남을 위업이다. 이후에 코리(E. J. Corey, 1990 노벨 화학상) 교수에 의한 프로스타글란딘류의 실용적 합성법은 복잡한 천연물의 합성을 실용의 단계로 접어들게 하였다.

초미량 물질의 구조 결정과 복잡한 구조의 합성법이 최고조에 오른 1980년대 이후 천연물화학은 어떤 방향으로 발전해 왔을까? 물론 이 두 분야만 하더라도 아직 흥미로운 연구 주제들이 산적해 있지만, 상대적으로 정적인 이들 연구로부터 동적인 연구 분야로 발전하고 있다. 이에 따라 활성 물질의 구조와 활성 발현의 관련성 연구가 괄목할 성장을 이루었지만, 여전히 분자 수준의 활성 발현 메커니즘에 대해서는 블랙박스에 싸여있는 것이 많다.

활성 물질의 구조 → 블랙박스 → 활성 발현

이 분야의 발전이 더딘 것은 무엇보다도 메커니즘 연구 자체가 어렵기 때문이기도 하지만 그동안 연구자들이 구조 결정과 전합성의 화려함과 흥미로움에 사로잡혀서 동적 연구로의 발디딤하기를 주저한 까닭이기도 하다. 이미 오래전부터 생물학은 분자생물학, 생물물리학으로 발전하였고 천연물화학을 뛰어넘어 전자 수준에서의 연구와 유전 공학에서 엄청난 진보를 이루었다. 또한 특이적 효소 반응과 분자 인식, 엽록체의 광반응과 전자전달계 등 생체 반응의 특이성과 기능성을 흉내내려는 생체모방 화학(biomimetic chemistry)도 크게 발전하였다. 하지만 이처럼 자연을 흉내내는 모델 연구가 아닌 자연계 자체의 짜임새를 우선 분자 수준에서 이해하고 그 위에 인공적 발전을 도모하는 편이 자연 현상을 이해하는 가장 빠른 길이 아닐까? 그런 점에서 '급할수록 돌아가라'라는 오래된 격언과도 일맥상통한다.

<table>
<tr><td colspan="3">생물학, 분자생물학, 생화학</td></tr>
<tr><td>구조 천연물화학</td><td rowspan="2">동적 천연물화학</td><td rowspan="2">생체모방 화학</td></tr>
<tr><td>합성 천연물화학</td></tr>
<tr><td colspan="3">유기합성 화학, 물리유기화학</td></tr>
</table>

다시 말해 동적 천연물화학은 주로 생리활성 천연물의 활성 발현 메커니즘을 분자 수준에서 추적하는 분야이다. 이 장에서는 생합성 과정의 특이적 사례(02, 03절)를 포함하여, 활성의 어느 점에 주목하느냐에 따라 분자 간 인식(04~06절), 단수명 생체 물질(07, 08절), 생체 기능 물질(09~11절), 활성 발현의 분자 메커니즘(12, 13절)으로 구분하여 각각 몇 가지의 예를 들었다. 이러한 구분은 오로지 문제를 바라보는 방향에

의한 것일 뿐 본질적인 차이가 있는 것은 아니다. 예를 들면 프로스타글란딘은 그 기능으로 보면 생체 기능 물질이며, 안정성 면에서는 단수명 생체 물질이고, 세포막과는 특이적 분자 간 인식을 나타낸다.

02 폴리아이소프레노이드의 생합성

생합성은 동적 천연물화학 가운데서도 가장 일찍 연구된 분야이다. 초기에는 루지치카(L. Ruzicka, 1939 노벨 화학상)의 아이소프렌 규칙과 로빈슨(R. Robinson, 1947 노벨 화학상)의 생물발생설(biogenesis) 이론에 기초한 가상적인 골격 맞추기에서 시작하였지만, 점차 실증적인 생합성(biosynthesis)이 주류를 이루게 되었다. 생합성 연구는 방사성 동위원소에 의한 추적자 실험에 많은 신세를 졌다. 대표적인 것이 블로흐(K. E. Bloch, 1964 노벨 생리의학상)에 의해 시작된 메발론산으로부터 콜레스테롤의 생합성 경로이다. 또한 입체화학 연구의 발전으로 메틸렌 수소의 *proR*, *proS* 구별과 메틸기의 3개의 수소 구별이 가능하게 되었고, ^{13}C NMR을 이용한 생합성 경로의 해석법도 추가되었다. 포피린 골격의 생합성 경로에 대한 배터스비(A. R. Battersby)와 스콧(A. I. Scott)의 논쟁도 유명하다. 여기에서는 생합성 과정에서 나타나는 효소의 기질 특이성과 *t*RNA에 독특한 경로로 도입되는 뉴클레오사이드 Q에 대해 천연물화학 관점에서 살펴 본다.

1. 아이소프레노이드의 진화적 기원

생물은 두 가지 방식으로 C_2 단위를 반복적으로 이어나감으로써 소수성 분자를 만든다. 이는 각각 지방산과 아이소프레노이드(isoprenoids)의 생합성인데, 이 두 가지의 탄소 사슬 성장 방식을 대비해 보는 것은 흥미로운 일이다.

지구상에 처음으로 생명체가 탄생하기 위해서는 적어도 수용액계를 내부에 가지면서 바깥과 구분 짓는 형태가 필요했을 것인데, 소수성 분자가 맡은 원시적 역할은 이를 위한 막을 형성하는 것이다. 생체막으로서 기능하기 위해서는 친수성과 소수성을 둘 다 갖는 양친매성 분자의 유동성 집합체 구조가 적당한데, 그 소수성 부분으로 지방산의 알킬 사슬이 선택되었다. 그러나 이와 같은 유동적인 세포막은 구조적으로 취약하므로 그 바깥쪽에 다당 구조의 튼튼한 세포벽을 만들어 안정화하였다. 이것이 바로 세균의 출현이다.

세포벽을 구축하려면 세포 내에서 만들어진 당이 지질로 된 세포막을 통과해서 바깥쪽으로 운반되어 나와야 하는데, 이때 '아이소프레노이드'가 등장해서 동적인 기능을 수행한다. 그것은 긴 사슬(C_{55})인 *Z*, *E* 혼합형의 운데카프레놀(undecaprenol) 인산 에스터로, 당 뉴클레오타이드에서 당을 얻어서 글리코사이드 결합이 활성화된 상태로 세포막의 밖으로 이동하여 세포벽의 다당 사슬을 늘려준다. 이 글리코실기를 받아서 넘겨주는 반응은 세포막에 결합한 효소에 의해 촉진된다. 즉, 이 운데카프레놀 인산은 글리코실화 효소 반응에서 당을 이동시키는 보조효소의 역할을 담당하고 있어서, '당 운반자(carrier) 지질'로 불린다. 그림 5.1에 이 반응을 나타냈다.

테르펜과 스테로이드라는 2차 대사 물질을 만들지 않는 하등 생물에서도 이와 같이 폴리아이소프레노이드가 생체막의 형성에 매우 중요한 역할을 한다는 것은 아이소프레노이드 합성의 진화적 기원을 넘어 다양한 기능성을 암시하고 있다. 또한 포유류는 세균보다 2배나 긴 사슬의 돌리콜(dolichol)을 갖는데 생합성적으로 공통의 기원임을 시사하는 *Z*, *E* 혼합형 구조를 가지며, 당단백질의 생합성에서 당의 운반자로서 작용하는 것도 세균의 경우와 닮았다.

진핵생물에서는 유비퀴논이 널리 존재하는 반면, 세균에서는 메나퀴논이 발견된다(그림 5.2). 어느 것이나 모두 *E*형의 폴리프레닐 곁사슬을 갖고 있으므로 이것도 아이소프레노이드이다. 이들 곁사슬의 역할은 분명하지 않지만, 퀴논 고리가 생체막과 상호작용하여 원활히 전자전달계의 구성 인자로 기능하도록 막과의 친화성을 유지하는 것으로 생각된다. 폴리아이소프레노이드는 어느 것이나 막과 관련을 맺고 있는데, 이로써 이들을 다양하게 진화한 아이소프레노이드의 선조라 여기고 있다.

생물이 다양해짐에 따라 아이소프레노이드 사슬의 이중 결합과 메틸기에 이런저런 변화가 생기는데, 고리화 반응 또는 산화 환원 반응에 의한 이차 대사산물의 출현이 그것이다. 본 절에서는 이들에 대한 전반적인 설명은 생략하고 생물 전반에 걸쳐 공통적으로 중요한 폴리아이소프레노이드의 생합성, 즉 탄소 사슬의 성장 과정을 소개한다.

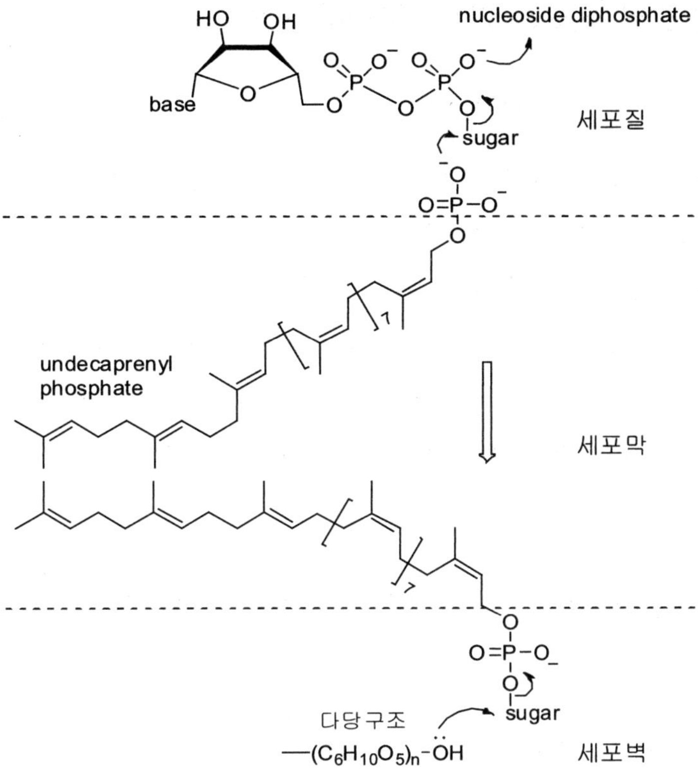

그림 5.1 당 운반자 지질의 기능

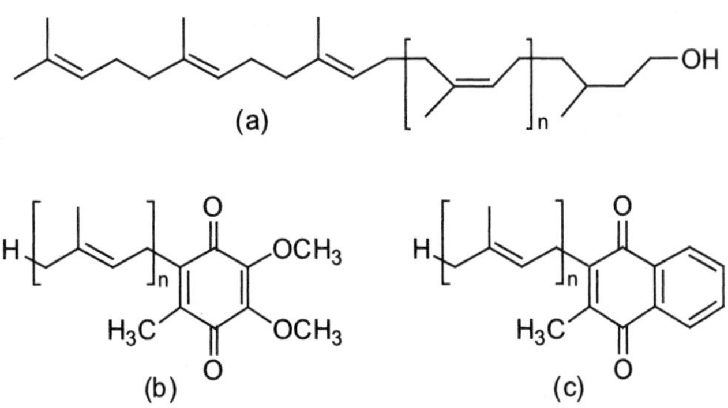

그림 5.2 운반자 지질. (a) 돌리콜-n (n=13~18), (b) 유비퀴논-n (n=6~10), (c) 메나퀴논-n (n=6~10)

2. 프레닐 전달 효소에 의한 입체화학 반응

1) C_{15}와 C_{20}까지의 사슬 성장

아이소프레노이드 사슬의 성장은 그림 5.3에 나타낸 것처럼 아세틸 CoA로부터 메발론산을 거쳐 생성되는 아이소펜테닐파이로인산(IPP)과 이것의 이성질화로 만들어진 다이메틸알릴파이로인산(DMAPP)의 축합 중합 반응으로 이루어진다. 이 사슬 성장 반응의 촉매는 일반적으로 프레닐 전달 효소로 불리는데, 이 중에서 연구가 가장 많이 이루어진 것은 전체가 *E*형인 파르네실파이로인산(FPP)의 합성 효소이다. 이 FPP 효소는 스테로이드 생합성의 앞 단계를 담당하는 것으로 리넨(F. Lynen, 1964 노벨 생리의

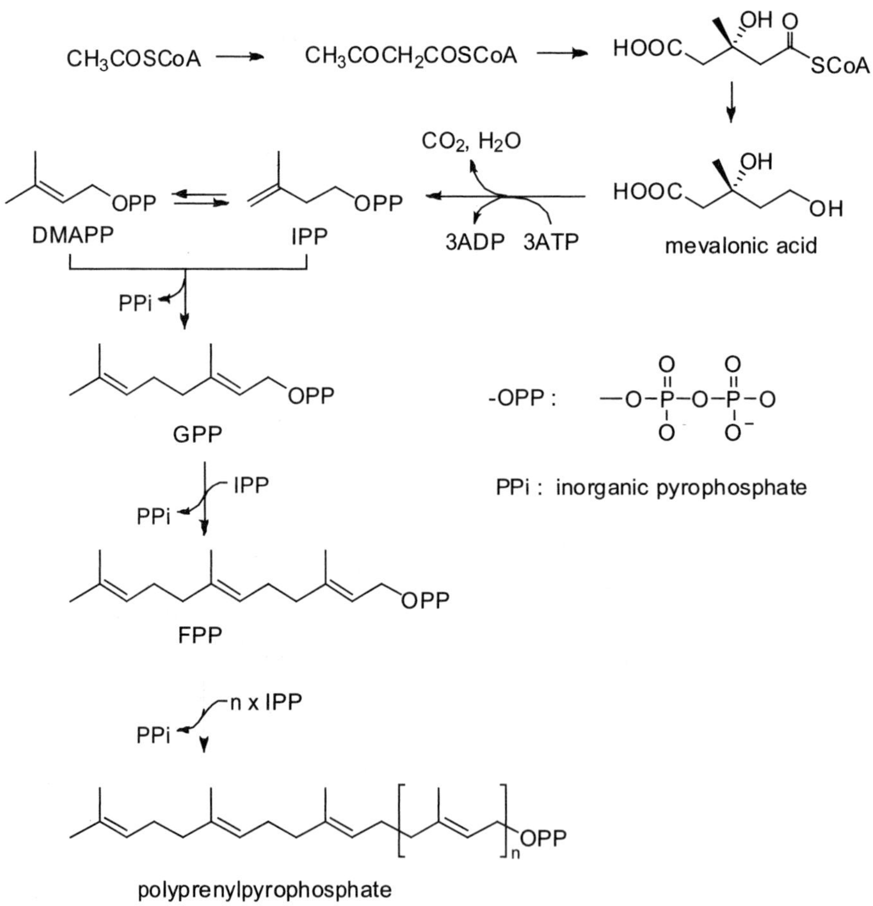

그림 5.3 아이소프레노이드 사슬의 성장 반응

학상)에 의해 처음으로 효모의 추출액으로부터 발견되었다. 이후 FPP 효소는 널리 동식물로부터 분리 정제되었고, 이어서 스테로이드를 합성하지 않는 세균으로부터도 분리되었다. 따라서 FPP는 모든 생물의 공통적인 대사 물질이라고 말할 수 있다. 즉, 어떤 종류의 생물로부터 분리된 FPP 효소라도 $C_5 \rightarrow C_{10} \rightarrow C_{15}$의 탄소 사슬 성장 반응을 통해 전체가 *E*형인 FPP를 만들어낸다.

고등 식물은 세스퀴테르펜(C_{15})보다 긴 사슬의 다이테르펜(C_{20})이나 카로틴류(C_{40}) 등도 합성하기 때문에 C_{20}까지의 사슬 성장도 중요하다. 세토(S. Seto) 등은 호박에서 FPP 합성 효소와 제라닐제라닐파이로인산(GGPP) 합성 효소를 각각 분리하였는데, 후자는 $C_{15} \rightarrow C_{20}$의 반응뿐만 아니라 $C_5 \rightarrow C_{10} \rightarrow C_{15} \rightarrow C_{20}$의 반응에 연속적으로 작용하여 모두 *E* 형인 GGPP를 만든다. 따라서 식물에서 C_{20}까지의 사슬 성장은 FPP 합성 효소에만 의존하지 않고 GGPP 합성 효소에 의해서도 C_5로부터 한 번에 만들어지는 것을 알 수 있다. 이 두 가지 사슬 성장은 독립적이어서, FPP 합성 효소의 활성은 호박 종자의 휴면, 발아, 성장과 더불어 감소하지만, GGPP 합성 효소의 활성은 거꾸로 현저하게 증대한다. 이 두 가지 효소는 서로 비슷한 반응에 작용하는데도 FPP 합성 효소는 활성화 인자로서 Mg^{2+} 이온이 필요하고, GGPP 합성 효소는 Mn^{2+} 이온을 이용한다.

$C_5 \rightarrow C_{10} \rightarrow C_{15}$ (FPP 합성 효소)

$C_5 \rightarrow C_{10} \rightarrow C_{15} \rightarrow C_{20}$ (GGPP 합성 효소)

이들 연속 반응이 어떤 인자에 의해 정지되는지가 관심이었는데, 기질을 이렇게 저렇게 바꾸어가면서 조사해 본 결과 효소는 생성물의 탄소 사슬의 크기를 인식하는 것으로 밝혀졌다. 예를 들면 호박의 FPP 합성 효소는 그림 5.4처럼 (A) 형태의 기질 중 n=4까지의 것은 두 번 축합을 반복하여 (C)까지 합성하지만, n=5~9의 것들은 한 번 축합하고는 (B)에서 정지한다. n=9보다도 긴 것은 기질로 작용하지 않는다. GGPP 합성 효소의 반응에서는 n=7까지의 (A)가 두 분자의 IPP와 축합해서 C_{21}까지의 화합물이 만들어지지만, 그 이상의 긴 사슬은 만들어지지 않는다.

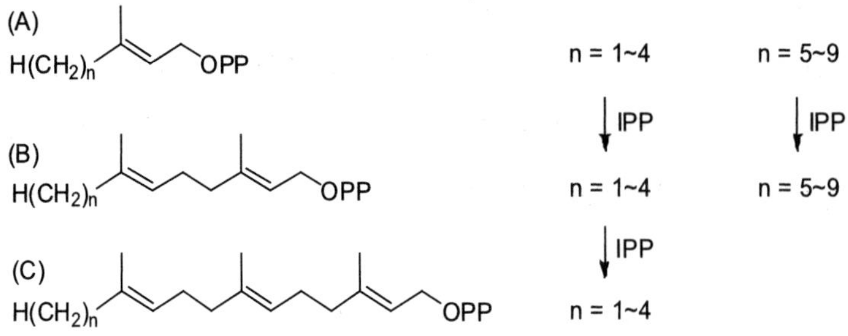

그림 5.4 호박의 FPP 합성 효소에 의한 반응

2) C_{25} 이상의 *E*형 사슬 성장

카로틴류를 합성하는 노란색 세균(*Micrococcus luteus*)에 GGPP 합성 효소가 있다는 것은 오래전부터 알려져 왔는데, 이 균에서 C_{45}까지의 *E*형 축합을 촉매 작용하는 솔라네실파이로인산 합성 효소가 분리되었다. 하지만 이 효소의 기질 특이성을 조사해보니 의외로 C_5의 DMAPP는 중합 개시 기질(프라이머)로써 작용하지 않으며, C_{10}의 제라닐파이로인산(GPP)이 첨가되어야 개시되었다. 즉, 이 효소에는 사슬 성장 과정의 시작 단계인 $C_5 \rightarrow C_{10}$ 반응의 촉매 기능은 결핍되어 있다. 이는 C_{45}까지 사슬이 성장하는 데 적어도 C_{10}의 프라이머를 공급하기 위한 별도의 효소가 필요하다는 것을 의미하며, 실제로 $C_5 \rightarrow C_{10}$ 반응을 촉매하는 GPP 합성 효소가 같은 세균으로부터 분리되었다. 따라서 C_5로부터 C_{45}까지의 사슬 성장은 적어도 두 종류의 프레닐 전달 효소에 의존한다. GPP 합성 효소는 모노테르펜의 생합성을 관장하는 것으로 고등 식물에 존재할 것으로 예상되었지만, 의외로 식물에서는 발견되지 않았고 세균에서 폴리프레닐체의 생합성에 관여하는 것이 발견되었다.

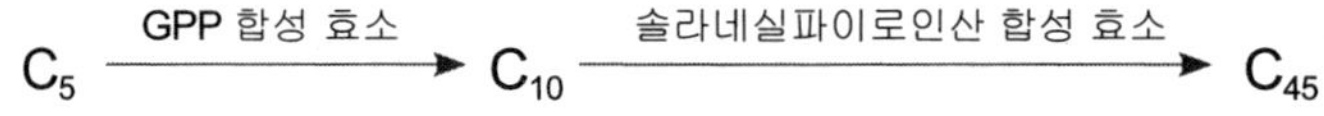

고초균(枯草菌, *Bacillus subtilis*)은 스테로이드도 카로티노이드도 만들지 않고, C_{35}인 곁사슬 메나퀴논-7을 만든다. 여기서 숫자 7은 메나퀴논의 곁사슬 길이가 아이소프렌 단위로 7, 즉 C_{35}인 것을 나타낸다. 이 세균으로부터는 C_{35}까지의 *E*형 축합에 작용하는 헵타프레닐파이로인산 합성 효소가 분리되었는데, 이 효소의 프라이머(primer)는

DMAPP도 GPP도 아니고, 전체가 *E*형인 FPP 또는 GGPP이다. 즉, 이 효소는 C_5로부터 C_{15}까지의 사슬 성장에는 관여하지 않고, 오로지 C_{15} 이상의 알릴성 기질을 프라이머로 사용하여 C_{35}까지의 *E*형 축합체를 만든다. 따라서 전체가 E형인 C_{35} 사슬 성장에는 적어도 2종류의 프레닐 전달 효소가 관여한다. 이 세균으로부터 짧은 사슬 부분의 사슬 성장에 관여하는 효소도 두 종류 분리되었는데, $C_5 \rightarrow C_{10} \rightarrow C_{15}$ 반응과 $C_5 \rightarrow C_{10} \rightarrow C_{15} \rightarrow C_{20}$ 반응에 각각 작용하는 FPP 합성 효소와 GGPP 합성 효소이다. 카로티노이드가 없는 고초균에 GGPP 합성 효소가 존재한다는 것은 의외이다. 또한 FPP 합성 효소는 뒤에 서술한 것과 같이 같은 세균에 존재하는 C_{55}까지의 *Z*형 축합을 촉매하는 효소에게 프라이머를 공급한다.

3) 메나퀴논의 생합성

고초균의 헵타프레닐파이로인산 합성 효소가 전체 *E*형인 C_{35}의 프레닐파이로인산을 단일 생성물로 만든다는 점과 이 세균이 만드는 메나퀴논 곁사슬도 C_{35}라는 사실로부터 이 효소가 메나퀴논-7의 생합성에 관여하는 효소라고 이론의 여지 없이 판단할 수 있다. 즉, 고초균의 메나퀴논 곁사슬 구조는 이 세균이 갖는 사슬 성장 효소의 특성이 그대로 반영된 것이다.

그러나 노란색 세균(*M. luteus*)으로부터 분리된 솔라네실파이로인산 합성 효소의 생성물 사슬 길이가 이 세균이 만드는 메나퀴논 곁사슬의 길이와 반드시 일치하지는 않는다. 이를 검토하기 위해 이 효소 반응을 다양한 조건에서 수행한 결과 반응 생성물의 사슬 길이가 반응 중에 필수 인자로서 첨가되는 Mg^{2+} 이온의 농도에 의해 현저하게 변화하는 것이 밝혀졌다. 표 5.1에 나타낸 것처럼 Mg^{2+}의 농도가 20 mM일 때 생성물의 사슬 길이가 C_{40}과 C_{45} 두 가지인데, 0.5 mM일 때는 C_{45}가 생성되지 않고 C_{25}, C_{30}, C_{35}, C_{40}이 생성되었다. 게다가 0.1 mM에서는 C_{40}도 생성되지 않았다. 즉, Mg^{2+}의 농도가 낮아지면 사슬의 길이가 짧은 쪽으로 이동하였다. 이러한 사실은 지금까지 프레닐 전달 효소에 대해 알고 있던 상식과 다른 것이어서, 메나퀴논이나 유비퀴논의 곁사슬은 그 생물이 갖는 *E*형 긴 사슬 프레닐파이로인산의 합성 효소의 특이성이 반영된 것이라는 견해에 의문이 생겼다. 그래서 메나퀴논의 생합성에서 방향족 고리에 폴리프레닐기가 도입되는 반응의 기질 특이성을 비교 조사해 보았다.

표 5.1 솔라네실파이로인산 합성 효소 반응에서 Mg^{2+} 이온 농도와 반응 생성물의 사슬 길이와의 관계

Mg^{2+} 농도 (mM)	생성물의 사슬 길이(생성량 몰비)
0.1	C_{25}, C_{30}, C_{35} (3 : 2 : 1)
0.2	C_{25}, C_{30}, C_{35}, C_{40} (1 : 1 : 3 : 1)
0.5	C_{25}, C_{30}, C_{35}, C_{40} (2 : 2 : 6 : 1)
2.0	C_{35}, C_{40}, C_{45} (2 : 8 : 1)
5.0	C_{35}, C_{40}, C_{45} (1 : 12 : 3)
20.0	C_{40}, C_{45} (7 : 3)

메나퀴논의 생합성에는 1,4-다이하이드록시-2-나프토산의 카복실기가 프레닐기에 의해 치환되는 과정이 포함된다. 이 반응에 작용하는 노란색 세균의 효소의 기질 특이성을 조사한 결과, C_5인 DMAPP와 C_{10}인 GPP는 어느 것이나 프레닐화 기질로 작용하지 않고, C_{15}부터 C_{45}에 걸친 모든 *E*형 프레닐파이로인산이 기질로 작용하여 각각 대응하는 다이메틸메나퀴논을 생성하는 것을 알았다(그림 5.5). 따라서 메나퀴논 곁사슬은 프레닐화 효소의 기질 특이성에 의해 결정되는 것이 아니라 세포 내에서 합성되는 프레닐파이로인산의 분포가 반영되는 것으로 생각된다. 이 세균의 메나퀴논 곁사슬의 분포는 $C_{40} \gg C_{35} > C_{45}$인데, 이것은 Mg^{2+} 이온 농도가 2 mM일 때 솔라네실파이로인산 합성 효소의 생성물 사슬 길이의 분포와 유사하다.

노란색 세균의 변이체인 B-P26 균주는 C_{30} 곁사슬인 메나퀴논-6만을 갖는다. 그러

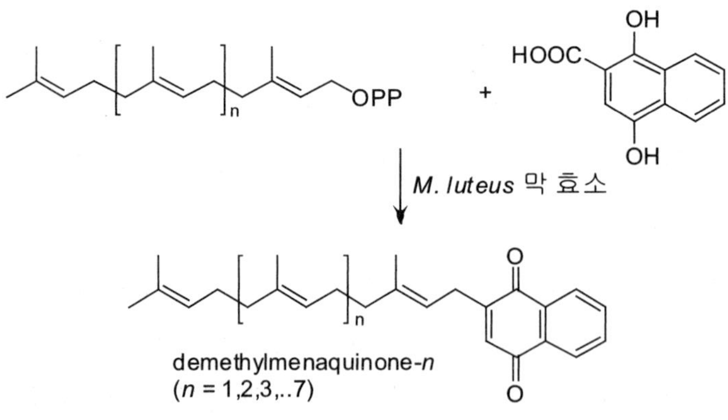

그림 5.5 메나퀴논으로부터 다이메틸메나퀴논의 합성

면 이 균주에는 C_{30}의 프레닐파이로인산의 합성에 특이적인 효소가 있는 것일까? 아니면 앞서 설명한 것처럼 Mg^{2+} 이온 농도에 따라 생성물이 달라지는 솔라네실파이로인산 효소가 있는데, 이것이 세포 내 특정의 조건에서 C_{30}의 생성물만을 만들었기 때문일까? 이 점을 분명히 하기 위해 노란색 세균 B-P26 균주의 프레닐 전달 효소를 연구한 결과, 이 균체에서 분리한 효소는 Mg^{2+} 이온 농도가 낮을 때는 C_{25}와 C_{30}을, 높을 때는 C_{30}만을 만들지만 아무리 Mg^{2+} 이온 농도를 올려도 생성물의 사슬 길이는 C_{30}을 넘지 않았다. 따라서 이 효소는 앞서 말한 솔라네실파이로인산과는 다르므로 헥사프레닐파이로인산 합성 효소로 부르는 것이 마땅하다. 헥사프레닐파이로인산 합성 효소도 역시 DMAPP를 프라이머 기질로 삼지 않는다.

이와 같이 세균의 프레닐 전달 효소에 관한 연구로부터, C_{25} 이상의 전체 *E*형 긴 사슬 프레닐파이로인산 합성 효소마다 최대한 도달할 수 있는 사슬 길이가 정해져 있고, 생성물은 Mg^{2+} 이온 농도에 따라 다양하게 변한다는 것이 밝혀졌다. 또한 이들 긴 사슬 프레닐파이로인산 합성 효소는 공통적으로 C_5인 DMAPP를 기질로 사용하지 않는다.

4) *Z*, *E* 혼합형 폴리프레놀의 생합성

앞서 설명하였듯이 C_{55}인 프레닐 생성물은 세균에서 매우 중요한 기능을 담당한다. 그런데 이 폴리프레닐 사슬은 *Z*, *E* 혼합형이기 때문에, C_{55}까지 성장하는 동안 적어도 *E*형과 *Z*형의 축합을 각각 담당하는 2종류의 효소가 있던가, 2가지의 활성 중심을 갖는 복합 효소가 관여하는 것이 예상된다. 노란색 세균에 C_{50} 이상의 사슬 성장 효소가 존재한다는 것은 오래전부터 알려졌는데, 마침내 알렌(C. M. Allen)이 유산균(*Lactobacillus plantarum*)의 일종으로부터 운데카프레닐파이로인산 합성 효소를 분리하여 그 기능을 밝혔다. 이 효소는 전체 *E*형의 FPP를 프라이머 기질로 사용하여 여기에 8분자의 IPP를 오로지 *Z*형으로 축합시켜서 C_{55}의 *Z*, *E* 혼합형 운데카프레닐파이로인산을 합성한다(그림 5.6). 이후에 같은 효소가 노란색 세균(*M. luteus*)과 유산균(*B. subtilis*)으로부터도 분리되어 기질 특이성을 비롯한 여러 가지 성질이 연구되었다. 어느 쪽 효소이거나 IPP의 C-2 위치 *proS* 수소의 제거와 *Z*형 축합만을 촉매하며 C_{15}까지의 *E*형 축합 기능은 갖고 있지 않기 때문에 *E*형의 FPP는 다른 효소에 의해 합성되지 않으면 안 된다. 이 FPP 합성 효소는 스테로이드 합성 기능을 갖는 효모나 진핵생물의 효소에서와 마

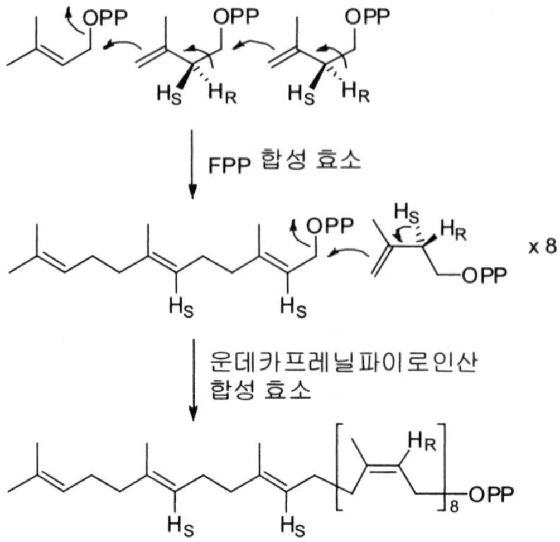

그림 5.6 운데카프레닐파이로인산 합성 효소의 작용

찬가지로, Mg^{2+} 이온 존재하에 IPP의 C-2 위치 *proR* 수소 제거와 함께 *E*형 축합을 일으켜서 $C_5 \rightarrow C_{10} \rightarrow C_{15}$의 연속적 반응에 촉매로 작용한다. 그런데 이 효소는 특이하게도 계면활성제(Triton X-100 또는 Tween 80) 또는 K^+나 NH_4^+와 같은 1가 양이온에 의해 크게 활성화되는 등 진핵생물의 세포에서는 볼 수 없는 성질을 나타낸다. 이러한 계면활성제나 1가 양이온에 의한 활성화는 운데카프레닐파이로인산 합성 효소에서 한층 두드러지는데, 같은 세균으로부터 분리된 것이라도 헵타프레닐파이로인산 합성 효소와 GGPP 합성 효소에서는 나타나지 않는다. 또한 운데카프레닐인산이 세포막과 상호작용하면서 당 운반자 지질로서 작용할 때의 효소 반응도 K^+, NH_4^+ 및 계면활성제가 존재하면 크게 활성화되는 것이 알려졌다. 이런 결과들로부터 GGPP 합성 효소와 헵타프레닐파이로인산 합성 효소는 세포 내에 녹아 있는 상태로 기능을 나타내지만, FPP 합성 효소와 운데카프레닐인산 합성 효소는 세포막에 붙어 있는 상태로 C_5에서 C_{55}까지의 *Z*, *E* 혼합형 사슬 성장 반응을 능률적으로 촉매 작용하여 당 운반자 지질을 생합성하는 것으로 생각된다. 정제된 운데카프레닐인산 합성 효소는 계면활성제 의존성이 매우 커서, 이게 없으면 전혀 촉매 기능을 발휘하지 않는다.

고초균으로부터 분리된 4종의 프레닐 전달 효소와 2가지의 큰 아이소프레노이드, 즉 당 운반자 지질과 프레닐퀴논(메나퀴논-7)의 생합성 관계를 그림 5.7에 나타냈다. 스

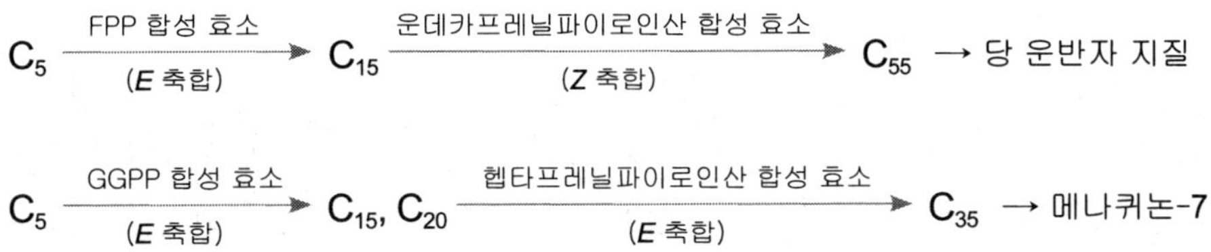

그림 5.7 고초균의 프레닐 전달 효소 시스템

테로이드나 카로티노이드를 모두 갖지 않는 세균이 이와 같은 사슬 성장 효소계를 이미 갖고 있다는 사실은 아이소프레노이드 생합성계의 기원과 관련하여 흥미롭다.

GGPP 합성 효소의 존재는 그 의미하는 바가 크다. 특히 돼지의 간장에도 GGPP 합성 효소가 존재하며, 이것은 앞서 설명한 세균이나 식물에서의 효소와는 달리 $C_{10} \rightarrow C_{15} \rightarrow C_{20}$의 반응을 촉매하는 것이 밝혀졌다. 카로티노이드나 다이테르펜을 합성하지 않는 포유류에도 GGPP 합성 효소가 존재하는 것은 동물에서 중요한 긴 사슬 아이소프레노이드의 생합성에 관여하기 때문이다.

5) 생합성의 입체화학 메커니즘

몇 가지 프레닐 전달 효소를 분류하여 정리하면 표 5.2와 같다. 이외에 *Z*형의 돌리콜이나 *Z*형의 FPP를 합성하는 효소가 알려져 있지만 촉매 기능이 명확히 밝혀지지 않았다.

FPP 합성 효소에 의한 IPP와 이성질 IPP의 반응은 콘포스(J. W. Cornforth) 등에 의한 입체화학 연구를 통해 그림 5.8과 같이 밝혀졌다. IPP의 2번 위치 수소 제거에 관한 입체화학은 다양한 예를 통해서 연구되었지만, IPP의 이중 결합에 대한 결합 방향을 포함하여 전체적인 입체화학이 밝혀진 것은 돼지 간장 효소의 경우가 유일하다. IPP 이성질화 효소의 반응에서는 모두 *proR*의 수소가 제거되며, 양성자화에 의해 생성되는 DMAPP의 메틸기는 $-CH_2OPP$기와 트랜스 관계를 나타낸다. 이것은 가역 반응이며 평형에 도달해도 이 입체 관계는 유지된다.

*E*형의 사슬 성장에서 촉매로 작용하는 프레닐 전달 효소는 생성물의 사슬 길이나 분리된 효소의 근원 생물과 상관없이, 모두 IPP의 2-*proR* 수소를 제거한다. 메발론산 투여에 의한 생체 실험에서는 IPP의 2-*proR*에 해당하는 수소(메발론산의 4-*proS* 수소)가

표 5.2 프레닐 전달 효소의 종류와 기능

효소명[a]	최단 사슬 프라이머	최장 사슬 생성물	생성 이중 결합	IPP에서 제거되는 수소	효소원
제라닐PP 합성 효소	C_5	C_5	*E*	*proR*	*M. luteus*
파르네실PP 합성 효소	C_5	C_{15}	*E*	*proR*	돼지 간장, 닭의 간, 호박, 효모, 피마자, *B. subtilis*
제라닐제라닐PP 합성 효소 I	C_5		*E*	*proR*	*M. luteus, B. subtilis*, 호박, 토마토
제라닐제라닐PP 합성 효소 II	C_{10}	C_{20}	*E*		돼지 간장
제라닐제라닐PP 합성 효소 III	C_{15}	C_{20}	*E*	*proR*	*B. subtilis*
헥사프레닐PP 합성 효소 I	C_{15}	C_{30}	*E*	*proR*	*M. luteus B-P26*
헵타프레닐PP 합성 효소 I	C_{15}	C_{35}	*E*	*proR*	*B. subtilis*
솔라네실PP 합성 효소 I	C_{10}	C_{45}	*E*	*proR*	*M. luteus*
운데카프레닐PP 합성 효소 I	C_{15}	C_{55}	*Z*	*proS*	*L. plantarum, M. luteus, B. subtilis*
고무 합성 효소 I			*Z*	*proS*	*Hevea brasiliensis*(고무 나무)

[a]PP는 파이로인산의 약자

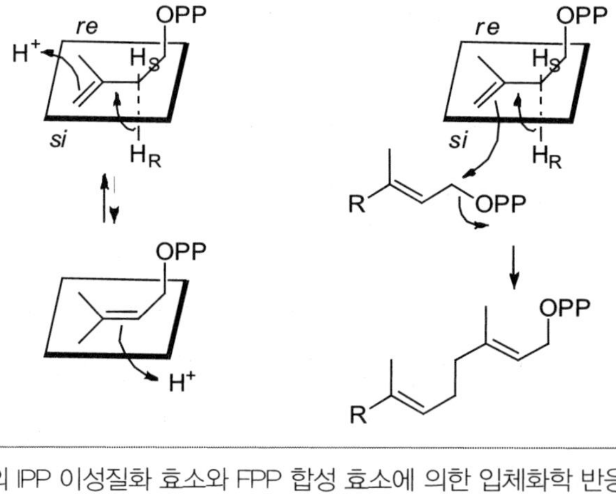

그림 5.8 돼지 간장의 IPP 이성질화 효소와 FPP 합성 효소에 의한 입체화학 반응

제거되는데도 *Z*형의 이중 결합 생성물이 얻어지는 경우가 있는데, 많은 경우 *E*형 결합이 만들어졌다가 *Z*형의 이성질체로 변하기 때문이라고 알려졌다. 네롤과 *Z*, *E*-파르네

솔의 생합성이 이 경우에 해당한다.

한편, 프레닐 전달 효소에 의한 축합으로 직접 *Z*형 이중 결합이 생성되는 경우는 IPP의 2-*proS* H가 제거된다. 운데카프레닐파이로인산 합성 효소는 어떤 세균에서 얻은 것이라도 *proS*의 수소를 제거하며, *Z*형의 폴리머인 천연 고무 합성 효소도 *proS* H를 제거한다. 또한 메발론산 투여 생합성 실험에서도 동식물 모두 *Z*, *E* 혼합형 폴리프레놀의 *Z*형 결합은 IPP의 2-*proS* H 제거를 동반하여 생성되기 때문에, 사슬 성장 과정에서 생성되는 이중 결합과 IPP로부터 떨어지는 양성자의 입체화학의 관계는 모든 생물에서 동일할 것이라고 생각하였다. 하지만, 스가(T. Suga)에 의해 이러한 일반론과는 다른 예가 발견되었다. 고등식물 예덕나무(赤芽柏)와 기름 오동(油桐)의 *Z*, *E*-폴리프레놀 생합성을 메발론산의 4-*R*-삼중수소체와 4-*S*-삼중수소체를 넣은 실험으로 추적한 결과, *E* 결합도 *Z* 결합도 모두 메발론산 4-위치의 *proS* H(IPP의 2-*proR*에 해당)가 제거되면서 생성되는 것으로 나타났다. 스가는 또한 같은 형태의 *Z*, *E*-폴리프레놀도 풍접초(*Cleome spinosa*)에서는 일반적인 입체화학 규칙에 따라 생합성된다고 보고하였다.

한편, C-C 결합의 생성 방향과 IPP의 2번 위치에서 떨어지는 수소의 방향 사이에 신(*syn*)형과 안티(*anti*)형이 있고, 각각에 거울상 관계가 있으므로 *Z* 또는 *E*형의 이중 결합 1개마다 각각 4가지의 입체화학 과정이 있을 수 있다. *Z*, *E*-폴리프레놀에서와 같이 생물에 공통적으로 중요한 역할을 하는 비카이랄 분자의 생합성 과정에서 나타나는 이와 같은 거울상 면의 구별 반응은 메커니즘 면에서뿐만 아니라 생물진화의 측면에서도 매우 흥미롭다. 하지만 IPP 이중 결합의 *re* 면과 *si* 면 중 어느 방향으로 C-C 결합이 생성되는지는 돼지 간장의 FPP 합성 효소의 경우 외에는 보고된 바가 없다.

3. 곤충의 호모테르펜류 생리활성 물질의 합성

곤충은 아이소프레노이드의 대사에 있어서 독특한 존재이다. 곤충은 스테로이드를 합성하는 능력은 없으므로 이를 반드시 섭취해야 하지만, 일부 테르펜류는 스스로 합성할 수 있다.

세토(S. Seto) 등은 호박과 돼지의 간장에서 프레닐 전달 효소가 나타내는 기질 구조의 특이성을 그림 5.9와 같이 밝혔는데, DMAPP 및 IPP 상동체(homologue)의 효소 반응은 곧 곤충의 호모테르펜류 생합성 과정이기도 하다. 즉, 그림 5.10의 반응 (a)~(e)가 모두 돼지 간장의 FPP 합성 효소에 의해 촉진되는데, 실제로 스쿨리(D. A. Schooley) 등이 곤충의 배양 조직을 이용한 생합성 실험으로 프로피온산(501) 및 호모메발론산(502)이 유충 호르몬(juvenile hormone)으로 변환되는 것을 증명함으로써 IPP 상동체에 관한 그림 5.10의 생합성 경로를 확정하였다. 한편, 모든 알킬 치환체가 $-CH_3$인 JH III의 구조와 여기에 에폭사이드 구조가 하나 더 있는 JH III 비스에폭사이드(bisepoxide, JHB_3)도 알려졌다.

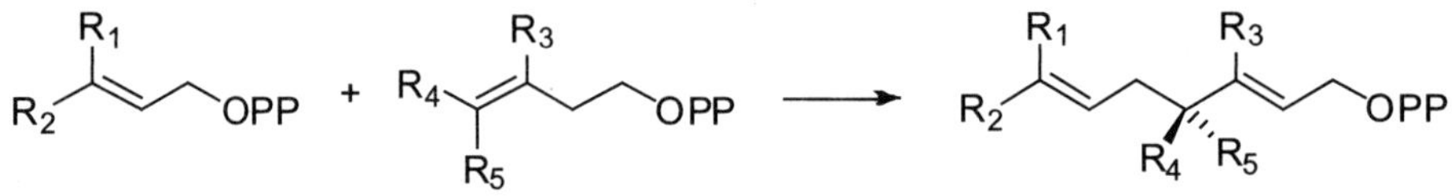

그림 5.9 프레닐 전달 효소의 기질 특이성

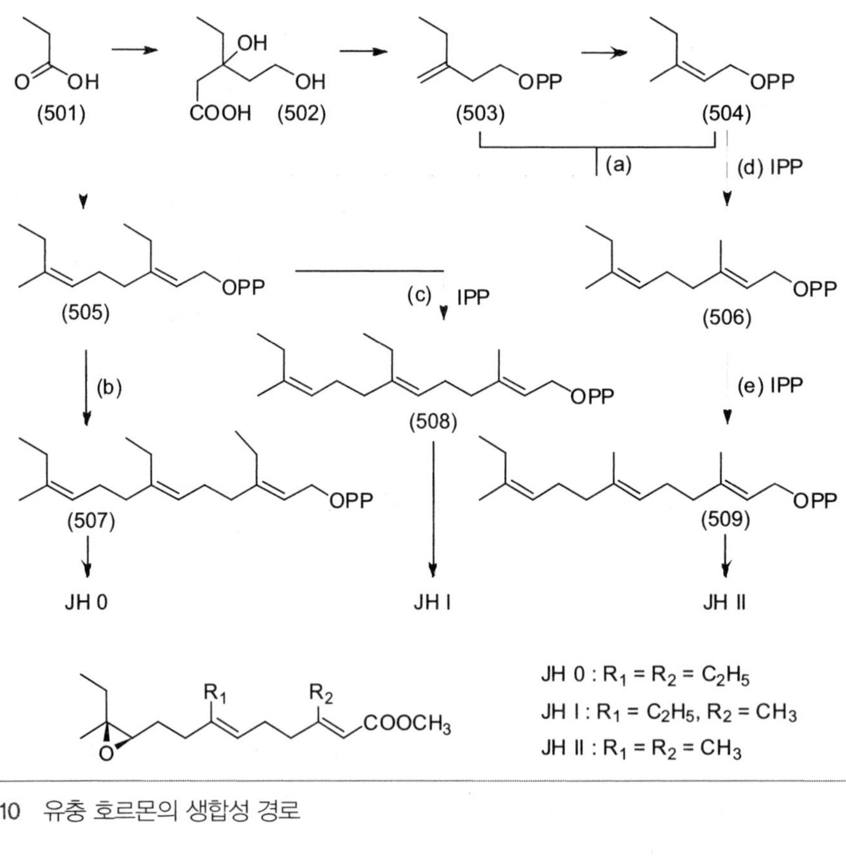

그림 5.10 유충 호르몬의 생합성 경로

애집개미(Pharaoh ant)의 길표지 페로몬인 파라날(faranal)도 C_6 단위가 생합성적으로 사슬 성장한 것 같은 구조를 갖는다. 세토 등은 IPP의 또 다른 상동체(510과 511)도 돼지 간장에서 FPP 합성 효소에 의해 각각 거울상 이성질체가 되는 것을 확인하였다. 이들을 입체 특이적 촉매를 사용하여 반응시켜서 4가지의 카이랄 파라날을 합성한 다음, 생리 활성 시험을 통해 천연 페로몬의 절대 구조가 3*S*, 4*R* (516b)임을 증명했다(그림 5.11).

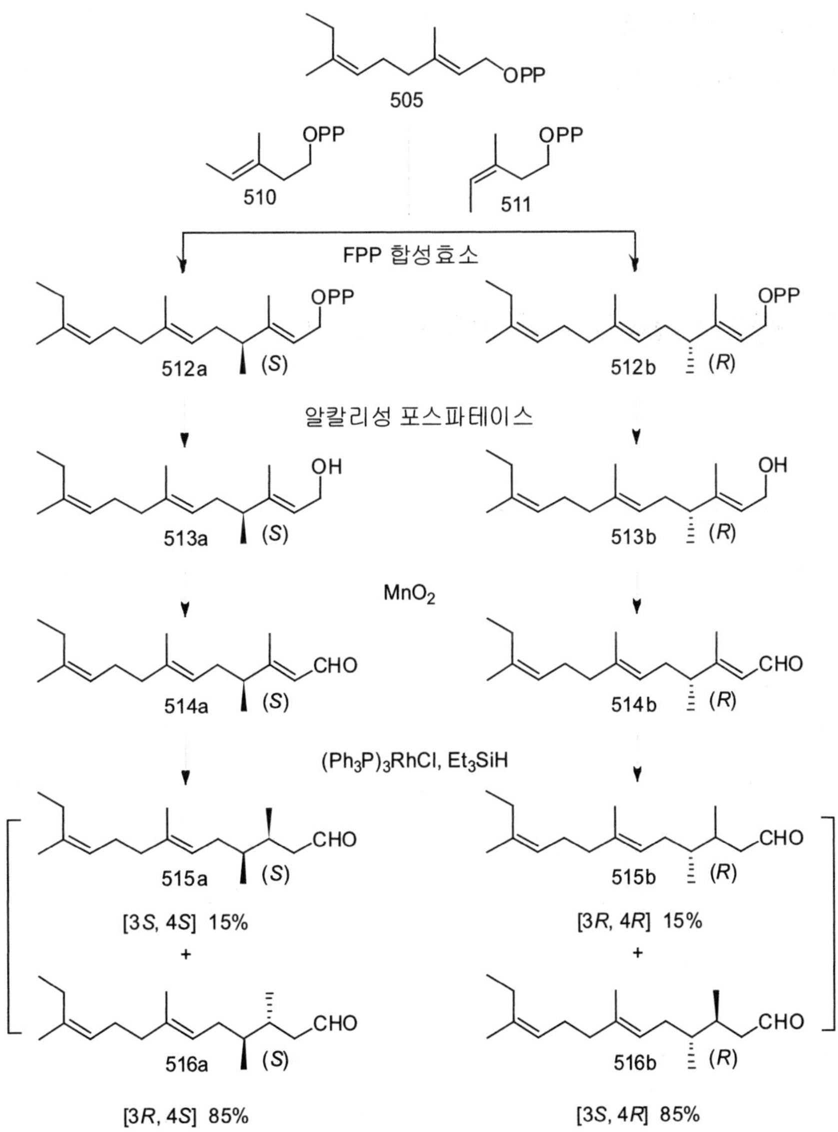

그림 5.11 애집개미의 길표지 페로몬의 절대 구조 결정

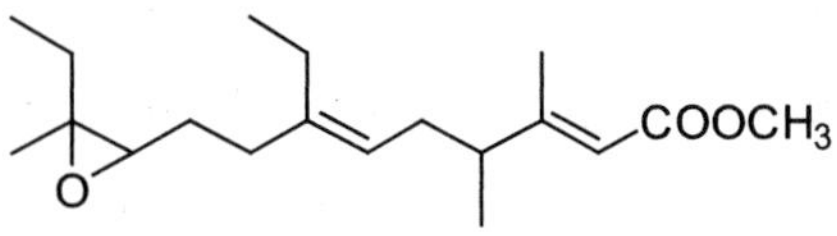

그림 5.12 *iso*-JH 0의 구조

더욱이 유충 호르몬 구조와 유사한 *iso*-JH 0(그림 5.12)이 박각시나방(*Manduca sexta*)으로부터 분리되었다. 이것도 파라날과 유사한 생합성 과정으로 사슬이 성장한 것으로 보인다. 호모메발론산(502)이 곤충의 대사물질이라면 이것으로부터 유도되는 여러 가지 IPP 상동체에 프레닐 전달 효소가 작용하여 이런저런 조합의 사슬 성장이 이루어진다.

03 전이 RNA의 뉴클레오사이드 Q

DNA의 핵산 염기는 4종류이고 이 염기들의 배열에 유전정보가 들어있다. 이 정보가 전령 RNA(mRNA)에 전사되고, 이어서 리보솜 RNA(rRNA) 안에서 운반 RNA(tRNA)가 이를 읽어냄으로써 단백질을 합성한다고 하는 이론은 이미 오래전에 완성되었다. 이에 기초한 유전자 공학의 발전 역시 놀라울 정도이다. 하지만 생체의 짜임새는 그만큼 단순 명료하지 않다. 실제로 RNA에서 4종의 염기 외에 다른 염기를 갖는 다수의 뉴클레오사이드가 속속 발견되었다. 따라서 이들의 구조를 밝히고 존재 이유를 찾는 일은, 생명체가 실제로 어떻게 만들어지고 하등동물과 고등동물의 차이는 무엇인지, 그리고 어떻게 이상적인 의약품을 개발할 수 있을지를 밝혀내기 위해 중요하다. 그러나 이 새로운 뉴클레오사이드들은 극히 미량밖에는 얻어지지 않고 구조도 복잡해서 구조 결정과 합성이 매우 어렵다. 여기서는 뉴클레오사이드 Q(queuosine)의 예를 소개한다.

먼저 tRNA의 역할에 대해 간단히 살펴보고 이어서 이들의 변형 뉴클레오사이드에 관해 알아보자. 유전정보는 구아닌(G), 시토신(C), 아데닌(A), 티민(T) 염기를 갖는 4종의 데옥시리보뉴클레오타이드의 조합으로 이루어진 데옥시리보핵산(DNA) 사

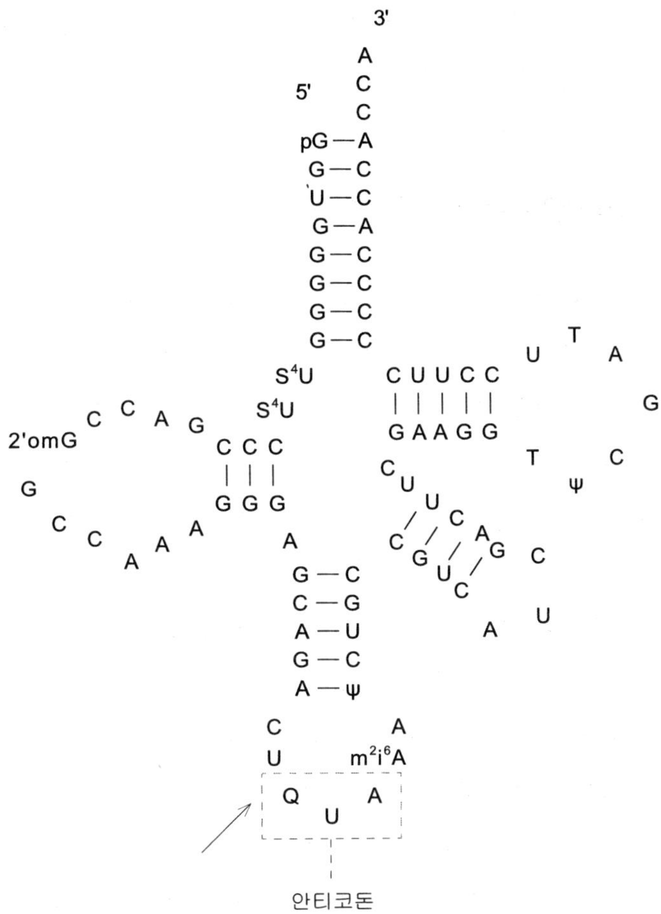

그림 5.13 대장균 tRNA^{Tyr}의 클로버 잎 구조식

슬에 저장되어 있고, 3개의 염기가 조합하여 하나의 아미노산에 대응하는 정보를 준다는 것은 잘 알려져 있다. 정보의 전달은 염기의 짝지음으로 이루어진다. 즉 G와 C, A와 T(또는 우라실 U)가 수소 결합으로 짝을 이룬다. 이런 방법으로 DNA의 정보가 mRNA로 전사되며, 이렇게 만들어진 mRNA의 정보에 따라 tRNA가 각각 특정의 아미노산을 데리고 와서 연결함으로써 펩타이드 사슬을 만든다. tRNA는 주로 AGCU 염기를 갖는 뉴클레오사이드가 76~90개 연결된 비교적 작은 핵산이고, 각각이 특정의 아미노산 운반 역할을 맡고 있어서 각 아미노산에 대응하는 수만큼의 tRNA가 존재한다.

tRNA의 모양은 대장균(*E. coli*) tRNATyr의 예와 같이, 소위 '클로버 잎'과 유사한 독특한 구조이다(그림 5.13, 염기 사이의 실선은 수소 결합을 나타낸다). 이 경우, 가장 아래에 위치하는 3개의 뉴클레오타이드(그림에서 QUA)가 mRNA로부터 암호를 읽어내는 데 사용되며, mRNA의 코돈에 대응되는 안티코돈이다.

1. 전이 RNA의 변형 뉴클레오사이드

tRNA에는 다른 RNA와 달리 AGCU외에도 소위 변형 뉴클레오사이드가 여럿 존재하며, 이들이 어떤 역할을 하는지 주목받고 있다. 일반적으로 고등생물의 tRNA일수록 변형 뉴클레오사이드가 많으며 화학 구조가 밝혀진 것만도 90종 이상이다. 이 가운데 가장 흔한 것은 AGCU의 일부가 N-메틸화나 O-메틸화한 것이나 이노신(I), 슈도우리딘(ψ), 다이하이드로우리딘(D), 4-싸이오우리딘(s^4U)과 같은 비교적 간단한 것이다. 이들은 어느 것이나 폴리뉴클레오타이드 사슬이 전사 합성되고 나서 염기 부분이 변형되어 생성되는, 전사 후 변형(post-transcriptional modification)인 것으로 생각된다. 그림 5.14에 이들 몇 가지를 나타냈다.

복잡한 변형이 일어난 초변형(hyper-modified) 뉴클레오사이드도 존재한다. 지금까지 구조가 밝혀진 초변형 뉴클레오사이드의 일부를 그림 5.15에 나타냈다. 간단히 변형된 뉴클레오사이드는 tRNA 분자 내의 곳곳에서 발견된다. 예를 들면, *E. coli* $tRNA^{Tyr}$에는 ψ, $m^{2}i^{6}A$, 2'omG, s^4U가 포함되어 있다. 그러나 초변형 뉴클레오사이드는 일반적으로 안티코돈의 첫 번째 위치(예를 들면 대장균 $tRNA^{Tyr}$ 내의 Q) 혹은 3' 방향의 안티코돈 바로 전에(예를 들면, 효모 $tRNA_{Phe}$ 내의 Y) 존재하며, 특정 아미노산에 대응하는 tRNA에서만 발견되는 경우가 많다. 또한 안티코돈 첫 번째 위치에 존재하는 초변형 염기는 동요 염기(wobbling base)라고도 불리는데, 그것은 짝지음 상대 염기가 1개가 아

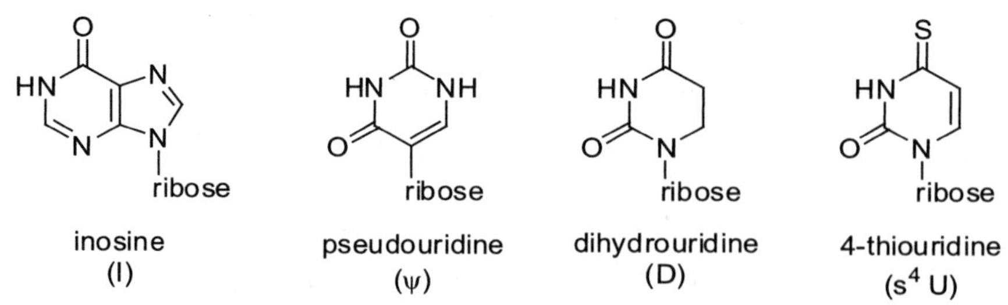

그림 5.14 tRNA의 변형 뉴클레오사이드

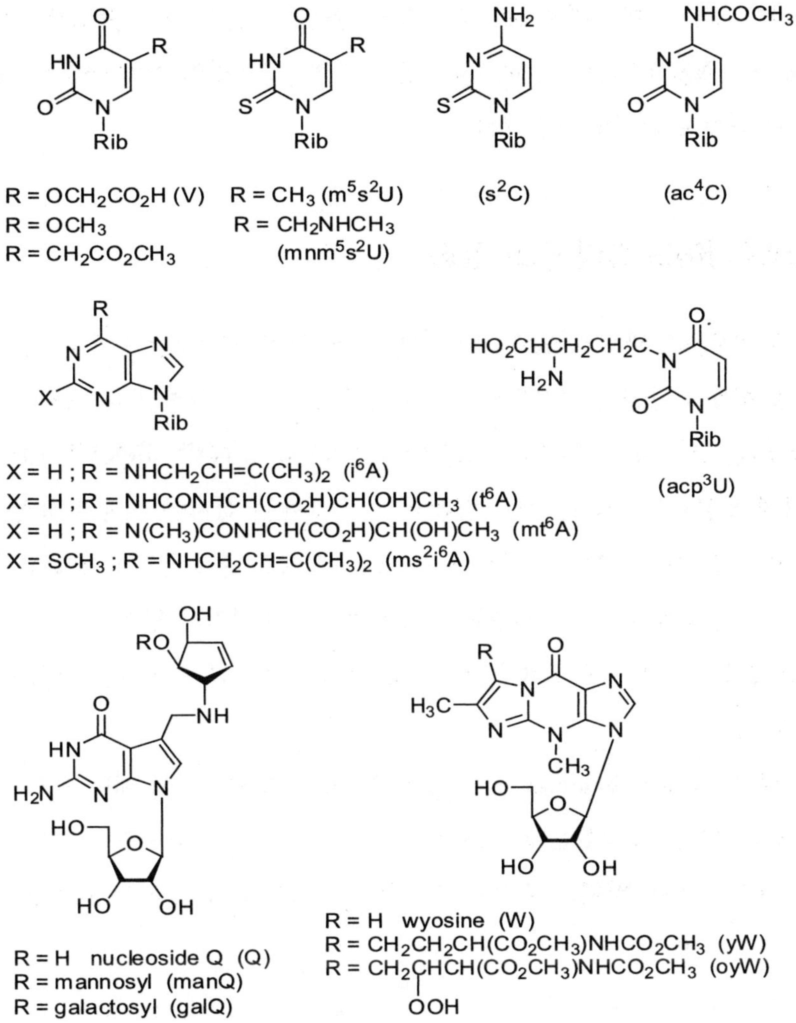

그림 5.15 초변형 뉴클레오사이드(Rib = β-D-riboside)

니고 여럿이기 때문이다. 예를 들면 다음과 같은 짝지음이 가능하다.

I-U, I-C, I-A	V-A, V-G, V-U	Q-U, Q-C

실제로 현재까지 구조가 알려진 tRNA의 안티코돈 첫 번째 위치에 U나 A가 존재하는 예가 없으며, 모두 I나 V, s^2U와 같은 변형 뉴클레오사이드가 들어있다. 정보 인식에서 A나 U보다는 I가 다양한 인식이 가능해서 유리하기 때문으로 생각된다. 초변형

뉴클레오사이드라고 해도 대부분은 결사슬의 간단한 변형이지만, 뉴클레오사이드 Q군(Q, manQ, galQ)과 Y군(W, yW, oyW)은 골격이 크게 변화되어 있어서, 특히 복잡하고 특이한 변형 뉴클레오사이드이다.

2. 뉴클레오사이드 Q의 구조 결정

1968년에 대장균의 티로신 tRNA(tRNA^{Tyr}) 안티코돈에 해당하는 3개의 뉴클레오사이드 중 첫 번째에 이상한 뉴클레오사이드가 존재하는 것이 알려진 후, Q(queuosine)로 이름을 붙였다. 그 후에 뉴클레오사이드 Q는 대장균의 tRNA^{His}, tRNA^{Asp}, tRNA^{Asn}에도 같은 위치에 포함되어 있다는 것이 알려졌다. 근래에는 심지어 식물과 동물의 tRNA 중에도 널리 분포한다는 것이 밝혀졌다. 뉴클레오사이드 Q의 글리코사이드 결합은 특별히 강해서 뉴클레오사이드의 가수분해를 통해서는 Q 염기가 얻어지지 않는다. 따라서 그 구조 결정은 반드시 뉴클레오사이드 Q 자체를 가지고 수행해야 하기 때문에 어려운 과정이다.

1975년 니시무라(S. Nishimura) 등은 주로 NMR과 MS를 통해 매우 특이한 구조식(그림 5.18의 517)을 추정했는데, 시료의 양이 너무 적어서 곁사슬 아미노기의 입체배치와 곁사슬의 절대 배치는 추정할 수 없었다. 고토(T. Goto) 등은 이것을 확정하

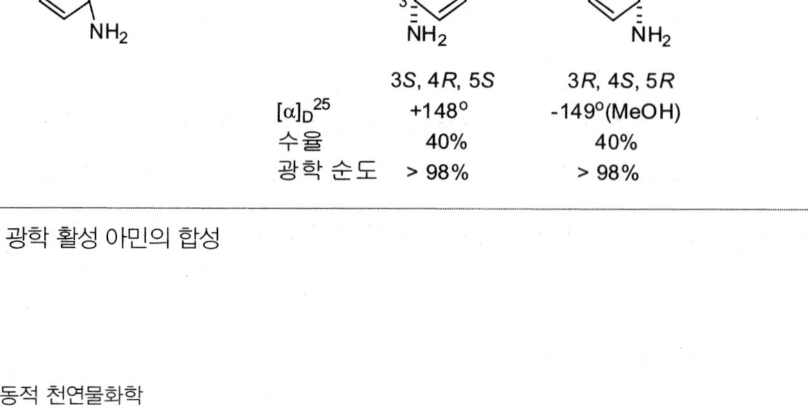

그림 5.16 광학 활성 아민의 합성

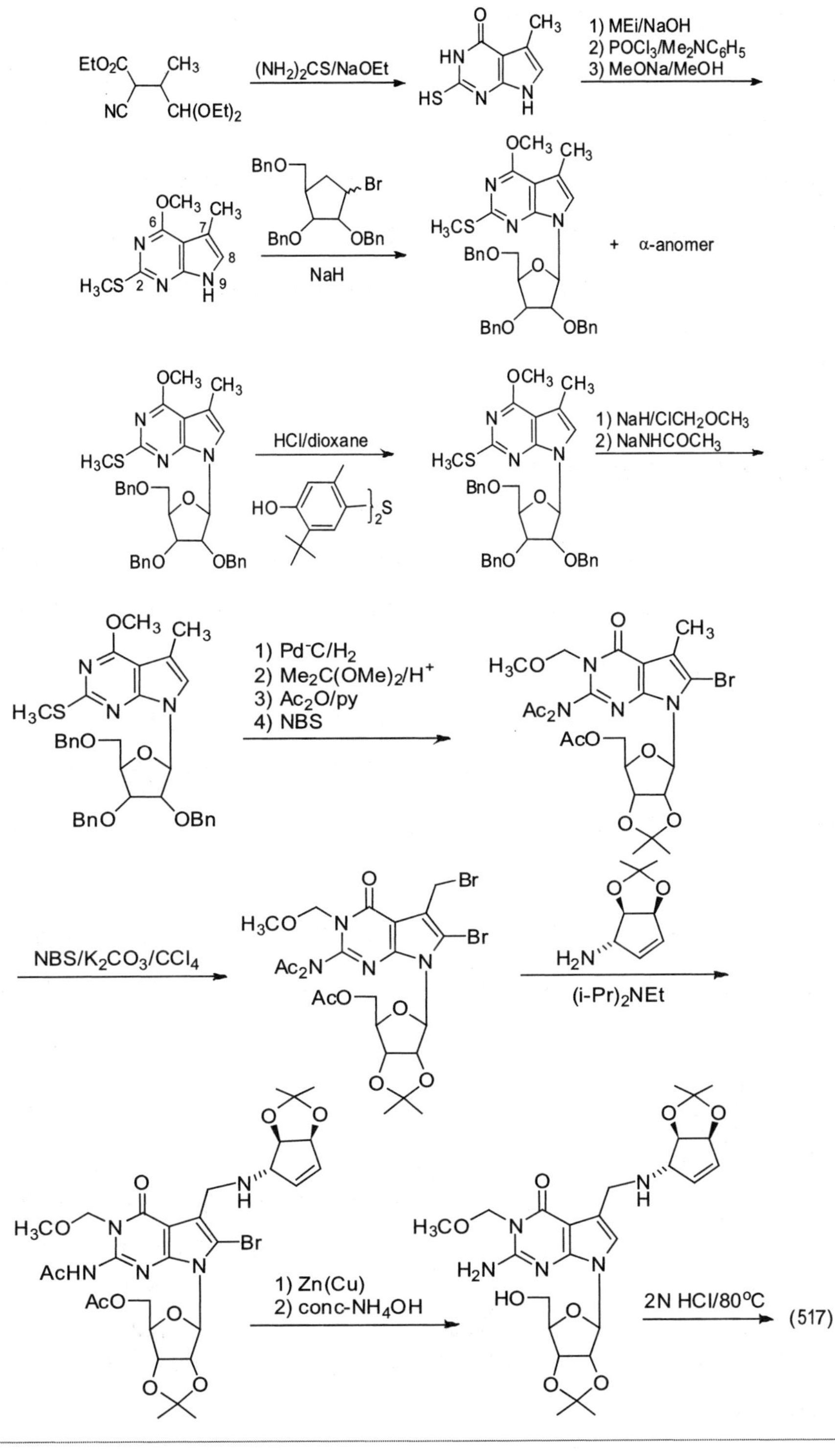

그림 5.17 뉴클레오사이드 Q의 전합성

기 위한 목적으로 전합성을 계획하였다. 우선 곁사슬의 모델 화합물로서 입체 배치를 3,4-*trans*-4,5-*cis*로 추정하여 합성한 다음, 이것을 작용기로 도입하여 뉴클레오사이드 Q를 합성했다. 곁사슬 합성의 재료로는 광학 활성을 갖는 2종의 아민 거울상 이성질체를 사용하였고, 당 부분은 D-리보스를 갖는 2종의 부분입체 이성질체(diastereomer)를 합성하여 사용하였다(그림 5.16). 이들 생성물 가운데 하나가 천연물과 동일한 CD 스펙트럼을 보임으로써, 절대 배치를 포함한 천연 뉴클레오사이드 Q의 구조가 (3*S*, 4*R*, 5*S*)와 같음을 확인하였다(그림 5.17).

3. 뉴클레오사이드 Q의 생합성

변형 뉴클레오사이드 중에서 정규의 4종 뉴클레오사이드가 적당히 변형되어 생성된 것은 그 구조를 보면 거의 추정할 수 있지만, 뉴클레오사이드 Q는 7-데아자퓨린(deazapurine) 핵을 갖고 있어서 그 생합성 경로를 간단히 추정할 수 없다. 구아닌(G)으로부터 전사 후 변형으로 생성되려면 적어도 G의 ^{7}N-^{8}C 부분이 떨어져 나가는 과정이 포함되어야 하는데, 뉴클레오타이드 사슬에서 이 부분이 떨어지면 글리코사이드 결합이 안정하게 존재할 수 없다. 따라서 이것이 어떤 과정으로 생성되는지 그 생합성이 특별히 흥미를 끌었다.

파르카스(W. R. Farkas) 등은 토끼의 망상 적혈구의 폴리솜(polysome) 분획에 ^{14}C-구아닌을 첨가하면 구아닌이 폴리솜의 tRNA 안으로 들어가는 것을 확인하였다. 니시무

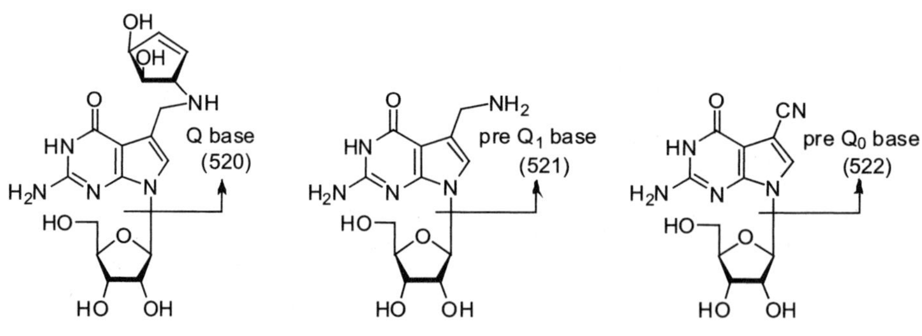

그림 5.18 뉴클레오사이드 Q의 전구물질

라(S. Nishimura) 등은 이 반응이 뉴클레오사이드 Q와 연관될 것으로 생각해 구아닐화 효소(tRNA 트랜스글리코시레이스)를 분리한 후, 각종 tRNA에 작용시켜, Q를 포함하는 4종의 tRNA($tRNA^{Tyr}$, $tRNA^{His}$, $tRNA^{Asn}$, $tRNA^{Asp}$)만이 구아닐화 되는 것을 알았다.

이때 tRNA 안티코돈 첫 번째 위치에 존재하는 구아닌 또는 Q 염기가 절단 방출되고 대신에 새로운 구아닌이 들어가게 된다. 즉, 단순히 염기의 부분 변형이 일어나는 것이 아니라 통째로 바꿔 끼우는 일이 일어난다. 이와 같이 작용하는 효소는 대장균으로부터도 얻을 수 있으며, 이 경우는 Q 염기 또는 그 전구물질이 tRNA 내의 구아닌과 교환된다. 실제로 대장균의 어떤 변이 균주로부터 얻어지는 tRNA 중에는 뉴클레오사이드 Q의 전구물질로 생각되는 것이 여러 종 확인되었다. 하나는 동위 원소 실험으로 확인된 7-아미노메틸-7-데아자구아노신($preQ_1$, 518)이며, 다른 하나는 7-사이아노-7-데아자구아노신($preQ_0$, 519)로 추정되었고, 이들은 전합성에 의해 확인되었다. 따라서 효소에 의해 들어가는 것으로는 Q 염기(520), $preQ_1$ 염기(521), 또는 $preQ_0$ 염기(522)일 것으로 생각되었지만(그림 5.18), 이들 염기는 각각의 뉴클레오사이드를 가수분해해서는 얻을 수 없었다. 7-데아자퓨린 뉴클레오사이드류의 글리코사이드 결합은 산에 의해 절단되지 않기 때문이다. 따라서 Q 염기(520) 및 $preQ_1$ 염기(521), $preQ_0$ 염기(522)의 전합성을 수행하였다(그림 5.19). 니시무라 등이 대장균의 효소와 이들 합성 염기를 사용하여 집어넣기 실험을 수행한 결과, 안티코돈 첫 번째 위치에 구아닌을 갖는 tRNA를 사용하면 $preQ_1$ 염기는 매우 잘 들어가는데 Q 염기는 들어가지 않았다(그림 5.20). 즉, tRNA 중의 뉴클레오사이드 Q는 인산 결합이 절단되는 일이 없이 구아노신의 글리코사이드 결합이 끊어져서 $preQ_1$ 염기가 들어가고 이어서 곁사슬이 변형되는 것을 알았다. 합성 $preQ_0$ 염기도 $preQ_1$ 염기와 마찬가지로 들어가지만, 이 경우 한 번 집어넣은 $preQ_1$ 염기는 구아닌에 의해 재방출되지 않으며, $preQ_0$ 염기는 거꾸로 구아닌에 의해 치환되었다. 따라서 진짜 전구물질은 $preQ_1$ 염기이며, 실제로 대장균에는 유리된 상태의 $preQ_1$ 염기가 존재한다.

이와 같이 대장균에서는 뉴클레오사이드 Q의 전구물질은 preQ1 염기이고, 이것이 변형되어 Q 염기가 되지만, 고등동물의 경우에는 오히려 Q 염기 그 자체가 들어간다. 실제로 쥐(rat)의 양수에는 유리된 Q 염기가 존재한다. 어떤 암세포의 tRNA에는 완전하게 Q로 치환되지 않은 것이 발견되었는데, 이 경우에 외부로부터 Q 염기를 집어넣

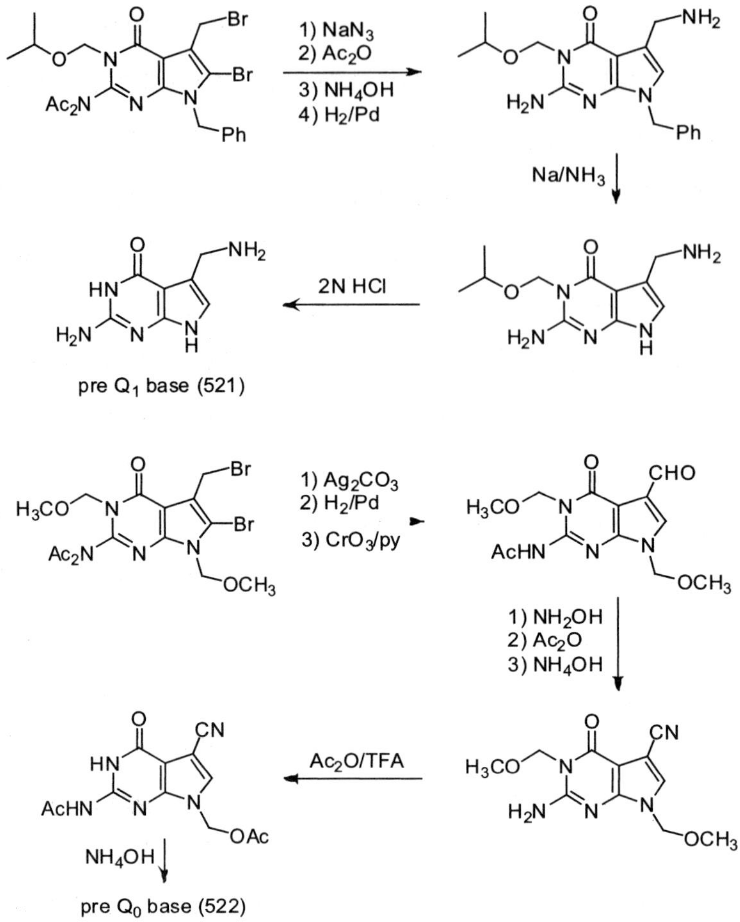

그림 5.19 preQ$_1$ 염기와 preQ$_0$ 염기의 합성

으면 암세포가 정상 세포로 돌아오는 예가 보고되기도 했다.

동물 tRNA 중에는 뉴클레오사이드 Q와 동시에 뉴클레오사이드 Q*가 존재하며, 보통 Q* 쪽이 Q보다 많다. 토끼의 간장에서 분리된 Q*는 ⊠-D-만노실 Q가 약 75%, ⊠-D-갈락토실 Q가 약 25% 포함되어 있으며 카사이(H. Kasai) 등에 의해 구조가 결정되었다. 니시무라 등의 연구에 의하면 만노스가 붙어 있는 Q*는 $tRNA^{Asp}$에, 갈락토스가 붙어 있는 Q*는 $tRNA^{Tyr}$에만 존재한다. 이와 같은 당에 의한 변형은 G에 의해 Q가 쫓겨나는 것을 억제한다.

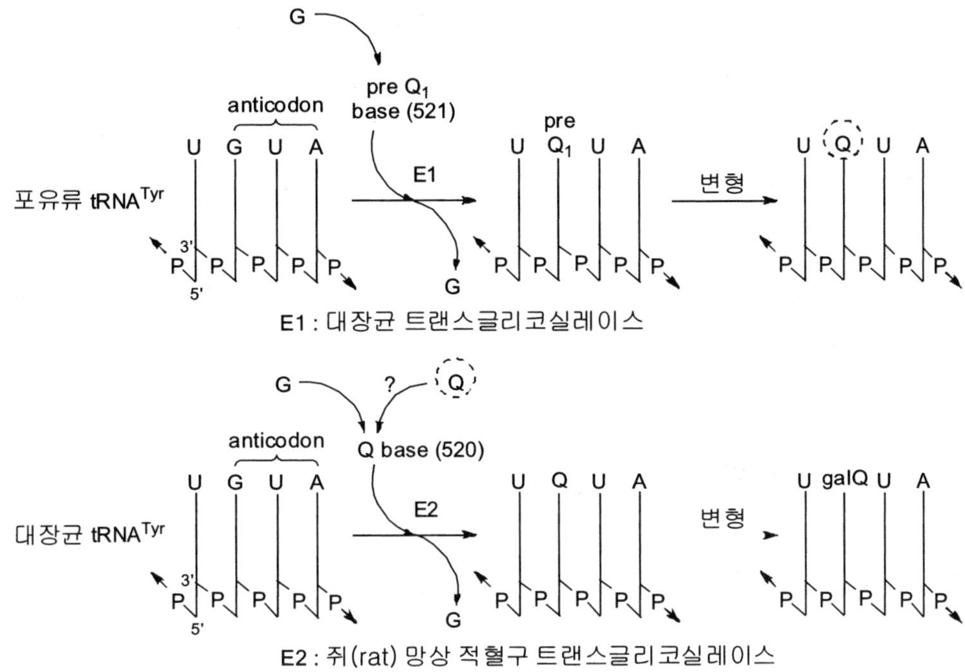

그림 5.20 뉴클레오사이드 Q의 생합성

04 효소의 기질 인식

생명 현상은 매우 복잡한 물리, 화학적 과정의 종합적 표현이다. 또한 생명체는 고도로 조직화된 시스템이어서, 여기에 관여하는 각 화학 반응은 확실한 통제 속에 진행된다. 이와 같은 높은 수준의 '화학'을 책임지는 일꾼인 효소는 단순히 촉매의 기능만 나타내지 않으며, 이 과정에서 필요한 정보를 읽어 들여야 하는 구조체이기 때문에 분자량이 매우 큰 고분자일 수밖에 없다. 천연물 화학의 대상이 되는 화합물들을 생리활성 천연물과 천연물 수용체로 나눈다면 효소는 후자에 해당된다. 즉, 효소는 이제까지 천연물 화학의 대상이 되어온 저분자량 생리활성 물질의 입장에서 보면 오히려 '표적' 쪽이며, 활성을 발현하는 '본체' 쪽에 해당한다. 구조가 복잡하기는 하지만 약물의 수용체에 비하면 훨씬 다루기가 쉽고 그 기능이 화학적으로 명료하다. 대부분의 효소는 높은 순도로 분리할 수 있고 생체 내에서와 마찬가지로 시험관 내에서도 그 촉매 기능을 재현한다. 이와 같은 이유로 효소는 천연물은 아니지만, 그리고 분자량이 큰 고분자이지만 그 화학적 연구가 왕성하게 이루어져 왔다. 생물화학과 유기화학을 연결하는 경계 영역의 중요성이 인식되면서 요즘은 생물유기화학(bioorganic chemistry)이라는 이름으로 이 분야의 연구가 활발하다. 즉, 생물유기화학은 결국 이 장의 주제인 '동적 천연물화학'인 셈이다. 여기서는 효소의 가장 기본적인 성질인 기질 인식-특이성 발현에 대해 유기화학적 입장에서 살펴본다.

1. 효소의 기능과 특이성

효소는 우리가 섭취한 음식으로부터 에너지를 얻고 생명을 유지하기 위한 각종 대사(metabolism)를 수행하는, 커다란 화학공장의 책임 일꾼이다. 자신과 동일한 것을 복제하고 다음 세대로 계승하는 기능은 생물의 기본 특성인데, 이러한 유전정보의 전달에도 효소는 중추적인 역할을 담당한다. 효소는 온화한 조건(30~40℃, 상압, 중성 pH)에서 무수한 화합물 가운데 특정 화합물만을 선별하여 특정 반응만을 수행한다. 수많은 대사 중 일부라도 결함이 생기면 섬세하고 정교한 생명체에는 치명적이다. 예를 들면 선천성 대사 이상인 페닐케톤뇨증, 메이플시럽뇨증은 페닐알라닌과 로이신 등의 대사에 관여하는 효소계가 이상이 생겨서, 이 아미노산들과 그 유도체가 과다로 축적되어 생체에 장해를 주는 증상이다.

생체 내 화학 반응은 실험실 반응과는 달리 정상 상태를 유지하는 프로세스를 필요로 한다. 이런 의미에서도 효소량, 즉 효소 활성을 조절하면서 기질을 정상적으로 소비해 갈 수 있는 효소 반응이 중요하다. 생명체는 항상성(homeostasis)을 유지하는 제어 메커니즘이 정교하게 짜여 있어서 모자라거나 넘치지 않게 대사의 흐름이 유지된다.

효소는 몇 가지 복합기능을 갖는 촉매인데, 그 가운데 가장 기본적인 기능은 반응의 특이성이다. 이 성질 때문에 생체 내에서 고도로 조직화된 반응 시스템이 원활하게 작동한다. 효소 반응의 특이성을 나타내는 예를 그림 5.21에 나타냈다. 페니실린 아미데이스(penicillin amidase, 대장균)는 페니실린 G의 곁사슬 벤질아마이드기를 가수분해한다. 이 효소 반응은 공업적으로도 이용되며 생성물인 6-아미노페니실린은 각종 페니실린의 반합성 출발 물질로 사용되고 있다. 불안정한 β-락탐보다 이 아마이드 결합을 먼저 가수분해하는 것은 유기반응으로는 어려운 일이다. 만델로나이트릴 라이에이스(mandelonitrile lyase, 아몬드)는 벤즈알데하이드에 입체선택적으로 HCN을 첨가시켜 D-만델로나이트릴을 만든다. 효소에 의한 특이적 선택 반응으로서 전자는 위치선택적(regioselective) 반응을, 후자는 입체선택적(stereoselective) 반응을 보여주는 예이다.

효소는 특정한 3차원 구조를 갖는 화합물만을 기질로 식별하는 '기질 특이성'과 특정 반응에서만 촉매로 작용하는 '반응 특이성'을 아울러 갖고 있다. 효소는 분자량이 수만에서 수십만에 이르는 단백질이며, 그 외의 구성 요소로서 보조효소, 금속 이온, 당 등을 함유하는 것도 있다. 어느 것이나 분자 중의 일부분, 즉 활성 중심(active center)에서 활성을 발현한다. 활성 중심은 기질을 식별하는 '특이성 중심' 부분과 화학 반응을 수행하는 '촉매 중심' 부분으로 나누어진다. 효소의 기능은 활성 중심을 구성하는 아미노산 작용기(효소에 따라 보조효소, 금속 이온을 포함해서)의 입체구조가 조금도 어긋남이 없이 집합체(assembly)를 구성하고, 일정 구조의 기질을 잡아들여, 일정 방향으로 화학 변화를 일으키는 반응 메커니즘으로 설명할 수 있다. 그 결과 효소 활성 중심의 구조에 따라 기질의 특이성 기(효소의 특이성 중심에 흡착되는)로부터 일정의 거리와 방향에 위치한 화학 결합(효소의 촉매 중심이 접근하는)이 변한다. 효소 분자는 카이랄(chiral) 중심을 갖는 광학 활성 아미노산의 작용기로 구성되어 있기 때문에 거울상 이성질체를 구별할 수 있어서 한쪽의 거울상만이 기질이 되며, 또한 전구 카이랄(prochiral) 기질로부터 카이랄 생성물을 만들 수 있다.

그림 5.22에 결정의 X선 해석으로 얻어진 카이모트립신의 분자 모형을 나타냈다. 카

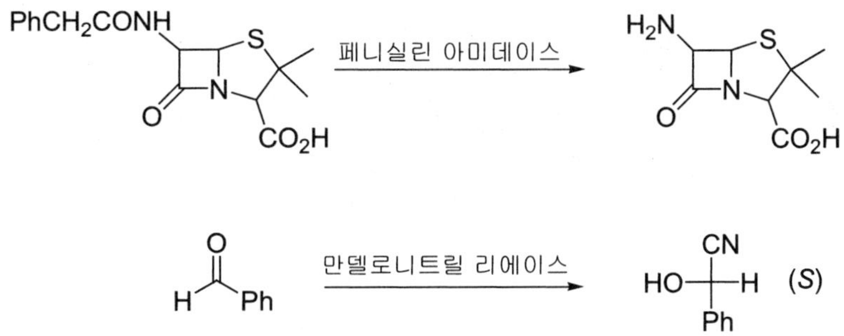

그림 5.21 효소 반응의 예

이모트립신은 트립토판, 티로신 등의 방향족 아미노산에 특이성을 나타내는 단백질 가수분해 효소이다. 특이성 중심에는 3가닥의 펩타이드 사슬로 둘러싸인 주머니 모양의 공간이 있어서 방향족 아미노산 곁사슬이 잡혀 들어간다. 촉매 중심은 이곳에 인접한 Ser-195 작용기를 중심으로 한 부분인데 아미노산이 흡착되면 카보닐기가 세린의 산소 원자에 근접하여 친핵성 공격을 받는다.

효소는 20여 종의 아미노산으로 만들어진 고분자이다. 곁사슬은 아미노산의 종류에 따라 지방족 탄화수소, 방향족(인돌, 이미다졸을 포함하여), 하이드록시기, 아미노기, 카복실기, 싸이올, 구아니드, 싸이오에터, 아마이드 등의 구조를 갖는다. 이들 작용기가 활성 중심 내의 적재적소에서 집합체를 구성하여 촉매 작용을 나타낸다. 한편 금속 이온이나 보조효소와 함께 비로소 촉매 기능을 나타내는 경우도 많은데, 산화 환원 효소인 NAD, 트랜스아미네이스, 데카복실레이스 인 피리독살인산 등이 그러한 예이다. 한편, 특이성 발현에는 활성 중심의 공간적 원자 배열이 기질에 대해 열쇠와 열쇠 구멍과 같은 상보적인 분자 간 힘을 가능하게 한다. 분자 간 힘은 수소 결합, 정전기적

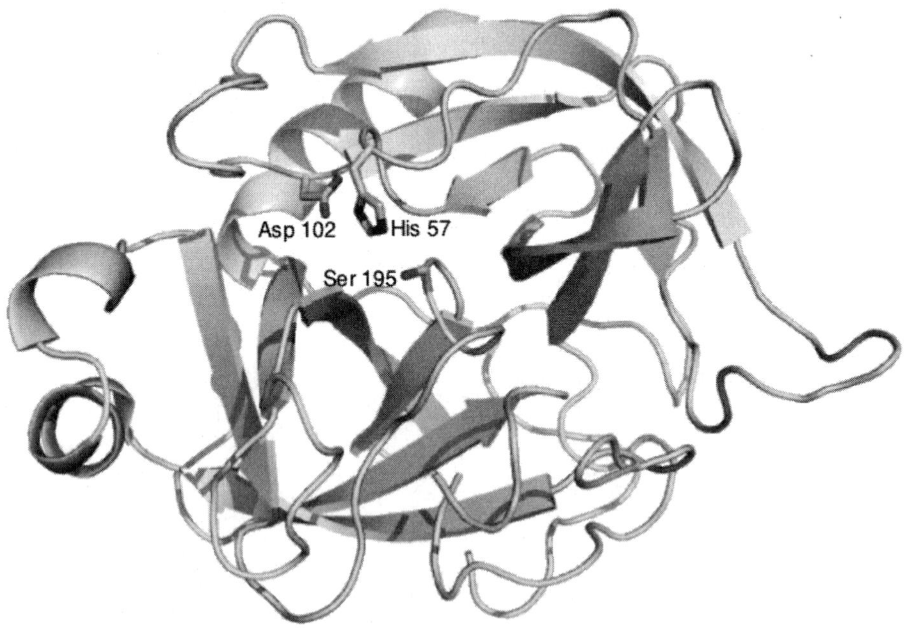

그림 5.22 토실카이모트립신의 분자 모형. 촉매 중심의 Ser-195는 SO_2와 결합하고 있다. 특이성 중심은 이 뒤쪽의 주머니 모양의 공간이다. (출처: Jcwhizz, CC BY-SA 3.0, via Wikimedia Commons)

상호작용, (수용액 중에서 생기는) 소수성 결합 등이 상승적으로 작용하여 생기며, 그 작용은 3차원적이다. 이와 같이 효소의 활성 중심이 일정한 공간 구조를 유지할 수 있는 것은 활성 중심 주변의 고분자 구조가 도와주기 때문이다. 따라서 분자 내 상호작용 → 고차 구조(활성 중심의 공간 구조) → 분자 간 상호작용이라는 도식이 성립한다.

효소에는 촉매로서 사이클을 반복하기 위해 구조상의 역동성(dynamism)도 요구된다. 즉, 뒤에서 설명하는 '유도 적합(induced fit)'의 예에서 보여주는 것처럼 효소 반응의 각 과정에서 최적의 형태를 가질 수 있는 '유연 구조'는 일반 촉매와 효소의 다른 점이다. 이러한 조건을 만족시킬 수 있는 것은 효소 분자가 비공유 결합을 통하여 고차 구조를 비교적 자유롭게 바꿀 수 있는 폴리펩타이드 구조를 갖기 때문이다.

2. 트립신의 기질 인식 메커니즘

단백질 가수분해 효소인 트립신은 보조효소, 금속 이온 등을 필요로 하지 않는 분자량 2만 정도의 비교적 단순한 단백질이다. 이 효소는 기질 특이성이 높고 염기성 아미노산인 아르기닌이나 라이신의 카보닐 쪽 펩타이드 또는 에스터 결합을 선택적으로 절단한다. 이 효소는 췌장에서 분비되어 단백질의 소화를 담당하는 세포 외 효소로서 프라스민, 트롬빈, 칼리크레인 등과 구조와 기능이 비슷하다. 트립신은 효소의 원형(prototype) 중 하나로서 실제로 오래전에 퀸(Kühn)이 '효소'라는 이름을 사용한 것이 바로 트립신이었다. 이와 같은 여러 가지 이유로 트립신의 연구가 활발하게 이루어졌다. 카이모트립신도 방향족 아미노산에 특이성을 나타내는 것을 제외하고는 여러 성질이 트립신과 매우 닮았다.

효소 반응의 속도론적 특징은 식 5.1로 표현된다. 즉, 기질은 효소와 복합체(ES)를 형성한 다음 촉매 반응을 받아 변화한다. 여기서 K_m은 ES 복합체의 해리 상수, k_{cat}은 촉매 반응의 속도 상수를 나타낸다. 반응의 속도식은 미카엘리스-멘텐(Michelis-Menten) 식(5.2)으로 주어진다.

(5.1) $$E + S \underset{}{\overset{K_m}{\rightleftarrows}} ES \xrightarrow{k_{cat}} P + E$$

$$(5.2)\qquad \frac{d[P]}{dt}=\frac{k_{cat}[E][S]}{K_m+[S]}$$

특이적인 기질이란 K_m 값이 작고(분자 간 힘이 커서 평형이 ES 쪽으로 기울어져 있다), k_{cat} 값은 큰(ES의 구조가 촉매 작용을 효과적으로 이끄는 공간 배치를 갖는다) 화합물을 가리킨다. 트립신에서는 주로 아르기닌과 라이신 유도체 곁사슬의 정전하(pH 7~8의 측정 조건에서 양성자화)와 효소의 특이성기(Asp-177) 사이의 정전기적 상호작용으로 특이적 흡착이 일어난다. 생성된 ES에서 L-아르기닌이나 L-라이신의 카보닐 탄소가 촉매 중심의 Ser-195에 효과적으로 접근하고 세린 곁사슬의 산소 원자가 친핵성 공격을 함으로써 반응이 시작된다. 결정의 X선 해석으로부터 입체 모형을 맞춰보면 트립신 활성 중심은 카이모트립신처럼 3가닥의 펩타이드 사슬로 둘러싸인 주머니 모양(binding pocket)을 보여준다. 그 아랫부분에 Asp-189가 있고, 입구 부분의 촉매 작용기인 Ser-195의 OH기는 His-57, Asp-102와 소위 전하 이동계(charge relay system)를 만들어 높은 친핵성을 나타낸다. 최근에는 전하 이동계라는 표현보다 세 아미노산이 협동하여 작용한다는 의미의 트라이아드(triad)라는 용어를 쓰기도 한다. X선 해석을 통해 이 세 가닥의 펩타이드 사슬이 만드는 주머니의 안쪽은 소수성 결합을 통해 기질의 흡착에 일부 기여하며, 또한 입구 부분의 펩타이드 결합 세 군데가 기질과 수소 결합을 하고, 정전기적 상호작용을 나타내는 카복실기와 질소 원자 간의 거리는 0.29 nm (2.9 Å)인 것이 밝혀졌다.

펩타이드 올리고머 등을 기질로 하는 효소에 한정되지만, 보조 자리(sub-site) 상호작용도 효소 반응에 기여한다. 올리고 펩타이드 기질이 가수분해되면 떨어져 나온 조각의 아마이드 결합이 효소의 활성 중심 주변의 아마이드 결합과 수소 결합을 통해 상호작용하여 친화력이 나타난다. 단백질성 트립신 저해제가 천연물로서 알려져 있는데 그것과 트립신의 복합체를 X선 결정 해석한 결과 보조 자리 상호작용의 존재가 확인되었다.

표 5.3에 트립신 효소에 의한 특이적 및 비특이적 기질의 반응 속도 파라미터를 나타냈다. k_{cat}/K_m의 값은 기질 특이성을 나타내는 지표인데, 글라이신과 L-아르기닌은 2.6×10^8배의 차이가 난다. 이것은 현저한 K_m 값의 차이에 기인한다. 한편 라이신 유도체의 거울상 이성질체 사이에는 k_{cat}/K_m의 값이 5.6×10^3배 차이가 났는데, 이것은 k_{cat}

표 5.3 특이적 및 비특이적 기질의 트립신 촉매 반응

기질	K_m (mM)	K_{cat} (s^{-1})	K_{cat}/K_m ($s^{-1}M^{-1}$)	pH
AcGlyOEt	800	0.028	0.035	7.0
Ac-L-LysOMe	0.25	52	208,000	7.0
Ac-D-LysOMe	2.0	0.073	37	7.0
Ac-L-ArgOMe	0.0026	24	9,230,000	8.0

값의 차이 때문이다. 효소와의 친화력은 있지만 촉매 작용을 받을 수 있는 결합이 없거나, 해당 결합은 있어도 효소의 작용점으로의 접근이 입체적으로 불가능한 경우, 그 화합물은 길항 저해제(competitive inhibitor)가 된다. D-라이신 유도체는 카이랄 탄소에 결합한 카보닐기가 거꾸로 배향해서 길항 저해제로 작용한다. 이와 같이 효소와 복합체를 만들기는 하지만 그것이 생성물을 만드는 결합 형태가 아닌 경우를 '비생성 결합(non-productive binding)'이라고 한다. 이런 예시들을 통해 효소의 특이성이 (1) 특이적 복합체의 형성 능력과 (2) 형성 후 효율적 촉매 작용을 위한 공간 배열의 적합성으로 규정되는 것을 알 수 있다. 단순한 효소이긴 하지만 트립신은 교묘한 메커니즘을 보인다. 트립신 촉매가 비특이적 기질인 아세틸글라이신 에틸에스터(AcGlyOEt)를 가수분해할 때, 알킬아민이나 알킬구아니딘을 첨가하면 반응 속도가 빨라진다. 이는 그림 5.23에 나타낸 것과 같이 효소 활성 중심 내에서 비특이적 기질과 전하를 띤 첨가물이 상보적, 협력적으로 행동하기 때문이다. 이 현상은 '유도적합설(induced fit theory)'의 한 예인데, 효소 분자가 특이적 기질과의 상호작용으로 구조 변화를 일으켜서 높은 촉매 활성이 나타난 것이다. 아세틸글라이신의 가수분해에서는 이러한 활성 증가가 나

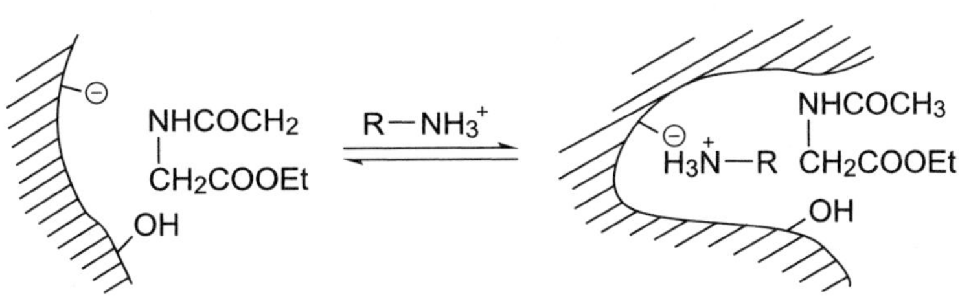

그림 5.23 전하를 띤 화합물의 첨가에 의한 트립신 활성 중심의 구조 변화

타나지 않으며, 촉매 중심의 유도 구조 형성이 완전하지 않기 때문으로 해석된다. 이와 같이 효소는 일반 촉매에는 없는 구조의 역동성에 의해 높은 선택성 및 효율이 나타날 수 있다.

α-할로케톤은 일반적으로 친핵성기에 의한 알킬화 반응이 일어나는데, 아래 화합물 (523), (524)는 각각 트립신이나 카이모트립신의 활성 중심에 존재하는 히스티딘의 이미다졸 작용기를 선택적으로 변형시켜 효소 활성을 완전히 소실시킨다. (523)은 트립신의 특이기질인 라이신과, (524)는 카이모트립신의 특이 기질인 페닐알라닌과 유사한 구조이다. 이들은 효소와 복합체(EI)를 형성한 다음 비가역적인 반응을 통해 활성 중심의 구조를 변형시킨다. 한편, 이와 똑같은 반응 조건(온도, 농도, pH, 시간)에서 (523) 또는 (524)와 히스티딘을 반응시킬 때는 알킬화가 거의 일어나지 않는다. 또한 D 계열의 (523), (524)를 기질로 사용하거나, 효소를 서로 바꿔서 (523)은 카이모트립신에서, (524)는 트립신에서 반응시켜도 전혀 반응하지 않는다. 고차 구조가 파괴된 변성 효소에서도 반응이 일어나지 않는다. 이 비가역 변형 반응에서도 유도 적합을 암시하는 결과가 얻어졌다. 즉, 트립신에 대해 특이성을 갖지 않는 (525)는 매우 낮은 효율이지만 동일 효소 활성 중심의 히스티딘 작용기를 변형시킨다. 이 반응계에 양전하를 띤 메틸구아니딘을 첨가하면, 그 반응 효율이 7배 증가하는 것이 확인되었다.

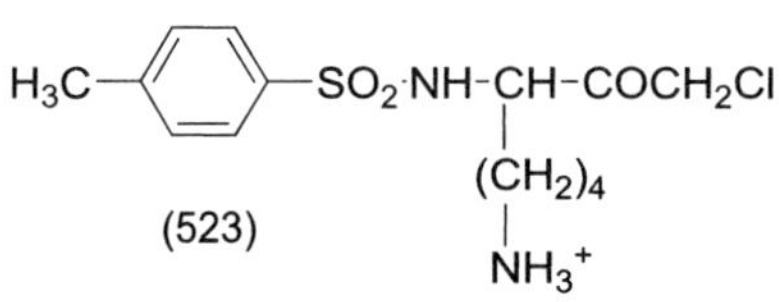

(523)

ICH_2CONH_2

(525)

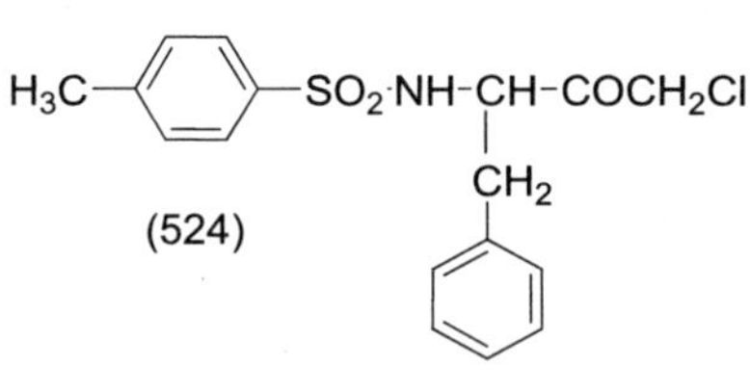

(524)

3. 효소의 기질 인식 오류

1) 역순서 펩타이드(retro-inverso peptide)

효소의 구조와 기능은 조금도 빈틈이 없이 완벽한 완성도를 갖는 것일까? 카이모트립신은 방향족 아미노산에 특이적인 가수분해 효소인데, 이 효소 반응에 이용되는 대표적인 합성 기질은 아세틸티로신의 아마이드 유도체이다. 그림 5.24(a), (b)에 나타낸 아마이드에서는 티로신 곁사슬이 효소의 특이성 중심에 고정되기 때문에 L-이성질체

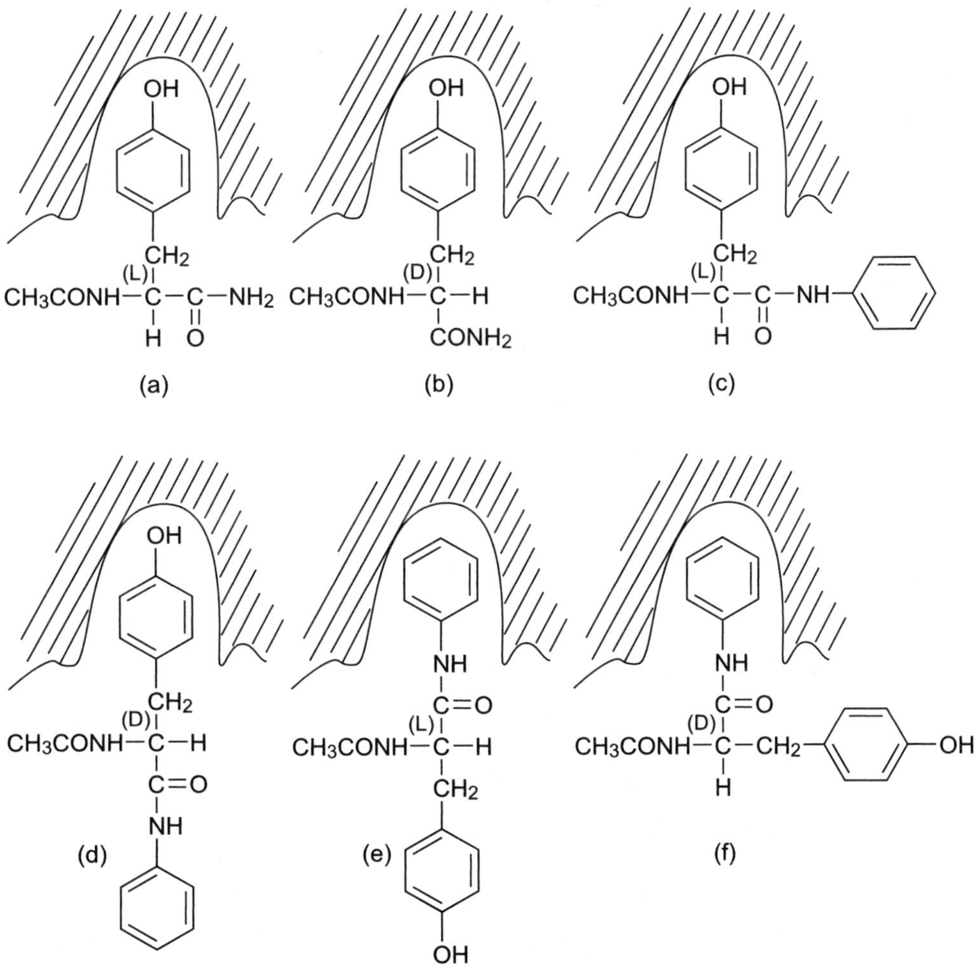

그림 5.24 카이모트립신의 활성 중심에 배향한 티로신 유도체. 단백질의 뾰족한 부분이 촉매의 작용기 위치이다.

의 카보닐만이 촉매 작용점에 접근할 수 있고, D-이성질체의 카보닐은 접근할 수 없다. 즉, 앞서 말한 비생성 결합(non-productive binding) 저해제가 된다. 티로신의 아닐라이드에서도 마찬가지로 L, D는 서로 구별된다. 그러나 아닐라이드 부분은 곁사슬과 구조가 유사하기 때문에 그림 5.24(e),(f)에 나타낸 타입의 비생성 결합도 가능한데, 이 둘 다 촉매 작용점에 카보닐기가 접근할 수 없어서 가수분해는 일어나지 않는다. 의약품 개발에서는 오히려 이러한 비생성 결합에 의해 쉽게 분해되지 않고 오래 지속되는 성질을 이용하기도 하는데, 이를 '펩타이드 모방학(peptidomimetics)'이라고 한다.

펩신은 위액에 존재하며, 넓은 범위의 기질 특이성을 갖는 단백질 분해 효소이다. 소수성 아미노산끼리의 펩타이드 결합에 비교적 좋은 촉매 작용을 나타낸다. Ac-L-Leu-L-Tyr-$NHCH_3$이 기질일 때의 K_m 값은 2.7×10^{-3} M로 측정된다. Ac-D-Tyr-D-Leu-$NHCH_3$은 물론 기질이 아니지만 저해제로 작용하는 것이 확인되었는데, 흥미로운 점은 K_i 값($E + I \rightleftarrows EI$, K_i)은 Ac-L-Leu-L-Tyr-$NHCH_3$의 K_m 값과 유사한 5.8×10^{-3} M이라는 것이다. 그림 5.25의 메커니즘이 셰미아킨(M. M. Shemyakin)에 의해 그 이유로 제안되었다. 즉, L 계열의 로이신, 티로신의 두 곁사슬을 받아들이는 활성 중심 구조에 입체배위가 거꾸로인 아미노산을 역방향 펩타이드 결합으로 맞춰 넣어보면 그림에서 보여주는 것처럼 동일한 입체 공간을 차지하기 때문에 거의 같은 친화력으로 흡착된다. 이러한 생각을 기반으로 설계한 펩타이드를 '역순서 펩타이드(retro-inverso peptide)'라고 한다. 특이적 상호작용에 의한 흡착은 곁사슬 부분의 기여뿐 아니라 펩타이드 결합 부분에서 수소 결합 등에 의한 기여도 무시할 수 없는데, 전자의 기여도가 큰 경우에는 앞의 예와 같이 효소를 속이는 것도 가능한 것이다. 생리활성 물질에 대한 리셉터의 관계가 효소에 대한 기질의 관계와 대등하다는 것에 기초하여, 이러한 역순서 펩타이드의 개념이 펩타이드 호르몬인 안지오텐신에 대해서도 성공적으로 적용되었다. 또한, 글라미시딘 S(고리형 펩타이드)의 예에서는 이 화합물에 필적하는 항균 활성을 갖는 역순서 화합물도 보고되었다.

그림 5.25(b)에 나타낸 것처럼 이 복합체에서는 효소의 촉매 작용기가 카보닐 탄소에 접근할 수 없기 때문에 가수분해는 진행되지 않는다. 이 사실은 틀린 구조의 화합물은 기질로 인식하지 않는 효소의 정교함을 보여주고 있다. 하지만 또 한편으로는 역순서 펩타이드(retro-inverso peptide)를 통해 효소라고 해도 완벽하지는 않다는 것을 보여준다.

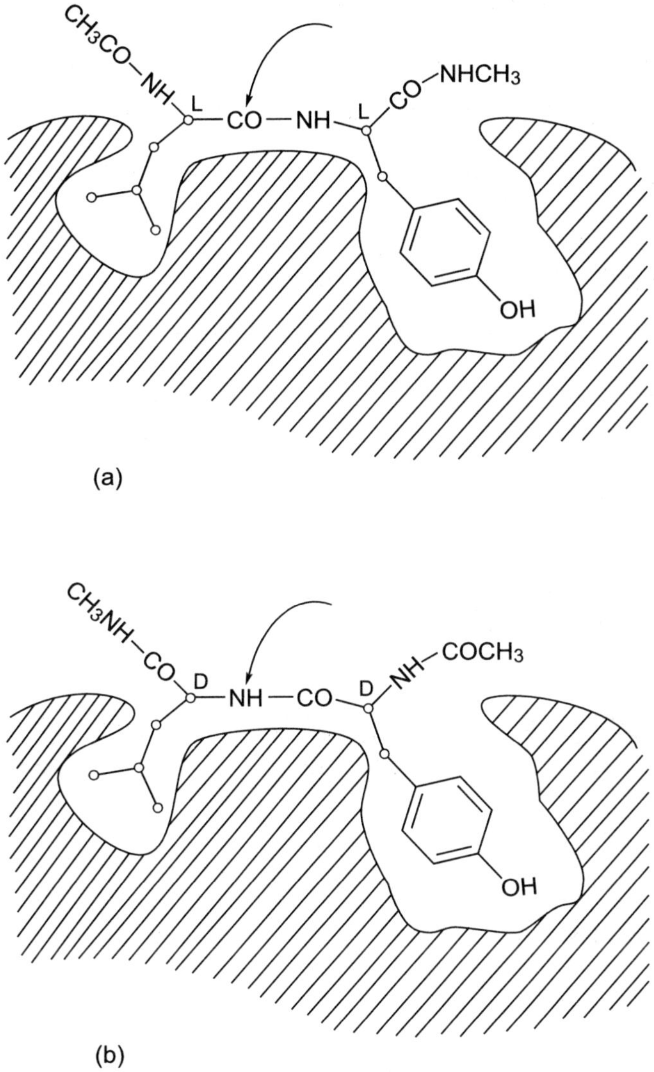

그림 5.25 펩신의 활성 중심에 배향한 다이펩타이드. (a) Ac-L-Leu-L-Tyr-$NHCH_3$, (b) Ac-D-Tyr-D-Leu-$NHCH_3$

2) 트립신의 역성 기질(inverse substrates)

트립신은 이미 설명한 것처럼 그 특이성 중심의 Asp-177과 정전기적 상호작용을 할 수 있도록 정전하 곁사슬을 갖는 아미노산에 매우 높은 친화성을 나타낸다. 수소 결합 및 소수성 결합과 더불어 그 외의 기여도 무시할 수 없으며, 이런 종합적 효과를 통해 특이성이 발현된다. 이 중에서 정전기적 상호작용의 기여가 무엇보다 큰 것은 사실이다. 정전기적 상호작용 대신에 소수성 결합이 주로 기여하는 카이모트립신과 비교하면 특이적 기질에 대한 친화력에 큰 차이가 발견된다. 카이모트립신에서 이 효소의 특이적 기질과 저해제는 각각 10^{-4} M 전후의 K_m, K_i 값을 갖는다. 한편, 트립신은 이 효소의 특이적 기질에 대해서 10^{-6} M의 값을 나타낸다. 카나오카(Y. Kanaoka) 등은 트립신에서는 특이성 발현을 위해 특정의 상호작용에 의존하는 비율이 크기 때문에 여러 가지 화합물을 합성한 다음 이들의 합성 기질과 합성 저해제로의 활성을 비교 검토하였다. *p*-아미디노페닐아세테이트(526)를 합성하여 트립신에 대한 거동을 조사한 결과 트립신 활성을 비길항적으로 강하게 저해하는 것을 발견하였다. 한편 *m*-유도체(527)는 단순히 저해제로 작용한다. (526)에 의한 저해 메커니즘은 아실 효소의 생성이었다. 일반적으로 가수분해 효소의 촉매과정은 식 5.1을 확장한 식 5.3으로 나타낸다.

(5.3)
$$E + S \underset{}{\overset{K_m}{\rightleftarrows}} ES \xrightarrow{k_2} ES' \xrightarrow{k_3} P + E$$

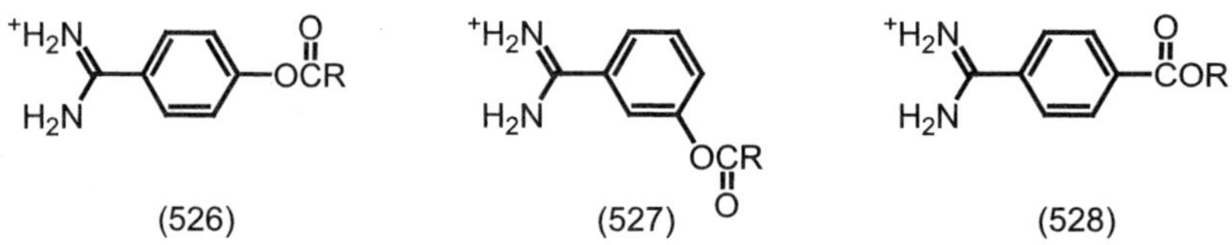

(526) (527) (528)

ES'은 효소 활성 중심의 촉매 작용기가 아실화된 중간체인데, 트립신에서는 Ser-195가 아실화된다. ES'이 만들어지는 과정을 아실화 단계(k_2), 분해 과정을 탈아실화 단계(k_3)로 부른다. (526)으로부터 유도된 아실화 효소는 중간체인데 천연의 기질과 마찬가지로 탈아실화되어 다시 활성을 갖는 트립신으로 되돌아온다. 그런데 (526)은 트립신의 기질로 거동하기는 했지만, 트립신이 보통 아실화될 때 이용되는 아르기닌이나 라이신의 작용기와는 달리 k_3의 값이 작다 보니 안정한 아실 효소가 축적되어 저해 효과가 관측된다. 즉, 기질의 원자 배열이 거꾸로인 화합물에서도 기질로 작용하는 예가 발견된 것인데, 다시 말해 그림 5.26(b)와 같은 역배열에서도 촉매 작용점에 카보닐 탄소가 일치하는 화합물이 성공적으로 설계된 것이다. 화합물 (528)은 트립신 기질로서 좋은 효율의 가수분해가 일어나는데, 이 화합물의 원자 배열은 '특이성기(정전하) → 카보닐 → 산소'의 순서로 천연의 기질과 동일하다. 이와는 달리 (526)에서는 '특이성기 → 산소 → 카보닐'의 순서이며, 이는 자연계와는 달리 정전하를 함유하지 않는 아실 효소 중간체가 좋은 효율로 만들어질 수 있음을 의미한다. (526)의 속도 파라미터는 $K_m = 3.9 \times 10^{-5}$ M, $k_2 = 17$ s^{-1}로, 통상의 기질과 필적한다. (527)은 $K_i = 3.0 \times 10^{-5}$ M의 저해제이며, 특이적 흡착은 (526)과 같은 정도이지만 카보닐 탄소가 촉매 중심에 근접하지 않은 것을 보여준다. 이상의 사실로부터 카나오카 등은 (526)에 '역성 기질'이란 이름을 붙였다.

이 일련의 화합물을 사용함으로써 임의로 디자인한 아실기(RCO)를 갖는 트립신을 합성하는 방법이 확립되었다. 이를 통해 종전의 트립신으로는 경험할 수 없었던 D-아미노산의 아실 효소 중간체의 제조도 가능해졌고, 트립신의 구조와 기능에 관한 흥미로운 연구가 가능해졌다. 아실기 내에 형광단, 발색단 등을 도입하면 활성 중심에 이들을 갖는 트립신 유도체가 얻어질 수 있다. 이들 표지 효소의 분광학적 해석에 의해 활성 중심의 고차 구조를 푸는 실마리를 얻는 등 다양한 전개가 수행되었다. 그림 5.26에 광학 활성 발색단을 아실기에 갖는 '역성 기질'이 트립신 활성 중심에 특이적으로 흡착되는 모습을 나타냈다. 트립신의 친구 효소인 프라스민, 트롬빈, 칼리크레인 등에 대해서도 (526)이 '역성 기질'로 작용한다.

지금까지 설명한 아미디노페닐에스터의 예는 가장 중요한 정전하 부분과 에스터 부분만을 주요소로 하여 적당한 거리와 방향을 고정한 구조의 화합물이다. 물론 스페이서로서의 벤젠 고리는 소수성 결합의 역할도 하고 있으나, 보다 정교한 디자인의 관점에서 본다면 α-아실아마이드기, 카이랄 탄소가 필요할 것이다. 하지만 엄밀한 특이성을 나타내는 효소라고 해도 다소의 융통성을 가질 수 있기 때문에, 몇 가지 요소를 줄여버린 기질이 효소에게 '물고기 모양 낚시 미끼'가 될 수 있음을 암시하고 있다. 생물은 지금도 진화 중이며, 현재의 효소 분자의 구조와 기능도 완전무결한 것은 아니다. 효소가 생체 내에서 맡고 있는 생리적인 역할대로 우리가 화학 합성으로 자유롭게 만드는 모든 화합물을 식별해 낼 수 있을 만큼 완벽한 것이 아닌 것은 당연하다.

적극적으로 기질 유사체를 합성해서 효소와의 상호작용을 검토하는 것은 생체계를 연구하는 기본적인 유기화학적 접근 방식이다. 역성 기질 등을 포함해 효소의 기질 인식에 초점을 맞춰서 폭넓게 합성 기질들을 개발하는 것은 효소의 구조-기능의 상관관계를 밝히기 위한 기초연구일 뿐만 아니라 넓은 응용 범위를 갖고 있다. 예를 들면 형

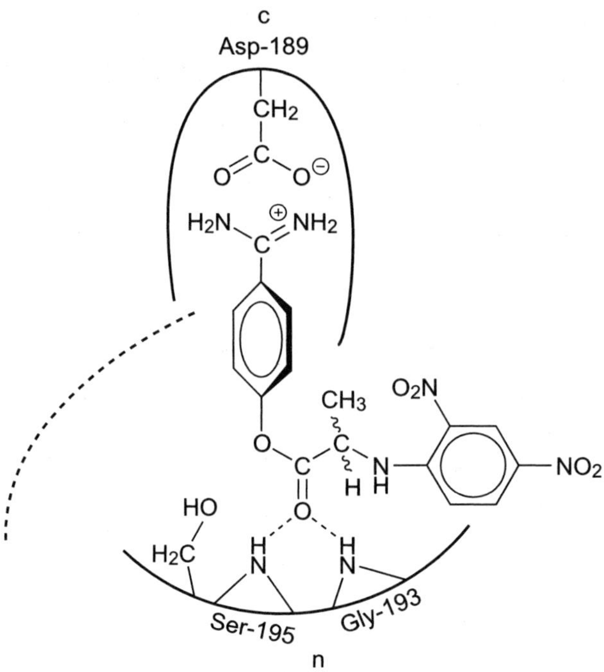

그림 5.26 트립신의 활성 중심에 흡착한 '역성 기질'의 예상도. c: 양이온 자리(특이적 중심), n: 촉매 중심

광성 기질 유도체는 혈청 중의 가수분해 효소의 미량 측정법을 제공하며, 이것들은 임상의학에서 유용하다.

05 면역에서의 분자 인식

1. 세포벽 펩타이드 글리칸

1) 면역 보조제(adjuvant) 활성

면역 보조제는 특정의 백신 항원과 함께 사용할 때 해당 면역 반응을 촉진하거나, 연장하거나, 혹은 증강하는 물질을 말한다. 현재 여러 가지 무기물과 유기물들이 면역 보조제로 사용된다. 이 중에서 여기서는 세균 세포벽에 의한 면역 보조활성에 대해 설명할 것이다.

1942년에 프로인트(J. Freund)가 말의 혈청을 항원으로 하여 결핵사균을 첨가한 다음 실험용 쥐에 주사했을 때, 혈청 단독으로는 발현하지 않았던 지연성 과민증과 항체 생성의 증가를 확인하였다. 다시 말해 결핵균의 균체에는 항원에 대해 생체의 면역 응답 능력을 높여주는 보조 작용이 숨어있다는 것을 알았다.

생각해 보면 이것은 아이러니한 생리활성이다. 20세기 초에 인류는 그 생존을 위협하는 병원성 미생물을 직접적으로 죽일 수 있는 화학 약품을 손에 넣게 되었다. 에를리히(P. Ehrlich)의 살바르산 발견에 이은 설파민제의 개발, 그리고 플레밍(Sir A. Fleming)에 의한 항생물질 페니실린의 발견은 세균이 인류의 적이라는 하나의 사상을 뒷받침하는 성과였다. 1908년의 노벨상은 상징적인데, 이 화학요법제를 창시한 에를리히와 함께 세포의 식균작용을 발견한 메치니코프(E. Metchnikoff)에게도 수여되었다. 메치니코프의 식균작용설은 후에 면역학설로 연결되는 생체의 자기방어에 관한 학설이었는데, 화학요법제 그리고 항생물질의 화려한 발전에 가려서 오랫동안 무대 위로 등장하지 못했다. 프로인트의 면역 보조는 적일 수밖에 없는 세균의 균체가 숙주 동물의 자기방어 능력을 높여주는 이이제이(以夷制夷)라고 할 수 있다.

진화의 역사를 되돌아보면 이 지구상에서는 세균과 같은 미생물(원핵생물)이 먼저 원주민으로 번성하였다. 가장 오래된 세균류의 화석은 약 40억 년 전 것으로 추정된다. 이후 35억여 년이 지난 뒤에야 최초의 척추동물인 원시 어류가 나타났으며, 출현한 지 고작 4~500만 년 정도밖에 되지 않은 인간이 세균류를 적으로 간주하여 그 절멸을 가져올 수도 있는 화학요법제와 항생물질을 발견한 것이다. 오랜 진화 과정을 거쳐온 경험으로 볼 때 세균 쪽이 인간보다 훨씬 선배이기 때문에 인간이 찾아낸 항생물질을 앞질러서 약물 내성을 획득하는 것은 어찌보면 자연스러운 일다.

그러면 프로인트가 사용한 결핵사균의 어느 부분이 그와 같은 면역증강 작용을 나타내는 것일까? 결핵균의 세포벽 구조는 (화학자에게는 만족할 만한 구조식이랄 수 없지만) 바깥쪽에서 안쪽을 향해 미콜산-아라비노갈락탄-글리칸-펩타이드라는 4종의 서로 다른 부분 구조들이 공유 결합하고 있다. 당초에 면역 보조제 활성은 그 최외층부의 미콜산을 주성분으로 하는 왁스 D로 불리는 지질 부분으로 알려졌었는데, 1972년

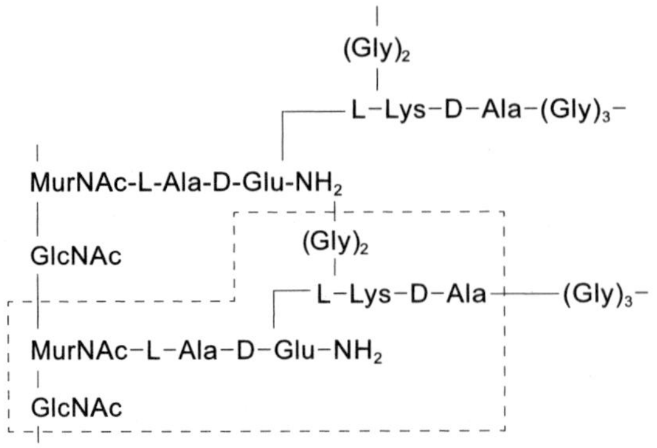

그림 5.27 황색포도상구균의 세포벽 펩타이드 글리칸 부분의 구조

에는 레더러(E. Lederer) 등이 치구균(*Mycobacterium smegmatis*)의 세포벽 연구에서 오히려 지질 부분을 없앤 수용성 분획에 면역 보조제 활성이 남아있다고 발표했다.

코타니(S. Kotani) 교수는 레더러와는 별도로 황색포도상구균(*Staphylococcus aureus*)의 세포벽 효소 분해물에 대해서 실험용 쥐의 각막 반응과 항체 생성 등을 지표로 보조제 활성을 연구했는데, 1973년에 세포벽의 펩타이드 글리칸 부분 중에서 그림 5.27의 점선으로 둘러싼 다이사카라이드헥사펩타이드 부분에 면역 보조 활성이 남아있는 것을 발표했다.

2) 면역 보조제 활성 부분의 구조

시바 교수는 이 면역 보조 활성을 나타내는 부분의 구조를 규명하기 위해 유기합성 쪽으로부터 거꾸로 접근해 보기로 마음먹고 쿠수모토(S. Kusumoto) 교수와 함께 곧바로 연구를 시작했다. 그즈음에 시바 교수 연구팀은 펩타이드 합성이 손에 익은 터였고, 당의 합성도 시작한 때여서 행운이었다. 무엇보다도 연구자까지 각각 나뉘어 있는 펩타이드와 당이라는 두 전문 영역의 경계에서 언젠가 흥미로운 테마가 떠오를 것이라는 예감이 있었는데, 이 펩타이드 글리칸이야 말로 그 기대에 부흥한 연구 주제였던 것이다.

최초의 합성 목표는 N-아세틸무라밀테트라펩타이드(그림 5.28의 1)였다. 반년 뒤에 완성된 이 화합물은 명료하면서도 강력한 면역 보조 활성을 나타냈으며, 합성물로서 보조 활성을 나타낸 최초의 사례이다. 거기서 별도로 합성한 N-아세틸무라밀트라이펩

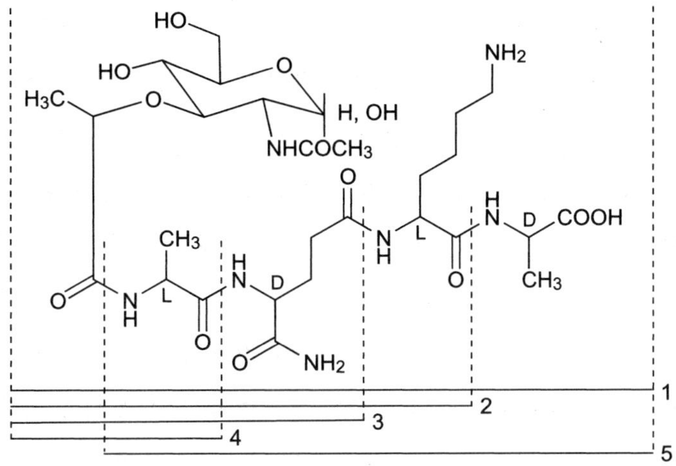

그림 5.28 합성 N-아세틸무라밀테트라펩타이드

타이드(그림 5.28의 2), N-아세틸무라밀다이펩타이드(MDP)(그림 5.28의 3)에 대해서도 충분한 활성이 확인되었고, N-아세틸무라밀-L-알라닌(그림 5.28의 4) 및 단순 테트라펩타이드(그림 5.28의 5)에서는 전혀 활성이 나타나지 않았다. 여기에 이르러 프로인트 이래 세포벽의 면역 보조 활성의 최소 구조는 MDP로 확실히 밝혀지게 되었다.

이 N-아세틸무라밀-L-알라닐-D-아이소글루타민이라는 MDP의 구조는 세균의 종류가 달라져도 변화가 거의 없는 공통 구조에 해당된다. 같은 해에 레더러도 시바와는 독립적으로 같은 합성법을 통해 똑같은 결론에 이르렀다. 이 MDP가 세균 세포벽의 면역 보조 활성의 올바른 본체라는 것은 그 후 세계 각지의 많은 연구자의 생물 실험으로 의심의 여지 없이 확인되었으나, 여기서 짚고 싶은 것은 MDP에 해당하는 화합물이 천연의 세균 세포벽으로부터 분리된 것이 아니라는 점이다. 즉, 세포벽을 구축하는 구조 부분을 유기합성으로 만들어서 그 구조-활성 관계를 규명한 동적인 연구 방법이 금 과녁을 쏘아 맞히었던 것이다.

3) MDP의 구조와 활성 발현

그 후에 MDP에 관한 방대한 합성 연구가 여러 연구실에서 수행되었고, 면역 보조 활성이 발현되려면 당과 L-알라닌 부분에 대해서는 어느 정도 구조 변화가 허용되지만 D-아이소글루타민 부분은 구성 요소로서 엄격히 요구된다는 점이 밝혀졌다. 따라서 시바 교수는 이 D-아이소글루타민 부분만을 변화시킨 보조 비활성의 MDP 구조 유사체를 합성하였다. 이들을 활성 MDP와 병행해서 사용해 봄으로써 다양한 생리활성에 대한 MDP 분자의 특이성, 즉 면역 활성에서의 분자 인식 문제를 검토하였다. 그 결과 MDP의 활성이 확인되었던 생물 실험에서 그 유사체들은 모두 비활성을 나타냈으며, MDP 분자 구조는 보조 활성뿐만 아니라 면역에 관련된 다른 많은 생물 현상에 있어서도 특이적 인식이 일어나는 것이 분명해졌다.

예를 들면 토끼의 발열 반응과 투구게의 아메바 세포 용해물의 겔화를 촉진하는 투구게(*Limulus polyphemus*) 시험에서는 MDP만이 세포벽과 같은 활성을 나타냈고, 보조 비활성인 유사체들은 모두 앞의 작용을 나타내지 않았다. 그 외에 알레르기성 뇌척수염 발병 실험, 매크로파지 활성화 작용에 있어서도 MDP의 구조 특이성이 확인되었다.

4) MDP의 아실 유도체와 세균감염 방어 효과

MDP의 면역 보조 활성은 확인되었으나 다른 생리활성에 대해서도 MDP가 관여하는지, 아니면 다른 부분 구조가 영향을 끼치는 것인지, 항종양 활성을 소개하면서 알아보자. 결핵균 세포벽이 나타내는 것과 같은 활성이 MDP 그 자체로는 나타나지 않았다. 시바 연구팀은 이 경우도 세포벽의 어느 부분 구조가 항종양 활성을 나타내는지 분리되기를 기다리지 않고 합성법으로 추적하였다.

일을 진행시키는 데 있어서 하나의 힌트는 프로인트가 발견한 보조제가 동물에 투여될 때의 형태인데, 반드시 에멀션 상태로 실험용 쥐에 주사해야 한다는 것이다. MDP도 그 수용액을 피하주사해서는 전혀 효과가 없고, 광유를 사용해서 에멀션으로 투여해야 한다. 다른 힌트는 항종양 활성은 면역학에서 세포성 면역에 해당하므로 혈액 중에 항체가 생성되는 체액성 면역과는 작용 메커니즘이 다르다는 것이다. 전자에는 흉선의 T 세포가 관여하고 후자에는 골수의 B 세포가 관여하는 것으로 알려졌다. 세포성 면역과 체액성 면역을 구별한 것은 후자가 수용성 반응인 데 비해 전자는 세포 표면, 즉 소수성 영역에서의 반응인 것으로 화학적인 구분이 되기 때문이다.

따라서 세포성 면역 활성을 강화하는 데는 MDP 분자의 적당한 위치에 지용성기를 결합시켜서 소수성을 증대시키는 것이 필요할 것으로 판단했다. 지용성기로는 지방산을 고르고, 그 결합 위치는 세포벽 구조와의 유사성을 고려해서 무라민산의 6-위치에 있는 하이드록시기를 선택했다. 즉, 아세트산으로부터 트리아콘탄산에 이르는 다양한 길이의 곧은 사슬 지방산을 MDP 당의 6-위치에 도입했다. 이 아실화 반응은 지방산의 사슬 길이가 짧은 경우는 일반적인 산염화물-피리딘 법으로 수행하였고, 탄소 수 30 이상의 지방산은 그 포타슘염을 당 6-위치 수산기의 p-톨루엔설폰산 에스터에 18-크라운에터-6을 사용해서 축합시켰다.

이와 같이 합성한 각종 6-O-아실-MDP는 기대했던 항종양 활성을 보여주지는 않았으나, 이들의 물성 변화와 더불어 의외의 생리활성이 확인되었다. 무엇보다도 현저한 물성은 탄소수 18의 지방산 유도체, 즉 6-O-스테아로일-MDP에서 나타났다. 이 화합물은 친수성과 소수성의 균형이 잘 맞아서 가장 작은 임계 마이셀 농도(CMC 값: 0.013 μmol/mL)를 나타냈다. 따라서 이 화합물은 에멀션이 아닌 레시틴-콜레스테롤계의 리포솜 형태로도 동물에 투여하는 것이 가능하였다. 즉, MDP 투여 형태의 개선이 이루어진 것이다.

뿐만 아니라 6-O-스테아로일-MDP에서 중요한 생리활성이 나타났다. 이 합성 MDP 유도체를 리포솜 형태로 인간형 말라리아(*Plasmodium falciparum*) 감염에 대해 치료한 효과를 시디퀴(W. A. Siddiqui) 등이 조사한 결과, 부작용이 없는 현저한 방어 효과가 관찰되었다. 합성 보조제를 이용한 새로운 백신요법의 길이 열린 것이다.

더욱이 여러 가지 세균 감염증에 6-O-스테아로일-MDP 및 그 관련 화합물이 생체의 비특이적 방어 능력을 높여주는 것이 확인되었다. 이것은 기본 물질인 MDP가 생체의 자기방어 메커니즘에 깊이 관여하고 있고, 그 MDP에 지용성을 부여해서 물성을 변화시킴으로써 새로운 생리활성이 발현될 수 있게 되었기 때문이다.

5) 6-O-아실-MDP의 항종양 활성

앞에서 설명한 것처럼 MDP 당의 6-위치에 C_{30}까지의 곧은 사슬 지방산을 결합시켜도 눈에 띄는 항종양 활성이 나타나지 않았다. 시바 연구팀은 결핵균 세포벽의 가장 바깥층에 존재하는 미콜산이 항종양 활성을 나타내는 것에 착안하여, 여기서 미콜산을 분리하여 MDP 당의 6-위치 하이드록시기와 결합하였다. 미콜산으로는 미코미콜산, 노카르도미콜산, 코리노미콜산 이렇게 3종류를 사용하였는데, 합성된 6-O-미코로일-MDP가 생쥐(mouse)의 간에 생긴 종양에 항종양 활성이 있음을 처음으로 확인하였다. 한편, 천연 미콜산은 α-위치에 가지를 친 β-하이드록시 지방산이라는 공통 구조를 갖는데 탄소 수 및 주 사슬의 구조가 일정하지 않은 복잡한 유사체의 혼합물이다. 따라서 그 지방산 부분의 구조와 항종양 활성과의 상관관계를 정확히 알 수가 없었다. 결국 표 5.4에 나타낸 것과 같은 각종 긴 사슬 지방산을 합성하여, 이들의 6-O-아실-MDP의 항종양 활성을 조사하였다. 활성 발현을 위해 필요한 것으로 지방산의 구조는 가지 친 구조일 것, 그 총 탄소 수는 30 이상이며, 가능하다면 40 이상인 것이 더욱 바람직하다는 것을 알았다. 또한 β-하이드록시기의 존재는 분명히 항종양 활성을 높인다는 결론을 얻었다.

6-O-아실-MDP가 항종양 활성을 나타냈으나, 이들 합성 화합물은 천연 세포벽의 항종양 활성을 뛰어넘지는 못했다. 시바 연구팀은 '세포벽에 비해 합성 MDP가 결정적으로 결핍되어 있는 것이 무엇일까'하는 생각으로 되돌아와서, 우선 MDP 분자의 글리칸 부분의 확대가 필요하다고 결정하였다. 그림 5.29에 나타낸 것처럼 MDP의 무라민산 부분의 전후에 각각 N-아세틸글루코사민이 결합한 2종류의 다이사카라이드다이펩타이드를 합성했다. 이들 화합물은 MDP에 비해서 면역 보조 활성이 증가하였다.

표 5.4 각종 합성 긴사슬 지방산

약어	구조
L30	$CH_3(CH_2)_{28}COOH$
B30	$CH_3(CH_2)_{13}CH-COOH$ │ $(CH_2)_{13}$ │ CH_3
BH32	$CH_3(CH_2)_{14}CH-CH-COOH$ │ │ HO $(CH_2)_{13}$ │ CH_3
B46	$CH_3(CH_2)_{21}CH-COOH$ │ $(CH_2)_{21}$ │ CH_3
BH48	$CH_3(CH_2)_{22}CH-CH-COOH$ │ │ HO $(CH_2)_{21}$ │ CH_3

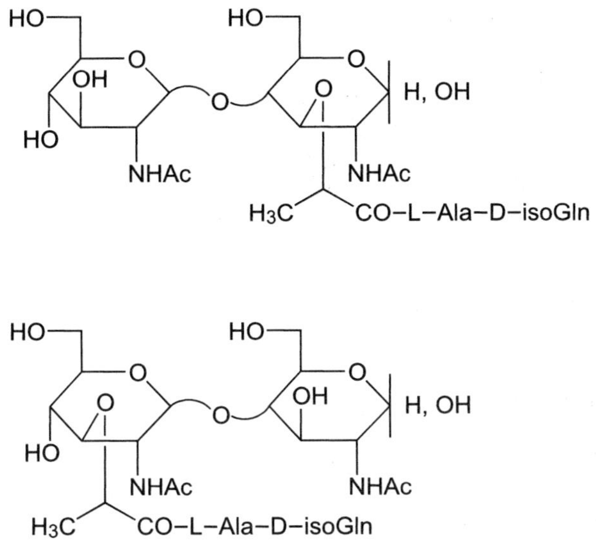

그림 5.29 MDP의 무라민산 전후에 각각 N-아세틸글루코사민이 결합한 2종류의 다이사카라이드다이펩타이드를 합성한 화합물

세포벽 그 자체로는 부작용의 문제점과 아직 구조가 일정하지 않다는 점 때문에 약품이 되기에는 치명적인 결점을 안고 있다. 그런 점에서도 동적 합성화학이 장래 신약개발에 공헌할 수 있게 되기를 기대한다.

2. 리피드 A

1) 리피드 A의 구조

시바 등은 세포벽 펩타이드 글리칸의 합성 연구를 수년간 수행하던 중에 펩타이드 글리칸과 매우 비슷하면서도 다양한 생리활성을 나타내는 것으로 그람 음성균 세포벽의 최외층에 존재하는 내독소(endotoxin)에 관심을 갖게 되었다. 발열원성, 면역 보조활성, 치사독성, 매크로파지 활성화, 인터페론 유도 작용, 항원성, 항종양 활성 등이 내독소의 특징적인 생리 작용이다. 그람 음성균의 최외층막은 단백질과 리포다당으로 이루어져 있으며, 내독소 활성은 리포다당의 일부분인 리피드 A에 기인하는데, D-글루코사민, 지방산 및 인산으로 구성된 지질인 것으로 알려져 왔다.

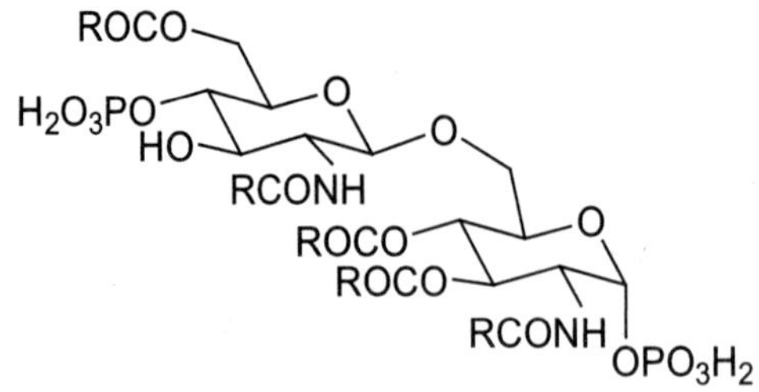

그림 5.30 살모넬라균의 리피드 A 화학 구조

살모넬라균의 리피드 A 화학 구조는 웨스트팔(O. Westphal) 등의 오랜 연구를 통해 그림 5.30에 나타낸 것과 같이 추정되었다. 이는 β(1→6)글루코사민다이사카라이드를 당 골격으로, 그 1 및 4' 위치에 인산이, 그리고 지방산이 몇 개 결합된 구조이다. 이 구조는 대장균의 리피드 A에 대해서 코라나(H. G. Khorana)가 수행한 구조 연구에 의해서도 확인되었다.

그림 5.30의 구조식에서 비환원 말단측 당의 3' 위치는 2-케토-3-다이옥시옥토산(KDO)이 결합하는 자리이다. 따라서 이 하이드록시기를 제외하면 지방산이 결합할 수 있는 하이드록시기 및 아미노기는 5개밖에 안 되는데, 리피드 A의 지방산 수는 평균 7개이다. 그런데 그 지방산은 모두 단일 사슬이 아니고 C_{14} 산을 주체로 하여 β-하이드록시기를 갖는 것이 있다고 알려졌다. 즉, 7개의 지방산 중 적어도 2개는 β-하이드록시 지방산의 -OH기에 에스터형으로 2중으로 결합되어 있다. 마찬가지로 여기서도 균의 세포벽 외막이라는 불균일한 재료를 가지고 다양한 생리활성을 논한다고 하는 복잡성에 부딪히게 된다.

2) 리피드 A 유도체의 합성과 생리활성

β(1→6)글루코사민다이사카라이드의 하이드록시기 및 아미노기에 위치선택적으로 인산화하여 서로 다른 지방산에 의한 아실화를 수행해야 하기 때문에 보호기와 탈리 방법의 선택이 중요하다. (*R*)-3-하이드록시테트라데칸산의 카이랄 합성은 변형 라니-니켈법을 이용하여 쉽게 대량 합성할 수 있다. 또한 인산화, 특히 1 위치에 대해서는 기존의 옥사졸린법만으로는 글루코사민의 아미노기에 3-하이드록시 지방산이 결합한 경우에 적용할 수 없었기 때문에 새로운 리튬염 법을 개발하였다. 리피드 A 관련 각종

합성 다이사카라이드 유도체를 표 5.5에 나타내고 그 생리활성을 정리하였다.

표 5.5는 독일 프라이부르크(Freiburg)의 막스 플랑크 연구소, 키타사토 대학, 시마네 대학, 도쿄 대학, 오사카 대학, 큐슈 대학, 쇼와 대학을 비롯한 많은 연구기관의 도움으로 연구한 것이다. 세포벽 펩타이드 글리칸의 경우에도 천연의 세포벽 성분을 가지고 수행한 여러 가지 생리활성이 순수한 합성 화합물을 가지고 연구한 결과와 그 구조에 따라 구분되는 경향이 확인되었다. 마찬가지로 리피드 A의 경우도 같은 경향이 예상되었다. 사실 내독소 활성을 담당하는 리피드 A의 화학 구조도 전체가 하나로 작용하는 것이 아니라, 어떤 활성은 이 구조 부분이 다른 활성은 저 구조 부분이 주로 담당

표 5.5 합성 리피드 A 유도체의 구조와 생리활성

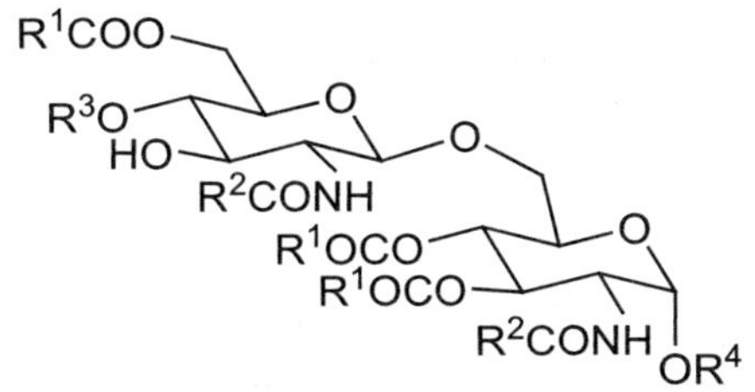

시료 번호	R^1CO	R^2CO	R^3	R^4	발열원성	치사독성	면역보조활성	매크로파지 활성화 작용	인터페론 유도 작용	항종양 활성
1	C_{14}	C_{14}	H	H	–	–	–	–	–	±
3	C_{14}	C_{14}	H	P	–	–	+	+	+	
4	C_{14}	C_{14}	P	H	–	–	–	–	±	
5	C_{14}	C_{14}	P	P	–	–	+	–	–	
2	C_{14}	C_{14}-3-OH	H	H	–	–	–	–	±	
7	H	C_{14}-3-OH	H	H		–	–	–	–	
11	C_{14}-3-OH	C_{14}-3-OH	H	H	–	–		–	–	–
12	C_{14}-3-OH	C_{14}-3-OH	P	H	–	–	+	–	ǂ	+
14	C_{14}-3-OH	C_{14}-3-O(C_{14})	H	H	–	–	ǂ	–	–	
15	C_{14}-3-OH	C_{14}-3-O(C_{14})	P	H	–	–	ǂ	–	+	
16	C_{14}	C_{14}-3-OH	H	P	±	+	ǂ		+	ǂ
17	C_{14}	C_{14}-3-OH	P	P	+	+	ǂ		–	ǂ

하는 것으로 생리활성과 화학 구조의 관계가 분리되었다.

표 5.5에 나타난 것처럼 시료번호 15까지는 리피드 A의 가장 특징적인 내독소 활성인 치사 독성, 발열원성 등은 모두 음성이었지만, 16, 17에 이르러 리피드 A와 같은 활성이 나타났다. 또한 이 두 가지 화합물에서 강한 항종양 활성이 나타난 점은 흥미롭다. 더욱이 14, 15, 16, 17에서 면역 보조 활성이 확인되고, 12에서 인터페론 유도 활성이 관찰된 것이 특히 주목된다. 이 화합물들은 토끼에 대한 발열원성과 치사 독성을 나타내지 않으므로 이와 같은 일정한 구조의 순수한 화합물을 이용하면 원치 않는 내독소의 생리작용은 억제하고 유용한 생리활성을 특징적으로 낼 수 있다.

06 혈액형 결정과 분자 인식

면역의 항원-항체 반응은 분자 인식의 대표적인 예이다. 생체는 외부로부터 들어온 물질(항원)을 이물질로 인식하여 항체를 만드는데, 항원의 변화에 대응하여 각각 딱 들어맞는 항체를 만드는 것이 경이롭기까지 하다. 항체 중에는 3차원 구조까지 결정되어 항원과의 결합 메커니즘이 분자 수준에서 밝혀진 것들이 있는데, 혈액형 반응이 그렇다. 혈액형에는 O, A, B, AB의 4가지가 있고, 혈액형 다른 혈액끼리 섞으면 응집이 일어난다. 혈액형의 결정 부분은 당단백질과 당지질에 붙어 있는 올리고당인데, 이 올리고당은 정말 얼마 안 되는 몇 개의 당으로 구성되어 있다(그림 5.31). 이로 인해 그동안 생리활성이 명확하지 않고 합성도 어려워서 멀리했던 올리고당에 대한 연구가 갑자기 합성화학의 매력적인 주제로 떠올랐다. 예를 들면 A형, B형 등 혈액형의 올리고당 부분을 합성하고, 이것을 알부민에 결합해서 얻은 인공 항원을 염소에 투여하여 항체를 만들었더니, 사람 혈액과의 교차 반응에서 약 60%가 활성을 나타냈다.

식물로부터도 적혈구를 응집시키는 여러 가지 렉틴 단백질이 분리되었는데, 각각의 혈액형에 특이적이다. 이 특성은 특정의 렉틴이 특정의 당 분자하고만 결합하는 것에 기인한다. 예를 들면 콩에서 얻은 한 렉틴은 A형의 적혈구만 응집시키는데, N-아세틸갈락토사민이 A형 적혈구 표면에 있어서 혈액형을 결정하는 것으로 추정된다. 마찬가

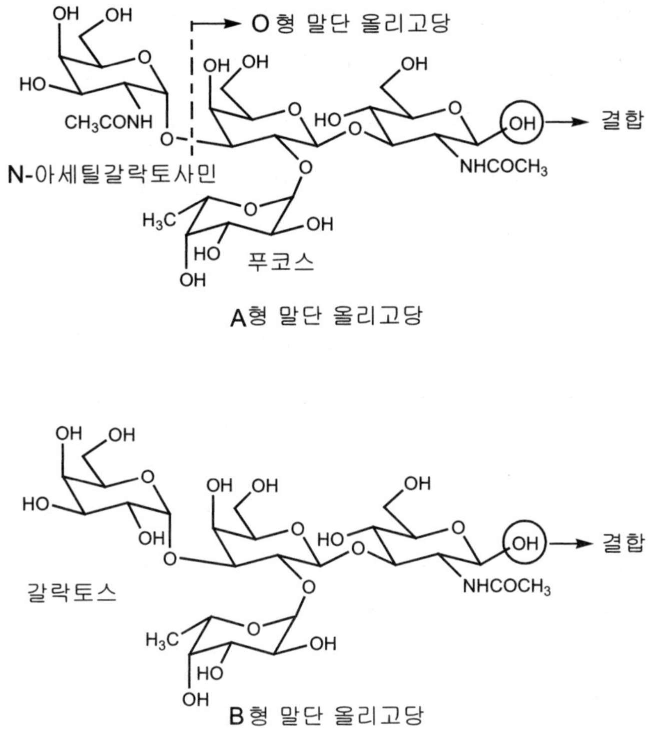

그림 5.31 A, B, O형의 말단 올리고당

지로 O형은 푸코스에 의해 결정되는 것이 다른 렉틴에 의해 알려졌다. 이와 같이 렉틴은 특수한 당과 결합할 수 있는 상보적인 구조를 갖는데, 그 결합은 공유 결합이 아니고 가역적이며 약한 결합이다. 당에는 소수성 부분과 전하를 띤 부분은 없으므로 수소 결합이 중요한 역할을 담당한다.

07 프로스타글란딘(PG)

호르몬이나 비타민이 몸속에서 기능성을 나타낼 때 처음 화합물이 아니라 화학적 변화를 일으킨 물질이 작용하기도 한다. 이 과정의 생성물 중에는 수명이 짧은 것이 많다. 예를 들면, 스테로이드 호르몬인 테스토스테론은 그 자체가 아니라 환원된 다이하이드로테스토스테론 형태로 전립선에서 작용한다. 또한 비타민 D_3(VD_3)는 생체 내 변환 과정에서 일종의 호르몬으로도 작용하는 것이 알려졌다. 즉, 비타민 D_3는 간에서 하이드록실화 되어 25-하이드록시비타민 D_3(VD_3의 약 3배 활성)가 되고, 다시금 신장에서 하이드록실화 되어 1*S*,25-디하이드록시비타민 D_3(VD_3의 5~15배 활성)가 된 후 비로소 호르몬으로 작용한다. 여기서는 이 분야의 대표적인 예로서 프로스타글란딘을 소개한다.

동물의 각종 기능을 정상적으로 유지하고 조절하는 인자인 프로스타글란딘(PG)은 의사, 생화학자, 약리학자들에 의해 발견되어 그 생리적 역할이 밝혀졌다. PG는 체내의 다른 곳에서 극미량이 생합성되어 필요한 곳에서 생리활성을 나타내고는 곧 비활성 물질로 변화한다. 또한 PG는 적당히 복잡한 구조이고 강한 생리활성을 나타내므로, 유기화학자들이 다양한 구조의 PG를 합성하여 새로운 의약품을 개발하기 위해 의욕적으로 달려들기에 적당하다. 이 연구 결과로 PG 의약품이 세상에 나왔고, 지금도 새로운 PG의 개발 연구가 계속되고 있다.

1. PG의 발견과 구조

PG가 발견되어 이름을 갖게 된 것은 1930년대 초에 사람의 정액이나 양의 정낭으로부터 강한 생리활성을 나타내는 물질이 발견된 것에서 출발한다. 당시는 이 물질이 전립선(prostate)에서 만들어지는 것으로 생각하였으므로 폰 오일러(von Euler)가 프로스타글란딘(prostaglandin)으로 명명하였다. 후에 PG는 주로 정낭선에서 만들어지는 것이 밝혀졌다.

이후 20년간은 거의 알려진 것이 없었으나, 1957~1960년 사이에 베르크스트롬(S. K. Bergström, 1982년 노벨 생리의학상) 등이 PGF와 PGE를 결정 상태로 분리·정제하는 데 성공함으로써 본격적인 PG 연구가 시작되었다. 마침내 1963년 이들의 화학 구조가 결정되면서, PG에 대한 연구가 활발해졌다. 초기 연구로서 생체 내의 생합성 경로와 대사, 생리활성 등의 검토가 이뤄졌다. PG_1, PG_2 계의 PG가 비스호모-γ-리놀렌산과 아라키돈산을 전구물질로 하여 생합성되는 것이 증명되었고, 이어서 PGF와 PGE의 생합성에서는 뭔가 다른 중간체가 존재하는 것으로 추정되었다. 1973년에

이 생합성 중간체가 엔도퍼옥사이드로 불리는 PGG_2와 PGH_2인 것이 사무엘슨(B. I. Samuelsson, 1982년 노벨 생리의학상)에 의해 규명되어, PG 연구가 드디어 최전성기에 돌입했다.

이 사이에 PGA~PGD가 이어서 발견되었다. 이때까지 발견된 PG들의 생합성 경로가 명백해지고, 이들의 생리적 역할이 밝혀졌으며, 추가로 새로운 PG의 탐구가 수행되었다. 특히 혈액의 응고-용해와 관계가 깊은 PG로서 새로운 구조를 갖는 트롬복세인(TXA_2)이 1975년에, 이어서 1년 뒤에 프로스타사이클린(PGI_2)이 발견됨으로써 생체 내에서 만들어지는 모든 PG의 구조가 거의 밝혀졌다.

이중 결합을 3~5개 포함한 C_{20}인 지방산을 전구물질로 하는 PG_1, PG_2, PG_3군의 생합성 경로가 밝혀졌으며, 이들 지방산의 산화 경로가 탐색되었다. 연구는 주로 혈소판과 다형핵 백혈구를 사용하여 아라키돈산의 지질 산화 효소(리폭시저네이스)에 의한 산화를 검토하는 것이었다. 혈소판에서는 주로 12 위치의 산화(하이드로퍼옥시화)로부터 시작되는 일련의 생성물이 분리되었고, 다형핵 백혈구에서는 5 위치, 15 위치에 산화가 일어난 각종 생성물이 발견되었다. 본 산화 생성물은 오래전부터 평활근을 천천히 수축시키는 물질(slow reacting substance of anaphylaxis, SRS-A)과 관련된 것으로 생각되었는데, 그 구조가 사무엘슨 등에 의해 1979년에 보고되었고, 그 후 일련의 관련 물질 구조가 빠르게 결정되었다.

여기서 빼놓을 수 없는 점은 유기합성 화학자들의 활약이다. 시모노비치(C. Simonovitch)에 의한 라세미체 PG의 전합성이 1967년에 보고된 것을 시작으로, 1969년에는 코리(E. J. Corey, 1990년 노벨 화학상)에 의해 천연형 PG의 전합성이 이루어졌다. 또한 SRS-A에 대한 코리의 합성 연구는 실로 멋진 성과이다. 지금까지 수많은 합성 화학자들에 의해 다양한 PG 합성법이 확립되었다.

현재 사용되는 PG는 그림 5.32에 나타낸 것처럼 ① 고리 부분의 다름에 따른 A~I, ② α 사슬의 이중 결합 유무에 따른 PG_1, PG_2(사슬을 $R\alpha_1$, $R\alpha_2$로 나타낸다), ③ C_9 위치의 하이드록시기의 배위에 따른 α, β, ④ ω 사슬의 C_{17}-C_{18} 위치에 이중 결합이 있는 PG_3 계($R\omega_3$으로 나타낸다)로 구분한다.

PGE_1, $PGF_{1\alpha}$의 초기 화학 구조 결정에는 일반적인 천연물과 마찬가지로 질량분석법(MS)과 여러 분광법(NMR, IR 등)이 주로 이용되었으나, 이후 새로운 PG의 구조 해석

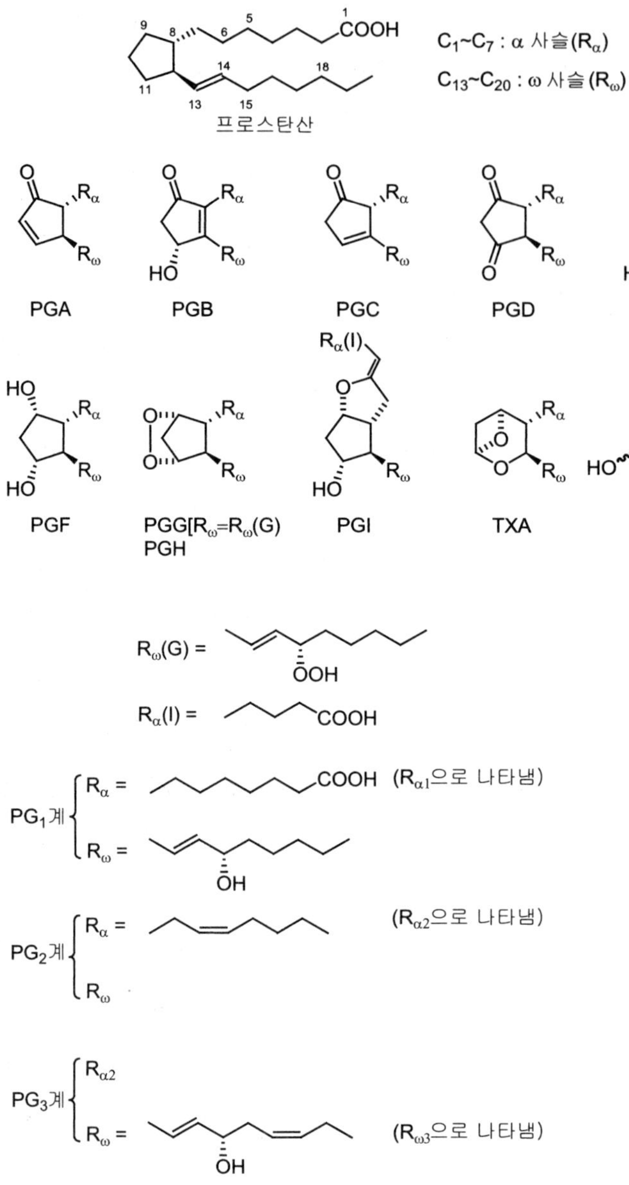

그림 5.32 PG-TX의 명명과 구조

은 기체크로마토그래피 질량분석법(GC-MS)에 많이 의존하였다. 또한 결정의 X선 회절법도 중요한 수단으로 자리 잡았다.

한편 아라키돈산의 리폭시저네이스에 의한 산화로 얻어지는 SRS-A는 루코트리엔(leukotriene, LT)으로 불리며 3개의 콘쥬게이션 이중 결합을 갖는 것이 특징인데, 현재

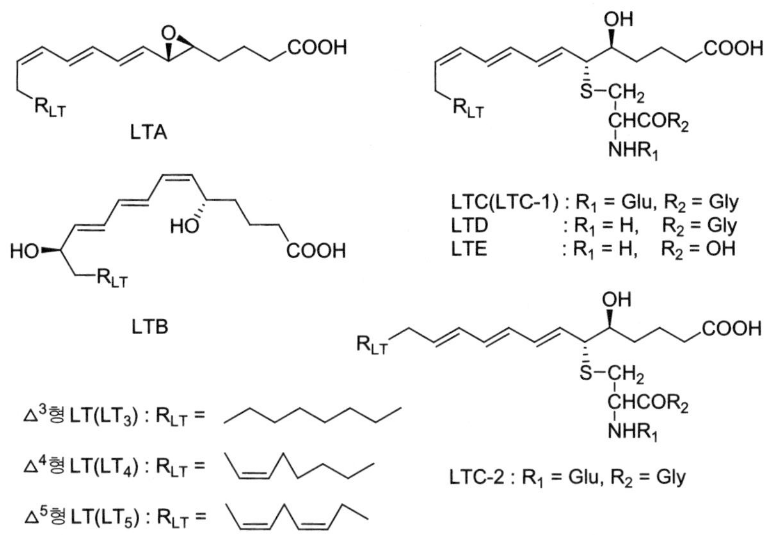

그림 5.33 LT의 명명과 구조

까지 A~E가 보고되었다. 이 LT도 3종의 불포화 지방산을 전구물질로 하여 생합성되는데, 그림 5.33에 나타낸 명명법이 사용된다. 즉 전구물질의 이중 결합수를 붙여서 LTA_3, LTA_4, LTA_5와 같이 표시한다.

2. PG의 생합성과 다양한 생리활성

1) 생합성과 대사

생체에서 에너지의 저장과 세포막의 구성이 주요 기능인 것으로 생각했던 지방산은, PG의 발견으로 다른 기능도 수행하는 것이 밝혀졌다. 특히 이중 결합을 3개 이상 갖는 불포화 지방산이 주목을 받고 있다. PG, TX, LT의 생합성에서 비스호모-γ-리놀렌산(C_{20}: 3 n-6), 아라키돈산(AA)(C_{20}: 4 n-6), 에이코사펜탄산(EPA)(C_{20}: 5 n-3)은 각각 1형, 2형, 3형 PG 생합성의 전구물질이다. 이 지방산은 단독으로 이동하거나 저장되지 않고 인지질의 에스터 형태로 존재하며, 필요에 따라 가수분해되어 PG 생합성의 전구물질이 된다. 예를 들어 AA가 결합한 인지질(포스파티딜콜린)을 그림 5.34에 나타냈다. 에스터의 가수분해에는 4종의 포스포라이페이스(phospholipase)가 관여하는데, AA의 유리는 그 중 A_2에 의해 수행된다. 이 효소 활성은 하이드로코티존 등의 스테로이드

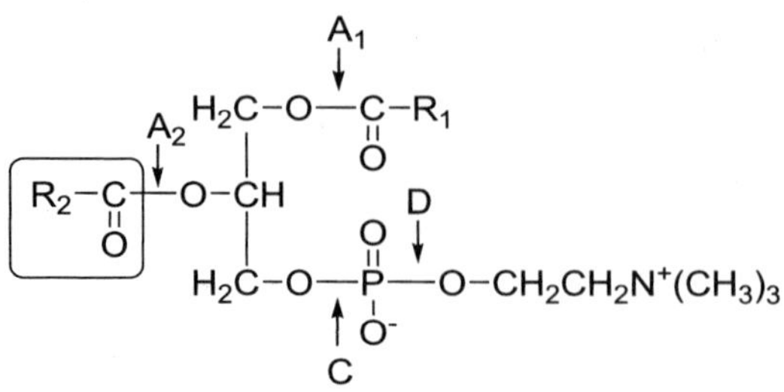

그림 5.34 포스파티딜콜린에 대한 포스포라이페이스의 작용 부위

계 항염제가 존재하면 저해된다. 또한 이 가수분해는 2단계로 진행되는 별도의 메커니즘으로 진행된다. PG 생합성의 전구물질로서 C_{20}인 불포화 지방산은 보통 식물로부터 직접 섭취하지만, 부족한 경우 생체 내에서 합성된다. 그 경로를 그림 5.35에 나타냈다.

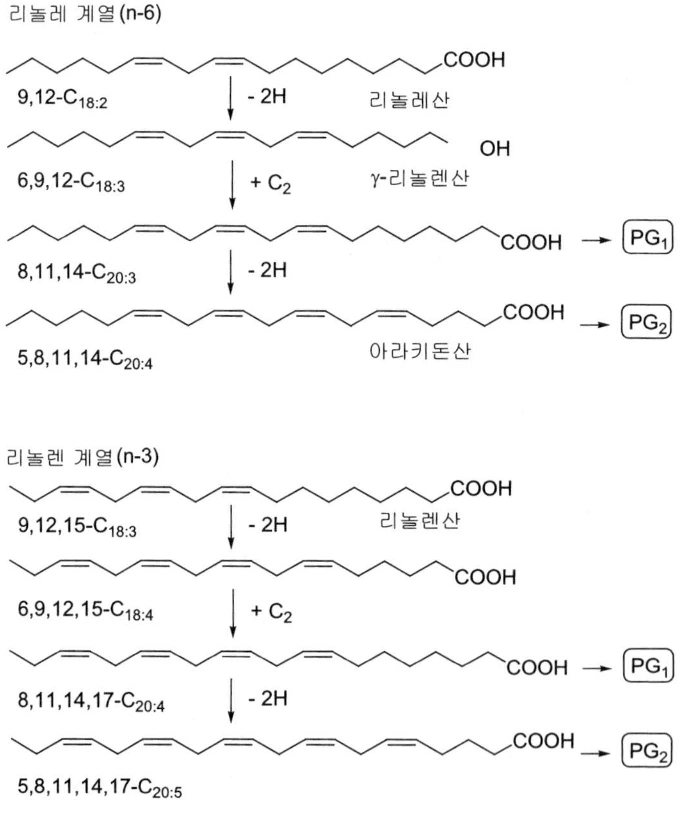

그림 5.35 불포화 지방산의 생합성 경로

이와 같이 생체 내에서 생성된 불포화 지방산, 예를 들어 AA는 세포의 리보솜에 존재하는 효소(사이클로옥시저네이스)에 의해 2몰의 산소를 소비하면서 산화되어 PGG_2가 된다. 이 효소는 철-프로토포피린을 필요로 하며, 아스피린(비가역적), 인도메타신(가역적), 그 외에 비스테로이드계 항염제에 의해 저해된다. PGG_2는 퍼옥시데이스에 의해 PGH_2로 변환되고, 그 외에도 특이적 효소에 의해 PGE_2(폐, 위, 간장, 비장),

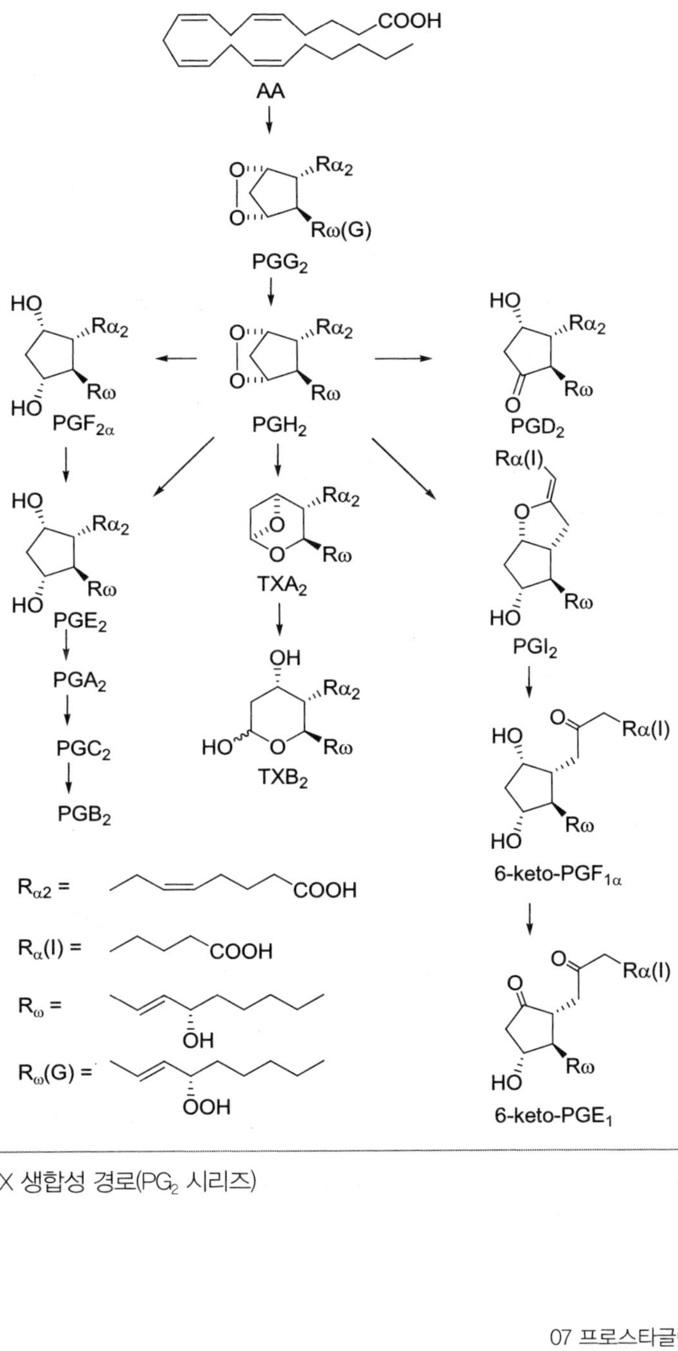

그림 5.36 PG-TX 생합성 경로(PG_2 시리즈)

$PGF_{2\alpha}$(간장), TXA_2(폐, 뇌, 비장, 혈소판), PGI_2(폐, 위, 비장, 동맥) 등으로 변환된다. 이들 일련의 PG_2 생합성 경로를 그림 5.36에 나타냈다.

생체 내에서 생합성된 PG, TX는 매우 불안정해서 그 작용을 발현하고는 곧바로 대사되어 생리활성이 없는 화합물로 변한다. 한 번의 폐순환으로 90% 이상 대사되는 것으로 알려졌다. 주요 대사로는 ① C_{15} 위치 하이드록시기의 산화로 케톤 생성, ② C_{13}-C_{14} 위치 이중 결합의 환원, ③ β 산화에 의한 α 사슬 C_2 단위 단축, ④ ω 산화에 의한 ω 사슬 말단 C_{20} 위치 메틸의 카본산으로의 산화가 알려졌다. 말할 필요도 없이 의약품의 개발에서는 이와 같은 대사를 방지하는 방법이 설계에 반영되어야 한다.

일련의 루코트리엔 중에는 AA로부터 생합성된 LT_4가 가장 많이 연구되었다. 리폭시저네이스에 의한 AA의 산화물은 주로 혈소판, 비만세포, 다형핵 백혈구(호염기구)를 이용하여 연구되었다. 혈소판에서 AA는 우선 12-하이드로퍼옥시화(12-HPETE)가 되고 이어서 하이드로퍼옥시데이스에 의해 12-하이드록시 생성물(12-HETE)로 변한다. 12-HPETE는 효소 반응으로 에폭시로 변할 때, 수소(H^+)가 떨어져 나가면서 콘쥬게이션 구조가 이동하는 경우와 이중 결합의 이동과 함께 하이드록시기가 도입되는 경우로 나뉜다. 백혈구에서는 전자의 반응이, 혈소판에서는 후자의 반응이 일어난다. 또한 생체에서 일어나는 에폭시 고리열림 반응이 일반 화학 반응과 유사하게 진행되는데, 그

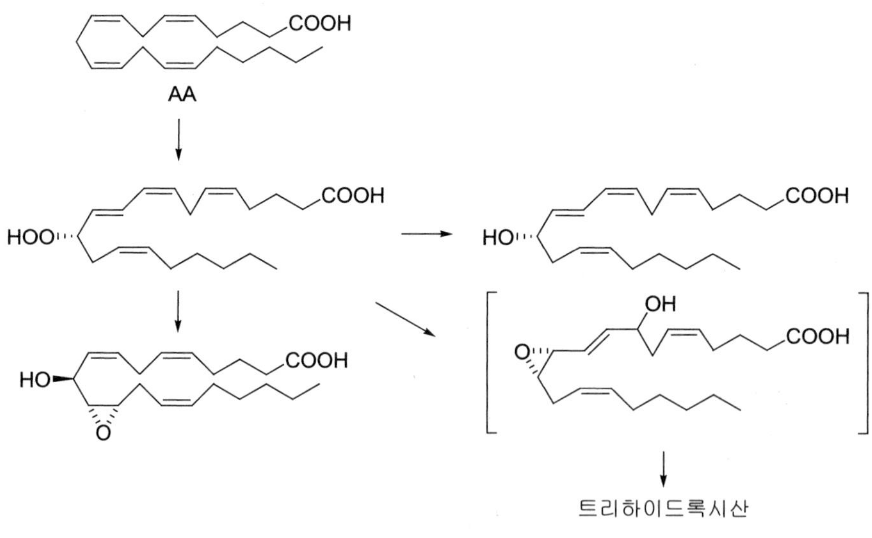

그림 5.37 리폭시저네이스 산화로 시작되는 AA 대사(혈소판)

림 5.37에 이것을 나타냈다.

한편, 다형핵 백혈구에서는 AA가 5-하이드로퍼옥시화(5-HPETE)되어 앞서 설명한 전자의 반응으로 5,6-에폭시산(LTA_4)으로 변한다. LTA_4는 생합성 중간체가 되어 C_6 위치가 시스테인의 S에 의해 공격을 받아서 각종 SRS-A의 생합성 물질이 되거나, C_{12} 위치가 하이드록시기의 공격으로 콘쥬게이션이 이동한 LTB로 변환된다. LTB 구조는 코리 등의 합성에 의해 그림 5.38과 같이 확립되었다. 생쥐(mouse)의 비만세포를 이용한 실험에서는 LTC_4가, 호엽기구에서는 LTD_4가 분리되었다. 그 외에 LTC-2(11-*trans*-LTC_4), LTE_4도 효소 반응으로 생성되는 것이 확인되었다. AA로부터 LT류로의 생합성

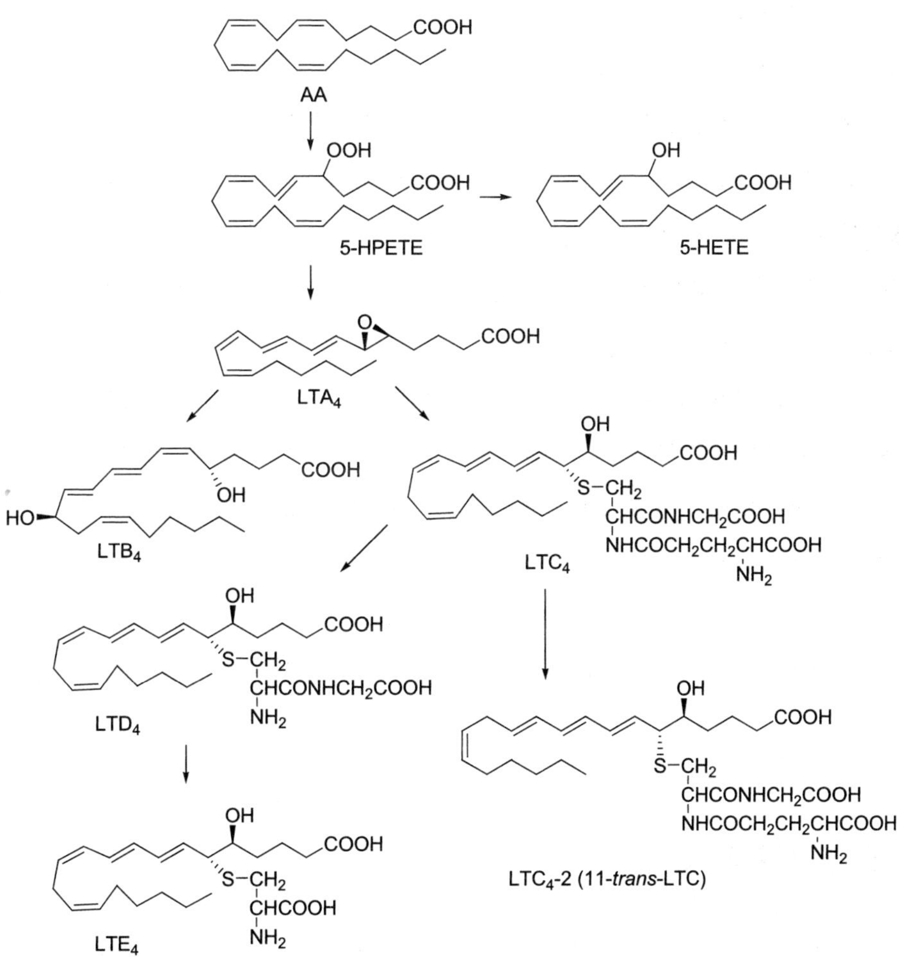

그림 5.38 LT_4의 생합성 경로(백혈구)

경로를 그림 5.38에 나타냈다.

앞서 설명한 것처럼 현재까지 알려진 PG, TX, LT는, AA를 전구물질로 하여 생합성되는 경로가 마치 폭포수가 흐르는 것과 같다고 하여 아라키돈산 캐스케이드(arachidonic acid cascade)로 불린다.

2) 생리활성

PG, TX의 생리활성에 대해서는 많이 알려졌지만, 이용한 동물이나 실험 조건이 서로 다르다 보니 반드시 일치하는 결론에 이르지 않기도 한다. 시험관(*in vitro*) 내의 생리활성이 그대로 생체 내에서도 일어날지 확실치 않은 측면도 있지만, 의약품 개발을 위해서는 큰 도움이 되는 정보이다.

오래전부터 알려진 PG의 생리활성으로는 평활근의 수축과 이완이 있다. $PGF_{2\alpha}$는 자궁과 기관지를 수축시킨다. 혈관도 수축시키므로 혈압을 상승시키는 작용이 있다. PGE_2는 자궁은 수축시키지만 기관지와 혈관은 확장시켜서 오히려 혈압을 떨어뜨린다.

TXA_2와 PGI_2는 다른 PG와는 달리 혈액의 응고-용해에 관련된 PG이며, 전자는 혈소판 응집을 유도하고 후자는 그것을 저해한다. 또한 TXA_2는 말초혈관을 수축하는 데 비해 PGI_2는 이완시킨다. 이들은 어느 것이나 생체 내에서 그 작용이 나타나는 장소, 즉 혈소판(TXA_2)과 동맥벽(PGI_2)에서 주로 생합성된다. 생합성 중간체인 PGG_2와 PGH_2는 TXA_2과 동일한 생리활성을 나타내는 것 외에 기관지 수축작용도 있다.

SRS-A는 비만세포나 다형핵 백혈구의 면역 자극에 의해 히스타민 등과 함께 방출되는 화학 전달 물질로서 기관지 수축 작용에 의한 천식 등 알레르기 질환을 일으킨다. SRS-A의 평활근 수축 강도는 $LTD_4 > LTC_4 > LTE_4 \gg LTA_4$의 순이다. 한편 LTB는 평활근 수축작용이 없는 반면 12-HETE나 DHETE와 함께 강한 백혈구 이동 작용을 나타낸다.

3. PG 합성의 의의

합성된 PG들은 그 종류에 따라 다음과 같은 특징이 있다. ① 강하면서도 다양한 생리활성을 나타내는 것, ② 천연자원으로부터 얻을 수 없는 것, ③ 최종적으로 화학적 변환에 의존하는 것, ④ 타 분야 연구의 시료 제공이 필요한 것, ⑤ 적당히 복잡한 구조여서 합성 화학적으로 흥미를 갖게 하는 것, ⑥ 의약품 개발의 가능성이 높은 것.

천연물 PG를 얻을 수 있는 대표적인 천연자원은 연산호(soft coral)이다. 여기에는 PGA_2 및 그 유도체가 약 1.4% 정도 함유되어 있는데, $PGF_{2\alpha}$와 그 18-아세톡시 유도체도 일부에서 발견된다. 하지만 이것으로부터 PG를 얻기까지는 오랜 세월이 필요하며 자원으로서의 한계도 있어서 연구를 목적으로 채취하는 것 외에는 국제협약에 의해 난획이 금지되고 있다. 한편 동물의 정낭에서 채취한 효소와 AA를 인큐베이션하여 직접 PGE_2와 $PGF_{2\alpha}$를 얻는 방법도 있지만, 이 경우에도 다른 PG를 얻고 싶을 때는 화학 반응을 통하여 변환하여야 하므로, 아무튼 합성 반응이 필요하다.

이같이 PG를 다량으로 얻기 어렵다 보니 이 분야는 합성의 힘을 마음껏 발휘할 수 있는 곳이다. 덕분에 합성을 통해 잘못 알려진 화학 구조를 정정하는 경우도 종종 있었다. 또한 더욱 이상적인 생리활성을 기대하거나 의약품으로서의 실용화를 위해 비천연형 PG의 연구 개발이 필요한데, 이때는 전적으로 합성에 의존할 수밖에 없다.

1) 이상적인 합성 중간체-코리(Corey) 락톤

전합성에서 중요한 것은 이상적인 합성 중간체를 설정하는 것이다. PG와 같이 부분 구조가 다른 유도체가 많을 때는 각종 PG의 합성에 공통으로 자주 이용할 수 있는 합성 중간체를 어떤 구조로 설정할 것인지가 한층 더 중요하다. PG의 경우 코리 락톤에 의해 이 문제가 해결되었다. 코리 락톤을 거치지 않는 합성법도 많이 있지만, 골격이 다른 비천연형 PG를 제외한다면 유사체를 포함한 대부분의 PG 합성은 코리 락톤을 통해 이루어진다. 따라서 PG 합성 연구는 코리 락톤을 어떻게 쉽게 합성할 수 있는가에 달려있다고 해도 과언이 아니다. 따라서 PG 전합성은 코리 락톤 캐스케이드(Corey

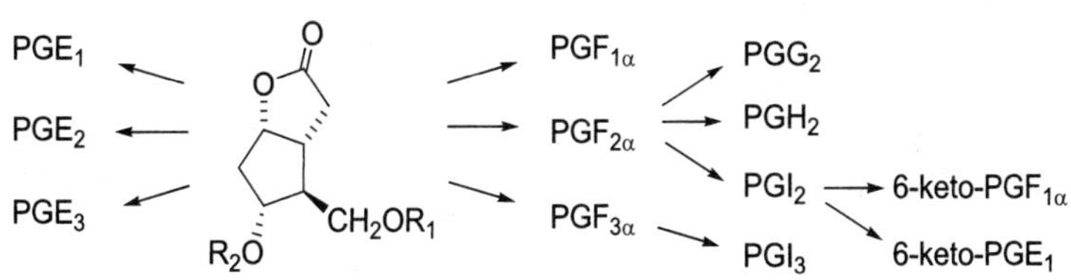

그림 5.39 코리 락톤으로부터 다양한 PG의 합성

lactone cascade)라고 부르기에 마땅하다(그림 5.39).

2) 엔도퍼옥시드(PGG_2 및 PGH_2)의 합성

천연 PG 중에 합성이 어려운 순서를 들라면 TXA_2가 가장 어려울 것이다. TXA_2 다음으로 합성이 어려운 PG로는 PGG_2, PGH_2가 거론된다. 이들의 합성은 화학적으로 불안정한 2,3-다이옥사바이사이클로[2.2.1]헵테인 고리의 구축을 어느 단계에서 어떤 방법으로 수행하는지에 달려있는데, 수퍼옥사이드 화학의 진보가 이 문제에 답을 제시했다.

존슨(R. A. Johnson) 등은 KO_2-18-크라운-6을 이용하여 수율은 낮았지만 PGH_2 메틸에스터를, 포터(N. A. Porter) 등은 에터 중 H_2O_2(90~98%)-CF_3COOAg의 조건에서 PGG_2 및 PGH_2와 그 메틸에스터를 합성하여(그림 5.40) 생화학 연구의 수요에 응할 수 있게 되었다. 한편 PGG_2와 PGH_2의 합성에서 처음부터 보호기로 사용한 에스터기의

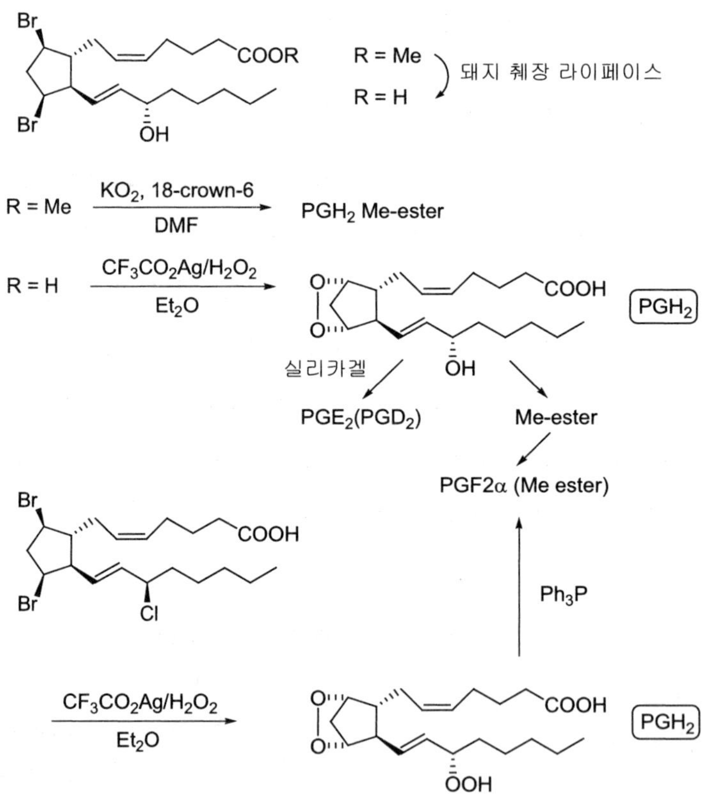

그림 5.40 엔도퍼옥시드의 합성 경로

가수분해는 화학적 방법으로 수행하기가 곤란하여, 라이페이스를 사용하여 효소적으로 결합을 절단하였다.

3) 케톤 환원에 의한 15*S*-하이드록시기의 형성

천연 PG나 유사체 합성에서 만나게 되는 가장 큰 문제점은 C_{15} 위치에 *S* 배위의 하이드록시기를 생성하는 일인데, 이를 위해서는 엔온형 케톤의 입체선택적 환원이 필요하다. 사슬형 화합물의 입체선택적 환원은 매우 곤란한 반응의 하나이다. 코리도 이 문제의 해결을 위해 상세히 검토하였지만 충분히 만족할 만한 해결에 이르지 못했다. 그 후에 간편한 입체선택적 환원법이 하야시-야마모토(Hayashi-Yamamoto) 및 노요리(R. Noyori, 2001년 노벨 화학상) 등에 의해 보고되었는데, 둘 다 덩치가 큰 특이한 촉매를 사용하여 선택성을 높이고 있다. 전자는 미어바인-폰도르프(Meerwein-Ponndorf)형 환원으로서 (529)에 대해 알루미늄(III) 시약(530)을 사용하여 15*S*:15*R* = 92:8을 얻었고, 후자는 광학활성 1,1'-바이나프틸-2,2'-다이올에스터형 수소화 알루미늄 시약

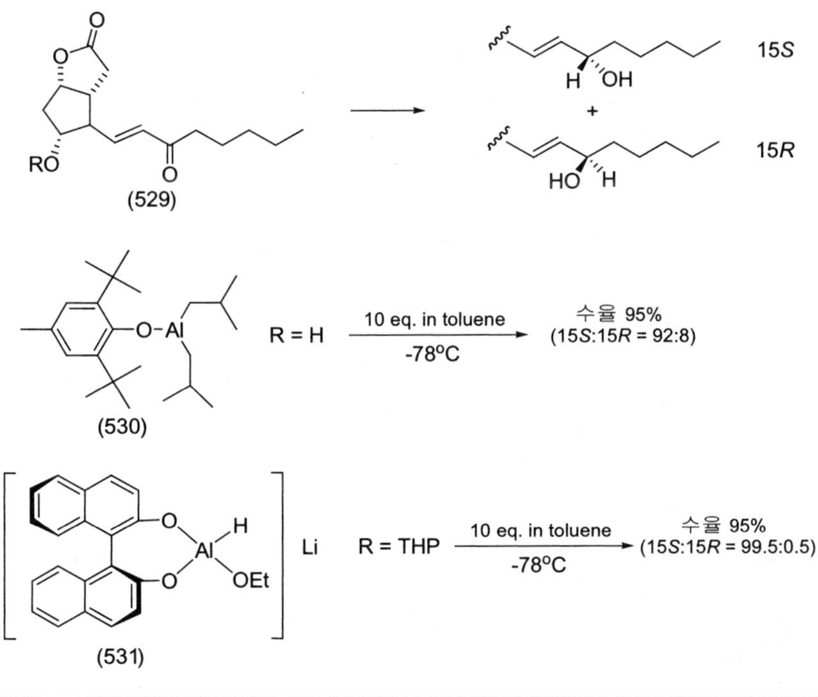

그림 5.41 고선택성 환원 시약

(531)을 사용하여 99.4~99.5% 순도의 15*S* 화합물을 얻었다(그림 5.41). 이들 반응은 PG 합성에서 C_{15} 위치의 *S* 배열 하이드록시기의 일반 합성법이 되었다.

4) 루코트리엔(LT)의 합성

LT는 생화학적 방법으로는 극미량으로 얻어지기 때문에 입체 배위와 이중 결합의 시스-트랜스 구조까지는 결정하지 못했다. 이런 사태에 부딪혔을 때는 합성화학의 힘이 최대한 발휘되는데, 코리는 리폭시저네이스로 얻어지는 에폭시 중간체(예

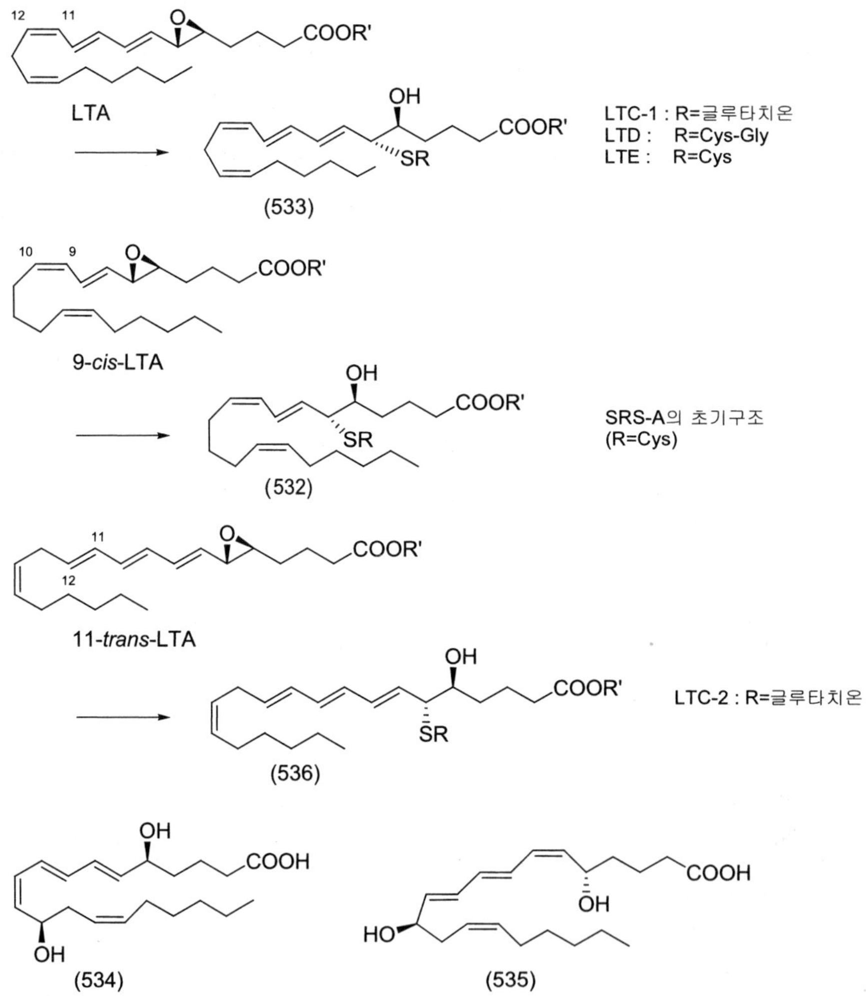

그림 5.42 LT의 구조와 합성법

를 들면 LTA_4)로부터 시작하여 각종 LT의 합성에 성공했다. 그림 5.42에서 보듯이 사무엘슨에 의해 당초 제시된 SRS-A의 구조는 (532)였는데, 코리의 연구에 의해 (533)으로, 또한 LTB의 구조도 (534)를 (535)로 정정하는 등 착실히 협력연구의 열매를 맺게 되었다. 한편, 생합성 과정에서 생성될 가능성이 높지만 알려지지 않았던 11-*trans*-LTC_4(LTC_4-2)(536)도 합성되어, 이것이 생체에 존재한다는 것을 밝혔다.

4. PG 의약품의 개발

다양하면서도 강력한 생리활성을 갖는 PG에 의약품 개발의 눈이 향한 것은 당연한 일이다. 이미 초기에 발견된 PG(primary PG)인 $PGF_{2\alpha}$(지노프로스트, 주사제) 및 PGE_2(지노프로스톤, 포접 착물로 안정화한 캡슐제)는 평활근 수축 작용을 이용해서 임신 말기의 진통 유도 및 촉진 용도로, 또한 PGE_1(알프로스타딜, 주사제)은 혈관 확장 작용을 활용하여 말초혈관 폐색증 치료약으로서 우리나라에서도 실용화되어 공급되고 있다.

아스피린, 인도메타신 및 비스테로이드계 항염증제가 PG 생합성의 사이클로옥시저네이스를 저해하는 것은 앞서 설명했는데, 그 저해 활성의 크기는 항염증 활성에 비례한다. 지방산 산화로 얻어지는 하이드로퍼옥시기가 하이드로퍼옥시저네이스에 의해 하이드록시기로 변환될 때 활성 산소를 방출한다. 이것이 염증과 깊은 관계를 가지며 그 활성 산소를 포착함으로써 항염증 작용을 나타내는 의약품이 개발되었다. 술린다크(Sulindac)는 PG 연구의 발전과 더불어 개발된 의약품인데 새로운 작용 메커니즘을 갖는다. 그림 5.43에 나타낸 것처럼 $PGG_2 \rightarrow PGH_2$와 HPETE→HETE 변환 등에서 하이드로퍼옥시데이스에 의해 생기는 활성 산소는 술린다크(537)의 환원형 설파이드(538)에 의해 포착되어 염증이 억제된다.

일반적으로 PG의 의약품 개발 방향은 평활근 수축 또는 이완 작용을 이용한 것으로 특히, 자궁 수축, 혈관 확장(혈압 강하), 기관지 확장 등의 분야이다. 사회적으로 영향이 커서 병적인 증상에 대해서만 사용이 허용되는 조기 유산약으로는 게메프로스트(539), 크로프로스테놀(540), 풀프로스테놀 소듐(541), 설프로스톤(542) 등이 개발되었다. 또한 기관지 확장약으로서는 도키사프로스트(543)가 개발되었다(그림 5.44).

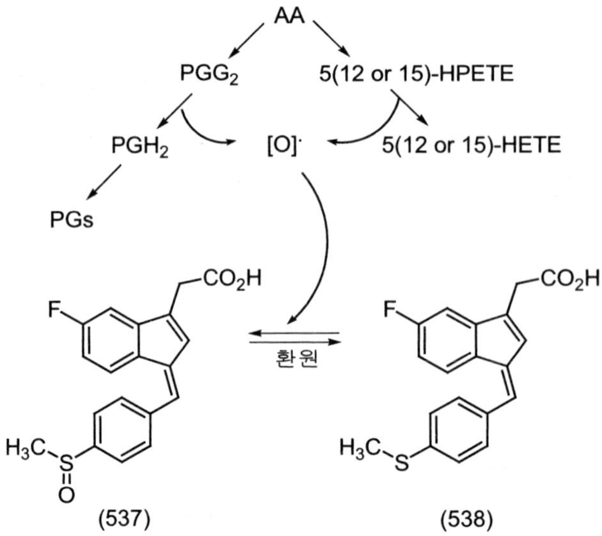

그림 5.43 술린다크의 항염증 메커니즘

한편, TXA_2와 PGI_2의 발견으로 혈소판 응집 촉진 또는 저해라는 두 개의 상반되는 작용이 새롭게 PG 생리활성에 추가되어, 특히 각종 혈전증(뇌혈전, 심근경색 등)의 예방약, 치료약의 개발에 주목하고 있다. 항혈전약의 개발에는 두 가지의 접근이 있다.

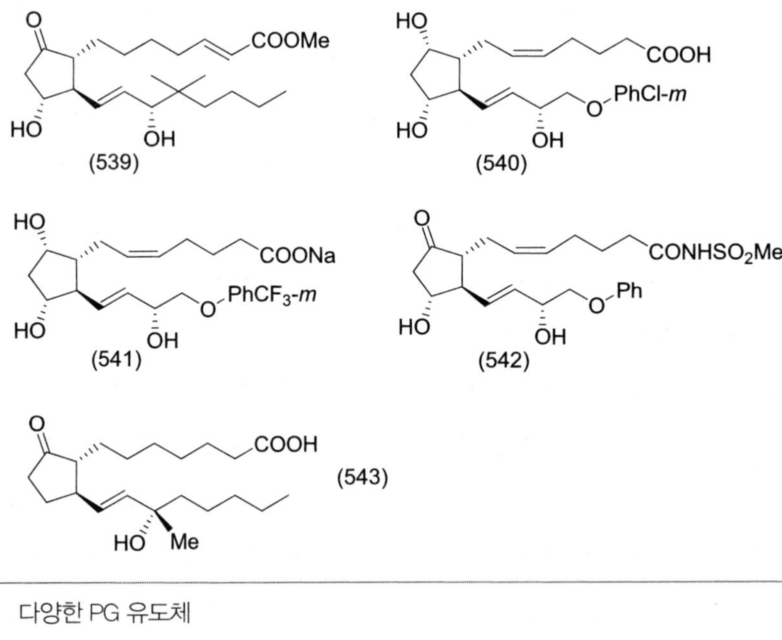

그림 5.44 다양한 PG 유도체

하나는 혈소판 응집을 직접 제어하는 약물로서 PGI_2 유사체에 그 활성을 기대하거나, 또는 응집 메커니즘의 어딘가를 저해하는 약물을 전혀 별개의 화합물에서 찾는 것이다. PGI_2 유사체의 합성은 PGI_2 발견과 동시에 세계 각국에서 수행되어, 합성된 유사체의 수만 해도 수백 종이 넘는다. 또한 PGI_2의 대사물질로 생각되며 효소에 의해 생

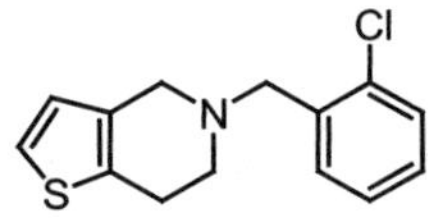

(544)

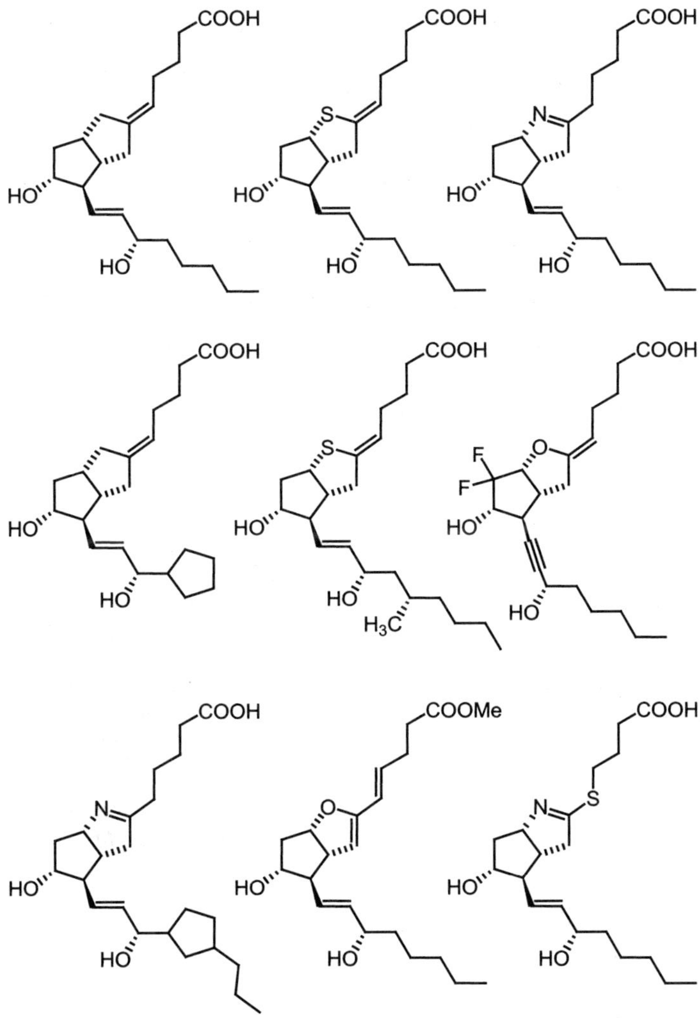

그림 5.45 높은 활성을 나타내는 PGI_2 유도체

성되는 6-keto-PGE_1도 PGI_2와 대등한 혈소판 응집 저해 작용을 갖고 있다. PGI_2와는 전혀 관계가 없지만 실용화된 의약품으로는 치크로피딘(544)이 있다. 이것은 혈소판 아데닐레이트시클레이스의 활성화에 기초하여 응집을 저해하는 것으로 생각되는데, PGI_2 생합성과는 관계가 없는 점이 흥미롭다. 현재까지 합성된 PGI_2 유사체로서 비교적 활성이 높은 것을 그림 5.45에 나타냈다.

다른 하나는 TXA_2 합성 효소를 특이적으로 저해하는 약물을 개발하는 것이다. TX 합성 저해 활성을 나타내는 화합물로는 1) PGH_2 유사체, 2) TXA_2 유사체, 3) 둘과는 관계없는 화합물(이미다졸 유도체, 인돌 유도체, 피리딘 유도체, 그 외 다이피리다몰, 프탈라지놀 등)이 거론된다. PGH_2, TXA_2 유사체도 많이 합성되었는데, 그중에 저해 활성이 높은 PGH_2 유사체와 강한 활성을 나타내는 TXA_2 유사체를 그림 5.46에 나타냈다.

이와 같이 생리활성이 높은 각종 유사체를 찾는 연구와 함께 알레르기의 치료제를 개발하기 위한 LT류의 합성 연구도 활발하다. 높은 활성을 기대하고 합성된 유사체를 몇 가지 거론하면 다음과 같다. 그림 5.47의 (545), (546)은 AA로부터 리폭시저네이스에 의한 5-HPETE의 생합성을 저해하는 것이 기대되며, (547), (548)은 다른 LT로의 변환 효소 저해 활성이 기대된다. 또한 (549)는 SRS-A의 길항 저해 작용이 기대된다.

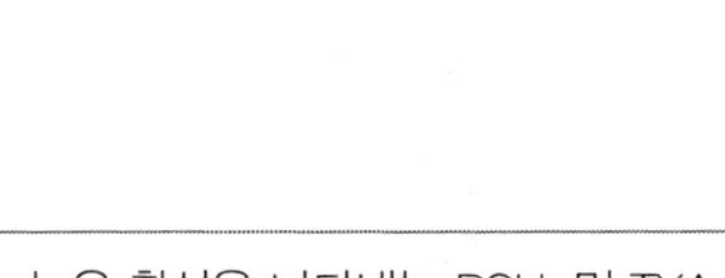

X = NH, Y = O, Z = H
X = Y = N=N, Z = H
X = NH, Y = CH_2, Z = OH

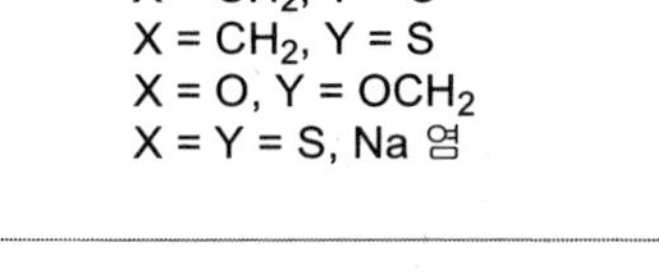

X = CH_2, Y = CMe_2
X = Y = CH_2
X = O, Y = CH_2
X = CH_2, Y = O
X = CH_2, Y = S
X = O, Y = OCH_2
X = Y = S, Na 염

그림 5.46 높은 활성을 나타내는 PGH_2 및 TXA_2 유도체

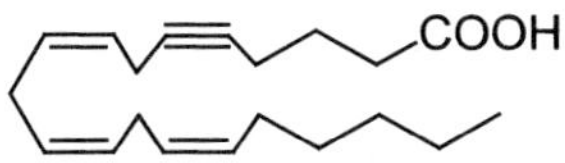

(545)

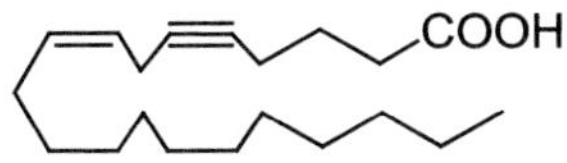

(546)

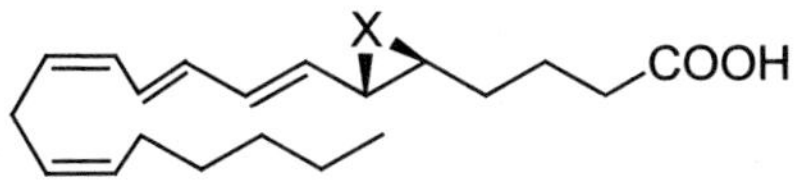

(547) X = S
(548) X = CH_2

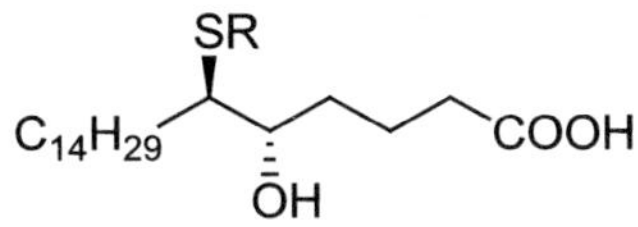

(549)

SR = Cys
SR = Cys-Gly
SR = Glu-Cys-Gly

그림 5.47 합성 LT 유도체

08 생물 발광

생물은 화학 반응을 매우 유용하게 이용하기도 한다. 예를 들면 앞서 설명한 폭탄먼지벌레(일명 방귀벌레)는 화학 반응으로 생성되는 활성 산소를 요령껏 사용해서 상대를 격퇴시킨다. 이 곤충은 저장낭에 농도 25%의 진한 과산화 수소와 하이드록시퀴논(또는 톨루하이드로퀴논)을 담아 두었다가, 적이 접근하면 이들 물질을 퍼옥시데이스와 함께 분비한다. 이때 효소의 촉매 작용으로 과산화 수소가 분해되며 활성 산소를 만들고, 하이드로퀴논류는 산화되어 퀴논류가 되면서 반응열에 의해 생성물의 온도가 올라간다. 이후 산소 가스의 압력으로 퀴논류와 과산화 수소가 폭발적으로 방출되어 적을 격퇴한다. 이 절에서는 이와 같은 화학 반응의 예로서 들뜬 분자를 이용하는 생물 발광(bioluminescence)에 관해 소개한다.

반딧불이의 빛을 보면 그 신비로움에 어떻게 빛을 내는 것인지 누구나 관심을 가질 것이다. 빛을 쪼여줌으로써 일어나는 광화학 반응으로 물질이 만들어지기도 하지만, 이것이 거꾸로 화학 반응으로 빛이 발생하는 발광은 광화학 반응의 역과정이 된다. 즉, 물질이 빛을 흡수하여 전자가 전이함으로써 들뜬 상태로 되는 것이 광화학 반응의

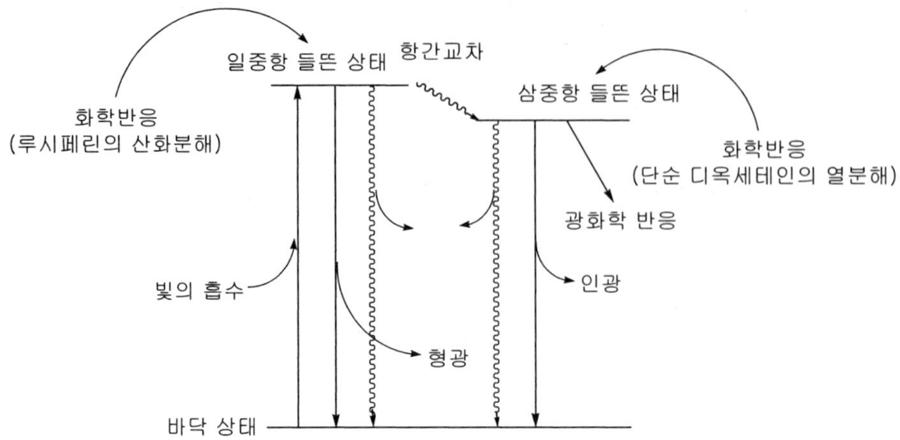

그림 5.48 전자 상태의 에너지 준위

첫 번째 단계라면, 바닥 상태의 물질이 화학 반응을 할 때 전자 전이가 일어나 들뜬 상태의 분자가 되는 것이 발광의 첫걸음이다. 일반적인 화학 반응은 들뜬 상태가 진동을 거쳐 여분의 에너지는 열로 방출된다(그림 5.48). 매우 특수한 경우에만 화학 반응에 의한 들뜬 상태가 생성된다.

1. 루시페린 연구의 역사

고토(T. Goto) 그룹에서 갯반디로부터 발광 물질인 루시페린을 얻어내기 위해 계획을 세웠던 1955년경에는 생물 발광에 관한 연구를 생물학자들만 수행하고 있었다. 그것도 주로 하베이(Harvey) 그룹에 의한 것이었다. 두브와(Dubois)가 1885년에 발광 투구벌레(*Pyrophorus*)의 발광 시스템을 시험관에서 재현함으로써 이것이 일종의 효소 반응(루시페린-루시페레이스 반응, L-L 반응)이라는 것이 밝혀졌고, 프린스턴 대학의 하베이가 각종의 발광 생물을 테스트하여 반딧불이, 갯반디 등의 L-L 반응을 알아냈다(1916~1917년). 그 후에 하베이 그룹 출신인 맥엘로이(McElroy) 등은 주로 반딧불이, 하베이와 존슨은 주로 갯반디, 해스팅스(Hastings)는 주로 발광 세균을 연구하여 다음과 같은 효소 반응을 밝혀냈다.

(1) 반딧불이

$$\text{반딧불이 루시페린} + Mg^{2+} + ATP + O_2 \xrightarrow{\text{반딧불이 루시페레이스}} \text{생성물} + h\nu$$

(552~582 nm)

(2) 갯반디

$$\text{갯반디 루시페린} + O_2 \xrightarrow{\text{갯반디 루시페레이스}} \text{생성물} + h\nu \ (460\ nm)$$

(3) 발광 세균

$$NADH + FMN + O_2 \xrightarrow[\text{긴사슬 알데하이드}]{\text{세균 루시페레이스}} \text{생성물} + h\nu \ (470\sim490\ nm)$$

결국 어느 것이나 일종의 효소에 의한 산화 반응이다. 이들 연구의 시작은 먼저 기질 루시페린의 구조를 밝히는 것이다. 맥엘로이 등은 아메리카 반디(*Photinus*)를 대량으로 채집하여 반디 루시페린을 추출하였다. 하베이 등은 일본의 하네다 박사의 협조를 받아 대량의 건조시킨 갯반디를 손에 넣어 갯반디 루시페린의 추출을 수행하였다. 이 단계의 연구 분야는 생물학보다도 천연물화학에 가까운 것이어서 천연물화학자가 두각을 나타낼 수 있을 것으로 고토 그룹은 판단했다. 갯반디는 일본에서 많이 채집할 수 있기 때문에 연구하기가 훨씬 유리했다. 물론 고토 그룹의 역할은 구조 결정과 합성을 담당하는 것이어서 그다음의 연구는 생물학자나 물리화학자의 손에 넘길 일이라고 당시에는 생각했었다. 하지만 루시페린의 구조가 결정되고 전합성에 성공하고 나니 다음의 발광 메커니즘에 대한 연구, 특히 불안정한 중간체에 관한 연구는 천연물화학자가 할 수밖에 없다는 것을 알았다.

고토 그룹이 갯반디 루시페린의 결정을 얻은 1957년에 맥엘로이 그룹에서도 반딧불이 루시페린의 결정화에 성공했다. 맥엘로이는 그 후 화학 발광을 연구하던 유기화학자 화이트에게 바톤을 넘겨서 구조 연구를 진행했고, 1963년에 반딧불이 루시페린의 구조를 (567)과 같이 결정했다. 고토 그룹에서는 갯반디 루시페린의 구조를 1965년에 (550)으로 결정하였다.

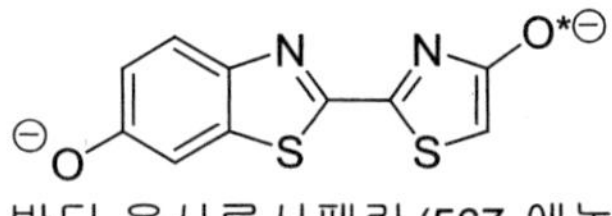

반디 옥시루시페린(567 에놀)

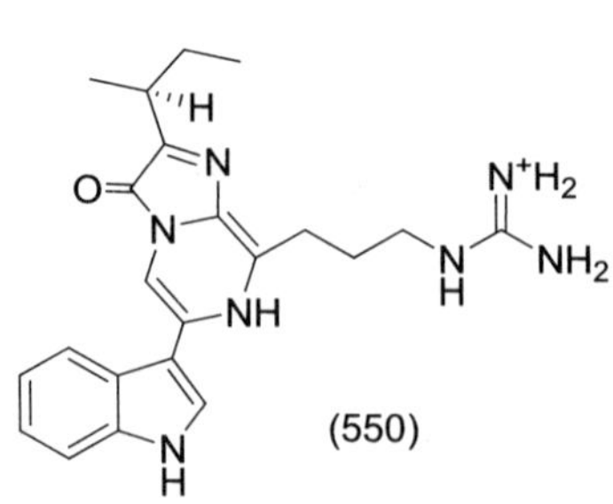

(550)

양쪽의 루시페린 구조가 서로 완전히 달랐기 때문에 처음에는 발광 메커니즘도 완전히 다른 게 아닌가 생각했었는데, 그 후 발광이 일어날 때의 화학 변화를 여러 가지로 추적해 본 결과 양쪽이 매우 유사한 과정을 거친다는 것을 알게 되었다. 이 외에 몇 가지 화학 발광 물질도 유사한 메커니즘을 갖는 것으로 추정되면서 갑자기 물리유기화학자의 흥미를 북돋워 화학 반응에 의한 전자의 들뜬 상태 생성에 관한 이런저런 이론이 제시되었다. 1970년대가 되면서 논쟁이 무르익었고, 70년대 말에 CIEEL(Chemically Initiated Electron Exchange Luminescence) 메커니즘이 발표되었다. 또한 메커니즘이 알려지면서 효소의 작용도 조금씩 그 베일을 벗게 되었고, 이에 따라 생물 발광만큼이나 발광 효율이 좋은 화학 발광 물질을 합성하려는 노력이 활발해졌다.

2. 갯반디 루시페린의 발광

반딧불이의 생물 발광 시스템은 반딧불이 루시페린(567), 반딧불이 루시페레이스, 산소 외에 ATP와 Mg^{2+}을 필요로 하며, 복잡한 반응을 포함한다. 그에 비해 갯반디의 생물 발광 시스템은 갯반디 루시페린(550), 갯반디 루시페레이스와 산소만이 필요하며, 반응은 루시페린에 대해 완전히 1차로 진행한다. 즉, 생물 발광 메커니즘을 연구하는 데는 가장 이상적인 시스템이다.

갯반디 루시페린은 효소가 없이도 비양성자성 극성 용매에 녹이면 산소와 화합하여 화학 발광을 나타낸다. 특히 다이에틸렌글리콜다이메틸에터(DGM)에 소량의 아세트산 완충 용액(pH 5.6)을 가한 것을 용매로 한 경우 생물 발광 양자 수량의 약 12%가 발광을 나타낸다(양자 수율 약 0.03). 생물 발광의 양자 수율은 화학 발광에 비해 일반적으로 매우 높다. 예를 들면 반딧불이의 생물 발광은 0.88, 갯반디의 생물 발광은

0.30이다. 갯반디 루시페린의 발광에 수반되는 화학 변화는 다음과 같다.

효소 루시페레이스의 작용으로 기질 루시페린 음이온은 산소 분자($^3O_2$)와 결합한다. 이는 하이드로퍼옥시 음이온을 거쳐서 불안정한 중간체인 1,2-다이옥세탄온이 되며, 이것이 분해할 때 단일항 들뜬 상태인 아마이드 음이온이 만들어지고, 양성자를 받아들여서 최종적으로 중성의 옥시루시페린 들뜬 상태 분자가 된다. 이 분자로부터 빛이 방출되면서 발광이 일어난다(그림 5.49). 이러한 메커니즘은 아래와 같은 실험 결과로부터 추정되었다.

(a) 발광체가 단일항 들뜬 상태의 옥시루시페린(554*)인 점.

이것은 발광반응 생성물로서 (554)가 생성된다는 것과 그 형광이 효소가 존재할 때 루시페린이 나타내는 생물 발광 스펙트럼과 일치하는 것으로부터 확인되었다. 신기하게도 효소가 존재하지 않으면 수용액 중에 (554*)은 거의 형광을 나타내지

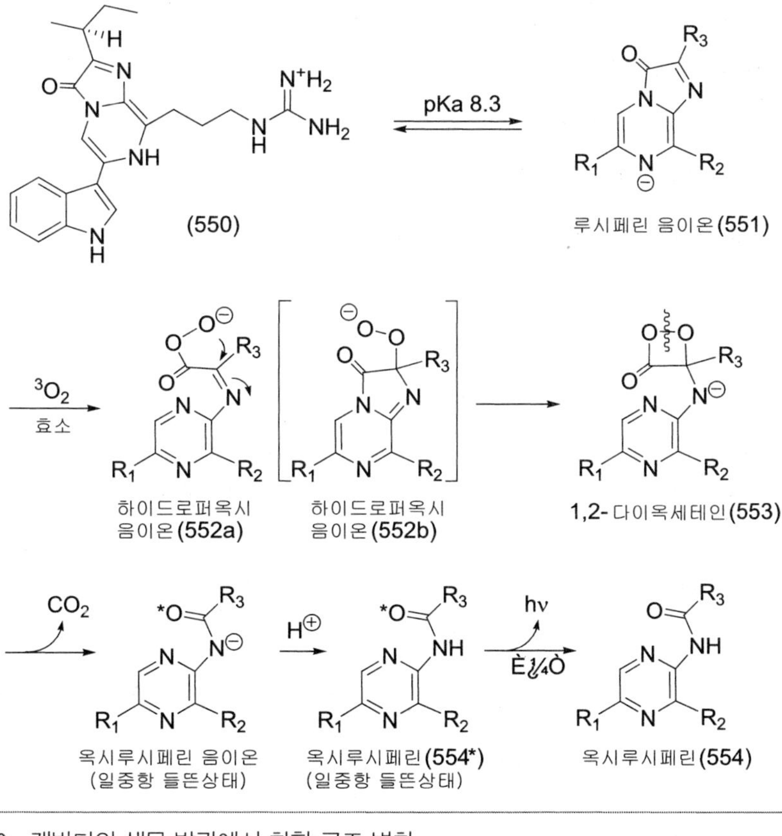

그림 5.49 갯반디의 생물 발광에서 화학 구조 변화

않는다. 하지만 DGM 중에서는 강한 형광을 나타낸다. 효소가 존재하지 않으면 루시페린이 수용액에서 발광하지 않는 이유 중 하나는 (554*)을 둘러싼 수용액 중의 환경이 효소나 DGM이 만드는 환경과는 다르기 때문으로 생각된다.

(b) 중간체로서 1,2-다이옥세탄온(553)을 거치는 점.

도중에 1,2-다이옥세탄온 구조를 거치는지에 대해서는 오랫동안 격렬한 논쟁이 계속되었는데, $^{18}O_2$를 사용한 실험으로부터 다이옥세탄온을 거치는 것이 증명되었다(그림 5.50). 마찬가지로 반딧불이도 다이옥세탄온을 거치는 것이 증명되었다.

(c) 다이옥세탄온(553)의 분해로 처음에 생성되는 들뜬 분자는 옥시루시페린 음이온인데, 이것이 들뜬 상태를 유지하면서 양성자와 결합하여 중성의 들뜬 분자(554*)를 생성하는 점.

이것은 모델 화합물인 2-메틸-6-페닐 유도체(555)를 이용하여 증명되었다. 즉, (555)를 pH 5.6 완충 용액을 포함하는 DGM에서 발광시키면 (556)의 음이온*으로부터의 발광과 중성 분자(556*)로부터의 발광이 둘 다 동시에 관측되는데, 발광 후의 용액으로부터의 형광은 오로지 중성 분자(556*)로부터 발생한 것뿐이었다(그림 5.51). 따라서 최초에 생성된 들뜬 분자는 (556)의 음이온*이고, 이어서 양성자화하여 (556*)이 만들어진다. 이것은 완충 용액에 중수를 사용하면 음이온으로부터의 발광이 증가하는 것으로부터도 증명되었다.

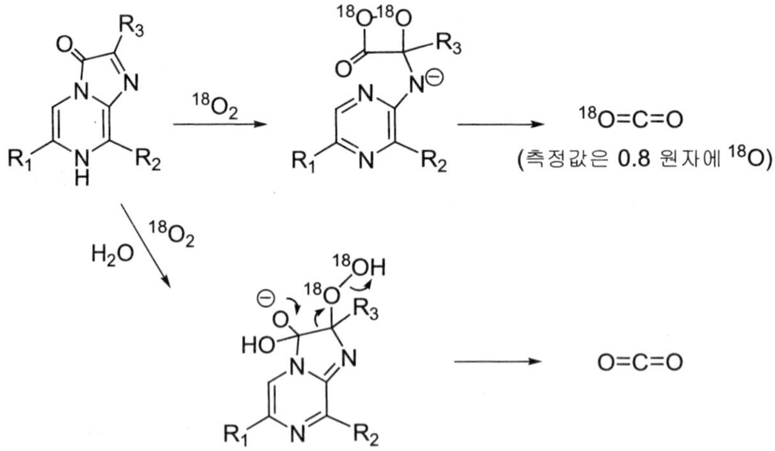

그림 5.50 중간체로 다이옥세탄온을 거치는 메커니즘

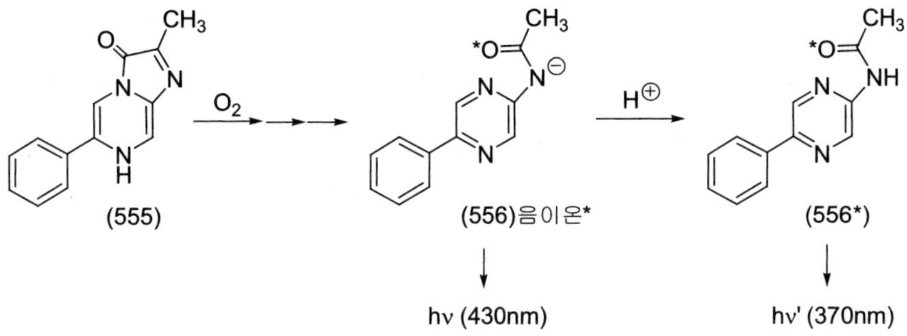

그림 5.51 중성 분자로부터 발생하는 용액의 형광

(d) 루시페린과 산소의 반응이 라디칼 비연쇄 반응인 점.

이 반응은 루시페린과 산소에 대해 각각 1차인 것으로부터 연쇄 반응은 아닌 것으로 예상할 수 있다. 루시페린의 pK_a는 8.3이므로 효소나 DGM 중에서는 먼저 해리되어 산화 전위가 낮은 음이온이 되고, 산소 분자와의 사이에 전자를 주고받아서 효소 또는 용매 케이지 속에서 라디칼 짝을 생성한 뒤, 곧 결합하여 하이드로퍼옥시 음이온(552)이 된다.

연쇄 메커니즘 $RH + {}^3O_2 \rightarrow R\cdot + HOO\cdot$

$R\cdot + {}^3O_2 \rightarrow R\text{-}OO\cdot$

$R\text{-}OO\cdot + RH \rightarrow R\text{-}OOH + R\cdot$

비연쇄 메커니즘 $RH \rightleftarrows R\colon^- + H^+$

$R\colon^- \; {}^3O_2 \rightarrow R\cdot \;\; \cdot OO^- \rightarrow R\text{-}OO^-$

사실 루시페린을 $K_3Fe(CN)_6$나 PbO_2로 산화시키면 이량체로 생각되는 적색 물질 루시페린 R이 생긴다. 이 물질은 루시페린 수용액을 방치했을 때도 생긴다. 이 물질이 효소가 없는 조건에서 산화되면 용매 케이지가 이것을 보호하지 못하고 물 분자에 의해 라디칼 짝이 해리되면서 이량체가 되어 루시페린 R이 되는 것이다. 또한 루시페린 유사체(555)가 DGM 중에서 화학 발광을 할 때 농도를 높이면 발광 수율은 급격히 떨어지고 아실아미노피라진(556) 이외의 생성물이 증가한다(표 5.6). 이것은 농도의 증가와 더불어 충돌 등으로 용매 케이지로부터 빠져나온 루시페린 라디칼이나 $\cdot OO^-$이 라디칼 연쇄 메커니즘으로 이량체 등을 거쳐 분해되기 때문이다.

(e) 하이드로퍼옥시 음이온 (552)는 과산화물 형태 (552b)가 아니고 (552a)인 점.

산화로 생성되는 하이드로퍼옥시 음이온으로 (552a)와 (552b) 두 가지 구조를 생각할 수 있는데, 맥카프라(F. McCapra)는 앞서 (552b)로 제시했지만, 다음의 사실은 (552a) 쪽이 타당함을 증명한다. 즉, 루시페린 유도체 (555)는 pH 5.6인 수용액에서도 H_2O_2나 $K_3Fe(CN)_6$와 같이 활성 산소를 발생시키는 시약을 첨가하면 화학 발광을 일으킨다. 반면에 루시페린 (550)의 경우는 산화가 일어나도 옥시루시페린 (554)이 수용액에서 형광을 나타내지 않는다. 이것은 pH 5.6에서도 음이온이 될 수 있다는 것을 의미하고, 과산화 형태(552a: R_1=Ph, R_2=H, R_3=CH_3) 구조임을 나타낸다. (552b) 형태의 하이드로퍼옥사이드는 일반적으로 pK_a가 10~12이고, 이 형태의 중간체 (559)를 거치는 로핀(lophine) 등은 염기를 첨가하면 발광하지 않는데, 과산화 형태(560)를 거치는 옥살산 에스터와 H_2O_2의 반응은 중성에서도 화학 발광을 나타낸다(그림 5.52). 이것을 증명하기 위해 루시페린 유도체 (555)의 저온 광산소화를 수행했다. -78℃, 메탄올에서 광산소화를 시킨 후 상온의 완충 용액에 주입하면 강한 발광이 관찰되었다. 이 발광은 pH 3~10에서 일어나며 생성물은 아실아미노피라진(556)이다. 저온 산소화 후 곧바로 $NaBH_4$를 가해서 환원시킨 다음 실온으로 돌아오면 발광은 나타나지 않는다. 여기에 다이아조메테인을 첨가한 후 분리하

표 5.6 루시페린 유사체의 농도와 생성물의 관계

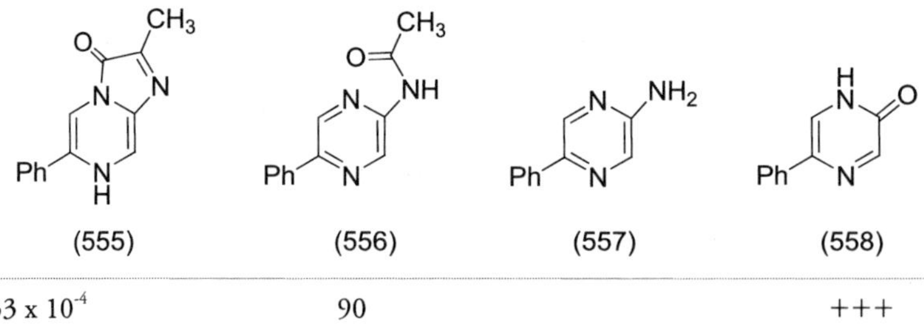

(555) (556) (557) (558)

원료의 농도 (M)	생성물 수율 (%)			발광량
0.33×10^{-4}	90			+++
1.0×10^{-4}	60	+		++
3.0×10^{-4}	19	22	9	+

용매: 0.66%의 0.1M 아세트산 완충 용액 (pH 5.6)을 함유하는 DGM; 상온

면 생성물로서 카본산 메틸에스터(561)가 얻어졌다(그림 5.53). 이 사실은 과산형 (552a) 구조를 지지한다.

또한 트라이옥세인(562)은 안정한 고체여서 DMSO에 녹여도 분해되지 않지만 이 용액에 t-BuOK를 첨가하면 강하게 발광한다. 루시페린 유도체(555)도 DMSO에 녹인 다음 t-BuOK를 가하면 마찬가지로 발광하며 양쪽의 총발광 수율은 거의 동등하다(약 0.5%). (562)는 그림 5.54에서처럼 분해하여 a형의 하이드로퍼옥시 음이온(563)을 만들고, 다이옥세테인(564)을 거쳐서 발광하는데, (555)도 a형을 거쳐서 분해 발광하는 것으로 판단하면 양쪽의 유사성이 설명된다.

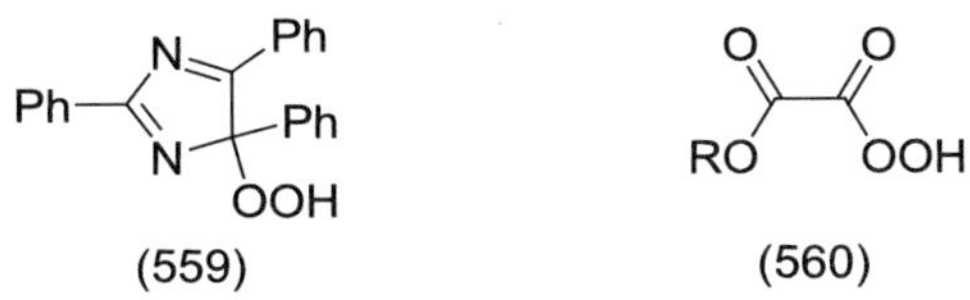

그림 5.52 과산화물의 형태 결정을 위한 합성 산화물

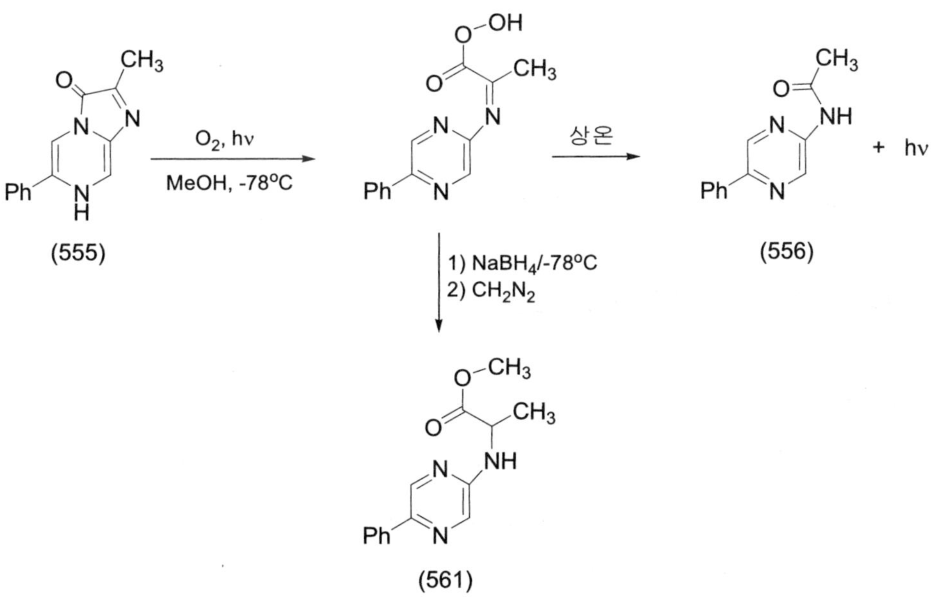

그림 5.53 루시페린 유도체의 저온광산소화 반응 생성물

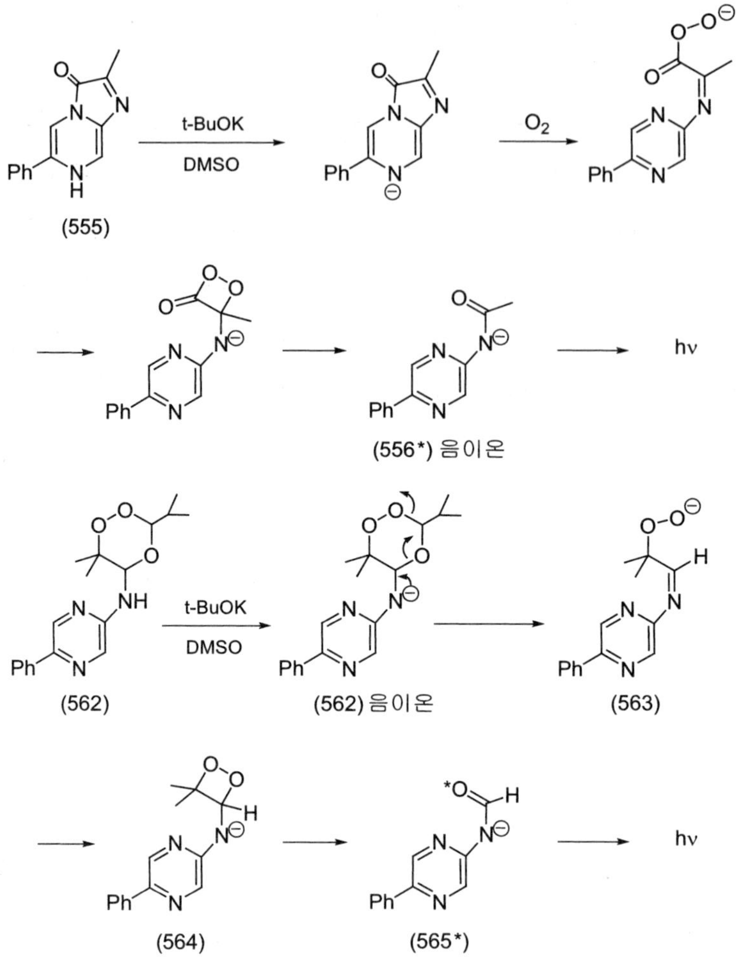

그림 5.54 트라이옥세인과 루시페린 유사체의 DMSO 용액에서의 발광 메커니즘

3. 생물 발광 효소: 루시페레이스

1) 효소의 역할

갯반디 루시페린은 유기 용매 중에서 화학 발광을 나타내지만 생물 발광은 수용액 중에서 일어나며 화학 발광에 비해 발광 양자 수율이 10배 정도 높다. 이와 같은 차이를 낳게 하는 것은 효소 루시페레이스이다. 루시페린(550)은 비양성자성 극성 유기 용매 중에서는 화학 발광을 하지만 수용액 중에서는 효소가 없으면 발광하지 않는다. 한 가지 원인은 발광체인 옥시루시페린(554)이 수용액 중에서 형광을 나타내지 않기 때문

이다. 앞에서 언급한 것처럼 루시페린 유도체는 수용액에서 H_2O_2와 $K_3Fe(CN)_6$를 첨가하면 화학 발광을 나타낸다. 그것은 (555)로부터 생기는 발광체 (556)이 수용액에서도 형광을 나타내기 때문이다. 따라서 효소는 옥시루시페린 (554)를 유기 용매와 같은 소수성 환경에 집어넣어서 그 형광이 강해지게 하는 역할을 하고 있다. 두 번째 원인은 수용액 중에서는 효소가 없는 경우 루시페린은 $^3O_2$와 반응해서 하이드로퍼옥사이드 (552)를 생성하지 않고 이량체(558)를 생성하게 된다. 이 경우도 효소는 루시페린과 산소를 소수성 환경에 집어넣어 용매 케이지와 같은 역할을 하는 것으로 생각된다. 결국 루시페레이스는 산화 또는 환원에 의해 기질을 활성화하는 것이 아니라 적당한 극성을 갖는 소수성 환경에 루시페린과 산소를 집어넣는 것이 그 역할인 것으로 생각된다. 그것에 의해 다음에는 유기 용매 중에서의 화학 발광과 마찬가지로 자연스럽게 반응이 진행되어 효소 중에서 단일항 들뜬 상태의 옥시루시페린(554*)이 생성되는 것으로 생각된다.

2) 인공 생물 발광-마이셀의 이용

계면활성제가 만드는 마이셀은 수용액에서 소수성 환경을 만든다. 따라서 앞서 설명한 효소와 유사한 작용을 나타낼 가능성이 있다. 실제로 라우릴 황산 소듐(NaLS, 음이온 계면활성제)과 브로민화 세틸트라이메틸암모늄(CTABr, 양이온 계면활성제)으로 물속에 마이셀을 만든 뒤, 옥시루시페린(554)을 첨가하면 어느 쪽이나 강한 형광을 나타낸다. 그러나 루시페린(550)을 첨가한다면 CTABr 마이셀에서는 발광이 나타나지만 NaLS 마이셀에서는 발광이 나타나지 않는다. 이는 루시페린 음이온이 음이온성 마이셀 안에서 생성되기 어렵기 때문인 것으로 생각된다.

효소의 특성 중 하나가 활성화 에너지 E_a를 낮추는 것이다. 갯반디의 L-L 반응에서 E_a는 약 8 kcal/mol로 매우 낮은 값이다. CTABr에서 화학 발광이 일어날 때 E_a는 약 12 kcal/mol인데 일반적인 화학 발광에서는 20 kcal 이상인 것과 비교해보면 이것은 생물 발광에 오히려 가깝다. 또한 발광 스펙트럼도 생물 발광의 것과 일치한다(460 nm). 유기 용매 중에서의 화학 발광 스펙트럼에서는 약 420 nm에서 최댓값을 나타낸다. 따라서 CTABr 마이셀 속의 환경이 아마도 효소 안의 환경과 닮아있다는 것을 시사한다. 다만, 마이셀 속에서의 발광 수율은 낮다.

3) 기질 특이성

앞에서 루시페레이스의 주요 작용은 기질에 소수성 환경을 제공하는 것으로 설명하였으나 생물 발광은 화학 발광에 비해 발광 속도나 양자 수율도 월등히 뛰어나다. 이것 역시 효소와 기질의 특이적 상호작용 때문이다. 고토 그룹은 기질 특이성을 연구하기 위해 루시페린(550)의 각종 유도체를 합성하고 발광 현상을 검토하였다.

구아니딘 곁사슬은 화학 발광에는 영향을 주지 않지만 생물 발광에서는 메틸렌기 한 개가 증감하면 발광 속도가 1/100이 된다. 메틸렌기 2개가 증가하면 속도는 1/25이 되어 1개 증가한 경우보다도 빠르다. 이것은 메틸렌 사슬의 지그재그 구조 때문인 것으로 생각되며 구아니딘기는 기질을 효소의 특정 위치에 가져다 놓는 역할을 담당하는

표 5.7 루시페린의 구조와 발광 속도, 발광 수율과의 관계

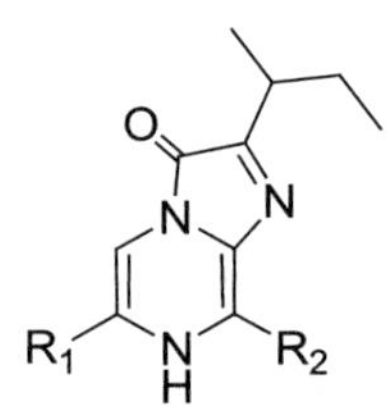

R_1	R_2	상대적 발광속도		발광수율비 (생물 발광/화학 발광)
		생물 발광	화학 발광	
3-인돌기	$-(CH_2)_2-G^a$	1	100	10
3-인돌기	$-(CH_2)_3-G$	100b	100b	10
3-인돌기	$-(CH_2)_4-G$	1	100	10
3-인돌기	$-(CH_2)_5-G$	4	100	10
3-인돌기	$-(CH_2)_7-G$	0.6	100	10
3-인돌기	$-(CH_2)_3-NH_2$	0.2	100	
페닐	$-(CH_2)_3-G$	0.4	200	1
H	$-(CH_2)_3-G$	0	0.01	
3-인돌기	-H	0.1	30	0.5
페닐	-H	0	25	

[a]G=구아니딘기, [b]기준값

것 같다. 루시페린의 생물 발광 양자 수율은 화학 발광보다 약 10배 높은데, 인돌기를 페닐기로 바꾸면 화학 발광과 거의 차이가 없게 되는 것으로 보아 인돌기가 생물 발광의 양자 수율을 향상시키는 데 큰 역할을 하는 것으로 생각된다(표 5.7). 가지 친 알킬 곁사슬의 변화는 발광 속도에 약간의 영향을 주며, 절대 배열도 영향을 미치지만 천연형이 아니어도 발광이 나타난다.

4. 반딧불이 루시페린의 발광

맥엘로이 그룹은 처음에 발광체가 디하이드로루시페린(566)인 것으로 생각했다. 실제로 이것은 강한 효소 저해를 나타내기 때문에 반딧불이의 명멸 원인으로도 생각되었으나 다른 화학 발광 물질이나 갯반디의 경우 등을 고려해서 판단한 결과 발광체는 (567)이라는 결론에 이르렀다. 하지만, 화이트 그룹은 발광 후의 반응액으로부터 이 물질을 분리해 낼 수 없었고, 또한 합성도 이루지 못했다. 마침내 고토 그룹이 이 물질의 합성에 성공했고, 그것에 기초해서 반딧불이의 발광기 부분으로부터 이것을 분리해냈다. 이것은 '반딧불이 옥시루시페린'으로 명명되었고, 쉽게 산화가 일어났다(그림 5.55).

이 옥시루시페린(567)은 신기하게도 pH 7~8의 수용액 중에서 시스테인과 38℃에서 항온처리하면 루시페린으로 재생된다. 중간체는 나이트릴 화합물(568)인데, 실제로 이 반응이 반딧불이의 발광기 부분에서 일어난다는 것을 ^{14}C로 표지한 옥시루시페린을 사용하여 증명하였다. 즉, 반딧불이는 발광기 부분에서 루시페린을 반복해서 사용하는 것이다.

결국 전체 반응을 생각해 보면 그림 5.56과 같이 반딧불이이든 갯반디이든 아미노산이 1분자의 산소에 의해 산화되어 탄소 1개가 적은 아마이드와 이산화 탄소로 될 때 방출되는 에너지가 빛이 되는 것이다.

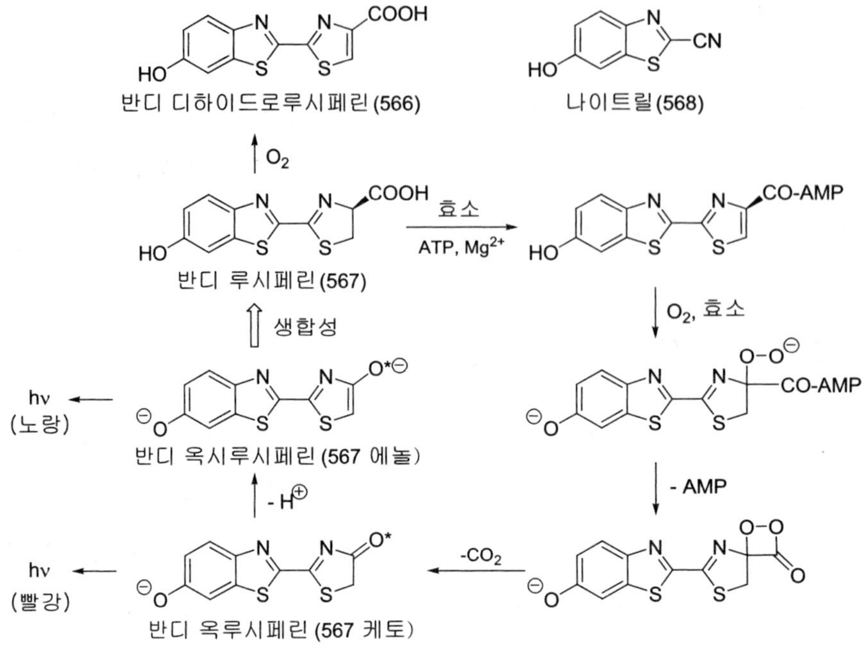

그림 5.55 반딧불이 옥시루시페린의 산화

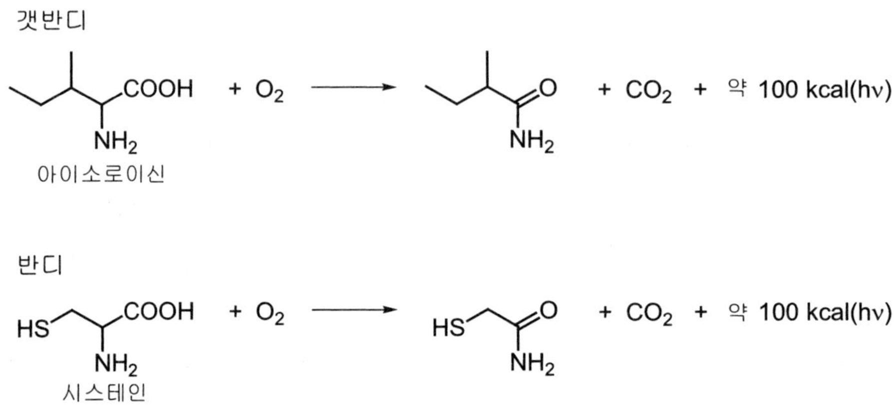

그림 5.56 갯반디와 반딧불이의 발광 에너지

5. 다이옥세테인 구조의 수수께끼

1) 단일항과 삼중항 들뜬 상태

화학 반응에서 전자가 들뜬 상태의 분자가 생성물로 만들어지는 경우는 드문 일이다. 지금까지 알려진 것으로는 전자 교환에 의한 것과 다이옥세테인의 열분해 정도밖에는 없다. 강한 화학 발광은 다이옥세테인의 열분해에 의한 것으로 생각되는 경우가 많지만 중간체인 다이옥세테인이 불안정하다보니 확인된 예는 많지 않다. 알킬기가 치환된 단순한 다이옥세테인은 다수 합성되었지만 이들은 비교적 안정하고 열분해에 의해 주로 3중항 들뜬 분자를 생성하여 그것으로부터 약간의 발광이 발견되는 정도이다(그림 5.57). 리차드슨(W. H. Richardson)에 의하면 이들 분해는 O-O 결합이 절단되면서 바이라디칼이 생성되는 경우이다. 하지만 생물 발광이나 강한 화학 발광의 경우는 단일항 들뜬 상태를 거친다. 이와 같은 다이옥세테인의 불안정성과 높은 발광 양자 수율의 원인에 대해서는 10년 정도 논쟁이 계속되었었고, 지금은 CIEEL 메커니즘이 가장 유력하다(그림 5.58). 이 메커니즘에 의하면 강한 전자 주개 치환기를 갖는 다이옥세테인은 매우 불안정하다. 결국 O-O 결합이 불균일 분해되면서 라디칼 음이온과 라디칼 양이온이 생기고, 이들 사이에 전자를 주고받아서 단일항 들뜬 상태의 분자가 만들어진다. 즉, 다이옥세테인의 분해에 의한 발광도 전자 교환에 의한 것이다. 실

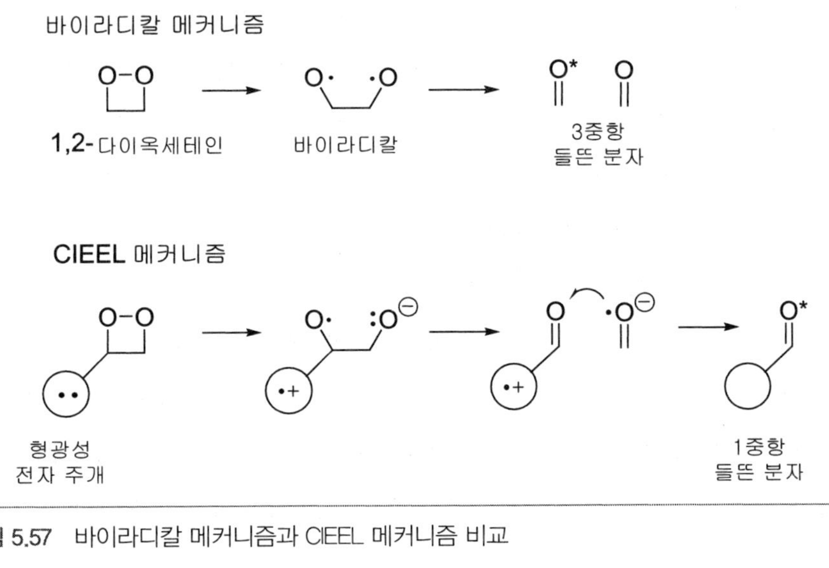

그림 5.57 바이라디칼 메커니즘과 CIEEL 메커니즘 비교

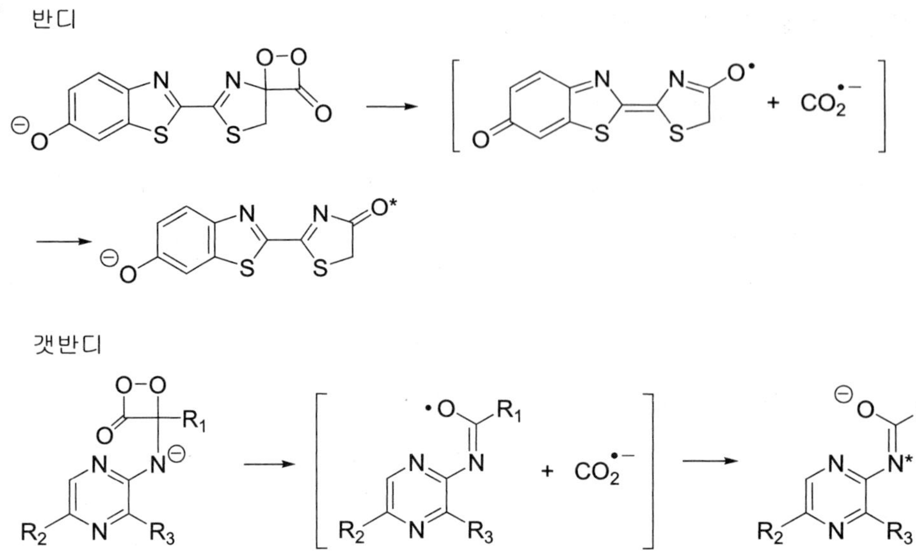

그림 5.58 CIEEL 메커니즘에 의한 생물 발광

제로 반딧불이나 갯반디 루시페린의 경우는 중간에 상정된 다이옥세테인에 강한 전자 주개 발색단이 결합되어 있기 때문에 이 설로 잘 설명할 수 있다(그림 5.58).

2) 높은 양자 수율 다이옥세테인의 디자인

CIEEL 메커니즘을 생각할 것까지도 없이 갯반디나 반딧불이 루시페린으로부터 만들어지는 것으로 생각되는 다이옥세테인 구조를 살펴보면, 이들은 강한 형광을 가지며 매우 강한 전자 주개인 발색단이 결합되어 있는 것을 알 수 있다. 따라서 이와 같은 그룹이 다이옥세테인의 불안정화와 발광 수율의 향상을 돕는다. 이와 같은 생각을 근거로 다양한 다이옥세테인이 합성되었다(그림 5.59). 이들은 모두 매우 불안정해서 저온에서만 존재하며 상온에서는 강한 화학 발광을 나타내고 단일항 들뜬 분자의 생성 수율이 20~50%에 이르렀으며, (571)의 활성화 에너지 E_a는 13 kcal이었다. 이것은 생물 발광에 필적하는 값이다. (571)은 -46℃에서 만들어졌으며 NMR로 다이옥세테인 구조인 것을 증명할 수 있었다. 이것으로부터 루시페린의 발광 중간체도 다이옥세테인을 거쳐가는 것이 보다 확실해졌다. 현재 아직은 생물 발광의 수율(30~90%)에는 미치지 못하지만 이에 필적하는 화학 발광 물질을 합성하는 일이 꿈만은 아니게 되었다.

한편, 그 외의 생물 발광으로 발광 해파리나 발광 새우, 샛비늘치 등은 오플로포루스 루시페린(코엘렌테라진, coelenterazine)(572)을 가지며, 발광 오징어는 이 물질이 황산화된 루시페린(573)을 갖고 있다(그림 5.60). 이들 루시페린류가 발광할 때의 화학 변화는 갯반디 루시페린(550)과 같은 것으로 생각된다. 다만 발광 해파리의 경우는 L-L 반응이 아니라 코엘렌테라진(572)이 단백질과 결합한 발광 단백질로서 존재하며, 발광 오징어의 경우도 L-L 반응은 확인되지 않았다. 담수 발광 조개(*Latia*)의 루시페린(574)은 세스퀴테르펜에 속하는데, 발광 지렁이의 루시페린은 알데하이드(575)이다. 또한 야광충이나 발광 새우는 테트라피롤 유도체이다.

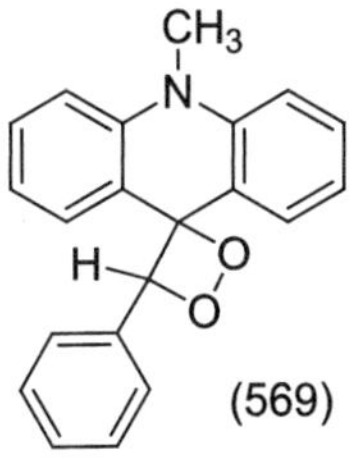

(569)

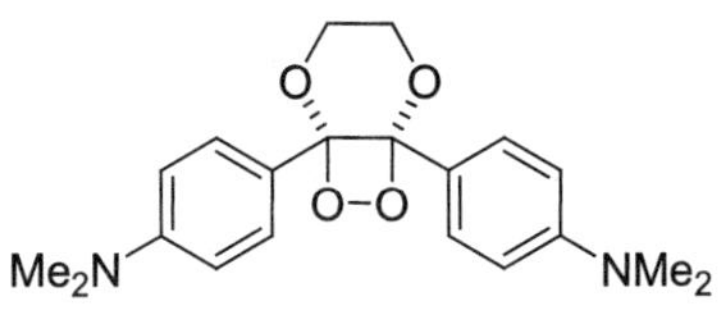

(570)

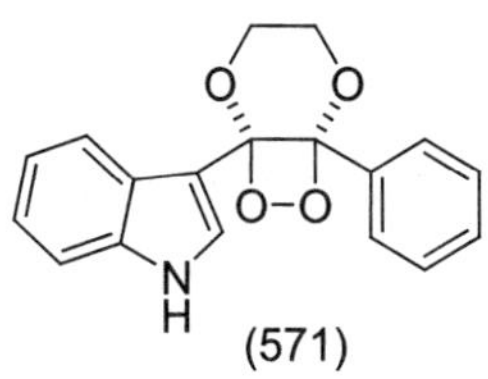

(571)

그림 5.59 합성 다이옥세테인

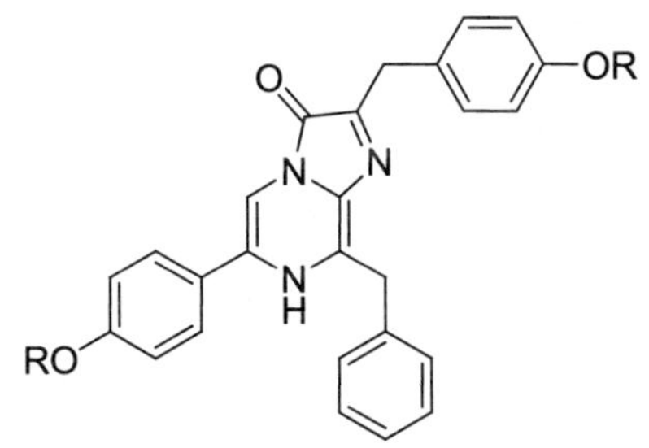

R = H 해파리(*Oplophorus*) 루시페린
(코엘렌테라진, 572)

R = SO_3H 오징어 루시페린(573)

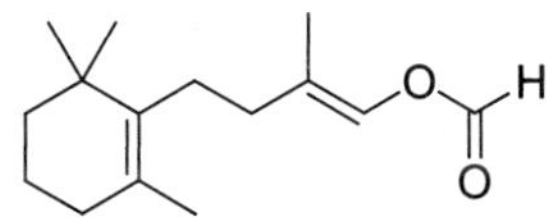

조개(*Latia*) 루시페린(574)

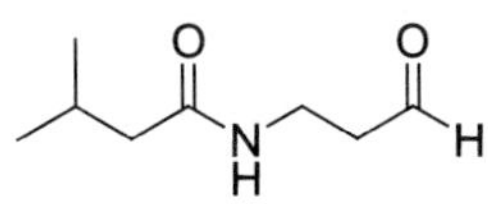

지렁이(*Diplocardia*) 루시페린(575)

그림 5.60 그 외의 루시페린

09 시각과 레티날

생물은 빛을 인식하고 이용하며 살아간다. 따라서 빛과 상호작용하는 생체기능 물질은 다양하다. 이 중에는 식물에서 광화학 반응의 근본이 되는 피토크롬, 호염균(好鹽菌)의 광합성 색소 레티날, 홍조의 광합성 색소 피코사이아노빌린, 아베나 자엽초의 광굴성 감광 색소 등이 있으며, 인체도 비타민 D를 생성하기 위해 빛을 이용한다. 여기서는 레티날의 광화학 반응으로 비롯되는 시각의 화학을 살펴본다.

비타민 A를 감광 물질로 이용하는 생체의 기관 중에서 가장 대표적인 것이 눈이다. 염생세균(*Halobacterium*)도 빛에너지 변환에 비타민 A를 이용한다. 이 둘은 아주 다른 연구 대상이지만 분자 수준에서는 유사한 점이 많아서, 한 연구실에서 이 둘이 함께 연구되는 경우가 많다. 여기서는 전자인 시각 현상에 대해 로돕신을 중심으로 살펴본다.

1. 시각 세포의 구조와 기능

광수용기를 형태학적으로 보면 시각 세포가 피부 분산형인 것과 망막을 갖는 경우로 나뉜다. 광감각을 갖는 동물의 시각 세포를 연구하는 경우 우선 그 동물의 분화를 알아둘 필요가 있다. 척추동물과 같이 렌즈 눈을 갖는 경우는 쉽게 시각 세포를 찾을 수 있지만, 일반적으로는 시각 세포의 존재부터 확인해야 한다. 여기에는 다음과 같은 실험적 필요조건이 있다. ① 흡수 스펙트럼과 작용 스펙트럼의 대응, ② 세포내 전극에 의한 응답, ③ 로돕신 항체에 의한 표지

시각 세포의 연구 대상 동물은 렌즈 눈을 갖고 망막이 커야 좋으므로 오징어, 문어, 소가 많이 거론된다. 시각 세포는 망막의 일부이다. 망막은 그 외에 신경세포와 시신경으로 이루어지는데, 그림 5.61에 척추동물의 경우를 모식도로 나타냈다. 시각 세포는 막대 모양(명암)과 원뿔 모양(색각) 두 가지가 있고 빛의 방향에 대해서 나란히 존재하며 세포의 가운데 부분이 잘록하게 생겼다. 렌즈를 통과해서 들어온 빛은 먼저 내절(內節)을 투과한다. 내절은 세포 내 기관인 핵과 미토콘드리아로 되어 있고, 뒤의 부

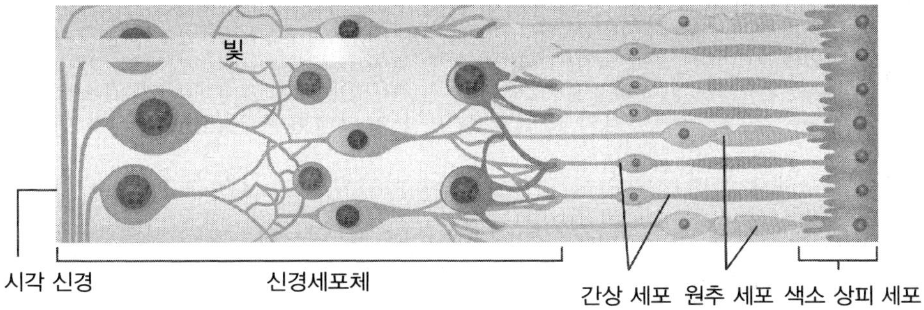

그림 5.61 망막의 구조

분이 외절인데 로돕신이 있으며 광반응이 일어나는 부분이다.

시각에 관한 연구는 대부분이 로돕신에 집중되어 있으며, 색각이나 이성화 효소에 관한 연구는 그다지 많지 않다. 소의 막대 모양 시각 세포의 외절 원판막에 로돕신이 있는데, 정제된 로돕신의 분자량은 38,000이다. 로돕신은 원판막 안쪽에 N 말단이, 바깥쪽에 C 말단이 위치하고 레티날 분자는 C 말단에서 약 1/3의 위치에 있다.

로돕신을 구성하는 아미노산 조성에 대해서는 오래전에 보고되었는데, 동물의 종류에 따라 다르지만 소의 경우 표 5.8에 나타낸 것과 같다. 아미노산의 탄화수소 치환기는 레티날의 고리 및 곁사슬 부분과 소수성 결합을 하고 있다.

레티날 1분자는 단백질 1분자가 대응한다. 레티날 분자와 옵신은 레티날의 다양한

표 5.8 소의 로돕신에서 아미노산 분석 (%)

Lys	10	Ala	20
His	4	Val	20
Arg	6	Ile	13
$CySO_3H$	5	Leu	20
Asp	15	Tyr	11
$MetSO_2$	8	Phe	19
Thr	17	Trp	5
Ser	12	글루코사민	3
Glu	21	만노스	2
Pro	13	갈락토스	1
Gly	16	인지질	0-2

시스-트랜스 이성질체와 결합이 이루어질 수는 있지만, 시각 물질로부터는 11-*cis*만이 분리되었다.

옵신 중의 라이신 ε-아미노기가 레티날 분자와 양성자화 시프(Schiff) 염기 형태로 결합하고 있다. 각각 분리된 옵신과 레티날을 다시 결합하는 화학 반응도 가능하다. 재결합 반응은 레티날의 시스-트랜스 이성질체뿐만 아니라 레티날의 다양한 합성 유도체에 대해서도 수행되었다.

2. 시각 화학의 메커니즘

오래전부터 생물학 및 생화학 분야에서 시각 현상을 중심으로 활발한 연구가 수행되었다. 그것이 크게 발전할 수 있었던 것은 물리학적 연구 방법이 도입되었기 때문이다. 시각을 분자 수준에서 이해하려는 노력이 진행되면서 천연물화학의 역할이 중요하게 되었다. 하지만 이 역할은 구조 결정이나 전합성에 그치는 것이 아니고 시각이라는 감각이 어떻게 일어나는가를 밝히는 데까지 도달해야 한다. 이를 위해서는 다양한 분야의 지식을 동원해야 하는데, 여기서는 시각을 천연물 유기화학의 관점에서 6개 항목으로 구분해서 설명한다. ① 로돕신의 광반응 단수명 중간체, ② 시각 물질의 발색에 관한 이론, ③ 화학 변형 레티날과 옵신의 상호작용, ④ 이성질화 효소와 레티노크롬, ⑤ 빛에 대한 전기생리학적 반응, ⑥ 빛의 자극과 정보 전달 물질.

1) 로돕신의 광반응 단수명 중간체

로돕신이 빛을 받으면 어떠한 중간체를 거쳐서 광신호가 신경에 전달되고, 퇴색한 색소가 어떻게 재생되어 로돕신으로 되돌아오는가 하는 문제는 중간체를 추적한다면 해결될 수 있다. 지금까지 알려진 소의 로돕신 광반응 사이클에 대해 정리한 것이 그림 5.62이다. 두족류의 로돕신 사이클은 수명이나 파장에 차이는 있지만 비슷하다. 이들 중간체를 검출하는 방법은 2가지가 이용된다. ① 저온에서 UV, CD, 공명 라만 분광법으로 검출, ② 상온에서 나노, 피코, 펨토초 분광법으로 검출.

로돕신의 첫 번째 광생성물이 무엇인지에 대해서는 오랫동안 뜨거운 논의가 있었다. 그림 5.62에 나타낸 것처럼 소의 로돕신 광생성물은 바쏘(batho) 중간체가 가장 먼저 생

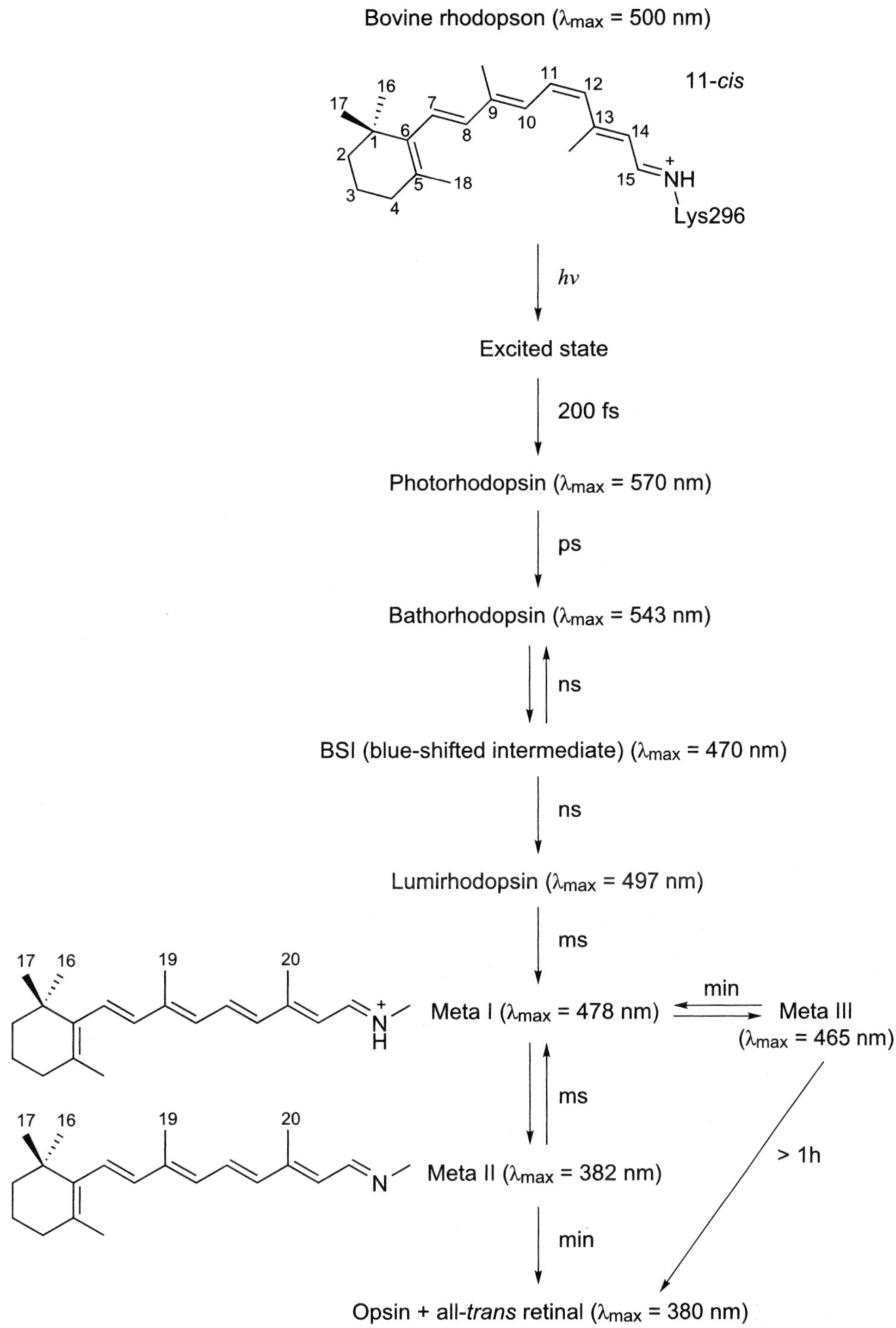

그림 5.62 소의 로돕신 광반응 중간체

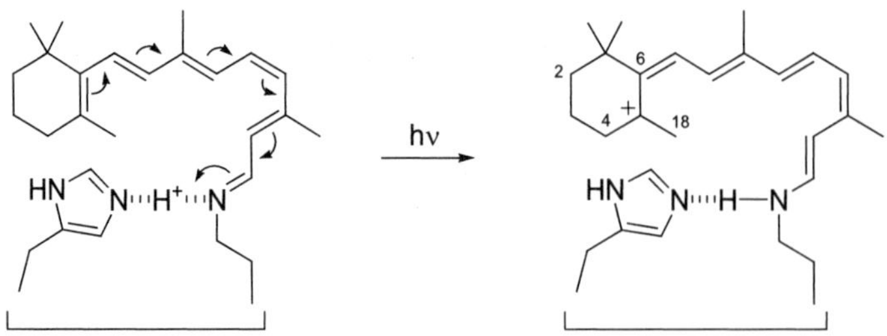

그림 5.63 렌트제피스가 제안한 로돕신 중간체에서의 양성자 이동

성되는 것으로 여겨졌으나 요시자와(Yoshizawa)가 저온 스펙트럼 연구를 통해 바쏘 중간체 전에 힙소(hypso) 중간체가 존재한다고 보고하였다. 힙소 중간체는 여러 동물에서 확인되었고 실온에서도 오징어의 힙소 중간체는 19 ps 이내의 수명으로 검출되었다.

힙소 및 바쏘 중간체의 레티날 부분 구조는 흡수 파장으로 볼 때 힙소 중간체는 탈양성자화되었고 비틀린 all-*trans*-레티날 시프 염기로 생각되며, 바쏘 중간체는 양성자화된 all-*trans*-레티날 시프 염기로 판단된다. 흡수 스펙트럼 이외에 화학적 방법으로 힙소 및 바쏘 중간체의 구조에 관한 정보를 얻기 위해 합성을 시도하였다. 11,12-위치에 이중 결합이 고정된 레티날 유도체를 합성하여 중간체를 검토한 결과 힙소나 바쏘 중간체 어느 쪽도 생성되지 않았다. 바쏘로돕신 중간체는 소의 경우에 다음과 같은 이유로 시스-트랜스 이성질화가 일어나기 전단계인 것으로 알려졌다.

① 상온에서 생성 시간이 6ps 이하로 극히 짧다.

② 생성 속도의 온도 의존성이 아레니우스 도표에서 벗어난다.

③ 생성반응에서 중수소에 의한 동위체 효과가 관측된다.

이런 점들을 고려하여 렌트제피스(P. M. Rentzepis)가 제시했던 양성자 이동 모델을 그림 5.63에 나타냈다. 하지만 공명 레이저 라만법, 계산법으로 확인한 결과 이 모델에 대한 의문이 제기되었고, 요시자와(T. Yoshizawa)에 의해 관측된 바쏘 중간체의 CD 결과를 볼 때 바쏘 중간체는 이미 트랜스 형태로 광이성질화가 일어난 것으로 판단되었다.

2) 시각 물질의 발색에 관한 이론

소의 로돕신 흡수 파장은 약 500 nm인데, 발색단을 형성하는 레티날의 양성자화 시프 염기 모델 화합물은 430 nm 부근에서 흡수를 나타낸다. 그 차이는 옵신에 의한 영향 때문이라고 생각되는데, 어떤 메커니즘으로 이러한 적색 이동이 일어나는지에 관한 몇 가지 설이 있다. ① 탄소 양이온 설, ② 공명에 의한 들뜬 상태 안정화 설, ③ 비틀림 모델, ④ 점전하 모델 등이 그것이다.

① 탄소 양이온 설은 블라츠(P. E. Blatz)에 의해 1965년부터 10년간에 걸쳐 발표된 모델 실험이다. 콘쥬게이션 이중 결합을 갖는 아릴 양이온은 상당한 장파장 흡수를 나타내는데 레티놀로부터 생성되는 양이온은 600 nm 정도의 장파장 흡수가 일어난다. 용매 효과나 산의 강도를 바꿔가면서 양이온의 성질을 조사하여 시각 물질의 발색에 관여하는 탄소 양이온 모델을 제시하였다. 하지만 양이온의 생성 조건은 생리적 조건과는 한참 거리가 있고 이론적인 계산값과도 달랐다. 다만 이렇게도 생각해 보았다는 점에서 흥미를 끌었다.

② 사이아닌계 색소와 유사하게 양이온의 비편재화에 의해 들뜬 상태가 안정화되어 로돕신의 흡수가 적색 이동한다는 이론이 제시되었다. 이 양이온 비편재화를 도와주는 것이 옵신의 아미노산 곁사슬이다. 이 생각은 동물에 따라 다르게 나타나는 흡수 극대의 분포를 해석하는 과정에서 도출되었는데, 특히 트립토판이나 티로신 곁사슬이 중요한 역할을 한다. 이들의 치환기 효과와 더불어 전하 이동 착물 형성도 비편재화에 기여한다. 여기서 전하 이동은 양성자화된 시프 염기가 받개가 되고 짝이온이 주개가 된다. 어느 쪽이나 적색 이동이 일어나려면 바닥 상태의 불안정화 혹은 들뜬 상태의 안정화가 있어야 하는데, 옵신에 의해 둘러싸인 환경은 들뜬 상태의 안정화에 해당된다.

③ 로돕신 안쪽의 레티날 부분은 비틀린 형태를 하고 있는데, 이것이 바닥 상태의 불안정화를 유발한다는 것을 주로 MO 계산을 통해 확인하였다. 로돕신의 모델 실험에서도 β-사이클로덱스트린에 소수성 부분을 포접시킨 경우 적색 이동이 나타났다. 정전기적 상호작용에 대해서도 시프 염기 이외의 아미노기 4차 암모늄화가 중요한 역할을 나타내며, 이것은 비틀림 형태를 통해 양성자화 시프 염기의 짝이온 이외에 레티날의 콘쥬게이션 이중 결합 부근에 다른 하나의 음이온이 위치해서 들뜬 상태를 안정화한다는 생각과 일치한다. 또한 펩타이드 사슬에 의한 적색 이동을 설명하기 위한 실험이 수행되었는데, PEG-Ala-Lys-Glu에 트라이클로로아세트산을 가한

결과 라이신의 ε 위치에 결합한 레티날의 흡수 파장이 470 nm 부근까지 적색 이동을 하는 것이 관측되었다.

④ 화학적으로 변형시킨 레티날의 적색 이동 요인으로 나카니시(K. Nakanishi)는 점전하(point charge) 모델을 제안했다. 이러한 발상은 로돕신에서 양성자화 시프 염기의 들뜬 상태 안정화 방법에 기초한 것으로 MO 계산에 의한 예측값과 모델의 실험값이 잘 맞았고, 제2의 짝이온에 의해 적색 이동이 일어난다는 설명도 유기화학적으로 쉽게 이해되었다.

콘쥬게이션 이중 결합의 하나를 포화시켜서 콘쥬게이션을 끊었을 때의 효과를 알아보기 위한 실험이 수행되었다. 표 5.9에 나타낸 것처럼 *n*-뷰틸 아민의 양성자화 시프 염기와 레티날 유도체로부터 만들어지는 하이드로로돕신의 에너지 차이를

표 5.9 하이드로레티날과 하이드로로돕신의 흡수 파장과 옵신 시프트

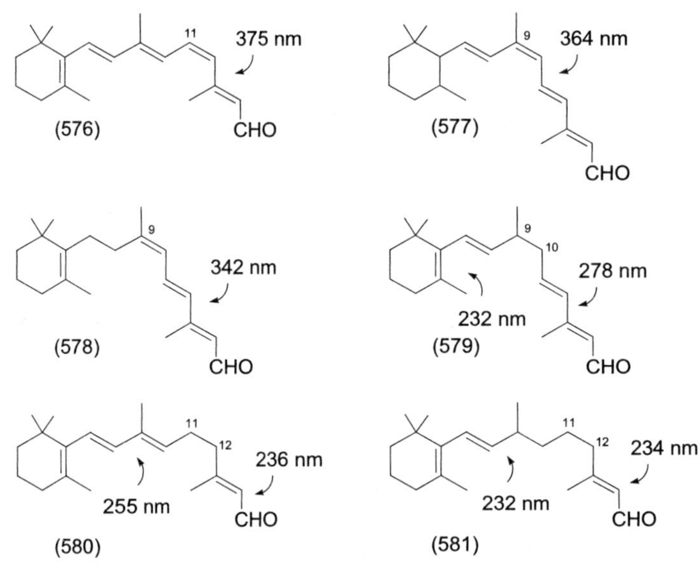

	(576)	(577)	(578)	(579)	(580)	(581)
알데하이드(nm)	375	364	342	278	236	234
SBH(nm)	440	425	392	322	270	275
소 로돕신(nm)	500	460	420	345	315	310
$\Delta\nu(cm^{-1})$	2,700	1,800	1,700	2,100	5,300	4,100

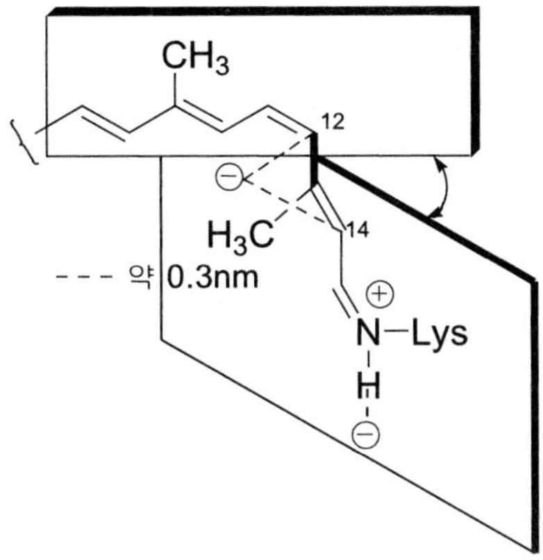

그림 5.64 점전하 모델

cm^{-1}로 나타내고 이를 '옵신 이동(opsin shift)'이라고 할 때, 그 값은 레티날의 11,12 위치에서 콘쥬게이션이 끊어지면 2배 이상 커진다. 즉, 변형 로돕신 계에서 11,12의 결합 부근에 들뜬 상태를 보다 안정화하는 그룹이 있다는 것을 말해준다. 그 그룹으로써 허바드(R. Hubbard)가 제안한 들뜬 상태에서 양이온의 비편재화와 그 짝이온인 음이온을 고려할 수 있다. 이 모델은 MO 계산에 의해서도 예측되었기 때문에 한층 힘을 받게 되었다(그림 5.64).

3) 화학 변형 레티날과 옵신의 상호작용

모든 레티날 유도체가 옵신과 결합해서 색소를 형성하지는 않는다. 색소를 형성하는 레티날 유도체 중에는 검출이 쉬운 것도 있다. 요시자와(Yoshizawa)와 토쿠나가(Tokunaga)는 옵신과 결합할 수 있는 유도체, 색소의 흡수 극대, 그리고 옵신과 결합하지 않는 유도체를 잘 정리하였다. β-아이오논(ionone) 고리를 벤젠 고리로 바꾼 유도체나 11,12-결합을 11-시스 형태로 고정한 유도체는 옵신과 결합하였다. 이들 결과로부터 다음의 규칙을 찾아냈다.

① 레티날의 소수성 사슬 길이는 짧아도 길어도 옵신과 결합하지 않는다.

② β-아이오논 고리 부분은 다른 5각형 구조나 아다만틸기로 바꿀 수 있다. 즉 고리보다는 소수성 결합이 필요조건이다.

③ β-아이오논 고리를 벤젠 고리로 바꿀 수 있다.

④ β-아이오논 고리에 옥소 또는 에폭시 형태로 산소를 도입할 수 있다.

⑤ 콘쥬게이션 이중 결합의 일부를 포화시키거나 이중 결합에 치환기가 존재해도 큰 영향은 없다. 즉 브로민과 같은 할로젠도 도입할 수 있다.

위와 같이 소수성 부분의 길이에는 상당히 영향을 받지만 콘쥬게이션 이중 결합 부분은 그다지 엄격한 조건은 아니다. 옵신이 뿔처럼 안쪽 구석의 소수성 결합 조건을 만족시키고 입구까지 일정의 길이가 잘 맞으면 시프 염기를 형성하는 것을 알 수 있다.

4) 이성질화 효소와 레티노크롬

레티노크롬은 하라 부부(T. Hara, R. Hara)에 의해 처음으로 발견되었다. 오징어나 문어와 같은 두족류의 시각세포에는 로돕신 이외의 감광 색소가 존재하는데, 이것이 레티노크롬이다.

정제된 레티노크롬의 분자량은 약 20,000이며 아미노산 조성을 로돕신과 비교하면 히스티딘과 로이신 성분이 약 2배 많고 아스파라긴산은 약 반 정도이다. 라이신은 몰당 17이고 N 말단은 메싸이오닌이다. 레티노크롬도 로돕신처럼 레티날을 떼어내거나 색소를 재생하는 것이 가능하다. 하지만 레티날 이성질체와 옵신의 결합은 흥미롭게도 로돕신의 경우와는 반대로 작용한다. 즉, 레티노크롬에서는 레티날이 모두 트랜스 형태로 옵신과 결합하고 있고 빛을 받으면 11-*cis* 레티날과 옵신으로 해리한다. 이는 레티노크롬의 아포단백질 부분이 all-*trans*-레티날을 11-*cis*-레티날로 선택적으로 변환시키는 촉매라는 것을 의미한다. 이 성질을 이용하면 레티날의 광이성질화 반응으로 생성되는 여러 가지 레티날 이성질체 혼합물로부터 11-*cis*-레티날을 얻기 위해 HPLC로 분리하는 복잡한 과정을 밟지 않아도 된다.

레티노크롬의 광반응에 대해서는 저온 스펙트럼을 통한 연구로부터 로돕신의 광반응과 유사한 과정이 제시되었다. 다만 로돕신에서와 같은 단수명의 바쏘 중간체는 관측되지 않았다. 또한 레티노크롬은 두족류에서만 발견되었고 다른 동물에서는 발견되지 않았다.

5) 빛에 대한 전기생리학적 반응

빛을 쪼였을 때 로돕신이 나타내는 반응이 시각 세포 내에 전기적 변화를 일으킨다. 여기서 전기생리학은 전기적 변화와 시각 세포의 기능과의 관련성을 밝히는 역할을 하며, 이것을 어떻게 화학적 변화와 대응시켜서 설명할 것인가가 중요하다. 무척추동물과 척추동물은 전기적 응답이 거꾸로 나타난다. 그림 5.65에 모식도로 나타냈다.

로돕신의 광이성질화에 따른 중간체를 연구한 예는 많지만, 오징어의 망막에 빛이 닿을 때 전기적 응답(ERG)과 로돕신의 상태를 비교 검토한 예는 많지 않다. 그림 5.66은 파장과 pH에 따른 ERG를 나타낸 것이다.

11,12 위치의 결합이 나타내는 광이성질화가 시각에 중요한 역할을 담당한다는 발트(Wald)의 발견을 전기생리학적으로 증명한 사람은 나카니시(K. Nakanishi)이다. 그는 11,12-다이하이드로레티날을 비타민 A가 결핍된 쥐에게 투여하면 전기적 응답이 사라진다는 것을 보고하였다.

6) 빛의 자극과 정보 전달 물질

로돕신이 빛을 흡수하여 단백질에 구조 변화가 일어난 다음 어떻게 해서 신호를 전달하는 것인지 아직은 분자 수준에서 이해하지 못하고 있다. 이것에 두 가지 설이 제안되었는데 양쪽 다 로돕신이 빛을 흡수하는 초기 단계와 Na^+의 채널이 닫힌다는 점은 공통적으로 같다.

① 칼슘 이온설: 빛을 받으면 원판막 위의 로돕신이 광반응하여 Ca^{2+}이 막 밖으로 방출되고, 이것이 전달물질이 되어 형질막의 Na^+ 채널이 닫힌다는 설이다.

② 광활성화 효소설: 빛을 흡수한 로돕신이 포스포다이에스터레이스(PDE)를 활성화시켜서 cGMP의 농도가 낮아지고 포스포카이네이스가 비활성화되기 때문에 Na^+ 채널 부근의 인산이 떨어져 나와 채널이 닫힌다는 설이다.

양쪽 다 많은 근거를 통해 제안되었는데, 현재 효소의 분리와 효소 활성의 메커니즘이 규명되어 ②번 설이 주류를 형성하고 있다. 빛을 흡수한 로돕신이 PDE를 활성화하

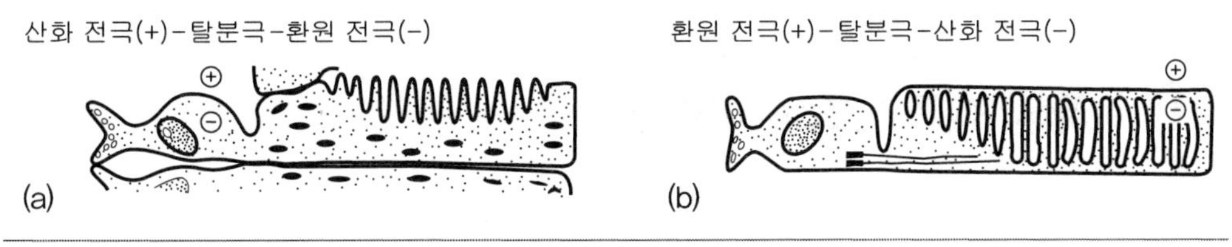

그림 5.65 빛을 받았을 때 시각 세포 내 전위. (a) 무척추동물, (b) 척추동물

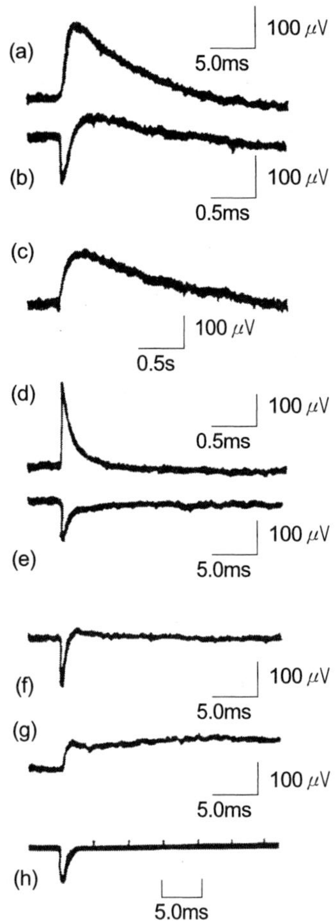

테스트빛 (nm)	pH	시각물질의 상태	λ_{max} (nm)
560	7.8	로돕신 ↓	490
560	7.8	로돕신 +메타로돕신 I ↓	490
560	9.8	로돕신 +메타로돕신 II ↓	380
340~380	9.8	약 340~380nm ┌ 메타로돕신 II ↓	
560	7.8	메타로돕신 I ↓	
560	7.8	로돕신 +메타로돕신 I	
500~650	9.8	└ 아이소로돕신 +로돕신	~480
테스트빛의 파형			

그림 5.66 빛을 받을 때 오징어의 망막이 나타내는 전기적 응답과 로돕신의 상태

는 단계에서 어떤 로돕신 중간체가 기여하는지를 알아내는 연구는 레티날 분자로부터 시작하는 유기화학적인 접근법이 필요하다.

10 꽃의 색과 안토사이아닌

꽃의 주황색, 빨간색, 보라색, 파란색은 대부분 안토사이아닌 계열의 색소에 의한 것이다. 이 색소는 안토사이아니딘의 배당체(어글라이컨)인데 발색의 근원이 바로 이 어글라이컨이다. 그 기본 구조는 1914년경 빌스태터(R. Willstätter, 1915년 노벨 화학상)에 의해 결정되었다. 이후 여러 꽃의 색소가 연구되었지만 주요 안토사이아니딘은 몇 종류에 지나지 않았으며, 대부분 주황색과 빨간색으로 밝혀졌다(그림 5.67). 따라서 이들 안토사이아니딘만으로는 꽃의 다양한 색을 설명하기가 쉽지 않았고, 빌스태터 이래 오랫동안 꽃의 색 변화 요인을 찾는 것이 중요한 연구 주제가 되어왔다. 또한 꽃의 색소를 추출한 수용액은 불안정하여 어느 순간 탈색이 되는데 꽃잎에서는 어떻게 안정하게 존재하는지도 수수께끼였다.

빌스태터는 붉은색 안토사이아닌 수용액이 염기성에서는 청색으로 변하는 것으로부터 꽃의 색깔이 다양한 이유는 세포 중의 pH 변화 때문이라고 설명했다. 이에 대해 시바타는 세포액이 약산성인 점, Mg/HCl/플라본 조건에서 환원되어 아름다운 청색의 안토사이아니딘-Mg 착물이 얻어지는 것으로부터 금속착물설을 제시했다(Shibata, 1919). 로빈슨은 적자색 꽃잎에 수용성 안토사이아닌 이외에 아밀알코올로 추출되는 성분이 존재하며, 이것을 안토사이아닌 수용액에 첨가하면 색깔이 깊어지는 효과가 나타나는 것을 발견하고 이 현상을 보조색소현상(co-pigmentation)으로 불렀다(G. M. Robinson, 1931). 아울러 보조색소로 플라본, 탄닌 등을 제안했다. 또한 로빈슨은 다당류와 폴리펩타이드 등 불용성 고분자 물질도 안토사이아닌과 결합하여 심색효과를 나

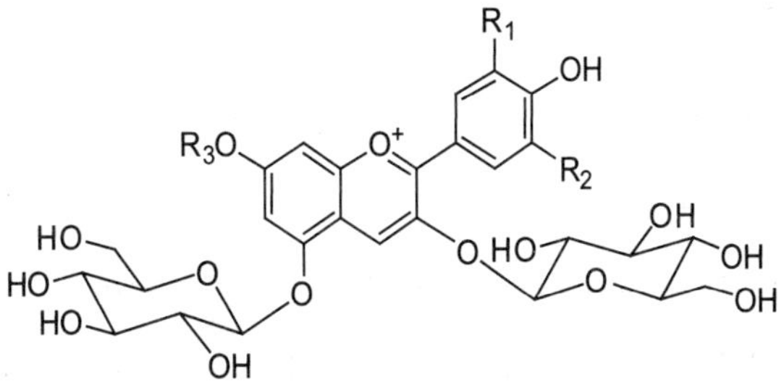

(582) 펠라고닌(펠라고니딘) $R_1=R_2=R_3=H$

(583) 사이아닌(사이아니딘) $R_1=H$, $R_2=OH$, $R_3=H$

(584) 델핀(델피니딘) $R_1=R_2=OH$, $R_3=H$

(585) 말빈(말비딘) $R_1=R_2=OCH_3$, $R_3=H$

(586) 힐스틴(힐스티딘) $R_1=R_2=OCH_3$, $R_3=CH_3$

그림 5.67 주요 천연 안토사이아닌(플라비륨 이온 형태, 괄호 안은 어글라이컨의 이름)

타낸다는 것을 발견했다. 이러한 수용액 중에서의 집합 현상에 기초한 보조색소 효과에 대해서는 그 후에 많은 연구가 수행되었고 주로 수소 결합에 의한 것으로 판단하였다.

시바타의 금속착물설은 당시에는 받아들여지지 않았으나 하야시가 닭의장풀에서 결정화한 청색 색소 콤멜리닌이 안토사이아닌과 플라본 외에 Mg를 포함하고 있음을 밝혀냄으로써 다시금 부활했다(K. Hayashi, 1958). 같은 시기에 바이에르도 수레국화의 청색 색소 프로토사이아닌을 무정형으로 얻어서, 이것이 안토사이아닌과 Fe^{3+}, Al^{3+}의 착물이라고 발표했다(E. Baeyer, 1958). 그런데 하야시가 같은 수레국화에서 얻은 프로토사이아닌은 Mg^{2+}와 Fe^{3+}를, 아센(S. Asen)이 얻은 색소 사이아노센토린은 Fe^{3+}만을 포함하고 있어서 하나로 결론이 나지는 않았다.

초기에는 안토사이아닌에 대해서 식물학자에 의해 많은 연구가 되었기 때문에 배당체의 당의 결합 위치나 입체구조에 대해서는 정성적인 논의밖에 이루어지지 못했었다. 고토(T. Goto)는 화학자로서 콤멜리닌 착물의 구조를 유기화학적으로 밝히려고 노력하였고, 그 과정에서 꽃의 색의 변화와 안정성에 대한 이해를 넓혔다. 안토사이아닌은 질량분석법과 NMR으로 스펙트럼을 얻기가 어려워서 고토 그룹에서 본격적인 연구를 수행하기 전에는 이들 스펙트럼이 발표된 예가 없었다.

1. 안토사이아닌의 특성

안토사이아닌은 강산성 용액 중에서는 플라비륨 이온(587)으로 안정하게 존재하지만, 약산성~중성(pH 3~7)에서 생성되는 무수 염기(퀴노노이드 염기, 589)는 불안정해서 쉽게 수화되어 무색의 슈도 염기(588)가 된다(그림 5.68, 5.69). 따라서 안토사이아닌의 추출은 일반적으로 염산-메탄올이 사용된다. 하야시는 1964년에 물을 함유하는 유기용매로 꽃잎을 추출해서 무스 염기형의 안토사이아닌을 얻었고, 이것을 천연 그대로의 진짜 안토사이아닌으로 불렀다.

플라비륨 이온, 무수 염기, 슈도 염기 사이의 상호변환 속도와 평형 상수는 화합물과 pH에 따라 다르다. 또한 무수 염기가 7-케토형(589b)인지 4'-케토형(589a)인지는 치환기의 종류에 따라 달라진다. 브루이야르(R. Brouillard)에 의하면 수화는 무수 염기에서

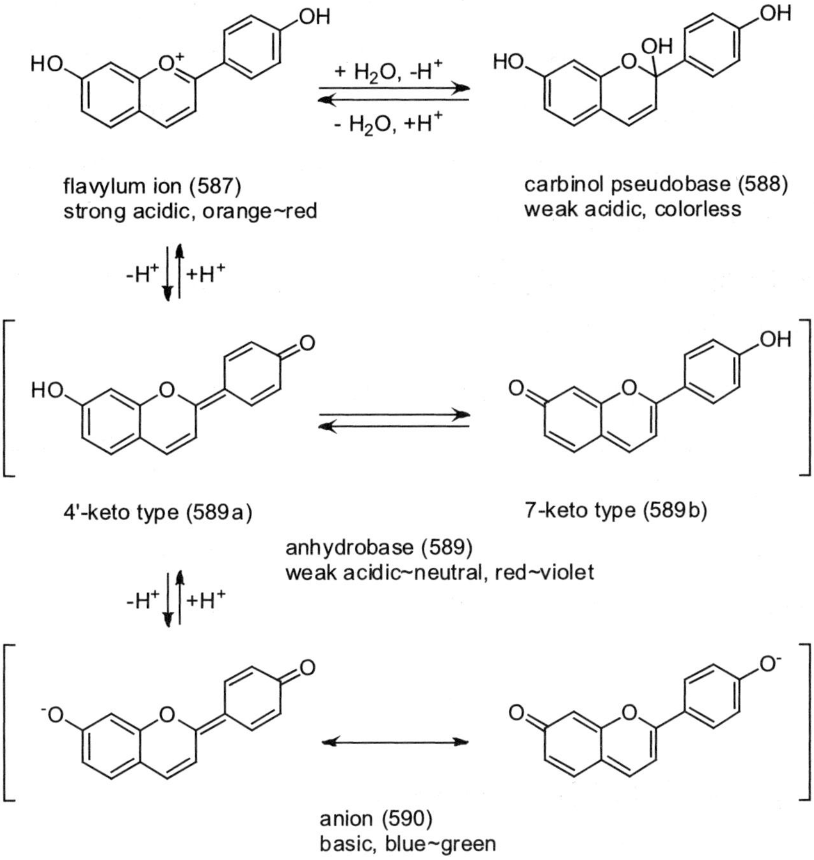

그림 5.68 액성에 따른 안토사이아니딘 구조의 변화

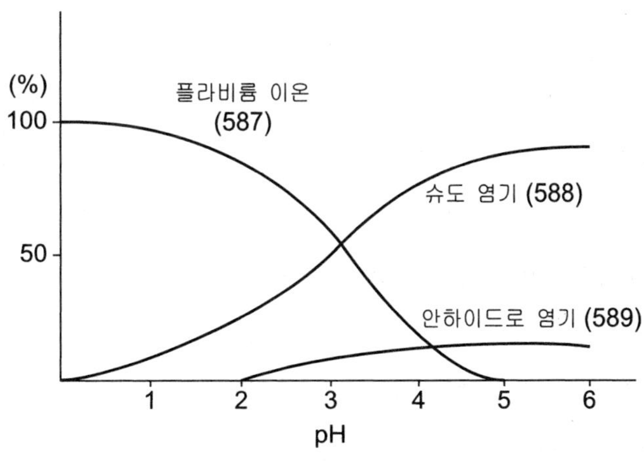

그림 5.69 수용액 중에서 안토사이아닌의 전형적인 존재 형태

가 아니라 플라비륨 이온으로부터 발생한다. 고토는 이 평형이 중성염 농도에 따라 크게 달라지며 진한 염수용액 중에서는 수화가 거의 일어나지 않는 것을 발견했다.

꽃잎의 색소를 그대로 추출하면 색소가 슈도 염기로 되어 퇴색한다. 특히 UV 스펙트럼을 얻기 위한 묽은 수용액에서는 수화가 현저하게 일어나기 때문에 순수한 무수 염기의 스펙트럼을 얻기가 매우 어려웠다. 하지만 4 M $MgCl_2$나 4 M NaCl과 같은 진한 중성염 수용액 조건에서는 플라비륨 이온과 무수 염기가 모두 안정하게 존재하며, 안토사이아닌이 홀로 있거나 보조색소와 함께 존재해도 안정하다. 이 방법을 사용하면 꽃잎 속의 안토사이아닌을 자연색 그대로 정량적으로 추출할 수 있다. 예를 들면 팬지 꽃잎에는 여러 가지 색깔이 존재하는데 각각의 부분에서 지름 약 1cm 정도의 디스크를 잘라내어 4 M $MgCl_2$로 추출하면 꽃잎 그대로의 색조로 추출되어 가시광선 스펙트럼을 얻을 수 있다. 이때 수화가 일어나지 않았다는 것은 산성으로 했을 때의 플라비륨 이온과 앞서 얻은 추출액의 가시광선 흡수 강도가 거의 같다는 점으로부터 알 수 있다.

2. 같은 종류 분자끼리의 집합 – 사이아닌

일반적으로 꽃잎의 빨간색과 보라색 색소는 사이아닌(583), 델핀(584) 등의 아실화하지 않은 안토사이아니딘-3,5-다이글리코사이드이다. 이들은 약산성의 묽은 용액에서는 쉽게 수화되어 탈색한다. 아센(S. Asen)은 산성 수용액 중에서 플라비륨 양이온의 가시광선 스펙트럼이 농도나 온도에 따라 약간 변화하는 것으로부터 집합의 가능성을 제시하였으나 증명된 것은 아니었다. 호시노(T. Hoshino)는 사이아닌 중성 수용액에 대해 CD를 측정해봄으로써 놀랍게도 사이아닌 무수 염기가 강하게 자기 집합하는 것을 발견했다.

염화 사이아닌을 pH 7.0의 인산 완충 용액에 녹이면 바로 무수 염기에 의한 푸른색이 나타나는데 CD 스펙트럼은 거의 나타나지 않는다. 그런데 시간이 지나면서 수화가 일어나서 가시광선 흡수는 서서히 감소하고 오히려 CD 스펙트럼은 급속하게 증가한다. CD 스펙트럼은 약 60분쯤에서 최대가 되고 그 점에서 약간의 푸른색 침전물이 생긴다(그림 5.70). CD 스펙트럼은 엑시톤(exciton) 형의 특징을 갖는, (+)에서 (-)로 향

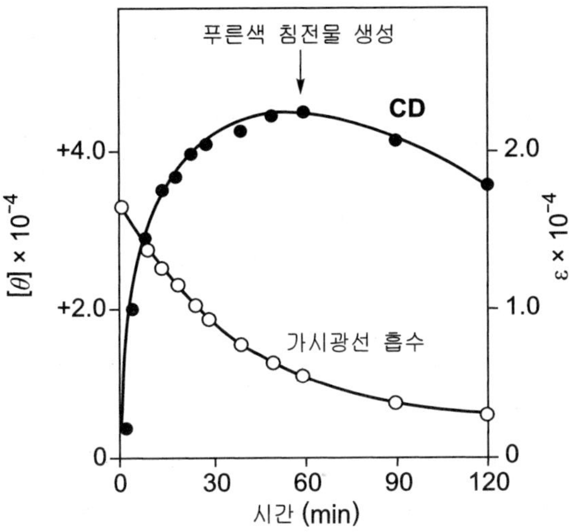

그림 5.70 염화 사이아닌을 5×10^{-4} M 농도로 인산 완충 용액(pH 7, 0.1M)에 녹였을 때의 가시광선 흡수 λ_{max}에서 흡수 강도와 CD의 시간에 따른 변화

하는 곡선을 나타냈다. 청색 침전물을 다시 녹여서 바로 CD를 측정하면 침전이 생길 때 보인 최고치보다 약 5배의 값을 나타냈다. 이것은 사이아닌 무수 염기가 용액 중에서 서서히 겹쳐져서 집합체를 만들고 이것이 침전한 것으로 생각된다. 이때 가시광선 스펙트럼은 약간 장파장 이동이 일어난다. 집합체의 스펙트럼에는 약간의 미세구조가 나타나며, 흡광도 ε는 감소한다.

DMSO나 요소를 첨가하면 집합 현상이 억제되는데, 이 현상은 집합력은 주로 나란히 겹쳐지는 방향족 고리끼리의 소수성 결합에 의한 것이라는 반증이다. 이것은 흡광도 ε가 감소하는 것으로부터도 확인된다. 꽃잎 속의 안토사이아닌 농도는 10^{-3}~10^{-2} M인 것으로 알려졌는데, 이 정도 농도라면 집합체를 형성하여 색소가 안정화되고 동시에 색조도 미묘하게 변화할 수 있다. 천연에 널리 존재하는 6종의 안토사이아니딘-3,5-다이글루코사이드의 가시광선 스펙트럼과 CD 결과를 표 5.10에 나타냈다. 이들은 모두 엑시톤형 코튼 효과(Cotton effect) 곡선을 나타낸다. 흥미로운 것은 델핀(584)의 CD 곡선이 사이아닌(583)과 대칭적인 점이다. 즉, B 고리에 OH 1개가 증가하는 것만으로 코튼 효과의 부호가 역전된다. 이들 곡선의 (+)쪽과 (-)쪽의 면적이 거의 같은 전형적인 엑시톤 결합(exciton coupling) 형태이다. 이런 형태의 CD 스펙트럼을 만들려면 안토사이아니딘 발색단이 오른쪽이든 왼쪽이든 돌아가면서 겹쳐있어야 한다(그림 5.71). 코튼 값이 농도가 증가함에 따라 커지는 것으로부터 겹쳐지는 현상도 함께 증가함을 알 수 있다. 겹쳐짐이 어째서 오른쪽으로 돌아가면서 일어나는지 혹은 왼쪽으로 일어

표 5.10 안토사이아니딘-3,5-다이글루코사이드의 가시광선 스펙트럼과 CD(0.1 M 인산 완충 용액, pH 7.0)

안토사이아닌	$5X10^{-5}M$		$5X10^{-4}M$		$5X10^{-4}M$			
					제1코튼		제2코튼	
	λ_{max}	ε	λ_{max}	ε	λ_{ext}	[θ]	λ_{ext}	[θ]
펠라르고닌	544	14,800	560	16,400	630	+200,000	550	-66,000
사이아닌	572	16,800			634	+46,000	520	-36,000
사이아닌[a]			586	12,000	630	+260,000	515	-252,000
페오닌	572	18,100	550	17,000	630	-12,000	525	+10,000
델핀	572	20,800	544	19,000	600	-22,000	510	+37,000
힐스틴	562	8,800	528	8,900	575	-6,000	490	+6,000
말빈	596	21,200	564	19,200	650	-12,000	516	+18,000

[a] 용해 60분 후에 생긴 청색 침전물을 재용해

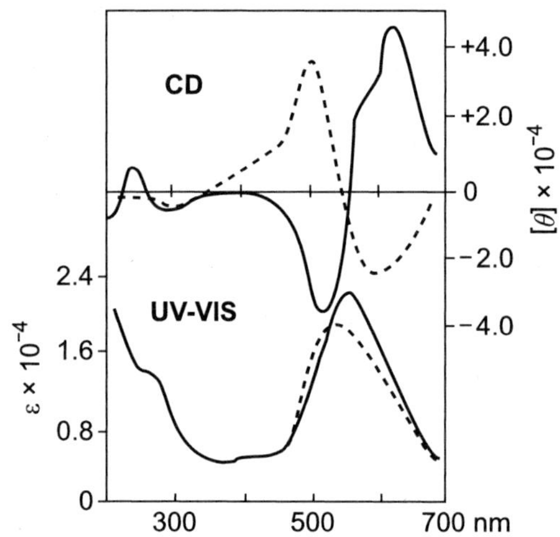

그림 5.71 사이아닌과 델핀의 UV-Vis 흡수 스펙트럼과 CD 스펙트럼(pH 7.0 수용액). 실선은 사이아닌, 점선은 델핀($5X10^{-4}$ M)

나는지 분명하지는 않지만 B 고리의 치환기가 적을수록 오른쪽으로 회전하는 것을 알 수 있다. 또한 오른쪽 회전 겹침에서는 가시광선 스펙트럼이 장파장 이동이 일어나는데 비해, 왼쪽 회전의 경우는 단파장 이동한다. 이것이 미묘한 꽃 색의 변화를 일으키는 요인 중 하나로 생각된다.

하라다(N. Harada)의 엑시톤 결합 CD 이론으로 계산해보면, 사이아닌(583)의 경우는 오른쪽으로 120°, 델핀(584)의 경우는 왼쪽으로 60° 회전한 모델이 실제 측정한 CD 곡선 크기와 가시광선 스펙트럼의 이동값과 잘 일치한다(그림 5.72, 5.73). 사이아닌

(583), 펠라고닌(582)처럼 오른쪽으로 회전하여 겹치는 안토사이아닌은 집합체 형성에 약간 시간이 걸리는데, 왼쪽 회전의 경우에는 신속하게 집합체가 만들어지는 것도 흥미롭다.

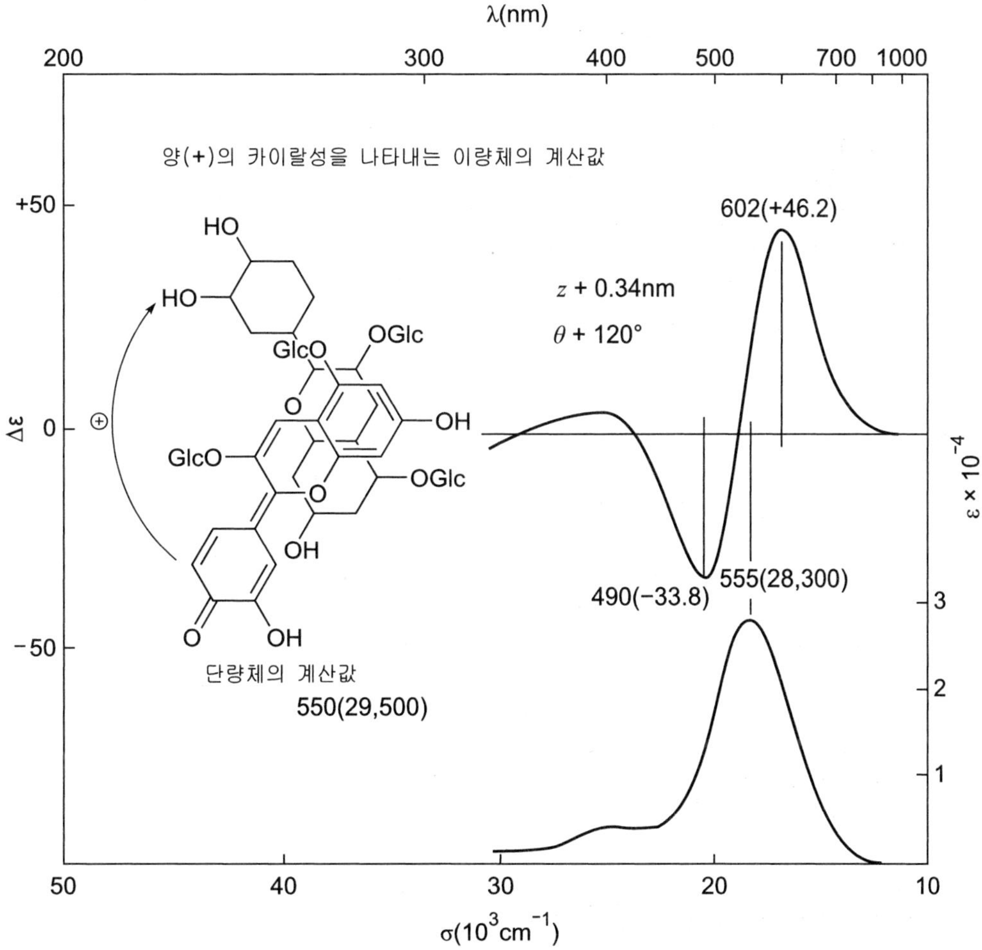

그림 5.72 +120°로 겹쳐진 사이아닌 이량체의 가시광선 스펙트럼과 CD의 계산값 (가시광선 최대흡수 파장은 CD 중심보다는 장파장이며 흡수강도는 작다.)

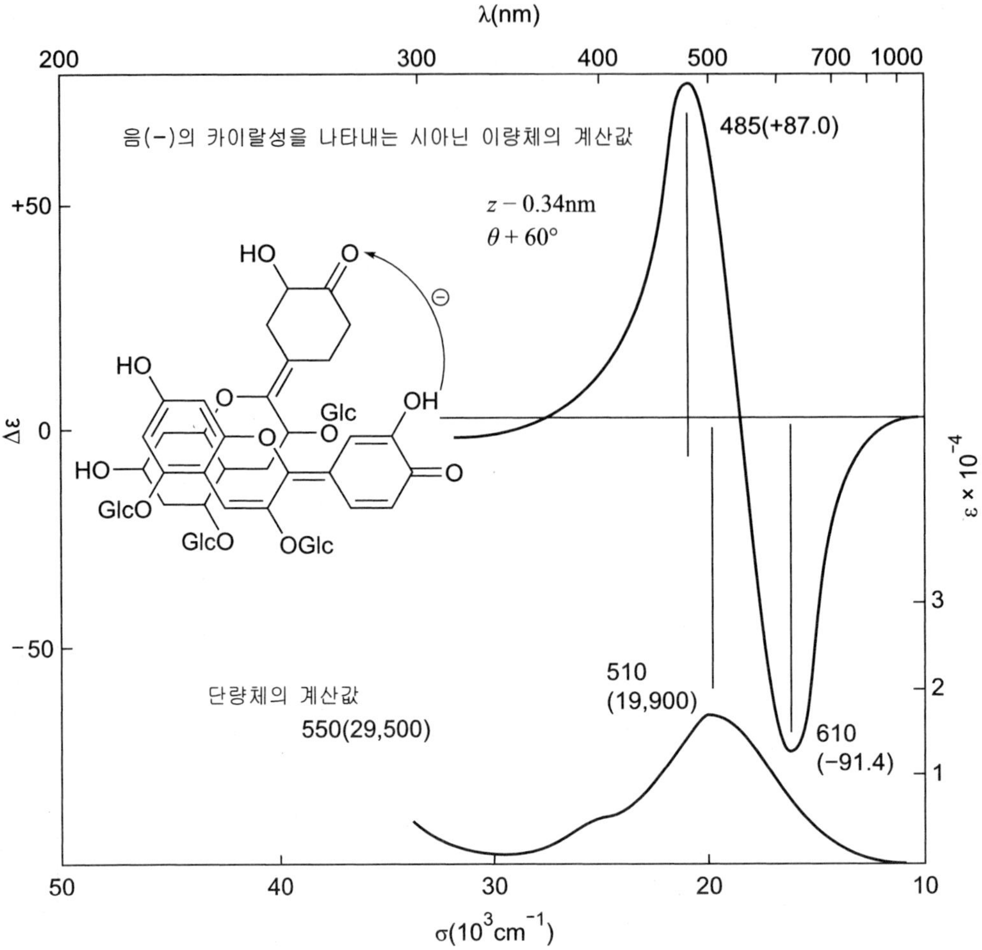

그림 5.73　−60°로 겹쳐진 사이아닌 이량체(델핀 이량체와 거의 동일)의 가시광선 스펙트럼과 CD의 계산값 (가시광선 최대흡수 파장은 CD 중심보다는 단파장이며 흡수강도는 작다.)

3. 분자 내 접힘 – 하늘색 안토사이아닌

서양 나팔꽃(Heavenly blue)의 꽃은 하늘색의 아름다운 청색을 띤다. 꽃봉오리는 빨간색이지만 개화 때 청색으로 변한다. 이 꽃잎으로부터 얻은 안토사이아닌 색소인 하늘색 안토사이아닌(HBA, 591)은 수용액에서도 비교적 안정하다(그림 5.74). pH 6에서는 빨간색, pH 7.5에서는 청색을 나타내며, 묽은 용액에서도 퇴색하지 않는 것으로부터 이것은 분자끼리 집합체를 형성하지 않는다는 것을 알 수 있다. 아름다운 하늘색과 큰 안정성의 이유를 밝히기 위해서는 우선 분자 구조를 완전히 결정하는 것이 필요하다.

이시쿠라(N. Ishikura)는 HBA를 페오니딘-3-다이글루코사이드-5-글루코사이드에 카페인산 2분자가 결합한 것으로 보고하였고, 이것은 이어서 아센에 의해 페오니딘-3-(다이카페일소호로사이드)-5-글루코사이드로 추정되었다. 하지만 이 구조는 주로 종이 크로마토그램과 UV-Vis 스펙트럼으로부터 추정한 것이었다. 고토는 HBA가 페오니딘에 6개의 글루코스와 3개의 카페인산이 결합된 것으로서 안토사이아닌 중에서 가장 큰 분자임을 확인했다. HBA(591)를 알칼리 가수분해하고 나서 염산-메탄올로 처리하면 트리스다이이아실 HBA(592)와 UV를 흡수하는 2가지 생성물이 얻어진다. 트리스다이아실 HBA(592)은 페오니딘(593)에 3분자의 글루코스가 결합되어 있는데, FD-MS와 상세한 NMR 스펙트럼(400 MHz) 해석을 통해 3-O-(β-소호로실)-5-O-(β-글루코실)페오니딘으로 결정하였다. 트리스다이이아실 HBA(592)와 함께 생성되는 UV 흡수 물질은 *trans*-3-O-(β-D-글루코피라노실)카페인산 메틸(594 메틸에스터)과 *trans*-4-O-(β-D-글루코피라노실)카페인산 메틸(595 메틸에스터)이다.

HBA(591)를 -20℃에서 주의해서 알칼리 가수분해하고 다이아조메테인으로 메틸화하면 비스다이이아실 HBA(596)와 함께 1개의 메틸에스터가 얻어진다. 이 메틸에스터의 구조는 *m*-치환체(594)와 *p*-치환체(595)가 결합한 (597)의 메틸에스터로 결정되었다. 또한 비스다이이아실 HBA(596)는 트리스다이이아실 HBA(592)의 소로로스 말단에 *m*-치환 카페인산(594)이 결합한 구조인 것이 밝혀졌다(그림 5.74).

HBA(591)의 구조는 비스다이이아실 HBA(596)에 비스(글루코실카페인산)(597)이 결합한 것이라는 점은 그 NMR과 FD-MS 스펙트럼에서 m/z 1759 (M^+) 피크가 나타나는 것을 통해 확인되었다. 비스(글루코실카페인산)(597)의 결합 위치는 PR-FT NMR의 해석으로부터 글루코스의 6위치인 것은 확인되었는데, 글루코스의 6위치는 3가지의 가능성이 있다. 이 구별은 매우 어려워서 아직 확정적이지는 않지만 비스다이이아실 HBA(596)에 존재하는 글루코실카페인산의 글루코스 6위치에 결합된 것으로 추정했다. 그 이유는 트리스다이이아실 HBA(592)의 3번과 5번 위치에 결합되어 있는 글루코스의 6위치에 기초한 시그널과 같은 시그널이 HBA의 PRFT 스펙트럼에서 확인되었기 때문이다. 따라서 HBA(591)는 3번 위치에 3개의 카페인산과 5개의 글루코스가 길게 끈처럼 결합된 구조로 결정하였다.

HBA(591), 비스다이이아실 HBA(596), 트리스다이이아실 HBA(592)의 수용액 중의 안

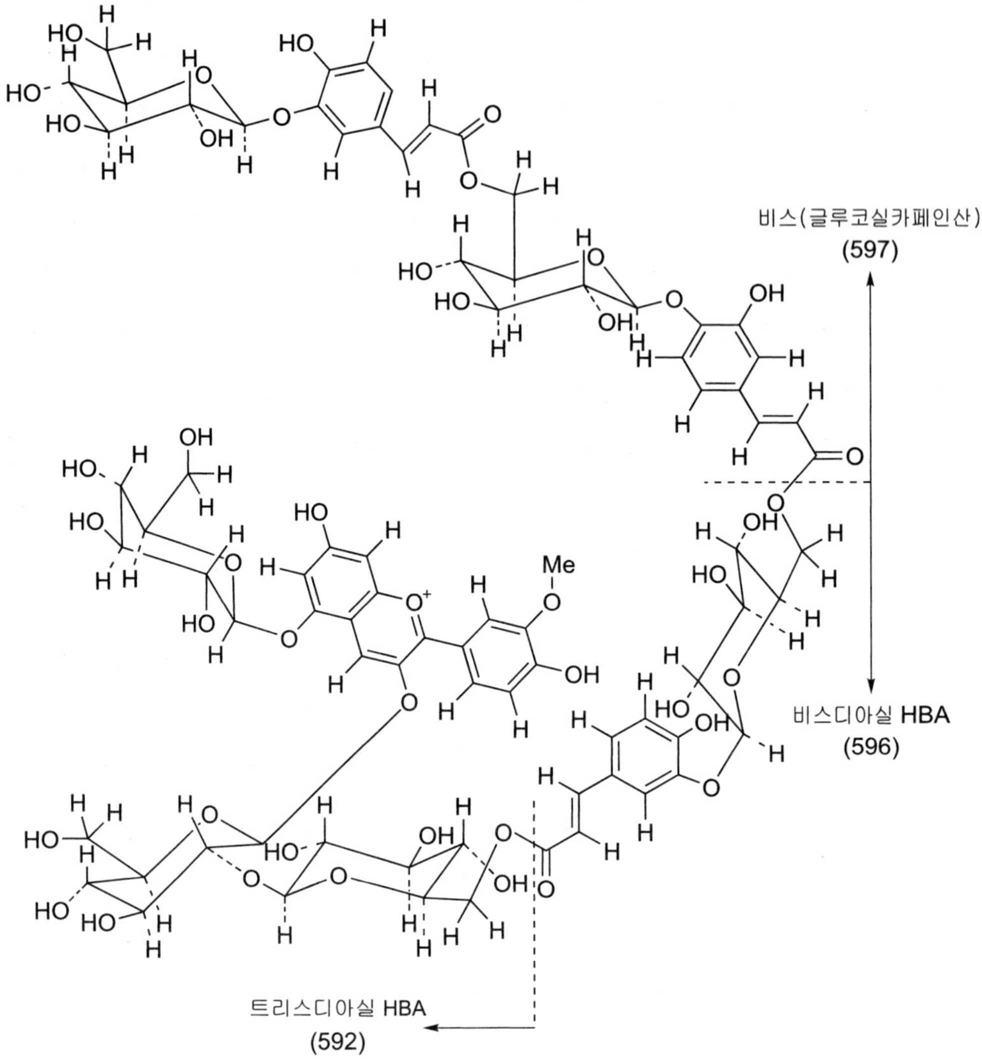

그림 5.74 하늘색 안토사이아닌(HBA, 591)의 구조식

정성을 비교하면 그림 5.75와 같은데 아실기가 안정성에 기여한다는 것을 알 수 있다. 또한 HBA(591)는 농도에 따라 안정성이 변하지 않는 점으로부터 분자끼리 회합하여 안정화되는 것이 아님을 알 수 있다. 그렇다면 분자 내 아실기에 의한 안정화 방법은 어떤 것이 있을까? CPK 모형으로 분자를 만들어 보면 3위치의 소호로스는 6위치에 결합한 카페인산의 평면을 정확히 안토사이아니딘 방향족 고리 평면 위에 겹쳐지는 위치로 가져오고, 또한 카페인산의 3위치 또는 4위치에 결합한 글루코스 분자가 방향족 고

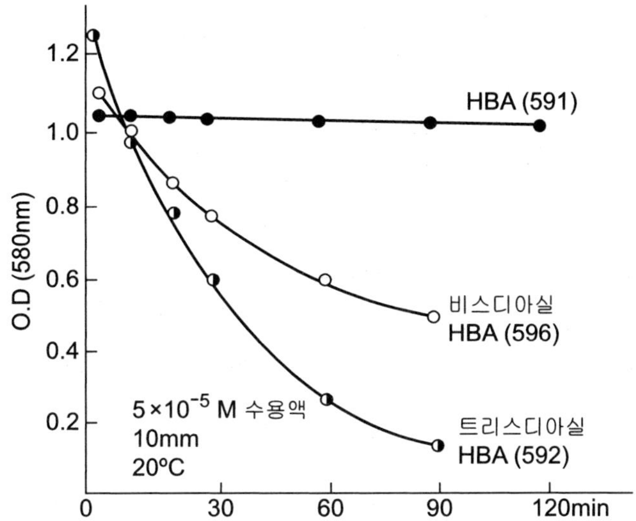

그림 5.75 하늘색 안토사이아닌(591)과 그 다이아실체의 수용액 중에서의 안정성

리를 감싸 안아서 곁사슬 전체가 안토사이아니딘 골격을 둘러싸며, 카페인산의 방향족 고리 평면이 안토사이아니딘 고리 평면의 전후로 딱 맞게 마주 보는 입체배치가 가능하다. 물론 이와 같은 구조는 엔트로피적으로는 불리한 점이 있으나 방향족 고리끼리의 소수성 결합과 그것을 둘러싸는 글루코스 분자의 친수성에 의해 오히려 수용액 중에서 유리한 것으로 생각된다.

4. 서로 다른 분자 간 집합 – 청색색소 콤멜리닌

순수한 청색을 나타내는 꽃으로는 닭의장풀, 수레국화, 서양나팔꽃 등이 대표적이고 다른 청색꽃들은 대부분 약간의 보라색을 띠고 있다. 하야시(1970)는 닭의장풀의 한 변종으로부터 색소를 분리하여 결정을 얻었고, 이를 콤멜리닌으로 불렀다. 그 조성은 아오바닌(A) 2분자, 플라보콤멜린(F) 2분자, Mg 1원자, K 1원자로 구성되었고, 2분자의 A와 2분자의 F가 Mg^{2+}를 중심으로 한 메탈로안토시안닌(metallo-anthocyanin)이다(그림 5.76).

하야시가 제안한 콤멜리닌에는 마그네슘이 포함되어 있는데, 우선 마그네슘이 꼭 필요한 것인지 아닌지를 알아보기 위해 고토 그룹에서는 성분들로부터 재합성을 시도했

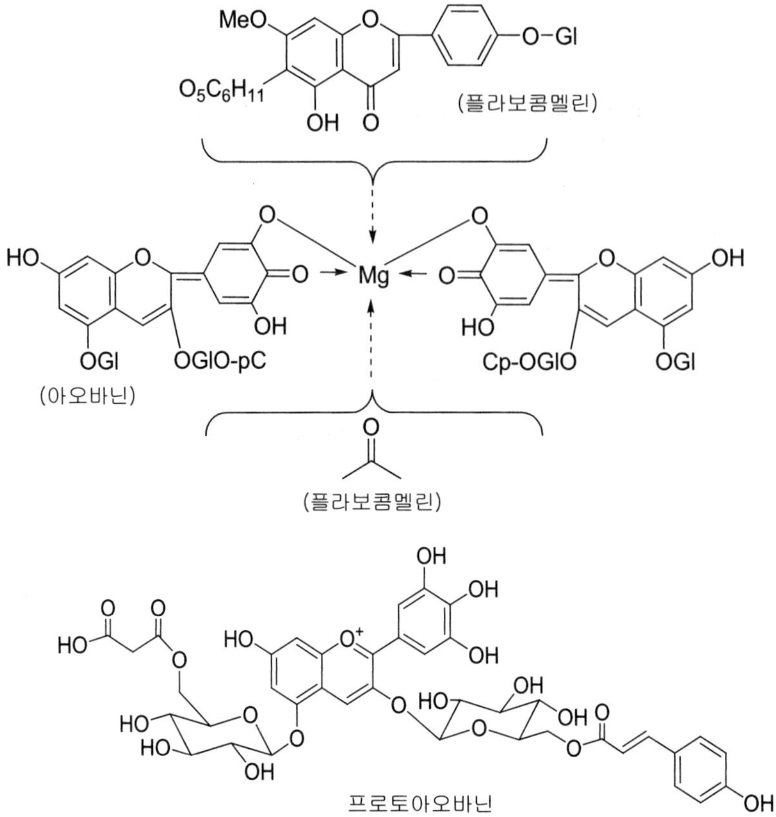

그림 5.76 하야시에 의한 제안된 콤멜리닌의 구조식(Gl: 글루코스 잔기, pC: p-쿠마르산)과 프로토아오바닌 구조식

다(그림 5.77). 충분히 정제된 아오바닌 염화물을 암모니아로 무수 염기(A)로 만든 다음 여기에 결정 플라보콤멜린(F)을 첨가하면 물에는 거의 녹지 않는 F가 쉽게 녹아 들어가서 콤멜린 가시광선 스펙트럼을 얻을 수 있다. 합성색소의 Mg 함량은 0.013%인데 Mg 1원자를 포함한 계산값 0.87%에 비하면 극히 적다. 따라서 Mg^{2+}는 색소 안으로 끼어들 수 있는 금속이지만 착물 형성에 꼭 필요한 것은 아닌 것으로 판단했다. 또한 타케다(K. Takeda)의 연구에 의하면 A와 F는 Mg^{2+} 외에 Zn^{2+}, Ni^{2+}, Cd^{2+}, Co^{2+}, Mn^{2+} 등의 2가 양이온과 착물을 형성할 때도 거의 동일한 가시광선 스펙트럼을 나타낸다.

콤멜리닌은 묽은 수용액에서 서서히 분해되어 무색의 아오바닌 슈도 염기와 F로 해리되는데, 미리 F를 첨가해 두면 해리가 상당히 억제된다(그림 5.79). A와 F는 그림 5.80에 나타낸 것처럼 집합하는 데 매우 적합한 구조이다. 즉, 이 구조에서는 양쪽의

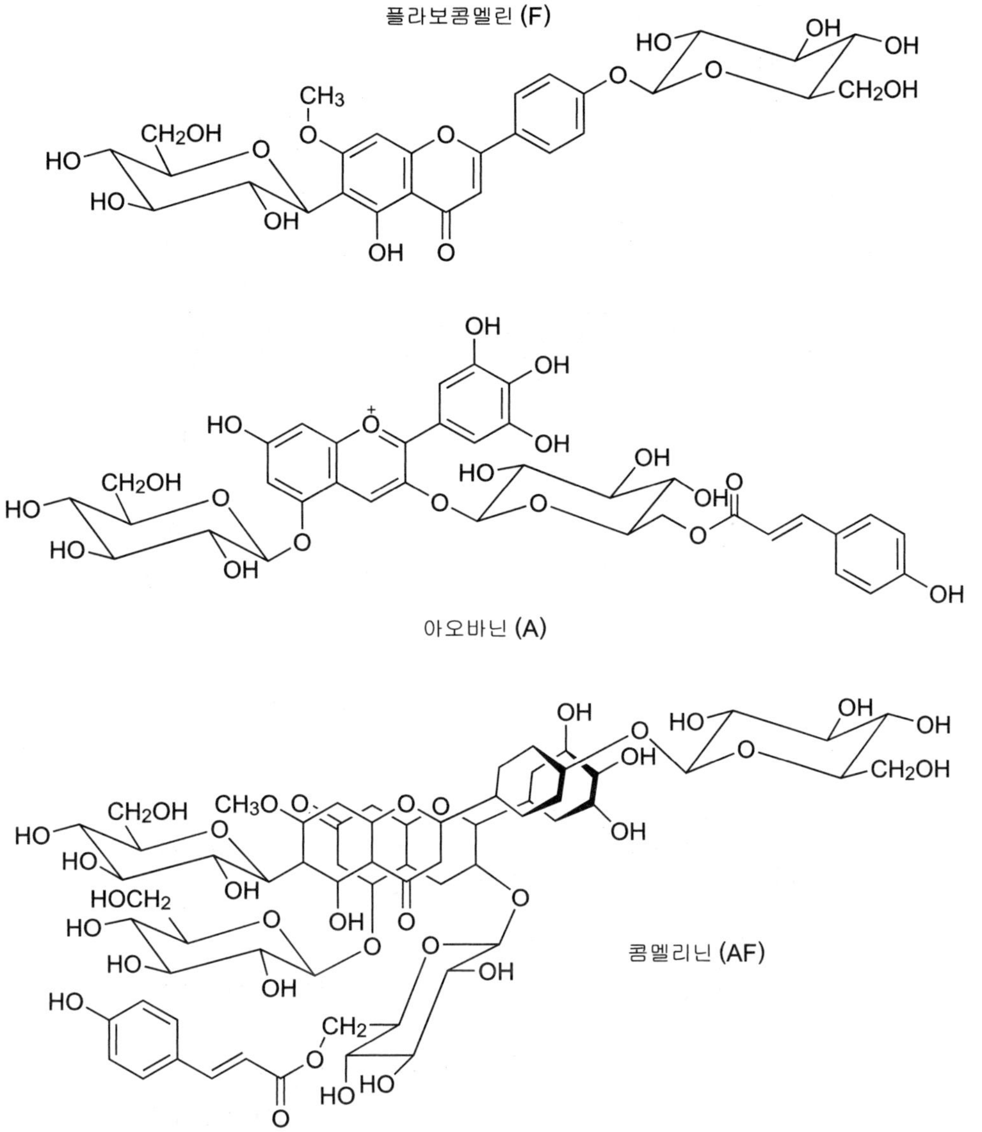

그림 5.77 새롭게 제안된 콤멜리닌의 구조. 그림 5.76과 달리 Mg^{2+}가 꼭 필요하지 않다.

소수성 방향족 고리 부분이 꼭 맞게 겹쳐지고 그 주위를 친수성 글루코스로 둘러싸는 배열이 가능하다. 게다가 콤멜리닌의 CD는 그림 5.78에 나타낸 것과 같이 매우 특징적인 엑시톤 형태를 보여주는데, 이것은 AF 착물이 카이랄 집합을 형성하기 때문이다. 따라서 콤멜리닌은 수용액에서 다음과 같은 평형 상태를 형성하는 것으로 생각된다(A: 아오바닌 무수 염기, A·H_2O: 아오바닌 슈도 염기).

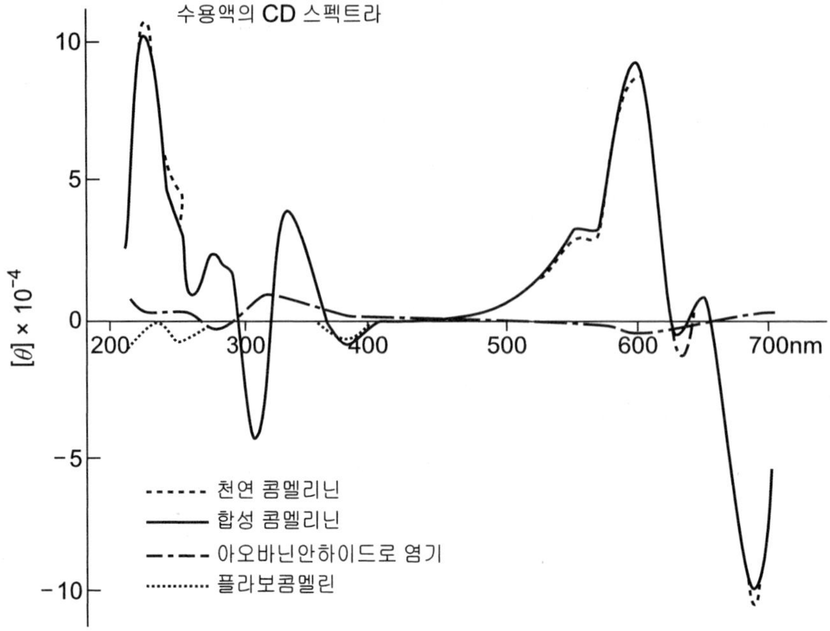

그림 5.78 콤멜리닌의 CD 스펙트럼

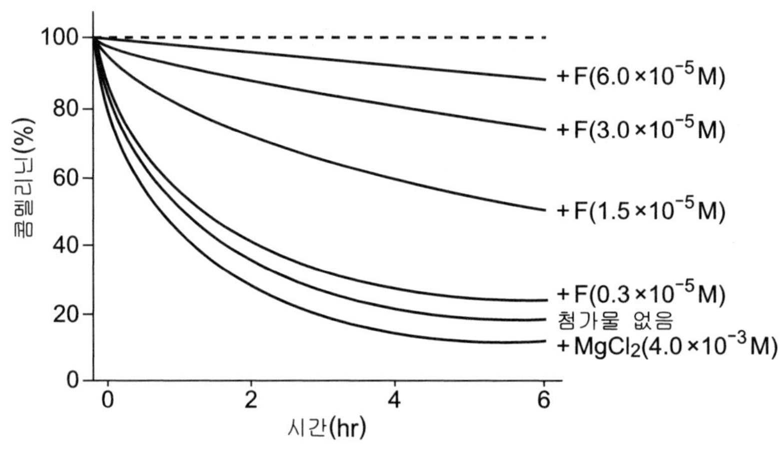

그림 5.79 콤멜리닌의 안정성에 미치는 플라보콤멜린(F)과 Mg^{2+}의 영향. 콤멜리닌 (AF로서) 2.56X10^{-5} M. 0.01 M 인산 완충액, pH 6.5, 20℃

$$A + F \rightleftarrows AF$$

$$AF + AF \rightleftarrows AFAF$$

$$AF + AFAF \rightleftarrows AFAFAF$$

$$A + H_2O \rightleftarrows A \cdot H_2O$$

하지만 여기서 A에 존재하는 *p*-쿠마르산의 역할을 간과할 수 없다. A에서 이 아실기를 제거한 델핀(D, 584)이 F에 의한 안정화 효과를 나타낸 것이 그림 5.81이다. 이것을

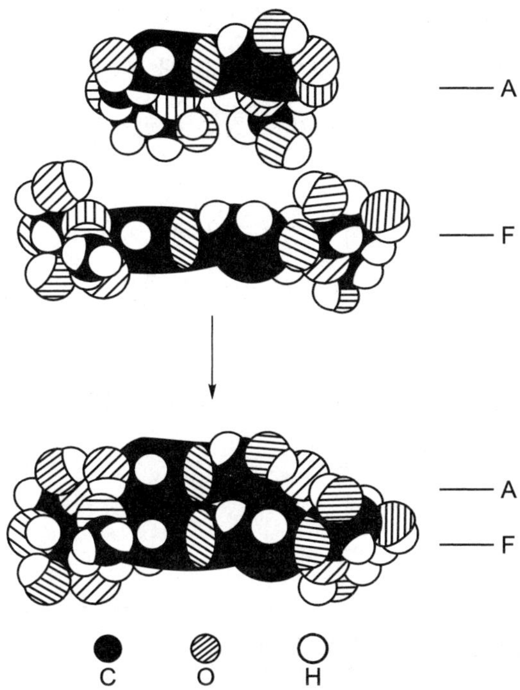

그림 5.80 CPK 모형에 의한 A와 F의 분자 집합(*p*-쿠마로일기는 생략되어 있다)

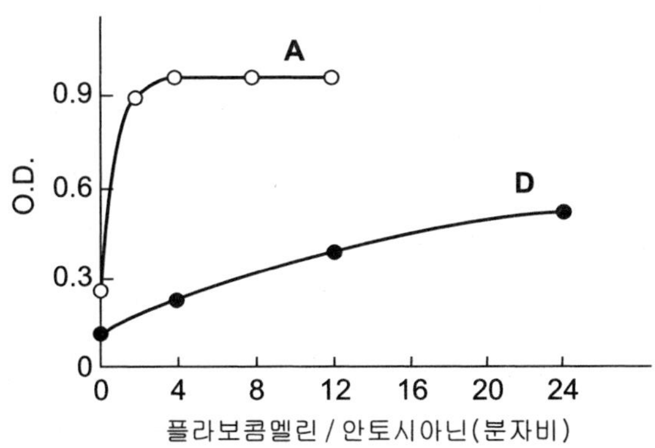

그림 5.81 플라보콤멜린(F)과 아오바닌(A) 및 델핀(D)의 집합(안토사이아닌의 농도 5×10^{-4} M)

보면 아실기의 안정화 효과가 분명하다. 이는 타케다에 의해서도 확인되었다. 이 안정화 효과는 하늘색 안토사이아닌의 경우에 설명한 것처럼 아실기와 방향족 고리의 집합에 의한 것으로 생각된다.

수용액에서 안토사이아닌 색소에 대한 플라본 등의 보조색소효과에 관해서도 많은 연구가 수행되었다. 하지만 대부분이 두 수용액을 혼합할 때 가시광선 스펙트럼이 어떻게 변하는지를 관찰한 것이고, 이것은 두 색소 사이에 약하게 상호작용이 일어나기 때문으로 생각된다. 즉, 이들의 복합체를 분리해 낸 예는 없었다. 이에 반해 콤멜리닌은 안토사이아닌과 플라본이 1:1 분자 비로 강한 복합체를 형성하기 때문에 앞의 보조색소효과와는 다르다.

지금까지 꽃의 색깔 변화와 안정화 과정으로서 서로 다른 분자 간 복합체 형성과 더불어 같은 분자끼리의 회합과 분자 내 접힘에 의한 것도 살펴보았다. 하지만 이외에도 아직 모르는 다른 요인이 있을 수 있다. 또한 이와 같은 분자 집합은 고분자에서는 비교적 연구가 잘 되어있으나 천연물에서는 많이 알려지지 않았다. 따라서 생리활성 물질과 수용체 사이의 작용을 포함하는 천연물의 분자 집합체에 관한 연구가 더욱 요구된다.

11 세포막과 천연 이온 운반체

1. 운반체에 의한 막의 통과

막을 통과해서 물질이 이동하는 것은 생체의 중요한 기능이며, 몇 가지 방법이 알려져 있다. 그들 중에는 운반체(carrier)에 의한 수송과 채널(channel, 통로)을 통한 수송이 있다(그림 5.82). 운반체는 특정 물질을 데리고 막을 통과하는 물질인데, 안쪽은 특정 물질과 친화력이 좋고 바깥쪽은 막과 친화력이 좋은 구조를 갖는다. 가장 먼저 1964년에 항생물질인 발리노마이신이 포타슘 이온의 미토콘드리아 막투과성을 향상시킨다는 것이 발표되었다. 이어서 1968년에 페더슨(C. J. Pedersen, 1987년 노벨 화학상)이 크라운 에터가 금속 이온을 잡아들이는 능력이 있다는 것을 발견한 이후, 이 방면의 연구가 활발히 이루어졌다. 천연에서 분리된 이온 운반체(ionophore) 물질은 주로 고리 형태의 펩타이드 또는 폴리에터에 해당되는데 모두가 특정의 금속 이온을 내부로 잡아들이고 외부는 소수성 상태를 가짐으로써 소수성 막을 통과시키는 작용을 한다.

항생물질인 발리노마이신(valinomycin)은 α-아미노산과 α-옥시산이 각각 6개씩 참여하여 만든 고리형 도데카뎁시펩타이드(dodecadepsipeptide)이다(그림 5.83). 이것은 K^+를 선택적으로 붙잡아서 세포막을 통과한다. 항생물질로서의 생리작용도 이 기능에 기초한다. K^+와의 착물 구조는 X선 회절로 상세히 연구되었다. 그 결과 카보닐기는 안쪽으로 향하고 소수성 곁사슬은 바깥쪽을 향하고 있어서, 내부는 극성으로 금속 이온을 안정화시키고 바깥은 소수성으로 막을 쉽게 통과한다는 것이 입증되었다. 안타마니드(antamanide)는 고리 모양 데카펩타이드로서 Na^+를 특이적으로 포집한다.

사슬형 폴리에터도 이온 운반체로 작용하는데, 그 종류에 따라 $Ba^{2+} \gg Sr^{2+} \gg Ca^{2+} \gg Mg^{2+}$ 순서 또는 $Ca^{2+} \gg Mg^{2+} \gg Sr^{2+} \gg Ba^{2+}$ 순서로 특이성을 갖고 수송하는 것이 알려져 있다. 폴리에터계인 모넨신은 Na^+를 운반하는데, 그 메커니즘이 재미있다. 이온의 수송 속도는 잡아들이는 효율과 방출하는 효율에 달려있다. 일반적으로 잡아들이는 효율이 좋은 것은 안정한 착물을 만들기 때문에 방출 효율은 떨어진다. 모넨신은 양쪽 끝의 하이드록시기와 카복실레이트 음이온 사이에 강한 수소 결합을 만듦으로써 고리

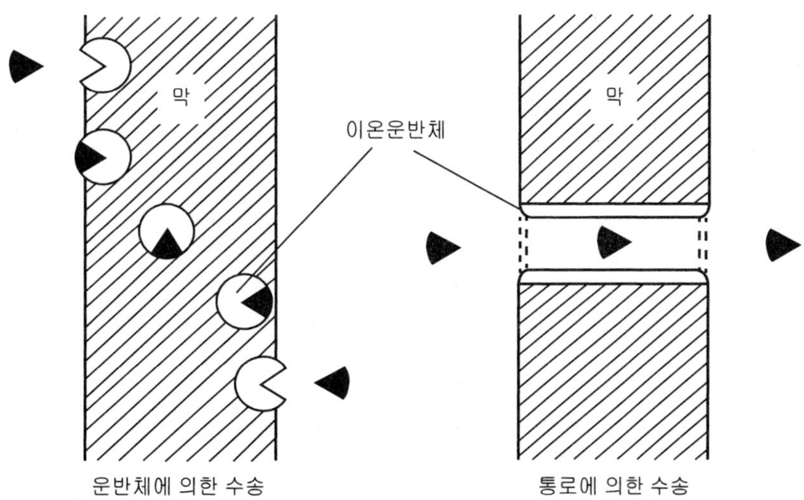

그림 5.82 이온 운반체에 의한 막투과 메커니즘

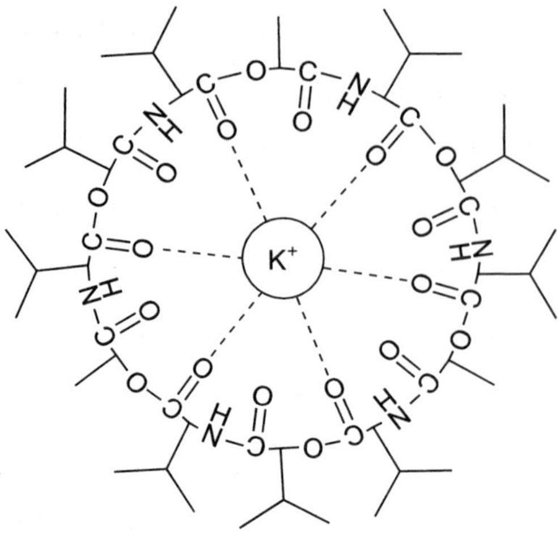

그림 5.83 발리노마이신 K^+ 착물

형태를 유지하고 금속 이온을 안정하게 잡고 있지만, 산성 조건인 막의 다른 쪽에서 카복실레이트 음이온($-COO^-$)이 카복실기($-COOH$)로 되면 하이드록시기와 카복실기는 더 이상 수소 결합을 형성하지 않고 고리가 열리면서 안쪽의 금속 이온이 방출되기

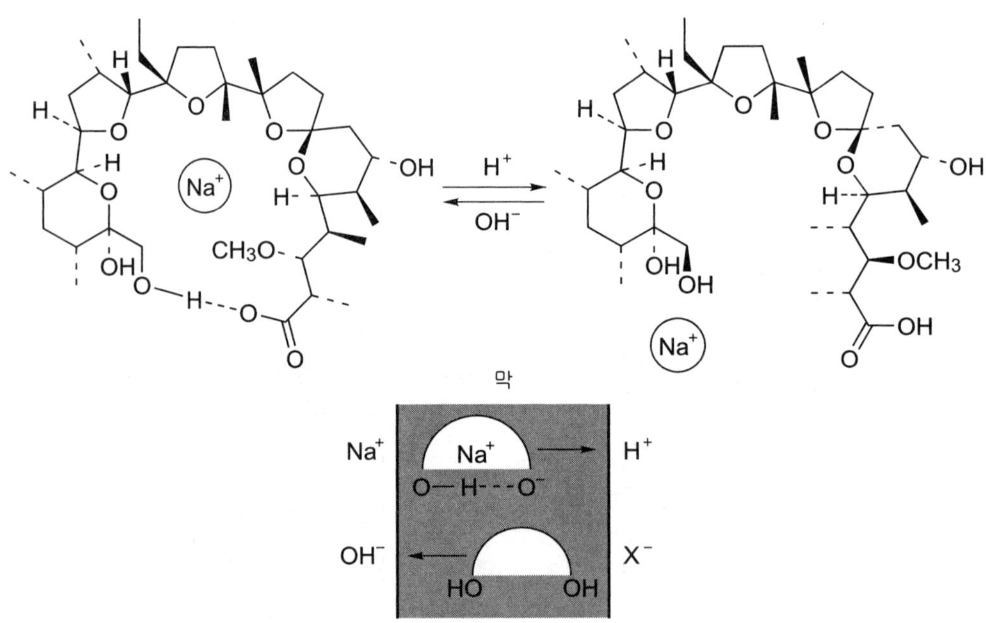

그림 5.84 모넨신의 Na^+ 운반 메커니즘

때문에 매우 효율적으로 수송이 이루어진다(그림 5.84).

2. 채널에 의한 막의 통과

이온 운반체는 막 내를 자유롭게 이동하면서 금속 이온을 운반하는데, 막을 관통하는 친수성 채널은 이 통로를 통해 이온이나 수용성 물질의 막투과를 돕는다. 예를 들면 마크롤라이드 항생물질인 암포테린 B는 거대 고리 분자인데 한쪽에는 긴 소수성 사슬이 있고 반대쪽에는 같은 정도의 길이를 갖는 친수성 사슬이 있으며, 이 사슬의 한쪽 끝부분에는 양쪽성 이온을 갖는다(그림 5.85). 이 물질은 콜레스테롤과 함께 레시틴 리포솜(막두께 3.5 nm)이나 다이도코사노일포스파티딜콜린 리포솜(막두께 4.5 nm)과 같은 이분자막에 첨가하면 그림 5.86과 같이 8분자 집합체 고리를 형성하여 이분자막을 관통함으로써 지름 0.8 nm 정도의 친수성 채널이 만들어진다.

한편 적혈구를 폴리엔 항생물질인 필리핀(filipin)으로 처리하면 지름 4.0~7.5 nm 정도의 채널이 형성되어 알부민 정도의 단백질도 통과할 수 있다. 그라미시딘(gramicidin)은 15개의 아미노산으로 이루어진 사슬 모양 펩타이드인데, 이 경우는 두 분자가 0.4 nm 정도의 구멍을 갖는 그라미시딘 A라는 역평행 나선 구조의 채널을 형성한다. 이것은 Na^+나 K^+와 같은 양이온만을 통과시킨다. 채널 방식은 운반체 방식보다 선택성이 떨어지지만 많은 분자를 통과시킬 수 있다. 이와 같은 운반체나 채널이 실제로 생체막에도 존재할 가능성이 크지만 분자 수준에서의 증명은 많지 않다. 생체 내에서는 단백

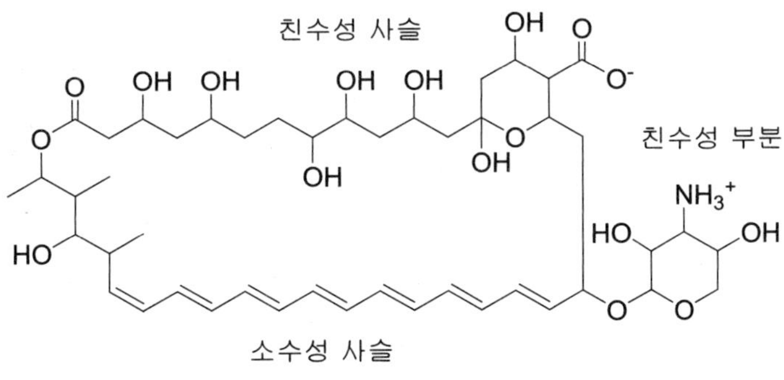

그림 5.85 암포테린 B

질 분자에 의한 채널도 다수 알려져 있는데, 예를 들어 오징어는 신경 세포막에 분자량 25만 정도의 단백질로 구성된 Na^+ 채널을 갖고 있다. 이 채널은 복어독인 테트로도톡신에 의해 비활성화된다.

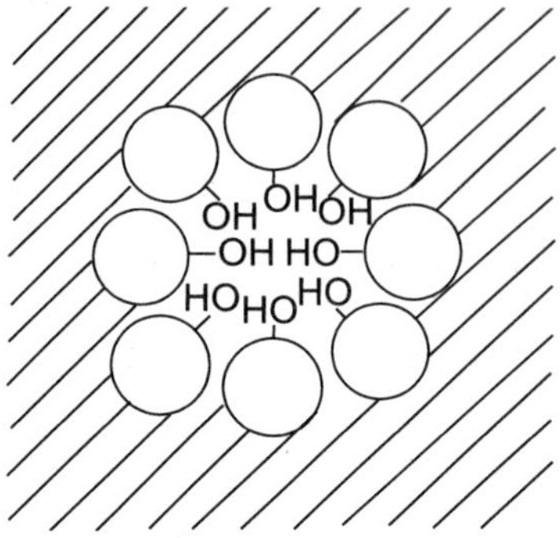

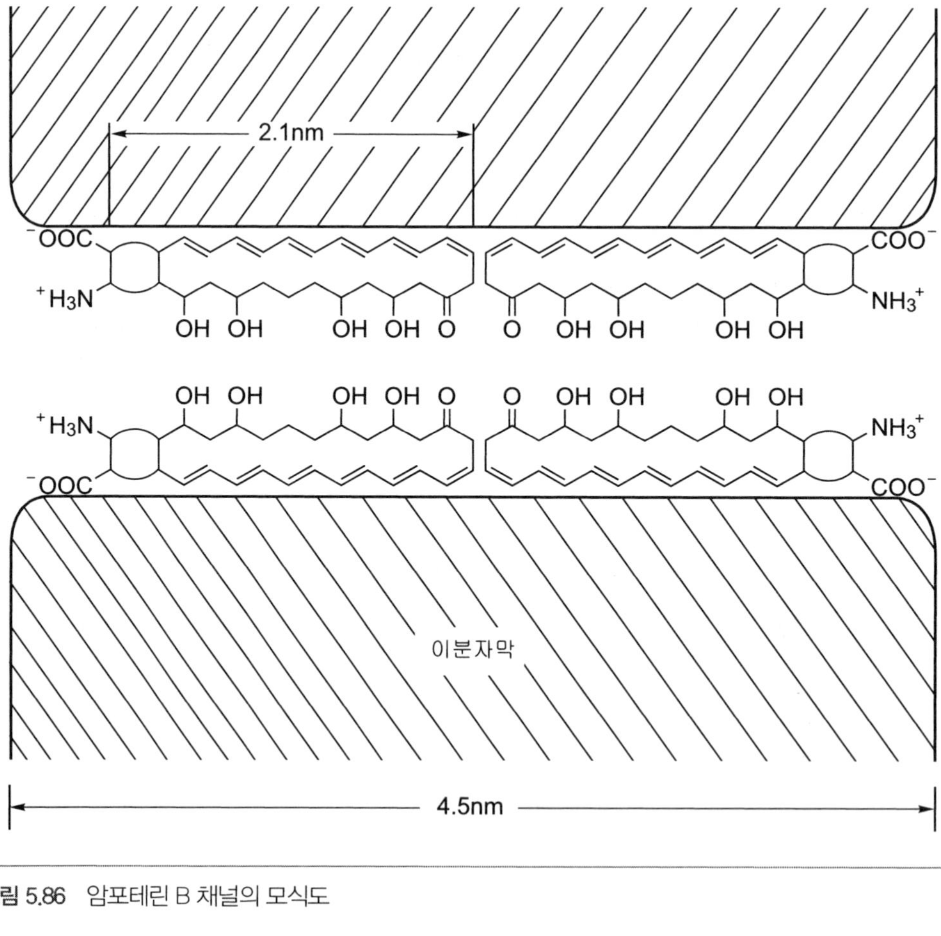

그림 5.86 암포테린 B 채널의 모식도

12 블레오마이신(BLM)의 항암 활성

천연물의 활성 발현 메커니즘에 대해서는 이미 앞에서도 거론하였다. 다만 앞에서는 물성을 중시하였다면 본 절에서는 화학 반응에 의한 활성 발현을 살펴본다. 물론 많은 경우 천연물의 수용체에 대한 작용처럼 물리적 작용에 따른 것인지 핵산이나 단백질과의 결합에서처럼 화학 반응에 의한 것인지 그 활성 발현 메커니즘이 분명하지 않다.

효소가 관여하는 것 가운데 NADH, 플라빈, 피리독살과 같은 산화 환원 보조효소와 기질 사이의 화학 반응이 자세히 연구되었다. 보조효소로서 비타민 B_{12}가 보여주는 특이한 재배열 반응도 유기화학 반응으로서 매우 흥미롭다. 효소의 자살기질 반응 또한 흥미롭다. 이것은 기질 유사물질을 효소가 오인해서 받아들인 결과 이 물질이 그 효소의 활성 부위와 공유 결합을 함으로써 효소의 활성을 잃게 한다. 본 절에서는 체내에서 철과 착물을 형성하여 이것이 만든 활성 산소가 DNA를 절단함으로써 항암성을 나타내는 블레오마이신의 작용 메커니즘을 살펴본다.

블레오마이신(bleomycin, BLM)은 항종양성 항생물질로서 현재 편평상피암, 악성 림파종 등의 치료에 사용된다. 1969년 우메자와(H. Umezawa)는 BLM이 시험관 내와 생체 내에서 DNA를 절단하는 것을 발견하고 이것이 BLM의 항암 작용 첫 단계라고 보고했다. 소스빌(E. A. Sausville)은 1976년 BLM에 의한 DNA 절단에 2가 철 이온과 산소가 관여하는 점과 아울러 BLM이 산소에 민감한 Fe(II) 착물을 형성한다는 점을 밝혔다. 이와 같은 BLM에 관한 의학, 생물학, 생화학의 연구 결과를 바탕으로 1978년 BLM의 화학 구조가 밝혀졌다(그림 5.87). 구조를 결정하기까지 여러 단계의 연구가 수행되었는데, 우선 가수분해로 얻어진 여러 가지 특이한 아미노산과 당 성분을 분리하고 각각의 구조를 결정하였다. 다음으로 BLM 분자를 선택적으로 절단하여 얻어진 조각 분자들의 구조 연구를 통해 아미노산과 당 성분의 결합 관계를 밝혀내었다. 그 후에 FD-MS, ^{252}Cf-PD-MS, FAB-MS 등 각종 질량분석법에 의한 연구, ^{15}N-NMR에 의한 연구, 합성 연구 등의 결과로 이 구조가 확인되었다. 이 구조를 기초로 하여 BLM의 금속 착물 구조가 검토되었고 이를 바탕으로 BLM의 작용 메커니즘이 분자 수준에서 상세히 밝혀졌다.

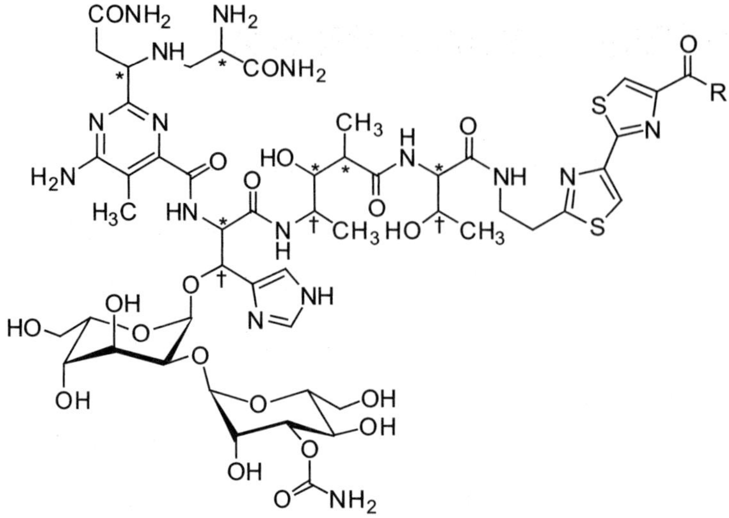

그림 5.87 블레오마이신의 탈구리 형태의 구조(355쪽 표 5.11 참고). R은 말단 아민, *는 *S* 배위, †는 *R* 배위

1. BLM의 금속 착물

1) BLM의 구리 착물: 천연의 BLM 구조

BLM을 생산하는 호기성 방선균(*Streptomyces verticillus*)의 배양액을 거른 다음 이온 교환 수지(Amberlite XAD-2)와 배제 크로마토그래피(Sephadex LH-20) 등을 이용하여 BLM을 정제하면 말단 아민이 서로 다른(그림 5.87의 R) BLM 혼합물로부터 푸른색의 구리 착물을 얻을 수 있다. 이 혼합물로부터 다양한 BLM 성분이 배제 크로마토그래피로 분리되는데, 천연 BLM 내의 구리는 메탄올 용액에 황화 수소를 처리하면 쉽게 제거되어 무색의 BLM이 얻어진다. 이것을 물에 녹인 다음 Cu(II) 이온을 과량 첨가하고 이온 교환 수지에 흡착시킨 후 약산성 메탄올 수용액으로 용출시키면 천연의 BLM과 동일한 배위를 갖는 BLM의 구리 착물이 높은 수율로 재생 회수된다. BLM 분자에는 배위 작용기가 여러 개 존재하지만 반복 실험을 통해 천연물과 동일한 배위를 갖는 (1:1) 구리 착물만이 재생된 것이다. 이것은 (1:1) 구리 착물이 가장 안정한 착물 구조라는 것을 의미하며 실제로 이 반응의 평형 상수(log*K*)는 12.63을 나타냈다. BLM의 작용 메커니즘은 그 금속 착물 구조에 의지하므로 이 금속 착물에 따른 구조 결정 과정

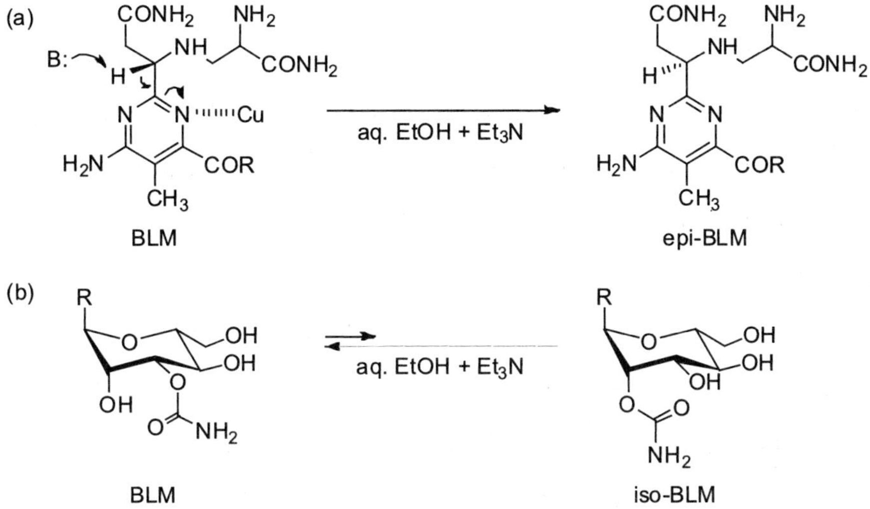

그림 5.88 (a) 블레오마이신 구리 착물의 에피머화 반응과 (b) 탈구리 형태의 이성질화 반응

을 아래에 설명하였다.

BLM의 구리 착물을 결정 상태로 얻지 못했기 때문에 그 구조 연구는 화학적 그리고 분광학적 방법으로 수행되었다. 우선 모든 BLM의 구리 착물이 똑같은 UV-Vis 및 CD 스펙트럼을 나타냈기 때문에 말단 아민은 배위에 참여하지 않는 것으로 판단했다. 또한 BLM의 구리 착물과 탈구리 물질의 UV-Vis 차이 스펙트럼이 플레오마이신(phleomycin)의 그것과 일치하는 것으로부터 BLM의 바이싸이아졸도 배위와는 관계가 없는 것을 알았다. 플레오마이신은 BLM의 바이싸이아졸 N-말단 쪽 싸이아졸이 2-싸이아졸린으로 치환된 구조이다. 이들은 뒤에서 언급하는 것처럼 DNA와의 결합에 관계한다. 구리에 배위하는 작용기는 배위했을 때와 하지 않았을 때 그 성질이 다른 점으로부터 알 수 있다.

① 1차 아민: 탈구리 물질은 pK_a 7.4를 나타내며, $RCOCl/OH^-$에서 아실화가 일어나지만, 구리 착물에서는 이 해리 상수를 나타내는 작용기는 존재하지 않으며 아실화도 일어나지 않는다.

② 이미다졸: 탈구리 물질에서 pKa 4.7을 나타내며 파울리(H. Pauly) 반응이 양성이지만 구리 착물에서는 이 해리 상수를 나타내는 작용기는 없고 파울리 반응도 음성

이다.

③ 피리미딘: 구리 착물과 탈구리 물질의 차이 UV 스펙트럼에서 253 nm(Δε 6,800)에서의 흡수는 4-아미노피리미딘 유도체(모델 화합물)의 양성자화에 따른 차이 스펙트럼(256 nm, Δε 6,100)과 유사한 것으로 설명할 수 있다. 또한 BLM 구리 착물이 알칼리 조건에서 에피머화(그림 5.88(a))가 일어나는 것은 피리미딘의 질소가 금속에 배위하기 때문인 것으로 설명된다. 탈구리 물질에서는 에피머화가 일어나지 않는다.

④ O-카바모일 산소: 알칼리 조건에서 일어나는 탈구리 물질의 이성질화(그림 5.88(b))가 구리 착물에서 일어나지 않는 것은 카바모일기가 금속에 배위하여 그 운동이 속박된 것으로 설명할 수 있다. 또한 BLM의 구리 착물은 *iso*-BLM의 구리 착물에 비해 자외선 영역에서 강한 CD 스펙트럼을 나타내는데, 이것은 카바모일기가 금속에 배위함으로써 금속을 에워싼 발색단이 분자 내에 고정된 결과로 생각된다.

⑤ 아마이드 질소: BLM이 구리(I) 착물을 형성할 때 양성자가 한 개 떨어져 나오는 것을 전위차 적정으로 확인하였다. 이 탈양성자화가 하이드록시히스티딘의 아마이드 질소에서 일어나고 이 질소가 금속에 배위한다고 추정하면, 피리미딘의 N-1과 이미다졸의 N^{π}에 의한 배위를 포함하여 5원자 고리 또는 6원자 고리의 킬레이트가 만들어지면서 착물이 안정화되는 것이 잘 설명된다.

구리 착물의 구조 연구가 이와 같은 단계에 이르렀을 즈음, BLM의 생합성 중간체 중 하나인 P-3A의 구리 착물이 결정 형태로 얻어졌다. 착물 구조는 X선 결정 해석과 ^{13}C-NMR의 해석으로 밝혀졌고, 이 결과를 바탕으로 제출된 BLM의 구리 착물 구조를 그림 5.89에 나타냈다. 이 구조에서는 앞서 언급한 5개의 작용기 외에 2차 아민도 배위하고 있는데, 이 배위를 그전에 생각하지 못한 이유는 이 부분의 구조에 오류가 있었기 때문이다. 앞선 구조식에서는 이 2차 아민이 β 위치에 있는 아마이드의 카복실기와 락탐을 형성하고 있었다. 이런 잘못된 구조식을 추정했던 이유는 이 2차 아민의 염기성이 매우 약하고(pK_a 2.7), 또한 CH_3I/Et_3N으로 메틸화가 일어나지 않았기 때문이었다. 이처럼 BLM과 같이 분자량이 매우 큰 천연물에서는 작용기가 독립해서 존재할 때와는 확연히 다른 성질을 나타내는 경우가 있다.

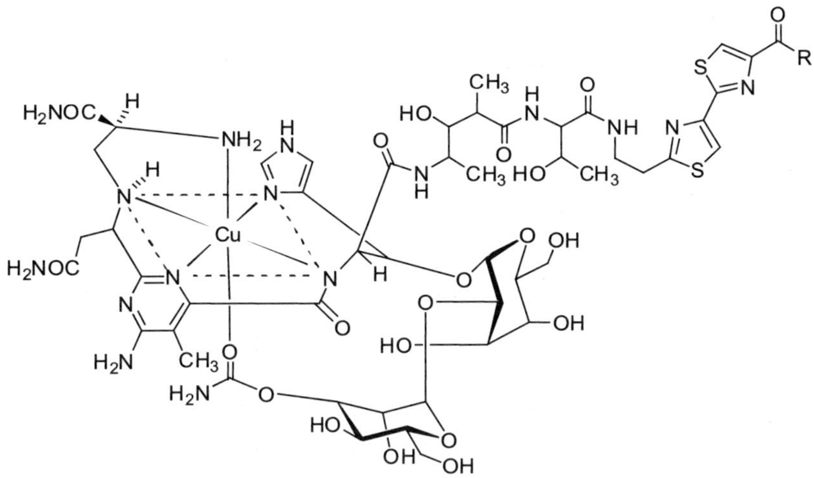

그림 5.89 블레오마이신의 구리(II) 착물 구조 (R: 말단 아민)

2) BLM의 철 착물: 산소의 활성화

1969년에 BLM이 DNA를 절단한다는 것이 보고되었고, 1970년에는 시험관 내에서 DNA 절단에 2-머캅토에탄올 등 SH 화합물의 첨가가 필요하다는 것과 Cu, Co, Zn 등의 중금속 이온 및 EDTA의 첨가는 이 절단을 저해한다는 것이 발표되었다. 당시 이러한 실험 결과는 해석상 모순점을 갖고 있었다. 첫째, BLM 구리 착물은 탈구리 형태와 같은 정도의 세포증식 억제를 나타내지만, 시험관 내에서는 이 착물이 DNA를 절단하지 않는다. 두 번째, 중금속 이온의 첨가가 BLM의 DNA 절단을 저해하지만, 중금속 이온과도 킬레이트를 만든다. 또한 EDTA의 첨가도 BLM의 DNA 절단을 저해하는 것을 보면 그 저해 효과가 킬레이션과 관련이 있다.

그 후에 철 이온의 첨가는 BLM의 DNA 절단을 촉진하고 산소를 반응계에서 제거하면 DNA 절단 반응이 저해된다는 두 가지 중요한 발견이 보고되었다. 이를 실마리로 1976년에 소스빌은 BLM이 Fe(II) 착물을 형성하고 이것이 산소를 활성화하여 DNA를 절단한다는 것을 밝혀냈다. 시험관 내에서 BLM에 의한 DNA 절단 실험을 수행할 때 반응 용액에 철 이온을 첨가하지는 않았으나 미량의 철 이온이 반응계에는 항상 혼재하기 때문에 이것이 DNA 절단 반응을 지배했다는 것을 밝혔다. 1978년에는 BLM-Fe(II)-O_2 착물의 구조에 대해서도 그림 5.90의 구조가 보고되었다.

스기우라(Y. Sugiura)는 BLM의 산소 착물을 연구하기 위해 BLM의 Co(II) 착물을 혐기성 조건에서 제조하고 그 ESR을 77 K에서 측정하여 이 착물이 질소를 축방향 배위자로 갖는 5배위 사각뿔 구조임을 밝혀냈다. 이 착물에 산소를 접촉시키면 스펙트럼이 순간 변화하는데, 그 스펙트럼의 해석으로 산소가 6번째로 배위한다는 것을 확인했다. 그 구조는 그림 5.90의 Fe(II) 대신에 Co(II)가 들어있는 구조로 판단된다.

이어서 BLM-Fe(II) 착물이 산소를 환원적으로 활성화하는 것을 증명하기 위해 혐기성 조건에서 BLM-Fe(II) 착물(ESR 비활성)을 만들고, N-*t*-부틸-α-페닐나이트론을 스핀 트랩으로써 첨가하여 77 K에서 산소와 접촉시킨 다음, ESR을 측정하였더니 ·OH와 $\cdot O_2^-$의 발생을 관찰했다. 이 결과 생성된 BLM-Fe(III) 착물은 환원제에 의해 쉽게 Fe(II) 착물로 재생되고, 활성 산소도 환원제 존재하에서 BLM 철 착물의 리사이클에 의해 다시 발생하는 것이 실험적으로 증명되었다. 이와 관련하여 BLM-Co(II) 착물도 활성 산소를 발생시키지만 생성된 Co(III) 착물이 Co(II) 착물로 환원되지는 않았다.

쿠라모치(H. Kuramochi)는 BLM-Fe(II) 착물은 다른 환원제가 존재하지 않을 때 1분자의 착물이 1/2분자의 산소를 소비하여 DNA 절단 능력을 갖는 저스핀(g; 2.24, 2.17, 1.93) BLM-Fe(III) 산소 착물이 된다는 것을 발견했다. 이 활성 BLM-Fe(III) 착물은 DNA와 반응 후 비활성 저스핀(g; 2.37, 2.18, 1.88)의 BLM-Fe(III) 착물로 전환된다. 이것을 과산화 수소로 처리하면 먼저의 활성 BLM-Fe(III) 산소 착물로 되돌아간다. 이

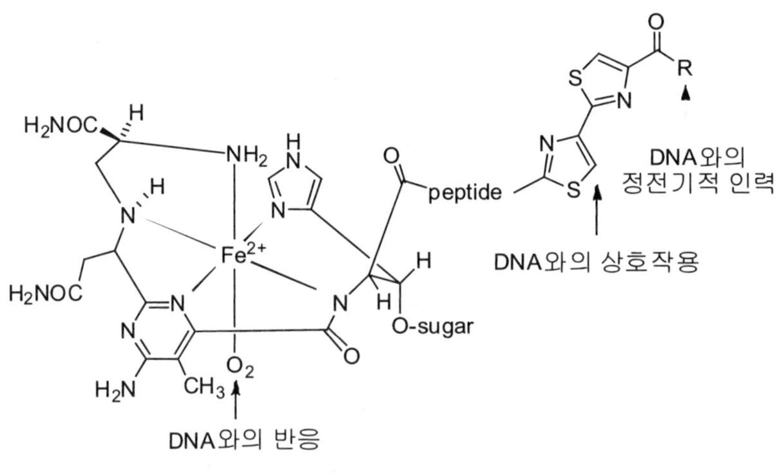

그림 5.90 블레오마이신-Fe(II)-O_2 착물의 구조와 활성 발현에 참여하는 부위

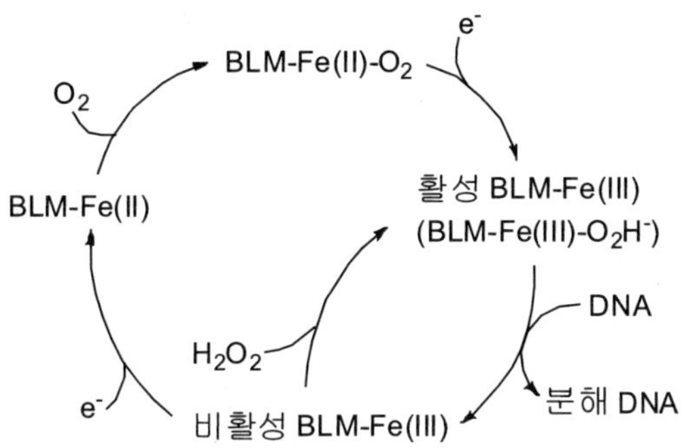

그림 5.91 시험관 내에서 BLM-철 착물에 의한 산소의 활성화와 DNA와의 반응

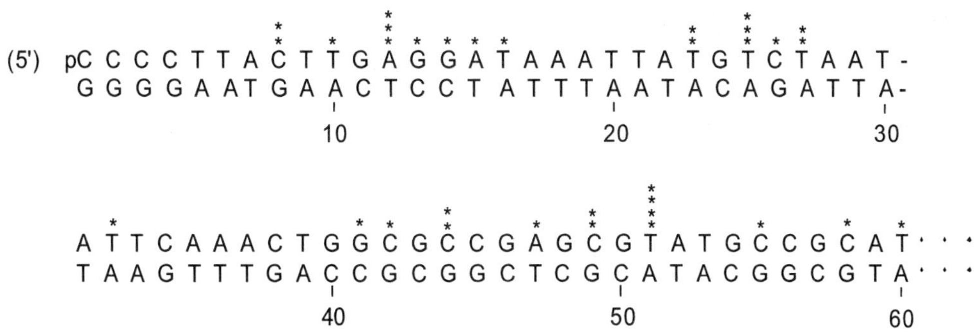

그림 5.92 블레오마이신 Fe(II)-O_2에 의한 ϕX DNA 이중 사슬 조각의 절단. * 표시와 숫자는 절단 위치와 상대적 절단 빈도수를 나타낸다. 이중 사슬의 위쪽 DNA 사슬 절단에 관한 정보만을 나타냈다.

결과들로부터 BLM-Fe(III)-$^{-}O_2H$(또는 그 탈양성자 형태인 BLM-Fe(III)-O_2^{2-})가 BLM의 활성화 구조이며, 이것이 DNA 절단에 관여하는 것으로 판단하였다(그림 5.91).

2. BLM과 DNA의 상호작용

BLM이 생리활성을 발현하는 첫 번째 작용이 DNA 절단임을 앞서 설명했다. 디안드레아(A. D. D'Andrea)와 다케시타(M. Takeshita)는 각각 독립적으로 DNA 염기서열 결정법을 이용해 BLM에 의한 DNA 절단 위치를 검토했다. 그 결과 BLM은 DNA를 아무 곳이나 절단하는 것이 아니고 데옥시구아노신 3' 말단의 티미딘 또는 데옥시시티딘 부근을 우선적으로 절단한다는 것을 발견했다(그림 5.92). 이것은 BLM이 DNA 사슬을 절단하기 전에 DNA의 특정 위치에 우선적으로 결합한다는 것을 나타낸다.

첸(S. Chien)은 BLM과 DNA를 함께 녹였을 때 BLM의 바이싸이아졸 부분이 DNA와 상호작용하는 것을 ^{1}H-NMR과 형광 스펙트럼으로부터 확인하였다. 그런데 바이싸이아졸을 갖고 있지 않은 플레오마이신도 BLM과 거의 유사한 생리작용을 나타낸다. 또한 BLM은 구리 착물과 탈구리 형태 모두 350 nm에서 바이싸이아졸에 의한 형광을 나타내며 이 형광은 DNA를 첨가하면 사라진다. 이러한 현상을 바탕으로 이 둘 사이의 상호작용에 대해 다음과 같은 검토가 이루어졌다.

① 송아지 가슴샘 DNA를 이용하여 DNA를 절단하지 않는 몇 가지 BLM 구리 착물과 DNA 사이의 결합 세기를 비교한 결과, BLM 말단의 아민 구조에 따라 BLM과 (-) 전하를 띠는 DNA 사이의 정전기적 결합 세기가 달랐다(그림 5.93). 또한 이 결합의 세기는 BLM의 생리활성과도 관련이 있었다(표 5.11). 한편, 말단 아민 구조는 그 외에 BLM의 생체 내 분포에도 관계한다.

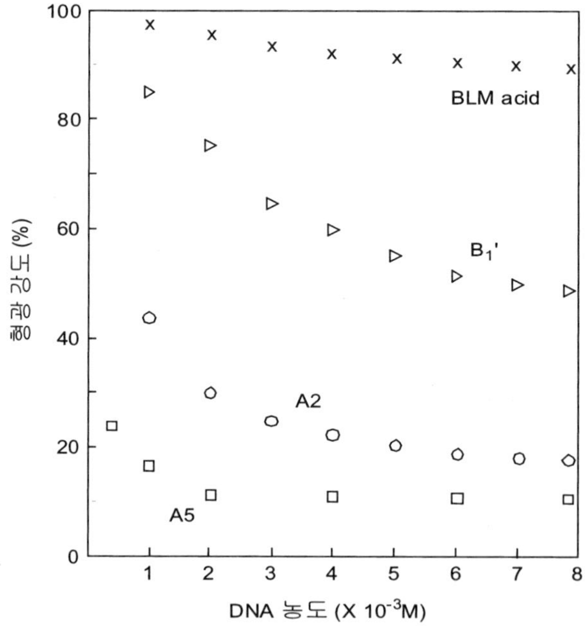

그림 5.93 각종 블레오마이신과 송아지 가슴샘 DNA와의 상호작용. BLM 농도 7.5x10^{-6} M, 들뜸 파장 310 nm, 형광 파장 350 nm

표 5.11 각종 블레오마이신의 항균 활성과 말단 아민의 구조

BLM	고초균(*B. subtilis*)에 대한 항균 활성[b]	말단 아민 부분의 구조	말단 아민 부분의 전하수 (생리적 pH)
BLM산[a]	≒0	R-COOH	-1
B_1'	252	$R\text{-}CONH_2$	0
A2	1,000	$R\text{-}CONH(CH_2)_3S^+(CH_3)_2X^-$	1
A5	15,000	$R\text{-}CONH(CH_2)_3NH(CH_2)_4NH_2$	2

[a]블레오마이신산 (BLM A2에서 유도)
[b]MLB A2를 기준 (1,000 단위/mg)

표 5.12 각종 핵산의 첨가에 의한 블레오마이신 A5-Cu(Ⅱ)의 형광 소멸[a]

핵산	소광(%)	핵산	소광(%)
5'-pA	0	poly G . poly C	51
5'-pU	0	poly A . poly U	35
5'-pG	4	poly I . poly C	18
5'-pC	0	d(pTpG)6-9	29
5'-pdG	5	d(pTpG)6-9	13
dG (deoxyguanosine)	0	poly A	39
G (guanosine)	0	poly U	14
calf thymus DNA	56	poly G	77
denatured calf-thymus DNA	65	poly C	0
poly(dG-dC)	64	poly dA	18
poly dG . poly dC	61	poly dT	20
poly(dA-dT)	31	poly dG	80
poly dA . poly dT	0	poly dC	0

[a]BLM 농도 0.075×10^{-4} M, 핵산 농도 1.22×10^{-4} M(P), 들뜸 파장 310 nm, 형광 파장 350 nm

② BLM A5의 구리 착물을 이용하여 각종 핵산과의 상호작용을 검토해보면, BLM은 핵산의 구아닌 염기와 강한 상호작용을 나타낸다(표 5.12). 이것은 앞서 설명한 BLM에 의한 DNA 절단 위치의 선택성과 관련이 있는 것으로 생각된다. BLM은 RNA 사슬을 절단하지는 않지만 바이싸이아졸의 형광이 사라지는 것을 탐색자로 하여 관찰한 바로는 RNA와도 DNA와 동일한 상호작용을 나타냈다. 한편, BLM-

표 5.13 각종 핵산의 첨가에 의한 블레오마이신-Fe(Ⅱ)-NO의 ESR 변화

착물	g_x	g_z	g_y	A_{N_1} (G)
BLM-A2-Fe(II)-NO (대조)	2.041	2.008	1.976	23.6
BLM-A2-Fe(II)-NO+DNA	2.060	2.006	1.962	24.0
BLM-A2-Fe(II)-NO+denatured DNA	2.045	2.008	1.971	23.9
BLM-A2-Fe(II)-NO+poly G	2.043	2.008	1.973	23.6
BLM-A2-Fe(II)-NO+poly U	2.041	2.008	1.976	23.6
BLM-A2-Fe(II)-NO+RNA	2.041	2.008	1.976	23.6

Fe(II)-O_2의 유사체인 BLM-Fe(II)-NO에 대해 NO로부터 발생하는 ESR 피크를 탐색자로 하여 BLM과 핵산의 상호작용을 조사해보면, DNA 첨가에 의해서는 스펙트럼의 변화가 일어나지만 RNA는 영향을 주지 않았다(표 5.13).

앞의 두 실험 결과로부터 RNA는 DNA와 마찬가지로 BLM 결합 부위(바이싸이아졸과 말단 아민 부분)와 상호작용을 하지만(형광의 소멸), BLM의 반응 부위와는 상호작용을 하지 않는 것(ESR의 변화)을 알 수 있다(그림 5.89 참고). 이것이 BLM이 DNA는 절단하지만 RNA는 절단하지 않는 이유 중 하나로 생각된다.

3. BLM에 의한 DNA의 분해

1) DNA 분해 메커니즘

앞에서 BLM은 DNA의 구아닌 염기와 강한 상호작용을 나타내며, 이와 관련하여 DNA의 특정 염기배열 위치에서 우선적으로 절단이 일어나는 것을 살펴보았다. 만약 BLM-Fe(II)-O_2에서 활성 산소가 방출되어 자유롭게 DNA와 반응한다면, 이 사실은 이해하기 어려운 일이다. DNA가 존재하지 않는 조건에서는 BLM-Fe(II)-O_2가 생성하는 활성 산소에 의해 BLM 자신이 손상을 받는다. 하지만 DNA가 존재하면 이러한 손상은 극히 적어지고 활성 산소는 DNA와 효율적으로 반응한다. 이것을 보면 DNA와 결합한 BLM-Fe(II)에서 만들어진 활성 산소는 거의 확산되는 일이 없이 DNA와 반응

하는 것을 알 수 있다.

BLM에 의한 DNA 사슬 절단에서 짚고 넘어갈 일은 사슬 절단과 함께 핵산 염기(T, C, A, G)가 떨어져 나가지만, 뉴클레오사이드, 모노뉴클레오타이드, 무기 인산은 떨어져 나오지 않는다는 점이다. 핵산 염기는 T>C>A>G의 순서로 쉽게 떨어져 나온다. 이것은 DNA의 데옥시리보스 부분이 BLM에 의해 손상을 받아 사슬 절단이 일어나고, 그것에 동반해서 핵산 염기가 2차적으로 가수분해되어 떨어져 나오는 것을 나타낸다. 하이들(C.W. Haidle)은 BLM이 DNA를 분해할 때 데옥시리보스 부분에서 말론다이알데하이드와 같은 물질이 생성된다는 것을 이것과 2-싸이오바비트르산(2-thiobarbituric acid)의 반응 생성물이 나타내는 흡수(λ_{532nm})로 확인했다. 다케시타(M. Takeshita)는 앞서 언급한 막삼-길버트(Maxam-Gilbert)법으로 DNA 사슬의 절단 위치를 분석한 결과, 절단되어 새로 생성된 DNA 조각의 5' 말단은 인산 에스터이지만 3' 말단은 끊어져 나온 인산 에스터가 아니라는 점을 지적했다. 이것은 전기이동 실험에서 대조군의 폴리뉴클레오타이드의 이동도가 이들 DNA 조각의 것과 완전히 일치하지 않는 것으로부터 추정되었다.

다케시타는 BLM에 의한 DNA 분해물을 상세히 검토하였다. 그 가운데 2-싸이오바비트르산에 의해 발색하는 DNA 분해물을 하나 분리한 다음, $NaBH_4$로 환원하고 TMS화하여 MS를 측정하여 아래 (598)의 구조라는 것을 확인하였다. 따라서 분해 생성물은 아데닌의 9번 위치에 데옥시리보스의 1'C~3'C으로 생성된 말론다이알데하이드(malondialdehyde)의 엔올 형태가 N-글리코사이드 결합한 물질임이 밝혀졌다. 다른 세 가지 핵산 염기에 대해서도 이것에 해당하는 물질이 존재하는 것을 분해 생성물로부터 확인하였다.

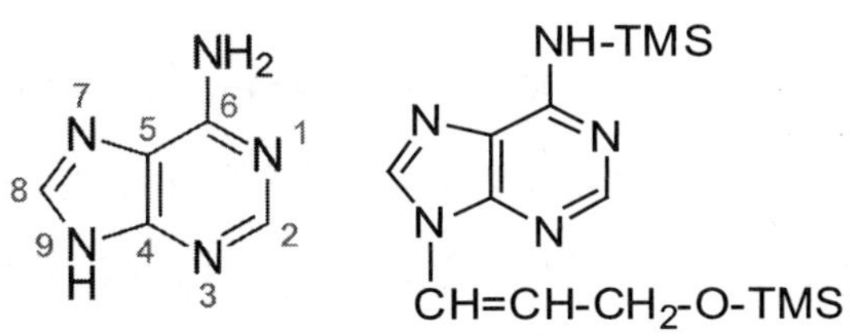

(598)

이와 같은 DNA의 분해 생성물로부터 BLM에 의한 DNA의 분해 과정을 정리한 것이 그림 5.94이다. 즉, DNA의 분해는 데옥시리보스의 4' 위치의 수소가 떨어져 나가

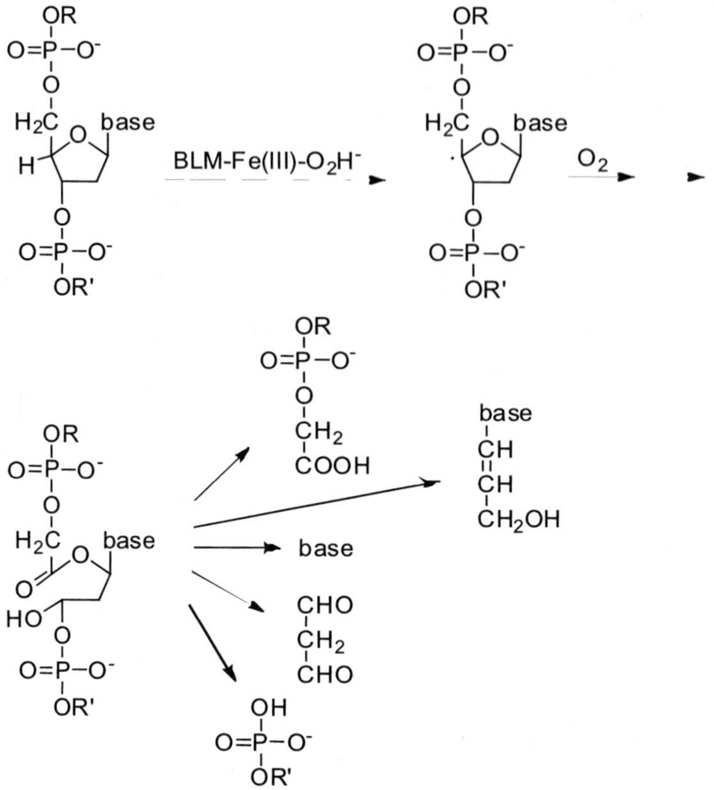

그림 5.94 BLM–철–산소 착물에 의한 DNA의 주요 분해 경로

면서 시작되는데, 이 수소는 이중 나선 DNA의 가장 바깥쪽에 노출되어 있어서, 역시 DNA 사슬의 바깥쪽에 결합한 BLM의 활성화 산소가 우선적으로 이 수소를 떼어내는 것으로 이해된다.

2) 생체 내에서의 BLM의 거동

생체 내에 투여된 BLM이 모든 조직에 골고루 분포하고 세포 내에서 DNA와 결합한 다음 거기서 활성화 산소에 의한 생리활성이 나타난다면, BLM은 단순히 모든 세포에 대한 독성 물질일 뿐 항암제로서의 유용성은 없을 것이다. 그렇다면 BLM의 암세포에 대한 선택성은 어떻게 해서 생기는 것일까?

BLM과 방사성 금속(^{57}Co, ^{99m}Tc, ^{111}In 등)의 착물은 방사선 스캐닝 물질로서 현재 폐암, 뇌종양 등의 진단에 사용된다. 그것은 BLM이 이들 종양 조직에 잘 끼어들기 때문이다. 또한 BLM을 비활성화시키는 효소가 생체 내에 널리 분포하지만 암세포에서는 이 효소의 활성이 약해지고 일반 세포에서는 강해지는 것을 확인하였다. 이상의 두 가지 요소, 즉 세포 내로의 BLM 침투와 세포 내에서의 BLM의 비활성화 차이가 BLM의 선택적 세포독성에 관계하는 것으로 생각된다.

BLM를 비활성화시키는 효소를 생쥐의 간장에서 분리하여 확인한 결과 아미노펩티데이스의 일종이었다. 이 효소는 펩타이드의 N-말단 아미노산의 아미노기를 인식하여 그 아미노산을 떼어내는 가수분해 효소이다. 결국 이 효소에 의한 BLM의 비활성화는 1차 아미노기의 인식에 이은 아마이드 부분의 가수분해가 원인인 것으로 확인되었다(그림 5.95). 이 비활성화 형태에서는 아미노기를 대신해서 새로 생기는 카복실기가 배위하므로 산소의 활성화가 나타나지 않는 것이다.

BLM 비활성화 효소는 BLM의 탈구리 형태에는 작용하지만 구리 착물에는 작용하지 않는다. 그 이유는 BLM 구리 착물에서는 이 효소에 의해 인식되는 BLM의 1차 아미노기가 금속에 배위되어 가려져 있기 때문이다. 따라서 BLM이 구리 착물을 형성함으로써 생체 내에서 비활성화 효소로부터 보호되고, 암세포의 DNA에 도달하기 전에 활성이 발현되는 것도 억제되는 효과가 나타난다.

BLM 구리(II) 착물은 생성 평형 상수 $\log K = 12.63$으로 매우 안정한 분자이지만 생체 내에서는 쉽게 환원되어 구리가 떨어져 나와서 방출된 Cu(I) 이온이 SH기를 갖는 단백질에 의해 붙잡힌다. 이때 중간에 존재할 수 있는 BLM-Cu(I) 착물도 DNA 사슬 절단에 관여할 수 있음을 보여주는 보고도 있었다. 한편, 생체 내에 투여된 탈구리 BLM은 다시 구리 착물이 되어 오줌으로 방출된다. 따라서 생체 내에서는 BLM이 DNA 표적

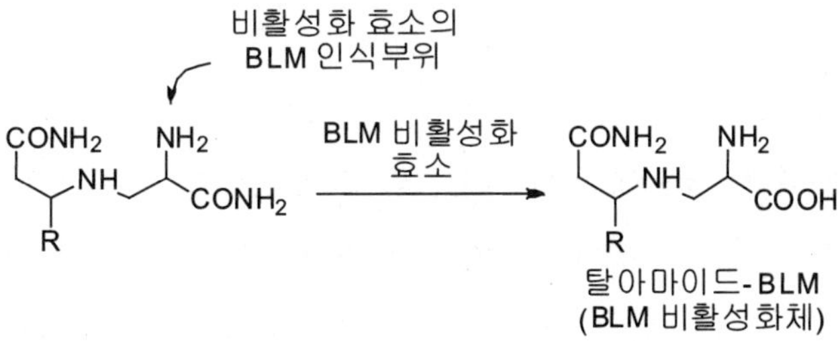

그림 5.95 BLM 비활성화 효소

에 접근하는 동안 산화 환원계가 관여하여 탈구리 형태와 구리 착물 형태를 번갈아 형성하는 것으로 판단된다. 일반적으로 암세포에 도달하기 전에 탈구리 상태로 비활성화 효소를 만나면 비활성화가 일어나고, 철 이온을 만나면 산소가 활성화되어 일반 세포독성을 나타내는 것으로 판단된다. 따라서 이러한 장애 요인을 만나지 않고 암세포의 DNA 표적에 도달한 BLM만이 항암제로서 그 작용을 발휘한다.

13 화학 발암과 핵산의 변형

암에 관한 연구는 넓은 영역에 걸쳐있다. 의학, 생물학뿐만 아니라 화학도 암에 관한 연구에서 매우 중요한 영역이다. 화학은 암의 치료에 크게 기여했는데, 특히 항암제의 발견이 그러하다. 천연물화학은 항생물질을 비롯한 많은 생리활성 물질을 발견하였고, 합성화학은 항암제로서 대사길항제와 알킬화제 등을 개발하였다. 이 분야는 앞으로도 활발한 연구가 계속될 것이다. 한편, 암 연구 중에서도 발암 과정에 관한 연구는 화학의 역할이 중요하며, 특히 천연물화학은 자연으로부터 발암성, 돌연변이 물질 등을 분리하고 구조를 확인하는 것뿐만 아니라 발암 과정에 관한 연구도 담당한다. 아직 발암 과정이 분명하게 밝혀진 것은 아니지만 몇몇 경우에는 그 초기 과정을 화합물의 구조 변화로 설명할 수 있게 되었다. 또한 발암에 관한 연구 결과는 항암제의 개발에도 중요하다. 본 절에서는 발암 과정 중에서 결정적 단계의 하나로 여겨지는 화합물에 의한 핵산의 변형에 대해서 몇 가지 예를 들어 살펴본다.

1. 화학 발암

대부분의 암은 화학 물질에 의한 발암, 즉 화학 발암에서 시작한다. 발암성 물질이 유전정보를 가지고 있는 DNA에 손상을 일으키고, 그것이 단서가 되어 발암으로 이어진다. 발암성 물질 중에는 화학적으로 안정한 물질도 있어 그 자체로는 DNA와 결합하지 않는 것도 있다. 그러나 이런 물질은 세포 내에서 대사되면서 활성 물질로 바뀐다.

이를 대사 활성화라고 한다. 이 활성 물질은 친전자성이 강해서 친핵성인 핵산을 비롯한 생체 성분과 반응한다. 이로 인해 구조가 바뀐 핵산은 복제 과정이나 수선(repair) 과정에서 오류를 일으키고, 이로 인해 유전정보가 변경되면 돌연변이가 발생한다. 정상 세포가 암세포로 변하는 것은 돌연변이 중에서도 세포의 생장 조절과 관련된 변이이다. 여기에 추가적으로 발암을 촉진하는 화학 물질(예, 포어볼 에스터(phorbol ester))이나 바이러스(예, 파필로마 바이러스(papillomavirus)), 또는 유전적 요인에 의한 후성효과(epigenetic effect)가 더해져서 암세포로 변하는 것이다(그림 5.96).

이와 같은 화학 발암에서 화학은 주로 대사활성 물질의 확인, 핵산의 변형 과정과 구조, 그리고 변형 핵산의 화학적 성질을 밝히는 데 이바지했다. 반면에 돌연변이와 발암 과정에 관한 생화학적 연구는 더디게 진행되어 왔다. 화학 발암에서 초기의 대표적인 연구를 예로 들면 다음과 같다.

밀러(J.A. Miller)는 2-아세틸아미노플루오렌에 관한 연구를 통해 '대사활성화'와 '활성 물질의 친전자성'에 대해 기초 지식을 제공했다. 벤조[α]피렌에 대해서는 비교적 상세히 밝혀졌는데, 그 과정에 합성화학, 천연물화학의 방법론이 반영되었다. 또한 4-나이트로퀴놀린-N-옥사이드에 관한 연구가 있으며, 천연물인 애플러톡신 B_1에 의한 핵산의 변형도 보고되었다. 어느 연구에서든 그 연구만의 특징적인 분리, 구조 결정, 그리고 합성과 같은 유기화학 방법론이 중요한 역할을 담당한다.

2. 다중 고리 방향족 아민

1) 다중 고리 방향족 아민의 분리와 분포

발암성 물질이라고 하면 대부분 공업적으로 생산되는 화합물로 생각한다. 특정 조건에 집중적으로 분포하며 피폭이 일어날 수 있는 가능성 때문이다. 그렇다고 천연물이나 식품 속에 미량 또는 저농도로 분포하는 발암성 물질을 무시할 수는 없다. 이전부터 잘 알려진 사이카신(cycacin, 소철), 피롤리지딘 알칼로이드(pyrrolizidine alkaloids, 국화과, 콩과 등), 애플러톡신류(*Aspergillus* 생산 독소) 등에 더하여 나이트로소아민류도 천연에 존재하는 발암성 물질이다. 또한 아미노산이나 단백질의 가열 생성물이 강한

발암성 물질

↓ 대사 활성화

친전자성 활성 물질

↓

핵산의 변형

↓

유전정보의 변화 = 돌연변이

↓ 정보발현의 조절 효과(화학 물질(촉진 물질), 바이러스, 유전적)

세포의 암세포화

그림 5.96 발암성 물질에 의한 암세포화 과정

돌연변이 활성을 나타내는 것이 알려지면서 식품 중의 돌연변이 유발물질, 나아가서는 발암성 물질의 검색(screening)이 이뤄지고 있다.

그 예로 살모넬라균에 대한 돌연변이 유발을 1차 지표로 하여 발암성 물질을 검색하였다. 그 결과 간장(肝臟)의 대사효소계가 존재하는 곳에서 살모넬라균에 대해 강한 돌연변이 활성을 나타내는 화합물이 분리되었고 그 구조가 결정되었다. 그림 5.97은 그 예인데, 트립토판의 열분해로 얻어진 3-아미노-1,4-다이메틸-5H-피리도[4,3-b]인돌(600, Trp-P-1)과 3-아미노-1-메틸-5H-피리도[4,3-b]인돌(599, Trp-P-2), 글루탐산으로부터는 2-아미노-6-메틸다이피리도[1,2-a:3', 2-d]이미다졸(602, Glu-P-1)과 2-아미노다이피리도[1,2-a:3',2'-d]이미다졸(601, Glu-P-2), 글로불린으로부터는 3-아미노-5H-피리도[1,2-b]인돌(603)과 3-아미노-2-메틸-5H-피리도[1,2-b]인돌(604) 등이다. 이들은 어느 것이나 세 개의 헤테로고리를 갖는 아민으로 2-아미노피리딘 구조를 갖는다. 이들은 정어리 구이에서 분리한 아미노이미다소로퀴놀린(605, 606), 그리고 오르니틴 분해 생성물인 4 고리 생성물(607)과 함께 하나의 화합물 무리를 형성하고 있다.

이 화합물들은 어느 것이나 강한 돌연변이 활성을 나타낸다. 그 발암성에 대해서도

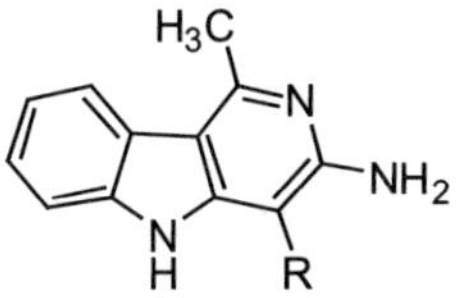

R = H (599)
CH$_3$ (600)

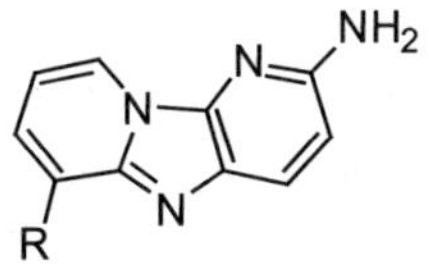

R = H (601)
CH$_3$ (602)

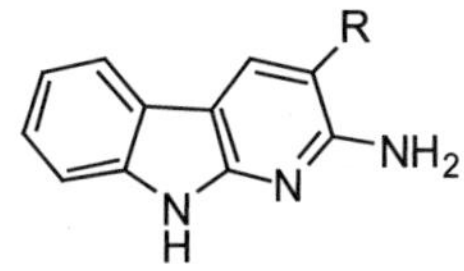

R = H (603)
CH$_3$ (604)

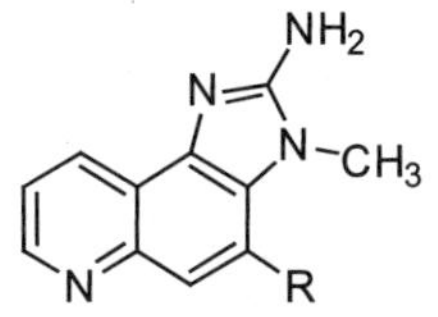

R = H (605)
CH$_3$ (606)

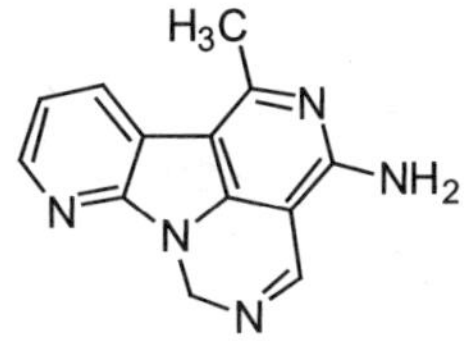

(607)

그림 5.97 살모넬라균에 대해 강한 돌연변이 활성을 나타내는 화합물들의 구조

이미 Trp-P-1, 2와 Glu-P-1, 2는 경구투여로도 간암을 일으키는 것이 확인되었다. 또한 이들 화합물은 특정 아미노산이나 단백질의 열분해뿐만 아니라 많은 단백질 식품의 열분해에 의해서도 상당량 생성되는 것이 증명되었는데, 사람에게 발생하는 암과도 관련이 있어 보인다. 주로 Trp-P와 Glu-P가 어떠한 화학적 과정으로 활성을 나타내는지 오카모토(T. Okamoto) 그룹의 연구를 중심으로 후술할 것이다.

2) 합성

열분해 생성물로부터 분리한 Trp-P-1, 2와 Glu-P-1, 2는 어느 것이나 그 양이 100 μg 정도에 지나지 않았다. 이들의 다양한 활성을 검토하고 화학적 실험도 수행하기 위해서는 상당량이 필요하다. 이를 위해서는 전체 수율이 좋은 합성법을 찾아내야 하는데 다행히도 적은 단계로 Trp-P와 Glu-P를 합성할 수 있었고 이로써 다양한 실험을 수행할 수 있었다.

Trp-P와 Glu-P 둘 다 아미노피리딘 고리를 갖는다. 골격 구조를 먼저 합성한 다음에 아미노기를 도입하는 방법은 여러 단계의 반응이었기 때문에 아미노피리딘 구조를 한 번에 합성하는 방법이 강구되었다. Trp-P의 합성에서는 인돌-2-아세토나이트릴에 회쉬(Hoesch) 반응을 시켜서 중간체가 분자 내 고리화 반응을 하도록 유도했는데, $AlCl_3$의 농도가 높을 때 효과적이었다. 이 반응의 수율이 높은 것은 아니었지만 간단한 단

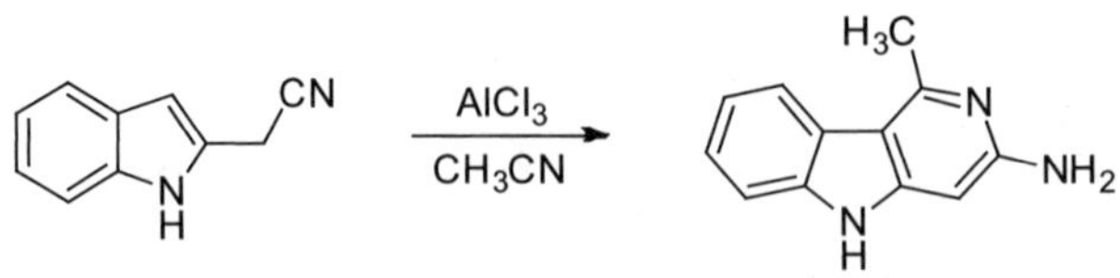

그림 5.98 회쉬 반응에 의한 Trp-P의 합성

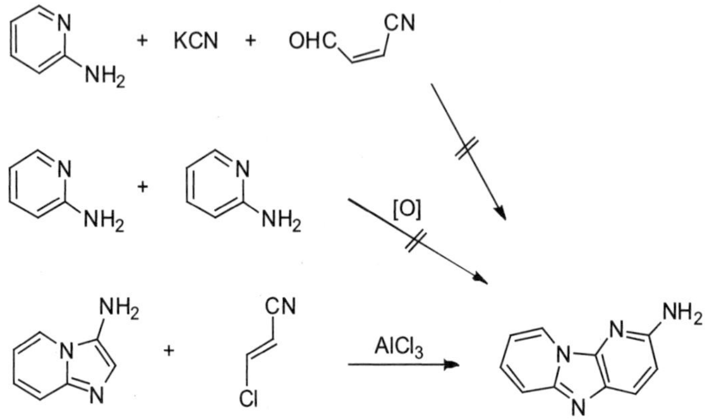

그림 5.99 스트레커 반응과 회쉬 반응에 의한 Glu-P의 합성

계로 어느 정도의 충분한 양을 얻었다(그림 5.98).

Glu-P는 처음에 스트레커(Strecker) 반응을 사용하는 한 단계 반응과 2-아미노피리딘의 산화적 결합 반응 각각으로 합성을 시도했지만 둘 다 성공하지 못하였다. 따라서 일단 스트레커 반응으로 두 고리 화합물을 만들고, 이것과 염소가 치환된 아크릴로나이트릴의 회쉬 반응으로 목표 화합물을 얻었다(그림 5.99).

3) 핵산과의 결합

Trp-P와 Glu-P가 살모넬라균에 대해 활성을 나타내기 위해서는 둘 다 간장의 효소계가 필요하다. 이 점은 Trp-P와 Glu-P가 균에 의해 대사가 되고 나서 비로소 발암의 초기 단계인 돌연변이를 일으킨다는 것을 의미한다. 이 과정을 화학적으로 밝혀내기 위해서는 시험관 내에서 DNA와의 반응을 추적하면 되는데, 둘 다 효소계가 없이는 DNA와 결합하지 않는다.

DNA와의 결합 유무는 3H-Trp-P-2를 이용하면 정량적으로 알 수 있다. 즉, PCB(폴

표 5.14 Trp-P-2와 DNA의 결합

DNA 또는 뉴클레오타이드	조건	결합량 μ mol/mol P
DNA	쥐 간 리보솜	59
DNA	가열 리보솜	6
poly A	쥐 간 리보솜	2
poly G	〃	42
poly G	가열 리보솜	27[a]
poly C	쥐 간 리보솜	3
poly U	〃	4

[a]이 결합은 비공유성 결합으로 생각된다.

리염화바이페닐)로 전처리하여 활성을 높인 쥐(rat)의 간 리보솜 존재하에서 Trp-P-2가 DNA와 결합하는데, 약 2만 개의 뉴클레오타이드당 Trp-P-2 한 분자가 결합한다. 조작을 반복하면 수천 뉴클레오타이드당 1분자의 결합까지 높일 수 있다(표 5.14). 이 결합은 리보솜이 활성을 잃으면 일어나지 않으며, 합성 고분자인 poly A, poly U, poly C에도 결합하지 않는다. poly G에는 효소가 없어도 결합하는데, 효소가 존재하면 결합량이 증가한다. 이 결과는 DNA에서 Trp-P-2와 결합하는 상대는 구아닌 염기임을 말해준다. Glu-P-1에 대해서도 같은 실험을 수행한 결과, 수천 뉴클레오타이드당 Glu-P-1 1분자가 결합한 DNA를 얻었다.

4) 변형 염기의 구조

DNA에서 변형된 염기 구조를 밝히기 위해서는 나름의 전략이 필요하다. 그것은 전체 염기 중에서 변형된 염기의 비율이 극히 낮기 때문이다. 예를 들면, 벤조[α]피렌의 경우에는 먼저 대사활성 물질을 합성하고, 이것과 poly G의 반응으로 얻어진 변형 구아닌의 구조를 결정한 다음, 이를 토대로 DNA 중의 변형 염기 구조를 추정하였다. 아세틸아미노플루오렌에서는 대사활성 물질을 합성하여 이를 뉴클레오사이드와 반응시켜 얻은 생성물과 생체 내 변형 DNA를 분해시켜 얻은 생성물을 방사성 동위원소를 사용하여 결정하였다. 애플러톡신 B_1의 경우에는 리보솜 존재하에서 이것이 DNA의 염기와 결합된 양이 많아 직접 분석하는 것이 가능했다. Trp-P와 Glu-P에 의한 경우는

DNA를 가수분해하여 변형된 염기를 분리한 다음, 얻어진 정보를 바탕으로 별도로 합성한 염기와 비교함으로써 그 구조를 결정하였다.

(1) Trp-P-2 결합 염기

리보솜 존재하에서 Trp-P-2와 결합한 핵산을 얻기 위한 조건을 표 5.15에 나타냈다. 이렇게 얻어진 변형 DNA는 자외선 흡수 스펙트럼으로부터 약 5000개의 뉴클레오타이드당 1분자의 Trp-P-2가 결합하는 것을 확인했다. 이 DNA는 디엔에이스 I, 포스포다이에스터레이스에 의해 뉴클레오타이드가 되고 이어서 알칼리포스파테이스에 의해 뉴클레오사이드 혼합물로까지 가수분해된다. 이를 세파덱스(Sephadex) LH-20로 전개시켜 정상 뉴클레오사이드에 이어서 흘러나오는 형광성 뉴클레오사이드 토막을 모은다. 이 토막을 약산에서 가수분해한 다음, 역상 액체 크로마토그래피로 분리하여 3가지 변형 염기를 얻었다(그림 5.100). 그 가운데 가장 양이 많은 것이 수십 μg 정도인데 이것으로부터 형광 스펙트럼, 들뜸 스펙트럼, 자외선 흡수 스펙트럼을 측정하고, 공기를 차단한 조건에서 알칼리 분해시켜 Trp-P-2와 8-옥시구아닌이 생성되는 것을 확인했다. 이 결과는 Trp-P-2의 질소 원자와 구아닌의 8 위치가 결합한 구조로서 그림 5.100에 나타낸 세 개 중 하나로 추정되었고, 결국 (A)가 가장 가능성이 높다고 판단했다. 따라서 이 화합물을 별도로 합성하였다.

(A)의 합성 방법으로 구아닌 골격의 합성도 생각할 수 있지만 발암성 물질인 구아

표 5.15 Trp-P-2의 DNA와의 결합 조건[a]

송아지 가슴샘 DNA	1g(3.3 mmol P)
Trp-P-2 (아세트산염)	25 mg(0.1 mmol)
리보솜 단백질	1.65 mg×200
$MgCl_2$	1.5 mmol
Na_2SO_4	1.5 mmol
EDTA	50 μmol
Bis-tris 완충 용액, pH7.5	50 mmol
글루코스-6-인산	5 mmol
글루코스-6-인산 탈수소 효소	100 unit
NADPH	0.5 mmol

[a]37℃, 30분. 결합량을 증가시키기 위해 회수한 DNA를 총 3회 같은 방법으로 처리한다.

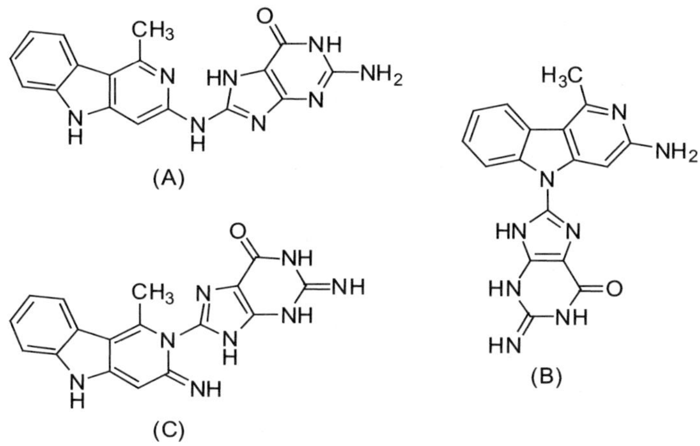

그림 5.100 Trp-P-2 결합 염기의 3가지 변형 구조

닌-3-옥사이드에 대해 알려진 지식을 응용해서 Trp-P-2를 친핵성 시약으로 이용하면 목표 화합물을 얻을 수 있을 것으로 판단하였다. 구아닌-3-옥사이드를 DMSO-DMF 중에서 당량의 무수아세트산으로 처리하고 이어서 다소 과량의 Trp-P-2와 반응시킨 후, 생성물을 셀룰로스 칼럼을 사용하여 DMSO-H_2O로 전개하여 목표 물질을 분리하였다. 구조 확인을 위해 질량 분석, NMR을 수행하였고, 알칼리 분해로 Trp-P-2와 8-옥시구아닌의 생성을 확인하였다. Trp-P-2의 결합 아미노기는 다이메틸황산에 의한 메틸화 후에 1,2,5-트리메틸-3H-피리도[4,3-b]인돌을 얻음으로써 증명되었다(그림 5.101).

이들 합성 생성물과 변형 DNA로부터 얻어진 염기가 동일한 구조라는 것을 증명하기 위해 조건을 달리하면서 얻은 액체 크로마토그래피의 머무름 시간, 같은 농도에서의 형광, 들뜸 스펙트럼, 알칼리 가수분해 생성물을 비교하였다. 이렇게 결정된 변형 염기의 구조를 볼 때, 리보솜에 의한 Trp-P-2의 대사적 변환은 아미노기가 하이드록실 아미노기로 산화되는 과정으로 판단된다. 이어서 하이드록실아민(608, N-OH-Trp-P-2)은 대사 생성물임이 확인되었고, 또한 DNA와의 반응 조건도 밝혀졌다.

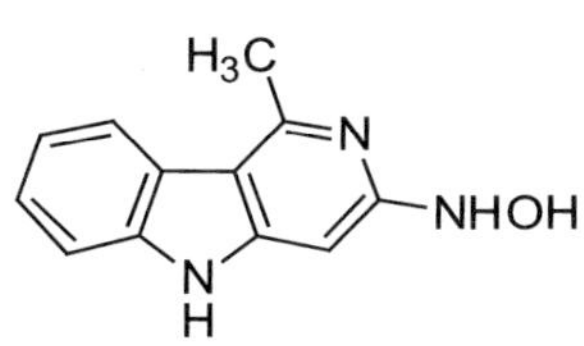

(608) N-OH-Trp-P-2

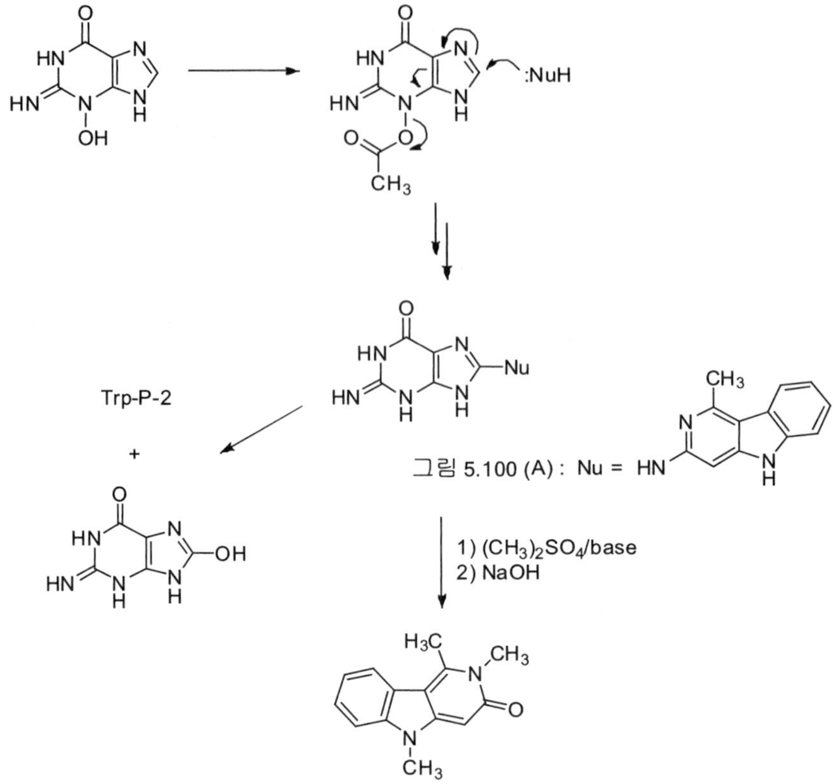

그림 5.101 그림 5.100 (A)의 합성과 분해 생성물

(2) Glu-P-1에 의한 변형 염기

Glu-P-1과 DNA의 결합은 Trp-P-2에서 수행된 방법을 따랐다. 얻어진 DNA는 약 5000 뉴클레오타이드당 1분자의 Glu-P-1와 결합하였다. 이 DNA의 가수분해에서도 Trp-P-2의 경우와 마찬가지로 디엔에이스 I-포스포다이에스터레이스-알칼리포스파테이스를 효소로 사용했으며, 생성물로 뉴클레오사이드를 얻었다. 이것을 세파덱스 LH-20으로 분리하면 형광 뉴클레오사이드가 정상 뉴클레오사이드보다 먼저 흘러나오고, 정상 뉴클레오사이드보다 훨씬 뒤에 다시 한번 형광성 물질이 나온다. 뉴클레오사이드 토막을 산으로 처리하면 뒤에 나온 형광 토막이 되는 것으로부터 뒤의 토막이 글리코사이드 결합이 끊어진 변형 염기임을 알 수 있다. 처음에는 글리코사이드 결합이 쉽게 끊어진다는 점이 의아했으나 후에 이 결합이 매우 불안정하다는 것을 알았다(그림 5.102).

형광성 염기 토막의 주성분을 액체 크로마토그래피로 분리하여 알칼리 가수분해를 시키면 Glu-P-1이 생성되는 것으로부터 이 염기도 Trp-P-2가 결합한 염기와 마찬가지로 구아닌의 8위치와 Glu-P-1의 아미노기가 결합한 것으로 추정하고, 이를 구아닌-3-옥사이드와 Glu-P-1을 반응시켜 합성했다. 구아닌 8위치와의 결합은 NMR로 확인했는데 Glu-P-1 쪽의 결합 위치가 분명치 않아서, 같은 화합물을 2,4,5-트라이아미

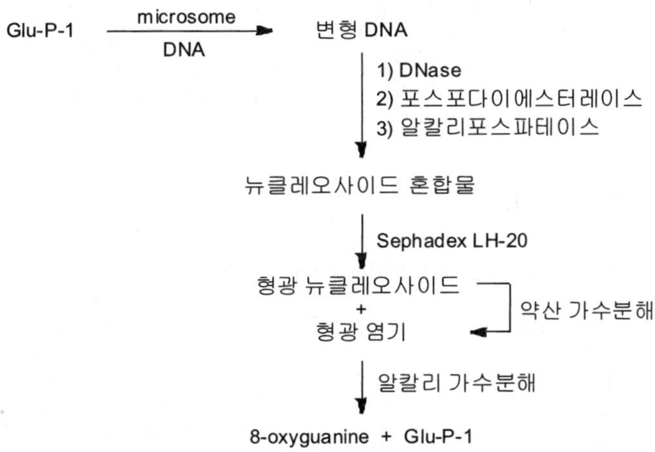

그림 5.102 Glu-P-1에 의한 염기 변형 메커니즘

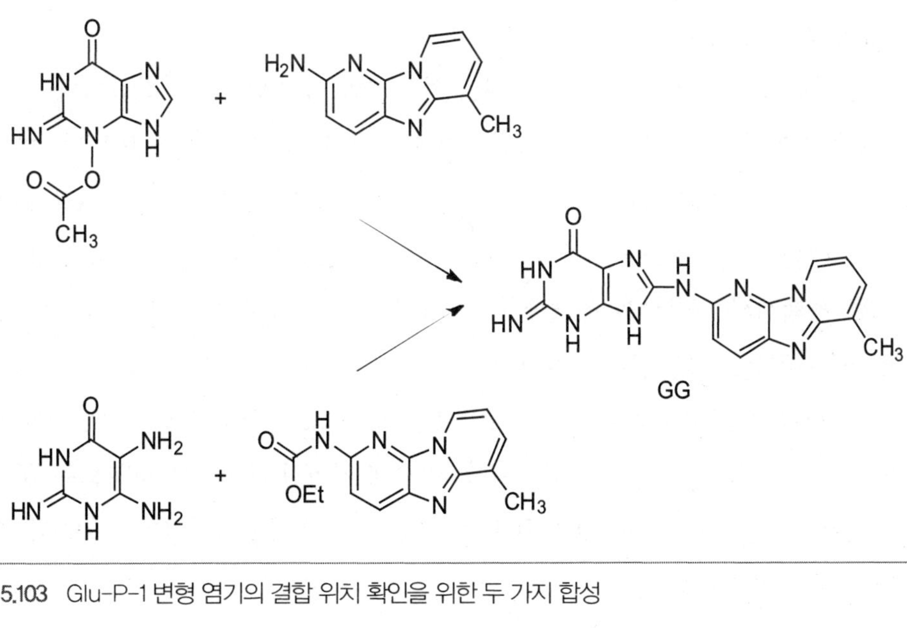

그림 5.103 Glu-P-1 변형 염기의 결합 위치 확인을 위한 두 가지 합성

노-6-옥시피리미딘과 2-카보에톡시아미노-6-메틸-다이피리도이미다졸로부터 합성하여 결합 위치를 확인했다(그림 5.103). 이렇게 합성한 Glu-P-1 결합 염기는 변형 DNA로부터 얻어진 주성분 변형 염기와 동일하였다. 따라서 Glu-P-1의 경우도 Trp-P-2와 마찬가지로 리보솜에 의해 아미노기가 하이드록시아미노기로 산화된 다음(609, N-OH-Glu-P-1) DNA와 반응하는 것이 확인되었다.

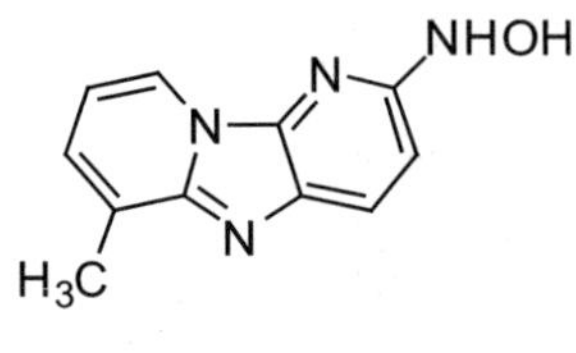

(609) N-OH-Glu-P-1

5) 대사 물질의 확인과 반응

Trp-P-2와 Glu-P-1에 의한 DNA 변형이 하이드록시아민을 거쳐서 일어나는 것이 확인되었으므로 이제는 실제로 대사물질 중에 하이드록시아민을 찾아내어 DNA와의 반응성을 밝힐 차례이다. 방향족 하이드록시아민의 일반적인 성질로 보아 Trp-P-2와 Glu-P-1, 특히 전자로부터 얻어지는 중간체가 안정한 물질이 아닐 것이므로 우선 합성을 통해 (608)과 (609) 화합물을 합성하였다.

(1) 하이드록시아민의 합성

아민을 직접 산화시켜 하이드록시아민을 얻을 수도 있지만, 다시 산화되어 다른 물질로 쉽게 변하기 때문에 이 방법으로는 하이드록시아민을 얻기가 어렵다. 따라서 일반적으로는 나이트로기를 환원하는 쪽을 선호한다. Trp-P-2와 Glu-P-1을 다이아조화시킨 다음 나이트로기를 도입하려는 시도는 실패했기 때문에, 아미노기를 나이트로기로 산화시키는 방법을 선택했다. 여러 가지 나이트로화 방법을 검토한 다음, Trp-P-2에 대해서는 30% H_2O_2-Na_2WO_4, Glu-P-1에 대해서는 30% H_2O_2-CF_3CO_2H-$(CF_3CO)_2O$-$Mo(CO)_6$/CH_2Cl_2 조건을 찾아냈다. 앞의 것은 산화가 잘될 때, 뒤의 것은 산화가 잘되지 않을 때 효과적인 방법이다. 이렇게 얻어진 나이트로 화합물은 물을 포함하는 THF 용매 속에서 Hg-Al에 의해 짧은 시간 안에 하이드록시아민(608)과 (609)로 환원된다(그림 5.104).

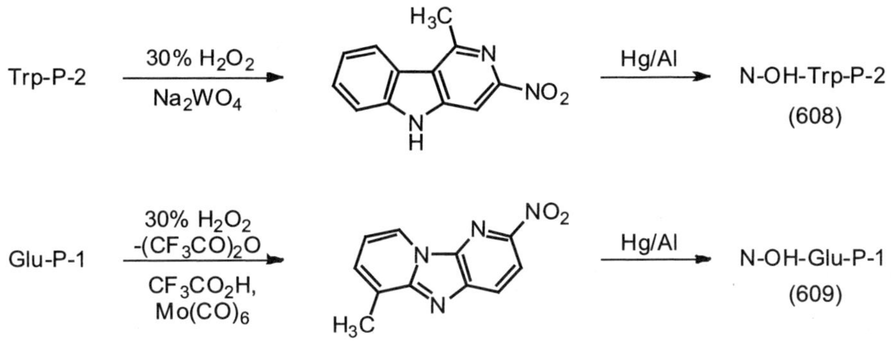

그림 5.104 나이트로 화합물의 환원으로 얻어지는 하이드록시아민

(2) 리보솜에 의한 하이드록시아민의 생성

시험관 내에서의 리보솜에 의한 대사 연구는 많이 수행되었다. 하지만 하이드록시아민과 같이 그 자체가 불안정한 구조에 대해, 더구나 이 작용기가 다시 산화되는 과정에 대해서는 연구된 바가 없었다. 리보솜에 의한 Trp-P-2와 Glu-P-1의 산화는 반응 시간을 10분 정도로 짧게 주고, 반응 후의 처리 과정도 얼음물을 사용함으로써 거의 유일한 생성물로 (608)과 (609)가 만들어진 것을 확인하였다. 이들의 확인은 액체 크로마토그래피의 머무름 시간, 자외선 스펙트럼, 나이트로소벤젠과의 반응 등으로 수행되었다.

(3) 하이드록시아민에 의한 DNA 변형

(608)과 DNA의 반응이 중성 조건에서는 일어나지 않는다. 하지만 pH 5.5 정도의 약산성 조건에서는 DNA와 결합한다. 따라서 이 물질이 DNA와 결합하는 최종 대사물질일 것으로 생각할 수도 있지만, 이 하이드록시아민이 O-아세틸화되면 같은 농도에서 DNA와 5배 이상 더욱 잘 결합하는 것이 확인되었다. 한편 (608)에 의한 살모넬라균의 돌연변이 유도활성은 대사계 조건이 아니어도 일어나지만, 간의 수용성 효소를 넣어주면 활성이 더욱 높아졌다. 이들 결과로부터 (608) 자체가 아니라 그 O-아실체(화학적으로는 아세틸, 세포 내에서는 황산 에스터 등)가 DNA와 결합하는 최종 활성체라고 판단하였다.

(609)는 (608)보다 안정해서 중성 조건은 물론 약산성 조건에서도 DNA와 결합하

지 않는다. 하지만 O-아세틸화시키면 DNA와 쉽게 결합한다. 돌연변이 유도 활성은 (609) 자체도 활성을 나타내지만, 수용성 효소가 존재하면 활성이 더욱 증가한다. 따라서 Glu-P-1의 최종 활성체도 (609)의 아실화 물질로 판단된다.

(4) 활성체와 DNA의 반응 생성물

(608)과 (609), 그리고 이들의 아실화 물질인 N-OAc-Trp-P-2와 N-OAc-Glu-P-1이 DNA와 어떻게 반응하는지 그림 5.105에 나타냈다. 먼저 N-OAc-Trp-P-2와 반응하여 생성된 변형 DNA는 물속에서 100℃로 가열하는 것만으로 변형 염기의 대부분이 떨어져 나온다. 이 사실을 연구 초기에 알았더라면 연구의 진전 속도가 훨씬 빨라졌을 것이다. 이렇게 떨어져 나온 염기를 액체 크로마토그래피로 분석해 보면 거의 한 가지로 나타나는데, 앞에서 구조가 결정된 구아닌 8위치와 Trp-P-2가 결합한 생성물이다(그림 5.100(A)). 마찬가지로 N-OAc-Glu-P-1에 의해 변형된 DNA를 가수분해시켰을 때에도 역시 구아닌 8위치와 Glu-P-1이 결합한 것이 거의 유일한 생성물로 확인되었다.

어느 활성체이거나 DNA의 구아닌 부분과 잘 반응하지만, 구아닐산과는 반응하지 않는다. 하지만 구아닐시티딘과의 반응성은 DNA에 대한 그것과 유사하였다. 이는 상보적인 다이뉴클레오타이드는 이량체를 형성함으로써 DNA에서처럼 틈새 공간을 만들기 때문에 이 공간에 활성체가 끼어 들어가 구아닌의 8위치 탄소와 공유 결합을 하는 것으로 판단된다.

이렇게 틈새에 끼어 들어가는 층간삽입(intercalation)은 활성체 자체로는 확인하기 어

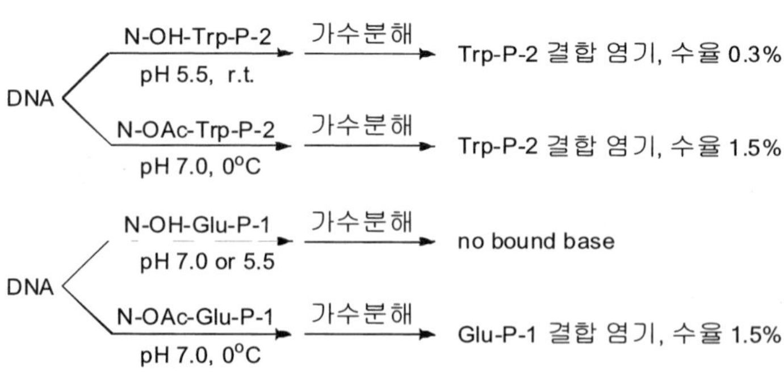

그림 5.105 하이드록시아민 및 N-OAc-Trp-P-2, N-OAc-Glu-P-1과 DNA의 반응

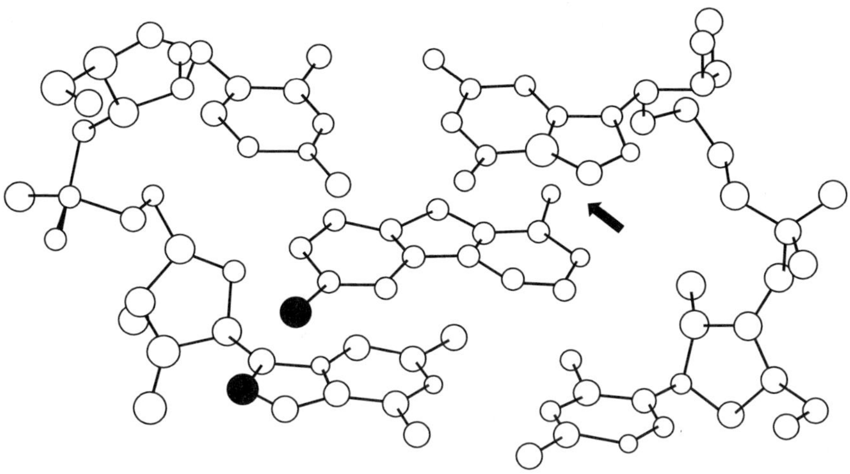

그림 5.106 Glu-P-1이 GpC 이량체 사이로 끼어 들어간 구조

렵지만 Trp-P-2와 Glu-P-1를 가지고 추정하여 판단할 수 있다. 특히 Glu-P-1과 이와 관련된 화합물에 대해서는 형광의 소멸, 자외선 흡수 피크의 이동, 흐름 CD(flow CD)와 고리형 DNA의 초나선 구조 되돌림 실험을 통해 층간삽입이 일어났다는 것을 확인할 수 있다. Glu-P-1과 구아닐시티딘 이량체 사이에 가능한 층간삽입 구조를 그림 5.106에 나타냈다. 여기서 주목할 것은 구아닌의 8위치(● 표시)와 Glu-P-1의 아미노기(● 표시)가 결합하기 쉽게 입체적으로 접근해 있다는 것이다. 메틸기(➡ 표시)의 존재가 이러한 형태를 취하는 데 큰 역할을 담당한다. 의약품과 수용체 사이에서도 메틸기의 존재 유무가 활성에 크게 영향을 미치는 점은 이미 잘 알려져 있다. 이 외에도 정전기적 상호작용이나 수소 결합에 의한 효과 등도 고려할 수 있다.

6) 결론

Trp-P-2와 Glu-P-1는 강한 돌연변이 유발물질로서 발암성도 확인된 다중 고리 방향족 아민이다. 이것에 의한 발암 초기 과정을 그림 5.107에 간단히 나타냈다. 여기서 Ar은 Trp-P-2와 Glu-P-1의 골격이다. 우선 $ArNH_2$는 산화적 대사과정을 통해 ArNHOH가 되고, 이것이 하이드록시기의 아실화를 거쳐 DNA와 반응하는 것으로 판단된다. 즉, 이렇게 만들어진 활성체는 핵산의 구아닌-시티딘 염기쌍의 앞뒤로 나란히 끼어 들어가고, 거기서 구아닌 8위치 탄소와 반응하면서 아실옥시기가 떨어져 나간다. 이 반

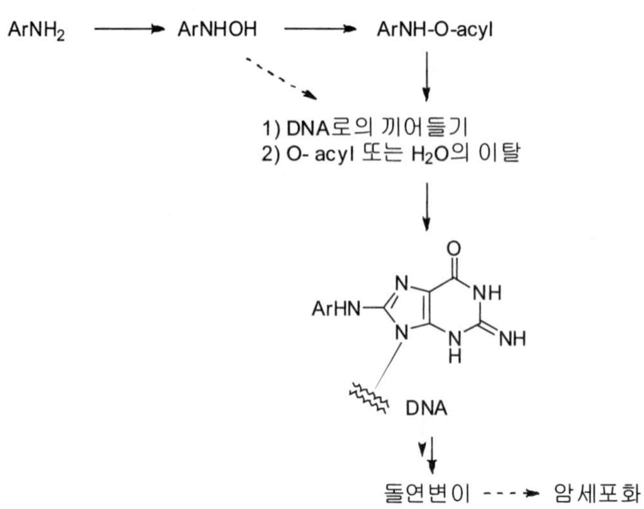

그림 5.107 Trp-P-2와 Glu-P-1에 의한 발암 초기 과정

응이 일어날 때 근처의 염기쌍에도 적지 않은 변화를 유발할 것으로 생각된다. 변형된 염기는 자체 수리 대상이 되겠지만, 이곳의 글리코사이드 결합은 불안정해서 구아닌 핵산이 끊어져 떨어져 나올 수도 있다. 어느 쪽이거나 이 과정은 돌연변이로 이어지는 DNA의 손상이다. 다음으로 앞서 설명했듯이 후성 유전학적인 요인 등이 관여하면 암 세포화로 이어진다.

3. 마이토마이신 C

1) 마이토마이신 C의 구조와 활성

마이토마이신(mitomycin) C는 항암성이 있는 항생제로 오래전부터 알려졌고 실제로도 임상에 사용되고 있다. 하지만 이 의약품은 강한 발암성도 나타내는데, 항암 작용 메커니즘이 결국 정상 세포에게는 발암을 유도하는 것으로 여겨진다.

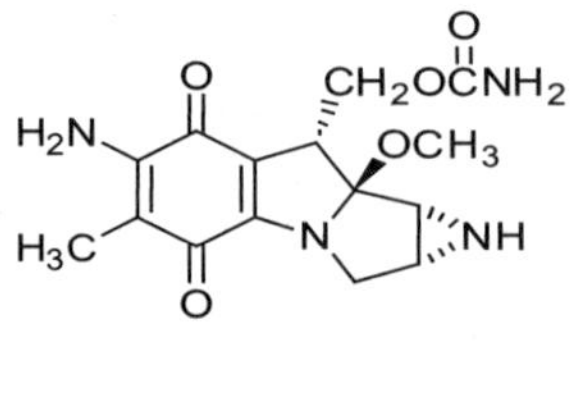

마이토마이신(610)

마이토마이신 C는 분자 내에 여러 종류의 작용기를 갖고 있다. 그중에서 퀴논, 아지리딘, 유레테인 작용기는 생체 내의 친핵성 작용기와 쉽게 반응할 수 있다. 아울러 그동안 축적된 생화학적 연구 결과를 바탕으로 볼 때, 이 분자는 DNA 이중 사슬에 올라타서 가교화 공유 결합 반응을 일으키고 결국 세포의 사멸을 유도하는 것으로 판단된다. 하지만 관련된 실험을 수행한 결과, 전체 반응 생성물 중에 사슬 간 가교화가 나타난 것은 1/10에 지나지 않았다. 실제로 돌연변이, 항암 또는 발암에서 어떤 분자가 DNA의 한쪽 사슬과 반응한 생성물도 매우 중요한 역할을 한다.

마이토마이신 C가 DNA와 결합하는 데는 세포 내에서든 화학적으로든 환원에 의한 활성화 단계가 필요하다. 하지만 마이토마이신 C의 환원 생성물은 확인되지 않았을 뿐만 아니라 이들이 핵산과 결합한 생성물의 구조도 밝혀진 것이 거의 없었다. 다만 마이토마이신 C가 환원 물질을 거쳐 변형된 구조 중 하나가 확인되었고, 이것이 산 촉매에서 핵산 관련 물질인 우리딜산(uridylic acid)과 결합한다는 것이 보고되었을 뿐이다. 이렇게 유명한 항암제에 대해 예상 밖으로 생체 내 화학 반응이 알려진 것이 없었기 때문에, 일본의 오카모토(T. Okamoto) 그룹이 마이토마이신 C와 DNA의 반응 메커니즘을 밝히고자 시도하였다.

2) 마이토마이신 C와 구아닐산의 반응

마이토마이신 C가 핵산과 반응하기 위해서는 먼저 환원이 일어나야 한다. 몇 가지 환원 조건이 알려져 있는데, 가장 불순물을 남기지 않는 반응인 접촉 환원법(Pd/C-H_2)으로 활성화를 시도하였다. 이때 마이토마이신 C가 환원되자마자 구아닐산이 공격할 수 있도록 수용액 중에 구아닐산을 함께 넣어서 반응시켰다. 마이토마이신 C의 특징적인 청자색은 환원이 진행되면서 퇴색하는데, 환원 과정이 단순하지는 않으며, 공기 중에 노출되면 다시 산화되어 퀴논으로 되돌아간다. 비교적 짧은 시간의 접촉 환원으로 구아닐산이 마이토마이신 C와 결합하여 색을 띠는 뉴클레오타이드가 생성된다. 이 뉴클레오타이드를 액체 크로마토그래피로 분리하여 자외선 스펙트럼을 측정하면 마이토센 구조(인돌로퀴논) 특유의 흡수띠(310 nm)가 관측된다. 이 뉴클레오타이드는 포스포다이에스터레이스에 의해 구아닐산과 *cis*-1-옥시-2-아미노마이토센이 된다. 따라서 이 결합 생성물의 구조는 마이토센의 1위치와 구아닐산의 인산 산소 원자가 결

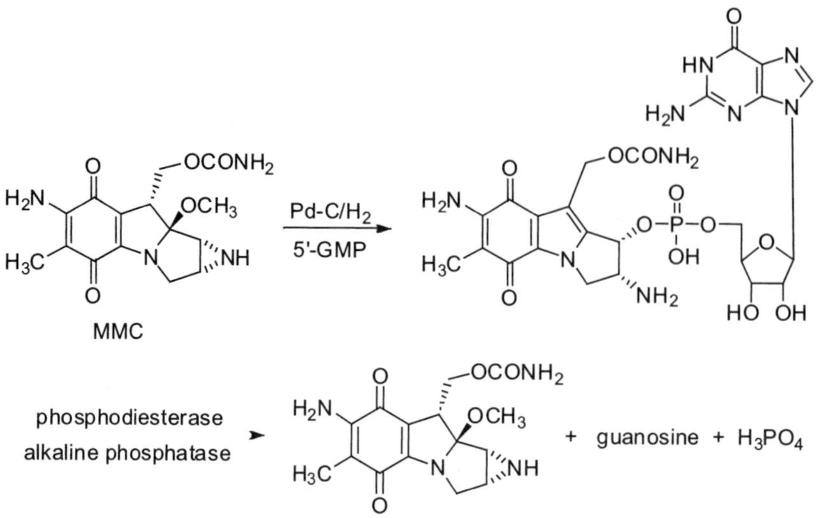

그림 5.108 마이토마이신C와 구아닐산의 결합 생성물

합한 것이라는 것을 알 수 있다(그림 5.108).

이 화합물의 생성 메커니즘은 앞서 설명한 것처럼 마이토마이신 C의 퀴논 구조가 환원되면서 시작된다. 즉, 먼저 하이드로퀴논으로 환원되면 5원자 고리 질소의 전자 주개 성질이 증가하고, 9a 위치의 메톡시기가 떨어져서 인돌 고리가 형성된다. 그러면 하이드록시인돌 고리에 의한 안정화로 아지리딘의 고리 열림이 매우 쉬워지고, 1 위치에 탄소 양이온이 생겨서 이것이 친핵성 시약인 뉴클레오타이드의 공격을 받는다. 그렇게 결합된 생성물은 미반응 마이토마이신 C와 반응하거나, 혹은 후처리 과정에서 공기에 의한 산화로 원래의 퀴논 구조로 되돌아간다(그림 5.109).

3) 마이토마이신 C에 의한 DNA의 변형

마이토마이신 C가 DNA와 결합할 때 세포 내에서든 화학적으로든 환원 조건에서 일어난다는 것은 일찍이 쉬발스키(W. Szybalski, 1964)와 토마스(M. Tomasz, 1974)의 연구로 알려졌다. 구조에 대해서도 몇 가지 가설이 제출되어 있었지만, 오카모토 그룹에서는 이들 선례에 구애받지 않고 처음부터 다시 확인해 나갔다. 앞서 뉴클레오타이드를 가지고 했던 것과 똑같이 DNA 존재하에서 마이토마이신 C의 환원을 시도하였는데, 환원 반응이 진행되면서 반응 용액의 색이 복잡하게 변하였다. 반응 조건에 따라

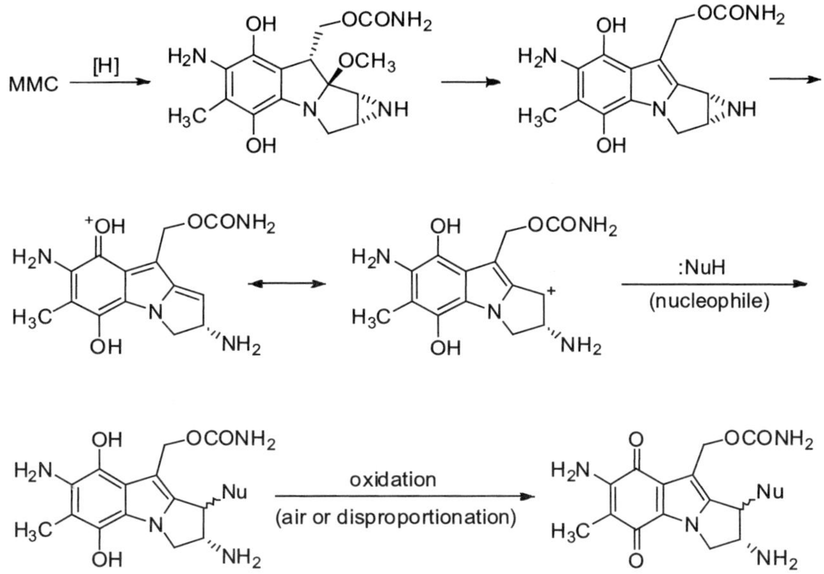

그림 5.109 마이토마이신 C의 친핵성 첨가 반응과 하이드로퀴논-퀴논 산화환원 반응

달리 얻어진 색을 띤 DNA를 뉴클레이스 P1으로 가수분해시켜서 변형 뉴클레오타이드의 생성을 추적하였다. 그 결과 중성 조건에서 비교적 짧은 접촉 시간에 반응을 끝내면 가수분해 후에 얻어지는 생성물의 양이 많다는 것을 알았다. 긴 시간 반응에서는 뉴클레이스 P1에 의해 가수분해가 일어날 때 잘 녹지 않는 짙은 빨간색의 침전물이 많이 생기고, 5'-뉴클레오타이드의 조성도 복잡해졌다. 이 결과 환원 반응을 짧게 했을 때 생성된 초기의 변형 DNA 구조를 연구 대상으로 하였다. 이렇게 얻은 DNA는 자외선 흡수 스펙트럼으로부터 200~300 뉴클레오타이드당 1분자의 마이토마이신이 결합하는 것으로 추정되었다. 이 정도의 결합량이라면 1 g의 DNA로부터도 상당한 정보를 얻을 수 있을 터였다. 이렇게 얻어진 착색 DNA를 뉴클레이스 P1로 가수분해하고 약간의 녹지 않는 물질을 제거한 뉴클레오타이드 혼합물을 분석용 액체 크로마토그래피로 분석하면 310 nm에서 흡수를 보이는 세 개의 성분(MG-1, MG-2, MA)이 나타난다. 정상의 뉴클레오타이드는 310 nm에서 흡수 피크가 나타나지 않는다. 대용량 분리용 액체 크로마토그래피로는 분리 효율이 떨어지기 때문에 소량 분석용으로 분리 조건(Polygosil5C_{18}, 8ϕ×25cm, 7% CH_3CN-3% NH_4Cl)을 맞춰서 자외선 흡수를 나타내는 토막을 조금씩 모았다. 이것을 동결 건조하고 무수 DMSO 혹은 피리딘으로 염화 암모

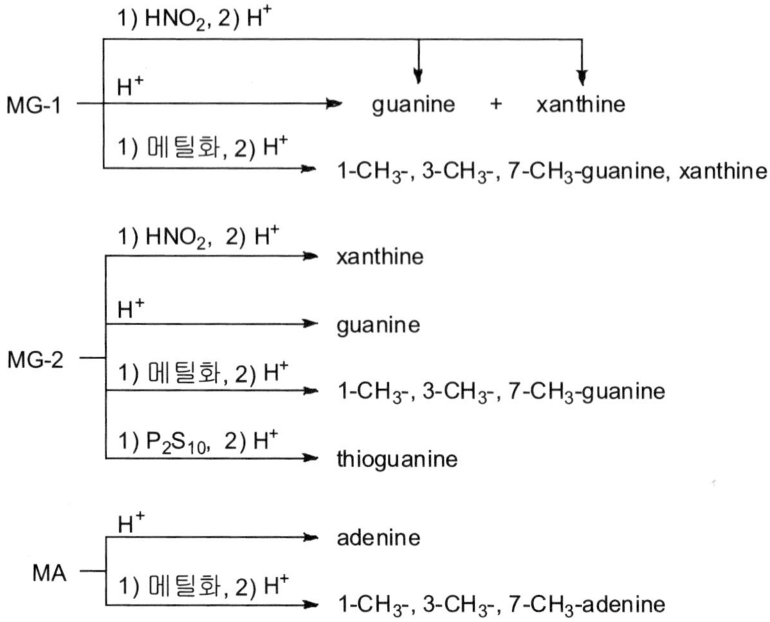

그림 5.110 MG-1, MG-2, MA의 분해

늄을 제거한 다음 물로 희석시켜서 마이토마이신이 결합한 생성물을 침전시켰다. 이 조작법으로 3가지의 순수한 성분, MG-1, MG-2, 그리고 MA를 각각 수백 μg씩 얻을 수 있었다.

MG-1이 가장 많이 분리되었는데 이것은 그 자외선 스펙트럼으로부터 구아닌과 결합한 마이토마이신 화합물로 추정되었다. 1 N HCl, 100℃에서 분해하면 구아닌(45%)과 잔틴(15%)이 얻어진다. MG-2도 유사한 자외선 스펙트럼을 나타내는데, 1 N HCl에서 분해하면 구아닌(100%)만 얻어진다. 구아닌 중의 결합 부위를 결정하기 위해 MG-1과 MG-2를 트라이메틸설포늄염으로 메틸화한 후에 가수분해하면 어느 것이나 1-메틸구아닌, 3-메틸구아닌, 그리고 7-메틸구아닌이 생겼다. 이것으로부터 이들 위치를 결합 위치에서 제외하면 가능한 위치는 2위치의 아미노기이거나 6위치의 산소 원자이다(그림 5.110). MG-1은 P_2S_{10}으로 처리한 후 가수분해하면 싸이오구아닌(30%)이 생기는 데 비해, MG-2는 같은 처리를 해도 싸이오구아닌이 생기지 않는다. 한편, 다이아조화한 후에 가수분해하면 MG-1은 구아닌을 생성하는데 MG-2는 잔틴만 나타난다. 이들 결과로부터 MG-1의 결합 위치는 구아닌의 2위치 아미노기이며 MG-2의 결합 위치는 구아닌의 6위치 산소 원자임을 알 수 있다.

MA에 대해서도 산 가수분해로 아데닌이 만들어지는 점, 메틸화 후에 가수분해하면 1-메틸, 3-메틸, 7-메틸아데닌이 생기는 점, 또한 NMR에 의해 8위치와 2위치의 수소를 확인할 수 있는 점으로부터 결합 위치가 6위치라는 것을 추정하였다.

310 nm 부근의 흡수로부터 마이토마이신 C에서 유래한 부분 구조인 마이토센 구조가 확인되었는데, 이것은 앞서 구아닐산의 경우와 같다. 아지리딘 고리가 열리는 것은 NMR에서 1,2 위치 수소가 확인되는 것, 그리고 3위치 메틸렌의 특징적인 화학적 이동으로부터 추정할 수 있다. 특히 MG-1에서 1,2 위치의 수소 간 결합 상수가 $J<2$ Hz인 것은 이 결합이 트랜스라는 것을 의미한다. 10위치의 메틸렌 화학적 이동은 MG-1, MG-2, 그리고 MA 모두 δ 5.02~5.04인데, 이것은 앞서 마이토센-구아닐산 첨가 생성물의 10위치 메틸렌 화학적 이동과 같다. MG-2는 가장 불안정한 화합물이지만 주의를 기울여 가수분해하면 마이토센(611)과 함께 10위치의 카바모일기가 그대로 남아있는 마이토센(612)이 생성되는 것을 확인할 수 있다.

지금까지의 결과로부터 환원적 조건에서 마이토마이신 C가 DNA와 반응하여 얻어지는 변형 염기 MG-1, MG-2, MA의 구조는 그림 5.111에 나타낸 것과 같다는 결론에 이르렀다. 이들의 생성 메커니즘은 그림 5.108에 나타낸 것과 같은데, 거기서 Nu는 아데닌이나 구아닌의 질소 혹은 산소 원자이다.

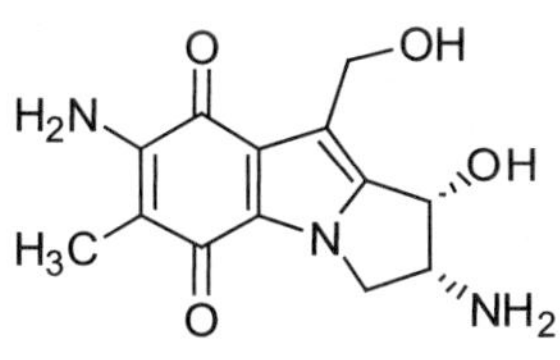
(611)

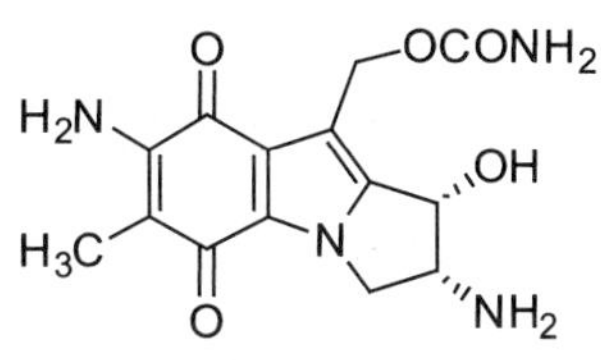
(612)

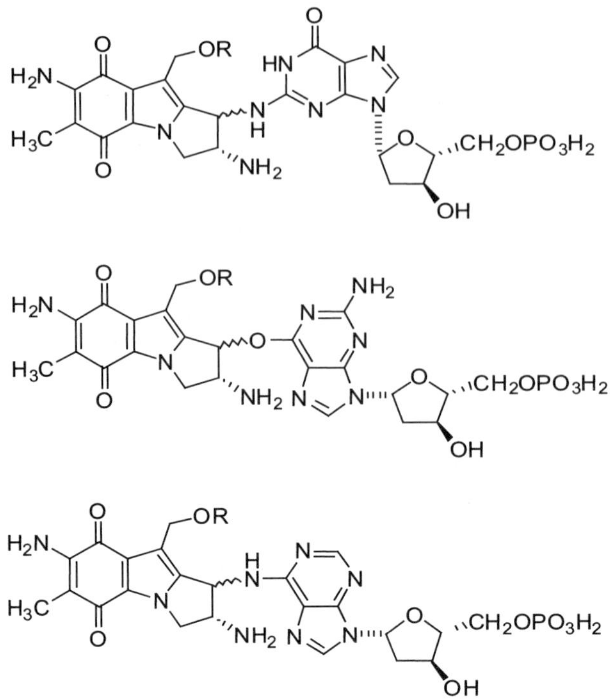

그림 5.111 마이토마이신에 의해 변형된 뉴클레오타이드의 구조

4) 마이토마이신 C에 의한 세포 내에서의 DNA 변형

앞서 환원 반응으로 활성화된 마이토마이신 C에 의해 변형된 주요 DNA 염기는 MG-1, MG-2, MA로 확인되었다. 그런데 이러한 반응이 생리적 조건에서도 일어나는지 아닌지를 확인하는 것은 접촉 환원 모델의 정당성을 확보하기 위해 중요하다. 동물로부터 분석에 필요한 양의 마이토마이신 C가 결합한 DNA를 얻기 위해서는 많은 양의 마이토마이신 C 투여해야 하는데, 독성이 강해서 동물이 살아있는 채로는 연구를 할 수가 없다. 따라서 간 파쇄액(homogenate)에 마이토마이신 C을 작용시킨 다음, 여기서 분리한 DNA를 뉴클레이스 P1로 가수분해하고, 생성된 변형 뉴클레오타이드를 액체 크로마토그래피로 분석했다. 그 결과 접촉 환원법으로 얻은 것과 동일한 3종의 변형 뉴클레오타이드가 검출되었다. 특히 MG-2가 많았는데, 이것은 자외선 스펙트럼에 의해서도 확인되었다.

본 절에서는 화학 발암의 초기 과정에 대해서 오카모토(T. Okamoto)의 연구를 중심으로 소개하였다. 마이토마이신 C의 활성 발현에서 가장 중요한 과정인 DNA의 변형 구조를 접촉 환원법을 통해 추정하였고, 이 반응이 단순히 모델로서만이 아니라 간 파쇄액에서도 같은 변형이 일어난다는 것을 확인했다. 동적 천연물화학의 영역으로서 그 방법론을 강조하고 싶었기 때문에 일부러 실험적인 부분에 지면을 많이 할애하였다. 한편, 2020년 4월에 마이토마이신 젤(Jelmyto)이 미국에서 요로상피암(UTUC) 치료제로 승인되었다. 마이토마이신 젤은 알킬화제 의약품으로 DNA의 RNA로의 전사를 방해해서 단백질 생성을 중지시킴으로써 결국 암세포의 복제를 방해하는 작용을 한다.

참고문헌

» 1~4장

1 K. Nakanishi, T. Goto, S. Ito, S. Natori and S. Nozone, "Natural Products Chemistry". Vol. 1(1974), Vol. 2(1975), Vol. 3(1983), Kodansha.
중요한 천연물의 구조결정, 합성, 생합성을 사전식으로 정리한 것.

2 村上孝夫, 岡本敏彦, 天然物化学, 廣川 (1976).
주로 식물 성분의 화학.

3 J. M. Tedder, et al., "Basic Organic Chemistry", Part 4, John Wiley, New York (1972).
탄수화물, 단백질, 핵산 등을 포함한 천연물에 대해 생합성 경로를 중심으로 정리한 것.

4 F. Korte and M. Goto, ed., "Methodicum Chimicum", Vol. 11, Part 1, "Necleic Acids, Proteins, and Carbohydrates"(1976); Part 2. "Antibiotics, Vitamins, and Hormones"(1977); Part 3, "Steroids, Terpenses, and Alkaloids"(1978), Georg Thime, Stuttgart; Academic Press, New York/Maruzen.

» 1장

5 E. Ravina and H. Kubinyi, "The Evolution of Drug Discovery: From Traditional Medicines to Modern Drugs", Wiley-VCH (2011).

6 신약개발 쉽게 알아보기. 한미약품.
http://www.hanmi.co.kr/hanmi/handler/Customer-AboutBioImprove (Accessed 12 Jul 2021.)

7 E. Haslem, "Secondary Metabolism - fact and fiction", Nat. Prod. Ret., 3(0), 217-249 (1986).

8 E. Haslam,"Secondary metabolism - evolution and function: products or processes?", Chemoecology, 5/6(2), 89-95 (1994/1995).

9 신종헌, 서영완, 해양천연물 연구를 위한 중·장기 계획수립, 한국해양연구소 보고서 (1991).

» 2장

10 R. Robinson, "The Structural Relations of Natural Products", Clarendon Press, Oxford (1955).
생물학적 검정법에 대한 역사적인 강연의 기록.

11 柴田承二, 山崎幹夫, "植物成分の 生合成", 東京化学同人 (1970).
생합성 입문서.

12 K. B. G. Torsell, "Natural Product Chemistry - A Mechanistic and Biosynthetic Approach to Secondary Metabolism", John Wiley, New York (1983).
천연물 화학을 생합성 경로를 중심으로 정리한 것.

13 S. P. Stanforth, "Natural Product Chemistry at a Glance", Blackwell Publishing Ltd (2006).

14 A. E. Osbourn and V. Lanzotti, "Plant-derived Natural Products: Synthesis, Function, and Application", Springer (2009).

» 3장

15 高橋信孝, 丸茂晋悟, 大岳望, "生理活性天物化學" 第2版, 東大出版會(1981): 趙匡衍 등 공역, "生理活性天然物化學", 대한 교과서 주식회사 (1988).
식물·곤충·미생물의 생리 활성 천연물을 망라. 문헌 소개.

16 柴田乘二 등 편, "生物活性天然物質", 醫歯藥出版 (1978).
식물 곤충의 생리 활성 물질, 천연독, 약용 식물의 활성 성분, 항생물질, 고등 동물의 내인성 물질 등에 대해 조사된 보고서를 정리한 것.

17 平田義正 편, "生物活性天然物化學一方法と展望", 岩波 (1981).
편자 자신이 직접 다룬 천연물에 대한 연구를 Topic 식으로 정리한 것.

18 橋本芳郎 "魚具類の毒", 東大出版會 (1977).
어패류의 독에 대한 문헌 망라.

19 ファルマシアレビュ-NO.3, "生理活性ペプチド", 日本藥學會 (1980).
생리활성 펩타이드에 관한 문헌 망라.

20 D. G. Fautin, "Biomedical Importance of Marine Organisms", California Academy of Sciences (1988).

21 J. D. Hardege, "Chemical Ecology - Inter and Intraspecifity of Chemical Communication", Vol. 1, UNESCO-EOLSS (2014).

22 M. Dicke and M. W. Sabel, "Infochemical Terminology: Based on Cost-benefit Analysis Rather than Origin of Compounds?", Functional Ecology, Vol 2, 131-139 (1988).

» 4장

23 池川信夫, 丸武善悟, 星元紀福, "生理活性物質のバイオアッセイ", 講談師 (1984).

85종의 생물학적 검정법에 대해 실제 연구자가 글을 쓴 것.

24 名取信策, 池川信夫, 鈴木真言編, "天然有機化合物實驗法生理活性物質の抽出と分離" 講談師 (1977).
43종의 생리활성 물질에 대한 추출·분리의 실례를 실제 연구자가 글을 쓴 것.

25 신종헌 등, 한국 근해저서 군체동물로부터 신물질 추출 연구, 한국해양연구소 3차년도 보고서 (1994).

26 Kang SM, Heo SJ, Kim KN, Lee SH, Yang HM, Kim AD, Jeon YJ. Bioorg Med Chem. 2012 Jan 1;20(1):311-6. doi: 10.1016/j.bmc.2011.10.078. Epub 2011 Nov 4.

27 T. Goto, Y. Kishi, S. Takahashi and Y. Hirata, Tetrahedron, 21, 2059 (1965) 및 인용문헌.

28 K. H. Dahm, B. M. Trost and H. Röller, J. Am. Chem. Soc., 89, 5292 (1967).

29 M. A. Adams, K. Nakanishi, W. C. Still, E. U.Arnold, J. Clardy and C. J. Persoons, J. Am. Chem. Soc., 101, 2495 (1979).

30 Y. Kishi, "Stereochemistry of Palytoxin" in H. Nozaki, ed., "Current Trends in Organic Synthesis", p. 115-130, Pergamon Press, New York (1983).

» 5장

5장 전체

後藤 俊夫 (Toshio Goto), 動的天然物化學, 講談社, 1983, pp. 1-187.

02

1 David W. Knight and Bol Ojhara, A total synthesis of (±)-faranal, the true trail pheromone of Pharaoh's ant, Monomorium pharaonis, J. Chem. Soc., Perkin Trans. 1, 955-960 (1983).

2 A. N. Kasatkin, T. Yu. Romanova, Inna Tsipisheva, G. A. Tolstikov, Stereospecific synthesis of a key synthon for faranal - The trail pheromone of the antMonomorium pharaonis, Chemistry of Natural Compounds 29(3):397-400 (1993).

3 Guillaume Dutheuil 1, Matthew P Webster, Paul A Worthington, Varinder K Aggarwal, Stereocontrolled synthesis of carbon chains bearing contiguous methyl groups by iterative boronic ester homologations: application to the total synthesis of (+)-faranal, Angew Chem Int Ed Engl. 48(34), 6317-6319 (2009).

4 B. John Bergot, Gene C. Jamieson, Milton A. Ratcliff, David A. Schooley, JH Zero: New Naturally Occurring Insect Juvenile Hormone from Developing Embryos of the Tobacco Hornworm, 210(4467), 336-338 (1980).

5 Review Article, Chih-Ming Yin, Juvenile Hormone III Bisepoxide: New Member of the Insect Juvenile Hormone Family, Zoological Studies 33(4) 237-245 (1994).

03

1 Manjula Vinayak, Chandramani Pathak, Queuosine modification of tRNA: its divergent role in cellular machinery, Bioscience Reports, 30(2), 135-148 (2010).

2 Iwata-Reuyl D, Biosynthesis of the 7-deazaguanosine hypermodified nucleosides of transfer RNA, Bioorg. Chem. 31(1), 24-43 (2003).

3 Morris RC, Elliott MS, "Queuosine modification of tRNA: a case for convergent evolution", Mol. Genet. Metab. 74(1-2), 147-159 (2001).

04

1 Marshall GR, Ballante F, "Limiting Assumptions in the Design of Peptidomimetics". Drug Development Research. 78(6): 245-267 (2017).

2 Pelay-Gimeno M, Glas A, Koch O, Grossmann TN, "Structure-Based Design of Inhibitors of Protein-Protein Interactions: Mimicking Peptide Binding Epitopes". Angewandte Chemie. 54(31): 8896-927 (2015).

3 Milton RC, Milton SC, Kent SB, "Total chemical synthesis of a D-enzyme: the enantiomers of HIV-1 protease show demonstration of reciprocal chiral substrate specificity". Science. 256(5062): 1445-1448 (1992).

4 Wiesehan K, Willbold D, "Mirror-image phage display: aiming at the mirror". ChemBioChem. 4(9): 811-815 (2003).

5 Lacroix E, Viguera AR, Serrano L, "Reading protein sequences backwards". Folding & Design. 3(2): 7-85 (1998).

05

1 위키피디아 "면역 보조제", https://en.wikipedia.org/wiki/Immunologic_adjuvant

2 "Guideline on Adjuvants in Vaccines for Human Use". The European Medicines Agency. 8 May 2013. https://www.ema.europa.eu/en/documents/scientific-guideline/guideline-adjuvants-vaccines-human-use-see-also-explanatory-note_en.pdf

3 Apostólico Jde, S; Lunardelli, VA; Coirada, FC; Boscardin, SB; Rosa, DS, "Adjuvants: Classification, Modus Operandi, and Licensing". Journal of Immunology Research. 2016, 1459394.

06

1 위키피디아 "혈액형", https://en.wikipedia.org/wiki/Blood_type

2 "Red Cell Immunogenetics and Blood Group Terminology". International Society of Blood Transfusion. 2021. Archived from the original on 18 February 2021. Retrieved 18 February 2020. https://www.isbtweb.org/working-parties/red-cell-immunogenetics-and-blood-group-terminology/

3 "Your blood - a textbook about blood and blood donation" (PDF). p. 63. Archived from the original (PDF) on June 26, 2008. Retrieved 2008-07-15. https://web.archive.org/web/20080626184746/http://www.bloddonor.dk/fileadmin/Fil_Arkiv/PDF_filer/Andre/Your_Blood__June_2006.pdf

07

1 Ricciotti E, FitzGerald GA, "Prostaglandins and inflammation". Arteriosclerosis, Thrombosis, and Vascular Biology, 31 (5), 986-1000 (2011).

2 Ke J, Yang Y, Che Q, Jiang F, Wang H, Chen Z, Zhu M, Tong H, Zhang H, Yan X,

Wang X, Wang F, Liu Y, Dai C, Wan X, "Prostaglandin E2 (PGE2) promotes proliferation and invasion by enhancing SUMO-1 activity via EP4 receptor in endometrial cancer". Tumour Biology. 37 (9): 12203-12211 (2016).

08

1 위키피디아 "루시페린", https://en.wikipedia.org/wiki/Luciferin

2 K. Schmidt-Rohr, "Oxygen Is the High-Energy Molecule Powering Complex Multicellular Life: Fundamental Corrections to Traditional Bioenergetics" ACS Omega 5, 2221-2233 (2020).

3 J.W. Hastings "Chemistries and colors of bioluminescent reactions: a review". Gene, 173, 5-11 (1996).

09

1 위키피디아 "로돕신", https://en.wikipedia.org/wiki/Rhodopsin

2 B. J. Litmann, D. C. Mitchell, "Rhodopsin structure and function", In Lee AG (ed.). Rhodopsin and G-Protein Linked Receptors, Part A, Greenwich, Conn: JAI Press. pp. 1-32 (1996).

3 K. P. Hofmann, M. Heck, "Light-induced protein-protein interactions on the rod photoreceptor disc membrane", In Lee AG (ed.). Rhodopsin and G-Protein Linked Receptors, Part A, Greenwich, Conn: JAI Press. pp. 141-198 (1996).

10

1 위키피디아 "안토사이아닌", https://en.wikipedia.org/wiki/Anthocyanin

2 Kevin M. Davies, "Plant pigments and their manipulation". Wiley-Blackwell. p. 6 (2004).

3 Øyvind M Andersen, "Anthocyanins", Encyclopedia of Life Sciences. eLS. John Wiley & Sons, Ltd. (17 October 2001).

4 European Food Safety Authority, "Scientific opinion on the re-evaluation of anthocyanins (E 163) as a food additive", EFSA Journal. 11 (4): 3145 (April 2013).

11

1 위키피디아 "이온 전달체", https://en.wikipedia.org/wiki/Ionophore

2 Jeffrey C. Freedman, "Ionophores in Planar Lipid Bilayers", Cell Physiology Source Book: 61-66 (2012).

3 M. Trojanowicz, "Analytical applications of planar bilayer lipid membranes", Membrane Science and Technology, 7(3), 807-845 (2003).

12

1 위키피디아 "블레오마이신", https://en.wikipedia.org/wiki/Bleomycin

2 Guy M. Ehrenfeld, Luis O. Rodriguez, Sidney M. Hecht, Cynthia Chang, Vladimir J. Basus, Norman J. Oppenheimer, "Copper(I)-bleomycin: structurally unique complex that mediates oxidative DNA strand scission", Biochemistry, 24(1), pp 81-92 (1985).

3 S. M. Hecht, "Bleomycin: new perspectives on the mechanism of action", J. Nat. Prod., 63(1), 158-168 (2000).

13

1 위키피디아 "칼시노겐" https://en.wikipedia.org/wiki/Carcinogen

2 Bruce N. Ames, Lois S. Gold, "Paracelsus to parascience: The environmental cancer distraction", Mutation Research/Fundamental and Molecular Mechanisms of Mutagenesis, 447(1), 3-13 (2000).

3 Report on Carcinogens, Eleventh Edition (April 20, 2009), at the Wayback Machine; U.S. Department of Health and Human Services, Public Health Service, National Toxicology Program (2011).

4 위키피디아 "마이토마이신 C", https://en.wikipedia.org/wiki/Mitomycin_C

5 Maria Tomasz, "Mitomycin C: small, fast and deadly (but very selective)", Chemistry and Biology, 2(9), 575-579 (1995).

6 A. Kovalchuk, B. Kolb, "Chemo brain: From discerning mechanisms to lifting the brain fog-An aging connection", Cell Cycle, 16(14), 1345-1349 (2017).

찾아보기

| ㅁ |

| ㅂ |

| ㅎ |

| A |

| B |

| C |

| D |

| F |

| G |

저자 소개

서영완

서울대학교 화학교육과 학사(1982)
서울대학교 화학과 석사(1984)
서울대학교 화학과 박사(1991)
현재 한국해양대학교 해양생명공학부 교수

이범종

서울대학교 화학교육과 학사(1982)
한국과학기술원 화학과 석사(1984)
한국과학기술원 화학과 박사(1987)
현재 인제대학교 의생명화학과 교수

이봉호

연세대학교 화학과 이학사(1983)
연세대학교 화학과 이학석사(1985)
The University of Iowa Ph.D(1990)
현재 한밭대학교 화학생명공학과 교수

천연물화학

저　　자　서영완 · 이범종 · 이봉호
발 행 인　김지영
발 행 처　자유아카데미
주　　소　경기도 파주시 회동길 37-42
　　　　　파주출판도시
전　　화　031-955-1321
팩　　스　031-955-1322
홈페이지　www.freeaca.com
전자우편　main@freeaca.com (대표)
　　　　　editor@freeaca.com (편집)
　　　　　crm@freeaca.com (영업)
등　　록　제406-2003-017호, 1980. 7. 12
제1판1쇄　2022년 1월 20일 발행

저자와의 협의하에 인지생략

ISBN 979-11-5808-334-2　93430